V&R

Reinert Hanswille (Hg.)

Basiswissen Systemische Therapie

Gut vorbereitet in die Prüfung

Mit Beiträgen von Sebastian Baumann, Ulrike Borst, Reinert Hanswille, Björn Enno Hermans, Christina Hunger-Schoppe, Jürgen Kriz, Hans Lieb und Matthias Ochs
sowie Cartoons von Björn von Schlippe

Mit 16 Abbildungen und 12 Tabellen

Vandenhoeck & Ruprecht

Bibliografische Information der Deutschen Nationalbibliothek:
Die Deutsche Nationalbibliothek verzeichnet diese Publikation in der Deutschen Nationalbibliografie; detaillierte bibliografische Daten sind im Internet über https://dnb.de abrufbar.

Umschlagabbildung: clivewa/shutterstock.com
Cartoons: Björn von Schlippe

Satz: SchwabScantechnik, Göttingen
Druck und Bindung: ⊕ Hubert & Co. BuchPartner, Göttingen
Printed in the EU

Vandenhoeck & Ruprecht Verlage | www.vandenhoeck-ruprecht-verlage.com

ISBN 978-3-525-40781-3

Inhalt

Das (etwas andere) Vorwort …

Wir wissen nicht, wie Sie ein Buch im Buchhandel oder bei einem Onlinebuchhändler erwerben – manche suchen ganz gezielt nach einem Titel, von dem sie gehört oder gelesen haben; andere haben eine Leseempfehlung, aus einer Zeitschrift oder von einer Kollegin, oder eine Literaturliste erhalten, etwa im Rahmen eines Studiums oder einer Aus-, Fort- und Weiterbildung, und suchen die entsprechenden Titel; andere haben ein Buch in einer Seminar- oder Vorlesungsveranstaltung gesehen und vor Ort schon einmal reingelesen und wollen es jetzt selbst erwerben; einige kaufen vielleicht bestimmte Bücher, auch weil sie es müssen, um sich auf eine bestimmte Prüfung zielgerichtet vorbereiten zu können, und wieder andere lassen sich durch den Zufall begleiten und stolpern dabei fast zufällig über ein Buch. Aber vielleicht ist es bei Ihnen auch ganz anders … Vielleicht sitzen Sie gerade in einem gemütlichen Raum mit einer Tasse Tee in der Hand oder in der Natur und die Sonne erwärmt Sie oder Sie sind am Schreibtisch oder in der Bibliothek und schauen mit bangem Blick auf die noch verbleibenden Tage bis zur Prüfung.

Wir, die Autor:innen dieses Buches, wissen natürlich nicht, in welcher Lebenslage Sie sich gerade befinden, wie Sie sich fühlen, welche Aufgaben Ihnen bevorstehen oder was Ihre Motivation war, sich für unser Buch zu interessieren und es in die Hand zu nehmen. Vielleicht beschreiben die folgenden Szenen aber auch Ihre Situation:

- Sie befinden sich kurz vor der schriftlichen Prüfung am Ende Ihrer *Psychotherapieausbildung im Vertiefungsgebiet Verhaltenstherapie, tiefenpsychologisch fundierte Psychotherapie oder Psychoanalyse* und müssen sich jetzt mit Systemischer Therapie als Prüfungsthema beschäftigen – in diesem Buch finden Sie die systemischen Grundlagen, damit Sie sich gut für diesen Teil der schriftlichen Prüfung vorbereitet fühlen, und Sie entdecken Methoden und Interventionen, die Sie in Ihrer therapeutischen Praxis anwenden können.
- Sie befinden sich in einer *Psychotherapieausbildung im Vertiefungsgebiet Systemische Therapie* und wollen wissen, was Sie über Ihr Vertiefungsgebiet wissen

sollten – in diesem Buch finden Sie einen fundierten Überblick über den gegenwärtigen State oft the Art in der Systemischen Therapie und entdecken vielleicht einige Gedanken, die Sie überraschen und Ihnen etwas Neues bringen.
- Sie sind *Teilnehmer:in einer grundständigen Weiterbildung in Systemischer Therapie oder Beratung* und suchen ein kompaktes Buch, das die Grundbegriffe und Basics der Systemischen Therapie beschreibt – in diesem Buch finden Sie die Grundlagen der Systemischen Therapie von der Erkenntnistheorie, Basiskonzepten und Entwicklungspfaden der Systemischen Therapie, dem Störungsverständnis bis zu den Interventionen und Techniken.
- Sie haben Ihre *Psychotherapieausbildung oder Weiterbildung bereits abgeschlossen und möchten sich über den Stand der Systemischen Therapie informieren* – in diesem Buch finden Sie einen fundierten Einblick in das systemische Denken und Handeln und bekommen einige Anregungen, wie Sie eine:n Klient:in, eine Symptomatik, eine Familiendynamik anders sehen und verstehen können.
- Sie studieren *Psychologie, Erziehungswissenschaften, Soziale Arbeit oder Psychotherapiewissenschaften* und suchen ein kompaktes Buch über Systemische Therapie für Ihr Studium – in diesem Buch finden Sie viele Konzepte und Überlegungen, die Sie in Ihrem Studium unterstützen und motivieren können, sich mit Systemischer Therapie vertieft zu beschäftigen.
- Sie sind als *Ergotherapeut:in, Berater:in, Arzt oder Ärztin, Erzieher:in, Lehrer:in, Pädagog:in, Sozialarbeiter:in, Psycholog:in oder in einem anderen Beruf im psychosozialen oder klinischen Kontext berufstätig* und interessieren sich für Systemische Therapie – mit diesem Buch können Sie Ihr Interesse an Systemischer Therapie anregen und stärken.

Welcher Lern- und Lesetyp sind Sie?
Lesen Sie ein Buch von der ersten Seite bis zur letzten? Dann werden Sie sich der Systemischen Therapie von der Erkenntnistheorie, der Rahmung, dem Störungsverständnis, den Methoden und den Techniken her nähern.

Lesen Sie ein Buch eher nach dem Prinzip »Welches Kapitel interessiert mich besonders oder welche Überschrift ›springt‹ mich an«? Dann können Sie auch interessengeleitet verfahren. Jedes Kapitel steht für sich und kann isoliert verstanden werden. Außerdem finden Sie in »Ihrem Kapitel« viele Hinweise und Verweise auf die anderen Kapitel.

Lesen Sie ein Buch eher über das Stichwortverzeichnis, in dem Sie die Begriffe und Themen suchen, die Sie im Moment benötigen? Dann können Sie sich auch so dem Inhalt nähern, indem Sie genau an die Stellen geführt werden, die Sie besonders interessieren.

Wahrscheinlich werden Sie viele aufschlussreiche Dinge lesen, die Sie anregen und neugierig machen, aber es wird auch Passagen geben, welche Sie fordern und die Sie vielleicht zweimal lesen müssen. Sicherlich wird es Abschnitte geben, die Sie innerlich begeistern und neugierig machen, und wieder andere werden Ihren Widerspruch aktivieren. Wir hoffen, dass unsere Begeisterung und unser Interesse für die Systemische Therapie und das systemische Denken Sie mitnimmt und neugierig werden und systemische Ideen nutzen lässt.

Wir wünschen Ihnen mit unserem Buch viel Freude, Anregungen, Ideen, Widerspruch, Lernerfolg und, wenn Sie sich auf eine Prüfung vorbereiten, ein prima Ergebnis!

Reinert Hanswille, Sebastian Baumann, Ulrike Borst, Björn Enno Hermans, Christina Hunger-Schoppe, Jürgen Kriz, Hans Lieb und Matthias Ochs

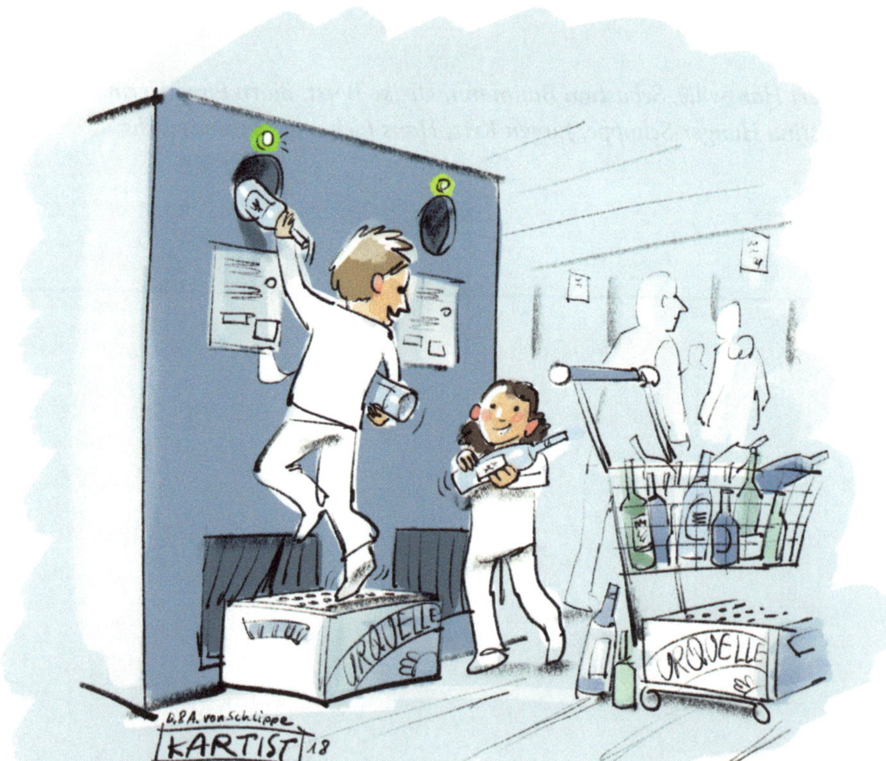

Gut, dass Papa so viel trinkt, sonst wüssten wir gar nicht, wovon wir leben sollten!

1 Einführung

Reinert Hanswille

In diesem Kapitel erfahren Sie etwas über den Kontext dieses Buches und was die Autor:innen bewogen hat, ein Werk über die Systemische Therapie zu schreiben, mit dem besonderen Fokus der Vorbereitung auf die schriftliche Prüfung.

1.1 Geschichte und Entwicklung

Die Systemische Therapie ist in ihrer gesamten Geschichte durch einen ständigen Wandel gekennzeichnet. Die theoretischen, konzeptionellen und methodischen Grundlagen haben sich, wie in allen Therapieverfahren, weiterentwickelt und für unterschiedliche Kontexte spezifiziert, neue Konzepte sind hinzugekommen, andere sind in den Hintergrund getreten.

In Deutschland beginnt die Geschichte der Systemischen Therapie (ehemals Familientherapie) in den frühen 1970er Jahren. Anfänglich fühlten sich viele Familientherapeut:innen als Teil einer avantgardistischen Bewegung (weg von der Therapie mit Einzelnen, hin zur Arbeit mit Systemen). Inzwischen gibt es eine institutionelle Konsolidierung (zwei große Dachverbände mit mehr als 12.000 Mitgliedern und mehr als 120 Weiterbildungsstätten), die Systemische Therapie ist in vielen Arbeitsfeldern nicht mehr wegzudenken (Supervision, Pädagogik, Beratung, Seelsorge, Medizin) und in einigen Bereichen gilt das systemische Arbeiten als Verfahren der Wahl (z. B. in der Jugendhilfe und der Organisationsentwicklung).

1.2 Berufspolitik

In Deutschland haben sich die systemischen Verbände seit den 1990er Jahren um eine berufspolitische Anerkennung bemüht. Ein erster Antrag auf wissenschaftliche Anerkennung der Systemischen Therapie (Schiepek, 1999) wurde vom

Wissenschaftlichen Beirat abgelehnt. Der zweite Versuch wurde 2007 gestartet (von Sydow, Beher, Retzlaff u. Schweitzer, 2007). Am 14.12.2008 wurde das Gutachten des Wissenschaftlichen Beirats für die Systemische Therapie veröffentlicht, seitdem gilt sie als wissenschaftlich fundiertes Verfahren der Erwachsenen- sowie der Kinder- und Jugendlichenpsychotherapie. Damit durften Approbationsausbildungen im Vertiefungsgebiet Systemische Therapie angeboten werden. Die ersten Ausbildungsgänge starteten bereits kurze Zeit danach. Weitere zehn Jahre später wurde der Systemischen Therapie für Erwachsene durch den Gemeinsamen Bundesausschuss (G-BA) die sozialrechtliche Anerkennung ausgesprochen. Dieser Schritt steht für den Bereich der Kinder- und Jugendlichenpsychotherapie bedauerlicherweise noch aus. Im Herbst 2021 hat der G-BA, 13 Jahre nach der wissenschaftlichen Anerkennung, endlich das Verfahren zur sozialrechtlichen Anerkennung der Kinder- und Jugendlichenpsychotherapie im Verfahren Systemische Therapie angestoßen. Es bleibt zu hoffen, dass dann bald der lange Anerkennungsweg der Systemischen Therapie in Deutschland erfolgreich abgeschlossen wird. Inzwischen gibt es über zwanzig Ausbildungsstätten, die eine Ausbildung im Vertiefungsgebiet Systemische Therapie anbieten.

Seit der Anerkennung durch den Wissenschaftlichen Beirat muss Systemische Therapie nun auch in den Approbationsausbildungen der Vertiefungsgebiete Verhaltenstherapie (VT), tiefenpsychologisch fundierte Psychotherapie (TP) und Psychoanalyse (PA) unterrichtet werden und in der schriftlichen Approbationsprüfung begegnen den Prüflingen Fragen zur Systemischen Therapie. Nach der sozialrechtlichen Anerkennung sind die systemischen Prüfungsanteile noch präsenter geworden.

Innerhalb der systemischen Dachverbände war der Weg ins Gesundheitssystem nicht unumstritten. Viele Systemiker:innen hatten und haben große Bedenken, ob der systemische Ansatz nicht »seine Seele verkauft«, indem er z. B. nun mit vermeintlich stigmatisierenden, pathologisierenden und reifizierenden Psychodiagnosen hantiert, nur um die sozialrechtliche Anerkennung zu erzielen. Andere sahen in der Anerkennung überwiegend Vorteile (Hanswille, 2020a, 2020b; Levold, 2020; Levold, Loth, von Schlippe u. Schweitzer, 2011). Die Zukunft wird zeigen, wie die Integration in das deutsche Gesundheitswesen die Systemische Therapie verändern wird.

Durch die berufsrechtliche Anerkennung, und erst recht nach der sozialrechtlichen, ist für viele junge Kolleg:innen eine Approbation im Vertiefungsgebiet Systemische Therapie attraktiv geworden. Aus Studierendenbefragungen wissen wir etwa, dass sich viele von ihnen schon seit Langem gern für dieses Vertiefungsgebiet entschieden hätten, und in vielen Psychotherapeutenkammern der Bundesrepublik lässt sich heute der »Zusatztitel in Systemischer

Therapie« erwerben. Auch in der ärztlichen Weiterbildung kann Systemische Therapie als Verfahren gewählt werden. Ebenso findet Systemische Therapie in den Behandlungsleitlinien der Arbeitsgemeinschaft der Wissenschaftlichen Medizinischen Fachgesellschaften (AWMF) seit einigen Jahren peu à peu Einzug, z. B. auch in die aktuelle Nationale Versorgungsleitlinie (NVL) Depression.

In berufspolitischer Hinsicht wird die Systemische Therapie inzwischen selbstverständlich als viertes Richtlinienverfahren akzeptiert und das systemische Denken hat bereits in einem gewissen Maße Eingang in die Psychotherapierichtlinie des G-BA gefunden. Auch wenn der berufspolitische Weg fast zwei Jahrzehnte umfasste, ist es für viele Beobachter:innen des Feldes immer noch ungewohnt, die gestiegene Bedeutung der Systemischen Therapie zu akzeptieren.

1.3 Für wen ist das Buch?

Wir wollen mit diesem Buch einen Überblick über die zentralen Inhalte der Systemischen Therapie geben und orientieren uns dabei am Gegenstandskatalog des Instituts für medizinische und pharmazeutische Prüfungsfragen (IMPP). Wir hoffen, dass viele Ausbildungskandidat:innen sowohl in ihrer Ausbildung wie auch in Vorbereitung auf die Prüfung mit dem Buch arbeiten und ihr Wissen über die Systemische Therapie mit ihm ausweiten und bündeln. Kolleg:innen aus den Vertiefungsgebieten VT, TP und PA finden hier einen kompakten Überblick über die Wissensbestände der Systemischen Therapie. Außerdem wünschen wir uns, dass auch viele Kolleg:innen, die sich in systemischer Weiterbildung befinden oder diese bereits absolviert haben, das Buch nutzen, um sich über den aktuellen Stand der Systemischen Therapie zu informieren und ihr Verfahren in der gesamten Breite kennenzulernen. Nicht zuletzt ist es auch ein Band für Studierende, die in ihrer Hochschulausbildung Bekanntschaft mit der Systemischen Therapie machen.

1.4 Genderperspektive

Wir unterscheiden in diesem Buch nicht explizit zwischen Inhalten, die für psychologische Psychotherapeut:innen oder für Kinder- und Jugendlichenpsychotherapeut:innen Bedeutung haben. Wenn wir in diesem Buch von Psychotherapeut:innen sprechen, meinen wir immer Kolleg:innen aus beiden Berufen.

Unter den Autor:innen fand eine kreative Diskussion statt, welche gendersensitive Schreibweise wir in diesem Buch nutzen wollen. Da im klinischen

Feld in der Mehrzahl Frauen zu finden sind und insgesamt wahrscheinlich auch die Leserinnen die Mehrheit darstellen, sprach vieles dafür, überwiegend die weibliche Form zu nutzen. Allerdings ist uns in der komplexen und teilweise hitzig geführten öffentlichen Debatte über generisches Maskulinum, Gender und Gendersterne, diverse Geschlechtsidentitäten jenseits des binären Schemas etc. bewusst, dass wir nicht alle Anliegen zufriedenstellen können. Das bedauern wir – uns ist aber keine Lösung bekannt, die alle Möglichkeiten gut integriert.

Wir möchten in unserem Buch alle Menschen ansprechen. Frauen und Männer sowie jene, die sich nicht als Frau oder Mann beschreiben. Deshalb haben wir versucht, so zu formulieren, dass sich alle Geschlechter angesprochen fühlen (z. B. Teilnehmende). Ist so eine umfassende Formulierung nicht möglich, wird der Genderdoppelpunkt verwendet (z. B. Patient:innen). Der Doppelpunkt zieht das Wort nicht auseinander wie der Unterstrich oder das Sternchen und bezieht trotzdem alle Personen mit ein (anders als z. B. die bisherige Variante mit dem Binnen-I). In manchen Fällen sind allerdings besonders die Adressat:innen zu berücksichtigen. Dann kann es angebrachter sein, eher auf genderneutrale Personenbezeichnungen zurückzugreifen.

1.5 Inhaltliche Orientierungen und Definitionen

»Systemisch« ist in Mode. In fast allen Kontexten wird, wie bei einem projektiven Test, vieles damit assoziiert und draufprojiziert. Systemisches aber gibt es nicht an sich, so wie einen Stuhl oder, abstrakter, das Land Niedersachsen. Sondern »systemisch« wird verwendet, um damit beobachtete Phänomene in einer bestimmten Art und Weise ihrer Dynamik zu beschreiben – was daher grundsätzlich theorie- oder zumindest konzeptgeleitet ist. Diese Beobachter:innenabhängigkeit sollte immer im Hinterkopf mit bedacht werden, wenn wir das Wort »systemisch« benutzen.

Systemische Prozesse finden sich in Wirtschaft und Politik, an der Börse, in der Physiologie, in der Biologie, in der Klimaforschung und in vielen anderen Gebieten – eben überall dort, wo wir es mit lebenden, komplexen Systemen zu tun haben – deshalb ist die Systemtheorie auch eine Strukturwissenschaft, deren Grundprinzipien, z. B. bezüglich der synergetischen Systemtheorie, der Unterscheidung zwischen Mikro-, Meso- und Makroebene, zwischen Ordnungs- und Kontrollparametern, Hysteresedynamiken oder des Blicks auf Bifurkationspunkte, gegenstandsbereich- und phänomenübergreifend Anwendung finden (also unabhängig davon, ob es sich um das Elbhochwasser, das Gehirn, Ströme von Menschen in der Fußgängerzone oder eine Familientherapiesitzung, in den Natur-, Human-, Sozial-, Kultur- und Geisteswissenschaften handelt). Systemisch gearbeitet wird in der Schule, der Supervision, der Organisationsberatung, der Mediation, der Personalentwicklung, der tiergestützten Therapie, der Heimerziehung, der Jugendhilfe, in der Therapie, im Innovationsmanagement, dem Gesundheitscoaching und vielen anderen Feldern.

Unter den systemischen Praktiker:innen lässt sich nicht selten eine Praxis beobachten, in der »systemisch« beschrieben wird mit:
- Ich benutze systemische Fragen und das Genogramm.
- Ich mache gern Aufstellungen und arbeite mit dem Familienbrett.
- Ich arbeite immer mit der gesamten Familie.
- Für mich ist die Arbeit mit Ressourcen besonders zentral.
- In der Systemischen Therapie gibt es kein Richtig und Falsch.
- …

Oder die sich in Erwartungen an Aus- und Weiterbildung ausdrückt wie:
- Ich möchte meinen Handwerkskoffer erweitern.
- Ich will die bedeutsamen systemischen Tools erlernen.
- Ich brauche systemische Techniken, damit ich mich sicherer fühle.
- …

Gleichzeitig lässt sich eine regelrechte »Pandemisierung« des systemischen Arbeitens in Deutschland beobachten, mit einer starken Tendenz zu »Mutationen« des systemischen Denkens und Arbeitens. Das geht nicht selten einher mit einer Trivialisierung, in der die Systemische Therapie auf einen, zugegeben interessanten, Werkzeugkasten oder eine Toolsammlung reduziert wird und bei der die erkenntnistheoretische Rahmung der Systemischen Therapie, die theoretischen konzeptionellen Grundlagen vernachlässigt werden (eine Tendenz, die vor allem bei den sogenannten Tooligans beobachtet wird).

Wir möchten in diesem Buch bewusst die Verbindung zwischen komplexeren (nicht aber unbedingt deshalb komplizierten) theoretischen Überlegungen, systemischen Perspektiven zur Diagnostik und Entwicklung psychischer Krankheiten, konzeptionellen Überlegungen und methodischen Interventionen versuchen und damit die Verbindung der unterschiedlichen Ebenen Systemischer Therapie aufzeigen. Das Buch will auch der oft spürbaren Tendenz entgegenwirken, »systemisch« bedeute: »Alles ist systemisch, wenn nur mehrere Personen beteiligt sind oder die Wunderfrage gestellt wird.« Es will zeigen, was über Systemische Therapie gewusst werden sollte und was als essenziell angesehen werden kann.

Wir gehen in diesem Buch von einem Verständnis Systemischer Therapie aus, wie es unter anderem durch den G-BA und das Institut für Qualität und Wirtschaftlichkeit im Gesundheitswesen (IQWiG) beschrieben wurde. Wir orientieren uns weitgehend an folgenden, eher steinbruchartigen Definitionen von Systemischer Therapie, die sicherlich nicht von allen geteilt werden, die »systemisch« arbeiten:

- Der G-BA beschreibt Systemische Therapie in § 18 der Psychotherapie-Richtlinie: »Die Systemische Therapie fokussiert den sozialen Kontext psychischer Störungen und misst dem interpersonellen Kontext eine besondere ätiologische Relevanz bei. Symptome werden als kontraproduktiver Lösungsversuch psychosozialer und psychischer Probleme verstanden, die wechselseitig durch intrapsychische (kognitiv-emotive), biologisch-somatische sowie interpersonelle Prozesse beeinflusst sind. Theoretische Grundlage sind insbesondere die Kommunikations- und Systemtheorien, konstruktivistische und narrative Ansätze und das biopsychosoziale Systemmodell. Grundlage für Diagnostik und Therapie von psychischen Störungen im Sinne dieser Richtlinie ist die Analyse der Elemente der jeweiligen relevanten Systeme und ihrer wechselseitigen Beziehungen, sowohl unter struktureller als auch generationaler Perspektive und eine daraus abgeleitete Behandlungsstrategie. Der Behandlungsfokus liegt in der Veränderung von symptomfördernden, insbesondere familiären und sozialen Interaktionen, narrativen und intrapsychischen Mustern hin zu einer funktionaleren Selbst-Organisation der Patientin oder des Patienten und des für die Behandlung relevanten sozialen Systems, wobei die Eigenkompetenz der Betroffenen genutzt wird. Schwerpunkte der systemischen Behandlungsmethoden sind insbesondere
  - Methoden der systemischen Gesprächsführung und systemische Fragetechniken
  - Narrative Methoden
  - Lösungs- und ressourcenorientierte Methoden
  - Strukturell-strategische Methoden
  - Aktionsmethoden
  - Methoden für die Arbeit am inneren System
  - Methoden zur Affekt- und Aufmerksamkeitsregulation
  - Symbolisch-metaphorische und expressive Methoden« (G-BA, 2020, S. 13 f.).
- Von Schlippe und Schweitzer (2012, S. 31) betrachten Systemische Therapie als einen besonderen Kontext systemischen Arbeitens, »nämlich als ein Heilverfahren im Gesundheitswesen – also dort, wo implizit und explizit

Menschen als ›gesundheitlich gestört und handlungsbedürftig‹ angesehen werden«. Systemische Familientherapie wiederum sehen sie als Setting Systemischer Therapie an. Wobei zu betonen ist, dass Systemische Therapie sich in einer Vielzahl therapeutischer Settings im ambulanten und stationären Bereich realisieren lässt, unter anderem im Familiensetting, im Einzel- und Gruppensetting (IQWiG, 2017, S. 2).

- Und das IQWiG sieht folgende Kernmerkmale der Systemischen Therapie (IQWiG, 2017, S. 39):
  - »Ätiologische Konzepte beziehungsweise Störungsmodelle: Beispielsweise wird Umgebungsfaktoren, biologischen, sozialen und gesellschaftlichen Aspekten bei der Entstehung psychischer Störungen ebenso eine Bedeutung beigemessen wie Wirklichkeitskonstruktionen.
  - Annahmen über das Wirkprinzip und Ziel von Interventionen: Beispielsweise sollen Veränderungen durch die Auflösung problematischer Kommunikationsmuster erreicht werden.
  - Konkrete Behandlungsmethoden: Ein Beispiel sind symbolisch-metaphorische Methoden, welche relevante Systeme, Systemmitglieder und deren Beziehungen untereinander symbolisch-visuell darstellen (beispielsweise Genogramme).
  - Konzepte zur Indikationsstellung: Beispielsweise hängt die Indikation zur systemischen Therapie nicht nur von der Art und Schwere der Störung ab, sondern auch von störungsübergreifenden Aspekten, die neben individuellen unter anderem auch soziale Faktoren umfassen.
  - Allgemeine Aspekte des Therapeutenverhaltens, der therapeutischen Grundhaltung und Beziehungsgestaltung sowie der Behandlungsplanung: Beispielsweise wird einer von Allparteilichkeit und Neutralität geprägten therapeutischen Grundhaltung ein hoher Stellenwert beigemessen.«

Systemische Therapie kann hierbei verstanden werden als dynamisch-interaktive Umsetzungen der »praktizierte[n] Erkenntnistheorie«« (von Schlippe u. Schweitzer, 2019): Realisiert werden diese erkenntnistheoretischen Grundannahmen mittels dynamisch-interaktiver Umsetzungen (Kriz, 2014b), also einer von den Psychotherapeut:innen zu erbringenden Transferleistung von der Epistemologie in konkrete psychotherapeutische Techniken, Methoden und Haltungen, die auch als dynamisch-interaktive Prinzipien konzeptualisierbar sind. Beispiele für solche aus den theoretischen Grundannahmen abgeleiteten Prinzipien Systemischer Therapie sind etwa die generischen Prinzipien (Haken u. Schiepek, 2010; Rufer, 2012) oder die praxeologischen Grundorientierungen (Ochs, 2020a).

Die Entwicklung der Systemischen Theorie ist seit ihren Anfängen in den 1940er und 1950er Jahren bis heute aus verschiedenen Quellen gespeist. Entsprechend vielfältig zeigen sich die Theoriebildung, die Praxiskonzepte und technischen Zugänge. Wir haben versucht, diese Unterschiedlichkeit in den einzelnen Kapiteln zu spiegeln. Anders als in den anderen Psychotherapieverfahren zeigt sich das unter anderem in den erkenntnistheoretischen Quellen und systemischen Forschungsansätzen. Es finden sich unterschiedlichste systemische Theoriekonzepte, die sich manchmal auch zu widersprechen scheinen – aber dieser »systemische Antagonismus« trug und trägt viel zur Weiterentwicklung systemischer Theorie, Praxis und Forschung bei. Das ist ein Dilemma, welches in den anderen Richtlinienverfahren scheinbar weniger ausgeprägt ist – aber eben nur »scheinbar«, wie Kriz (2014b) etwa bezüglich der psychodynamischen Verfahren veranschaulicht hat – und deshalb wirkt es in deren Lehrbüchern manchmal leichter, einen eindeutigen Wissensstand wiederzugeben.

Anders die systemische Welt: Sie präsentiert sich wie ein großer bunter Mischwald mit den unterschiedlichsten Baumarten. Alle sorgen dafür, dass der Boden humusreich ist und damit die Vegetation gut versorgt und das Wachstum der Bäume gesichert ist. Die Sorten stehen gleichwertig nebeneinander und bilden eine abwechslungsreiche Landschaft, die der Umwelt Sauerstoff zuführt. Der systemische Wald lässt sich aber dadurch eben auch schwieriger beschreiben als ein reiner Tannen- oder Buchenwald, in dem sich alle Bäume ähneln. Der systemische Mischwald ist kennzeichnet durch Unterschiede und Buntheit. Diese Buntheit wollten wir auch über die Sichtweisen und Sprachstile der Autor:innen spiegeln. Im Schreibprozess haben uns der gemeinsame Austausch und die Diskussionen über die Themen und Fragen angeregt und manche Standpunkte und Textpassage geschärft. In vielen Bereichen haben wir uns in den Positionen und deren Darstellungen aneinander angenähert, in anderen haben wir unsere Unterschiedlichkeit bestehen lassen, das wird auf den folgenden Seiten deutlich.

1.6 Begrenzungen

Die Systemische Therapie ist in ihren vielfältigen theoretischen Grundlagen, Konzepten, Ansätzen, Interventionen und Methoden mit einer großen Wiese mit unzähligen unterschiedlichen Gräsern und Blumen gut zu vergleichen. Wir als Autor:innenteam wollten und mussten uns auf die bedeutsamsten Themen und Fragen beschränken, von denen wir denken, dass sie zum Kern der Systemischen Therapie gehören und über die angehende Psychotherapeut:innen Bescheid wissen sollten. Dabei haben wir uns am Gegenstandskatalog des IMPP orientiert und damit auch Schwerpunkte gesetzt.

Uns ist bewusst, dass die Leser:innen bestimmte Themen und Fragestellungen vermissen werden oder sich wünschen würden, andere Inhalte ausführlicher beschrieben zu sehen. Auch aus unserer Sicht hätten viele Gedanken mehr Platz verdient, weil wir sie nur in ihren Grundsätzen darstellen konnten oder es wünschenswert wäre, sie bekannter zu machen.

Dadurch, dass wir uns auf Themen konzentrieren wollten, die im engeren Sinne therapeutisch bedeutsam sind, mussten wir andere vernachlässigen, die in Coaching, Supervision, Organisationsentwicklung und anderen Feldern systemischen Arbeitens aber wichtig zu wissen wären.

1.7 Was Sie inhaltlich erwartet

Wenn Sie die Einführung, das heißt das erste Kapitel, geschafft haben, folgen 14 weitere Kapitel, die Sie inhaltlich durch die »Höhen und Tiefen« der Systemischen Therapie führen. Wir hoffen, Sie erleben die Kapitel ähnlich einer Wanderung: Mal führt der Weg durch ein teilweise bekanntes Gebiet, dann geht er durch ein unbekanntes Terrain, mal ist er leicht zu beschreiten, dann wieder anstrengend und beschwerlich. Mit genug Verpflegung, Flüssigkeit, gutem Schuhwerk und etwas Kondition kann jede Wanderung zu einer bereichernden Erfahrung werden. Wir wünschen Ihnen viel Vergnügen bei der systemischen Wanderung durch dieses Buch. Folgendes wird Ihnen dabei begegnen:

In ▸ Kapitel 2 erläutern Matthias Ochs und Jürgen Kriz, inwieweit erkenntnistheoretischer Konstruktivismus eine wesentliche Verstehensgrundlage der Theorie und Praxis systemischer Psychotherapie darstellt. Hierbei sind vor allem der radikale/biologische Konstruktivismus, der soziale/relationale Konstruktionismus sowie der gemäßigte Konstruktivismus von Bedeutung.

▸ Kapitel 3 gibt einen einführenden Überblick über die zentralen Konzepte, die der praktischen Arbeit Systemischer Therapie zugrunde liegen. Systemische Therapie fußt konzeptionell in Systemtheorie(n), welche die Entstehung, die Überstabilisierung und die Veränderung von Strukturen beschreiben und erklären. Dabei sind unter Strukturen (auch Ordnungen, Muster, Attraktoren genannt) sowohl leidvolle Symptomatiken in ihrer Erlebens- und Verhaltensdynamik zu verstehen als auch z. B. familiäre Interaktionsmuster, die so mit den Symptomatiken verbunden sind, dass sie sich gegenseitig stabilisieren, aber auch zur Veränderung beitragen können. Aus unterschiedlichen Traditionen heraus gibt es mehrere Systemtheorien, die für bestimmte Perspektiven und Fragen Unterschiedliches akzentuieren.

In ▸ Kapitel 4 fassen Ulrike Borst, Christina Hunger-Schoppe, Sebastian Baumann und Matthias Ochs zuerst in aller Kürze die Psychotherapieforschung zu Wirkfaktoren zusammen, bevor sie untersuchen, welche allgemeinen und spezifischen Wirkfaktoren (oder eher: generischen Prinzipien) in der Systemischen Therapie prozesshaft zusammenwirken. Daraus wird eine Therapietheorie abgeleitet, die sich eng an die Theorien komplexer dynamischer Systeme anlehnt.

Reinert Hanswille und Ulrike Borst erklären in ▸ Kapitel 5, wie und wieso die Rahmen und Rahmungen der Systemischen Therapie den Kontext des sozialen Systems, das therapeutische System, die Rollenkonflikte, mögliche und unmögliche Interaktionen sowie den »affektlogischen« Hintergrund der therapeutischen Interaktion definieren. Sie zeigen, wie innerhalb dieser Rahmen die therapeutischen Haltungen wie Allparteilichkeit und Neutralität, die Lösungs- und Zukunftsorientierung, die Ziel- und Auftragsorientierung, die Beziehungsorientierung und andere zentrale Elemente das therapeutische Geschehen in der Systemischen Therapie prägen.

In ▸ Kapitel 6 geht es um die unterschiedlichen Settings der Systemischen Therapie. Ausgehend von der historischen Entwicklung einer Family Therapy stellt Enno Hermans weitere Settings vor und erläutert ihre Relevanz im klinischen Alltag: systemische Einzeltherapie, Paartherapie und systemische Sexualtherapie sowie Gruppensettings. Zentral ist der Fokus auf das Mehrpersonensetting, das Ende 2019 Einzug in die Psychotherapierichtlinie gehalten hat. Es ist als besonders bedeutsam für die Systemische Therapie anzusehen und auch im Hinblick auf die staatliche Psychotherapeut:innenprüfung relevant.

Das ▸ Kapitel 7 widmet sich einem besonderen Setting der Systemischen Therapie: der Gruppe und hier unterschiedlicher Gruppenkonzepte. Zunächst beleuchtet Enno Hermans die historische Entwicklung von gruppentherapeutischen Vorgehensweisen sowie von systemischen Ideen und Ansätzen und geht auf allgemeine und spezifische Wirkfaktoren ein. Dann werden exemplarisch unterschiedliche systemische Gruppentherapiekonzepte vorgestellt mit einem Schwerpunkt auf hypnosystemische Ansätze und Multifamilientherapie. Abschließend erfolgt ein Ausblick auf die mögliche weitere Entwicklung von Gruppentherapie im systemischen Feld.

In ▸ Kapitel 8 stellen Ulrike Borst und Matthias Ochs systemische Konzepte menschlicher Entwicklung dar. Sie beschreiben Entwicklungsaufgaben und besondere Herausforderungen für Einzelne und Familien. Auf den Stellenwert von Krisen für die Entwicklung wird besonders eingegangen.

Das ▸ Kapitel 9 legt seinen Schwerpunkt auf die Diagnostik. Die systemtherapeutische Diagnostik beschäftigt sich mit der gezielten Erhebung von Informationen über das Denken, Erleben und Verhalten eines oder mehrerer sozialer Systeme beziehungsweise von Mitgliedern solcher Systeme. Eine Besonderheit systemischer Diagnostik liegt darin, dass sie die soziale Konstruktion und Dekonstruktion von Diagnosen betont. Dieses Verständnis ist handlungsleitend für das Kapitel von Christina Hunger-Schoppe, Matthias Ochs und Ulrike Borst, in dem es um die allgemeinen Kennzeichen der Klassifikation und Diagnostik psychischer Störungen aus systemischer Sicht, um diagnostische Aspekte sozialer Interaktionen, Indikation und Kontraindikation zu Systemischer Therapie sowie ihren verschiedenen Settings und um Ansätze für eine multimodale und multimethodale Diagnostik geht.

In ▸ Kapitel 10 stellen Hans Lieb und Sebastian Baumann den Begriffen »Störung« und »Krankheit« die Logiken der Psychotherapierichtlinien und der systemischen Perspektive gegenüber. Sie erläutern anhand relevanter Theoriebausteine, wie aus systemischer Sicht Störungen entstehen und aufrechterhalten werden – mit folgenden Schwerpunkten: das biopsychosoziale Modell aus systemischer Sicht, die Rolle von Rekursivitäten, Zirkularitäten und Prozessen der Selbstorganisation, Unterschiede zwischen der Kybernetik erster und zweiter Ordnung, Perspektiven des Konstruktivismus, kommunikationstheoretische Ansätze, die Bedeutung kritischer Lebensereignisse und der Mehrgenerationenperspektive und abschließend die genuin systemische Perspektive, dass Symptome und Störungen bei Entstehung und Aufrechterhaltung jeweils als Lösungen angesehen werden können.

Jürgen Kriz beschreibt in ▸ Kapitel 11 klassische Kernkonzepte, die dem Verständnis intra- und interpersoneller Dynamiken in Paarbeziehungen, Familien und Gruppen zugrunde liegen. Denn die Systemische Therapie hat in Deutschland eine rund fünfzigjährige Geschichte – international reichen die Anfänge noch weiter zurück. Dabei stand zunächst schlicht eine praxisorientierte Arbeit mit Familien (statt nur mit einzelnen Patient:innen) im Zentrum. Diese klassischen Konzepte werden heute vergleichsweise selten explizit angeführt; im Gegensatz dazu spielen sie für das systemische Denken, für zahlreiche Leitideen über therapeutisches Arbeiten sowie als Basis auch neuer Ansätze aber implizit eine wesentliche Rolle. Warum das so ist, wissen Sie am Ende des Kapitels.

Reinert Hanswille stellt in ▸ Kapitel 12 einige wesentliche Konzepte und integrative systemische Therapiemodelle vor, die in den vergangenen Jahren durch Studien die Effektivität und Wirksamkeit der Systemischen Therapie belegt haben. Die Konzepte werden in einem Dreischritt beschrieben: Entwicklung und Geschichte, klinische Praxis und empirische Befunde. Es werden sowohl klassisch systemische Konzepte wie die lösungsorientierte Kurzzeittherapie oder das hypnosystemische Konzept fokussiert wie auch systemische Manuale und Konzepte für Kinder, Jugendliche und ihre Familien sowie systemische Manuale und Konzepte für Erwachsene.

In ▸ Kapitel 13 gibt Reinert Hanswille einen Überblick über die gängigen Techniken und Interventionen, die in der Systemischen Therapie Anwendung finden. Diese werden kurz beschrieben, bevor sie theoretisch und historisch eingeordnet werden. Die Techniken und Interventionen sind untergliedert in: Fragetechniken, symbolisch-handlungsanregende Interventionen, verbale und überwiegend intrapersonelle Techniken, Hausaufgaben, Abschlussinterventionen und »Intersession Tasks«, reflexive Interventionen, prozessorientierte Interventionen, darstellende Techniken, video- und bildgestützte Interventionen sowie angeeignete Techniken, die primär anderen Verfahren zugeordnet werden.

Ausgehend von den in ▸ Kapitel 2 und 3 eingeführten erkenntnistheoretischen Grundlagen systemischen Arbeitens skizzieren Matthias Ochs und Jürgen Kriz in ▸ Kapitel 14 die Pluralität an Forschungsansätzen und -verständnissen, die im Kontext systemischer (Psychotherapie-)Forschung zur Anwendung kommen können.

Das ▸ Kapitel 15 ist der Vorbereitung auf die schriftliche und mündliche Approbationsprüfung vorbehalten. Christina Hunger-Schoppe und Reinert Hanswille beschreiben die offiziellen Leistungserwartungen und geben Ideen und Tipps, die eine gelungene Prüfungsvorbereitung unterstützen können.

? Am Ende der Kapitel 2 bis 14 befinden sich Fragen, wie sie Ihnen in der Prüfung begegnen können. Diese orientieren sich am Gegenstandskatalog des IMPP und bieten Ihnen die Möglichkeit, Ihren Lernerfolg zu kontrollieren. Sollten Sie unsicher sein, ob Sie die Lösungen gefunden haben, können Sie dies überprüfen.

Die richtigen Antworten stehen im Download-Bereich zu diesem Buch auf der Website des Verlags und sind unter Eingabe eines Codes einzusehen. Den Link und den Code für das Download-Material finden Sie am Ende dieses Buches.

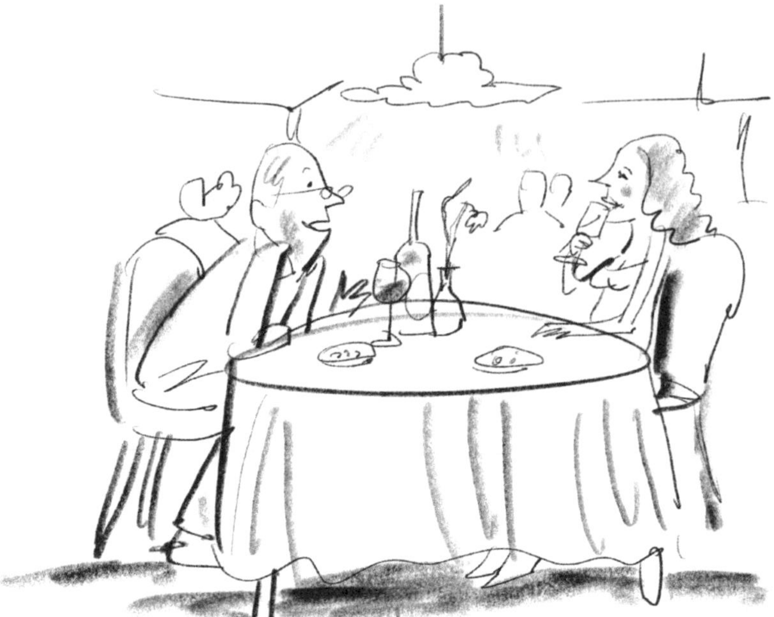

Fräulein, Sie würden mich glücklich machen, wenn Sie mein Los mit mir teilen würden!

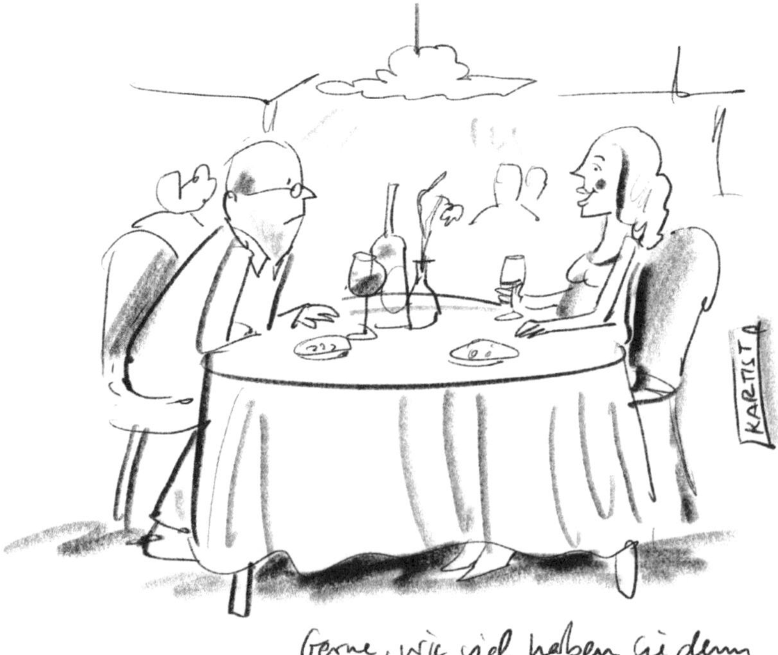

Gerne, wie viel haben Sie denn gewonnen?

2 Erkenntnis- und wissenschaftstheoretische Grundlagen I: Konstruktivismus

Matthias Ochs und Jürgen Kriz

Auch wenn der Konstruktivismus möglicherweise nicht recht als abgrenzbare erkenntnis- und wissenschaftstheoretische Position taugt, sondern vielleicht eher eine grundsätzliche Möglichkeit des reflexiven und kritischen Umgangs mit erkenntnis- und wissenschaftstheoretischen Perspektiven umreißt, so sollen hier einige wesentliche Aspekte konstruktivistischer Positionen angesprochen werden, die für ein vertieftes Verständnis Systemischer Therapie hilfreich erscheinen.

2.1 In aller Kürze

Die Praxis Systemischer Therapie ist eng mit Grundfragen der Erkenntnistheorie verwoben, wobei Konstruktivismus und Systemtheorie zentrale Bereiche sind (Ochs, 2020a; Simon, 2013a). Diese erkenntnistheoretischen Perspektiven bilden komplementär zur empirischen Evidenz (siehe ▸ Kapitel 14) den Rahmen für die wissenschaftliche Begründung systemischer Psychotherapie.

Konstruktivismus: Folgende konstruktivistische Strömungen sind als erkenntnistheoretische Fundierung systemtherapeutischer Praxis bedeutsam und werden unter 2.2 ausführlich vorgestellt: biologischer/radikaler Konstruktivismus, sozialer/relationaler Konstruktionismus sowie gemäßigter/psychologischer Konstruktivismus.[1] Während der *biologische/radikale Konstruktivismus* die Bedeutung des

---

1 Es lässt sich noch eine Reihe weiterer konstruktivistischer Konzepte aufzählen, die zwar nicht unbedingt im Mittelpunkt systemisch-psychotherapeutischer Theoriebildung stehen, aber dort auch anzutreffen sind, z. B.:
- der interaktionistische Konstruktivismus von Kersten Reich (1998; lebensweltlich-kulturell basierte Erkenntnisherstellung, deshalb wird auch in diesem Zusammenhang von soziokulturellem Konstruktivismus als Oberbegriff gesprochen),
- der sprachtheoretisch ausgerichtete Erlanger Konstruktivismus, begründet von Wilhelm Kamlah und Paul Lorenzen (1973),

Gehirns und der Neurobiologie bei der Herstellung beziehungsweise Entwicklung menschlicher Erkenntnis betont, hebt der *soziale/relationale Konstruktionismus*- die Relevanz von Interaktion, Kommunikation sowie des verkörperten Dialogs hervor. In der systemischen Literatur wird an einigen Stellen vom *gemäßigten Konstruktivismus* gesprochen (z. B. von Sydow, 2018d, S. 54), wenn zwischen »harten«, objektiven Daten und »weichen«, subjektiven Daten differenziert, also die psychologisch-subjektive Seite menschlichen Erlebens und Verhaltens betont und zugleich die Realität (z. B. die Existenz von Gewalt, Missbrauch oder Trauma) ernst genommen werden soll.

Systemtheorie: Für die erkenntnistheoretische Fundierung systemtherapeutischer Praxis sind systemtheoretische Selbstorganisationskonzepte,[2] wie die *soziologische Systemtheorie* (Luhmann, 1984) und die Synergetik (Haken, 1983), relevant. Zu den *synergetischen Systemtheorien* ist auch die *Personzentrierte Systemtheorie* (Kriz, 2017) zu zählen, die die ursprünglich eng an naturwissenschaftlichen Phänomenen orientierten Selbstorganisationskonzepte für die Betrachtung des Menschen mit seinen subjektiven Erkenntnismöglichkeiten und -grenzen, seinen psychischen und interpersonellen Prozessen und den damit verbundenen somatischen und kulturellen Einflüssen nutzbar macht. Dies wird in ▸ Kapitel 3 näher ausgeführt.

Prinzipien »praktizierter Erkenntnistheorie«: Realisiert werden diese erkenntnistheoretischen Konzepte mittels *dynamisch-interaktiver Umsetzungen/Prinzipien* (Kriz, 2007, S. 255), also einer von den Psychotherapeut:innen zu erbringenden Transferleistung von der Epistemologie in *konkrete psychotherapeutische Techniken, Methoden und Haltungen.* Beispiele für solche aus den theoretischen Grundannahmen abgeleiteten Prinzipien Systemischer Therapie sind etwa die *generi-*

- die soziologische Metatheorie des Sozialkonstruktivismus von Peter L. Berger und Thomas Luckmann (1970),
- der in der Sozialen Arbeit anzutreffende relationale Konstruktivismus (Kraus, 2017).

2 Paslack und Knost (1990, zitiert in Ternes, 2011) unterscheiden folgende systemtheoretische Selbstorganisationskonzepte:
- den systemtheoretisch-kybernetischen Ansatz Heinz von Foersters (1985; »order from noise«),
- die Theorie dissipativer Strukturen von Ilya Prigogine (Prigogine u. Stengers, 1981; »order from fluctuation«),
- die Theorie der Synergetik Hermann Hakens (1983; »order from transgression«),
- die Theorie autokatalytischer Hyperzyklen Manfred Eigens (Eigen u. Winkler, 1975; mikrostrukturelle Ordnung durch Konkurrenz),
- die Theorie der Autopoiesis Humberto Maturanas und Francisco Varelas (Maturana u. Varela, 1987; Ordnung als Selbstherstellung),
- die Theorie des »deterministischen« Chaos von Edward N. Lorenz und Benoit Mandelbrot (Gleick, 1988; Ordnung als dimensionenübergreifende fraktale Selbstähnlichkeit).

schen Prinzipien (Haken u. Schiepek, 2010; Rufer u. Schiepek, 2014) oder die *praxeologischen Grundorientierungen* (Ochs, 2020a).

2.2 Konstruktivismus

Der Konstruktivismus als erkenntnistheoretische Strömung geht davon aus, dass Erkenntnisse des Menschen über sich selbst und seine sozialen sowie materiellen Umwelten prozesshaft hergestellt werden und dass dem Menschen ein objektiver Zugang zur Wirklichkeit nicht möglich ist. Letzteres steht im Gegensatz zum naiven Realismus, der quasi »abbildungstheoretische Erkenntnismöglichkeiten« (Glasersfeld, 1996) des Menschen postuliert. An der Herstellung von Erkenntnis sind sowohl neurobiologische (worauf der biologische/radikale Konstruktivismus hinweist) als auch psychische (was der psychologische Konstruktivismus in den Blick nimmt) und soziokulturell-verkörperte Prozesse (was der soziale und relationale Konstruktionismus betont) beteiligt. Die Wurzeln der konstruktivistischen Philosophie reichen bis in die Antike zurück – man denke an den berühmten Aphorismus des griechischen Stoikers Epiktetos: »Es sind nicht die Dinge selbst, die uns beunruhigen, sondern die Vorstellungen und Meinungen von den Dingen.« Immanuel Kant legte dar, dass wir die Realität nicht unmittelbar, sondern nur im Rahmen unserer Wahrnehmungsmöglichkeiten erfahren können. Aufgrund dessen ist grundsätzlich unüberprüfbar, ob die »Gegenstände, wie sie uns erscheinen« den tatsächlichen Gegenständen, »wie sie […] sind« entsprechen (Kant, 1798, 1800/1968, BA 26; zit. nach Kraus, 2017, S. 31). Jenseits der Philosophie wurden konstruktivistische Perspektiven ab Beginn des 20. Jahrhunderts in vielen Wissenschaftsdisziplinen ein wichtiger Bestandteil der Diskurse. So verwundert es nicht, dass die Psychologie, deren wesentliche Grundlagen im 20. Jahrhundert gelegt wurden, eine Wissenschaft darstellt, die auf konstruktivistischer Erkenntnistheorie, die eben auch einen kritischen Rationalismus »Popper'scher Prägung« (vgl. z. B. Gadenne, 2018) umfassen kann, fußt. Der US-amerikanische konstruktivistische Psychotherapeut Michael Mahoney (2003) beschreibt den Nutzen des Konstruktivismus für Psychotherapeut:innen mittels folgender drei Aspekte (Menschen sind zur Ordnungsherstellung »verdammt« und diese erkenntnisbezogene Ordnungsherstellung wird mittels Verkörperung sowie sozial-symbolischer Prozesse realisiert), die im englischsprachigen Original prägnant und stimmig selbigen auf den Punkt bringt (Mahoney u. Granvold, 2005, S. 74 f.):

- »Much human activity is devoted to ordering processes – the organizational patterning of experience. These ordering processes are fundamentally emo-

tional, tacit, and categorical (they depend on contrasts), and they are the essence of meaning-making.
- The organization of personal activity is fundamentally self-referent or recursive, making the body a fulcrum of experiencing and encouraging a deep phenomenological sense of selfhood or personal identity.
- Self-organizing capacities and creations of meaning are strongly influenced by social-symbolic processes; persons exist in living webs of relationships, all of which are mediated by language and symbol systems.«

Viele systemtherapeutische Methoden (z. B. Reframing, systemische Fragen zur Anregung des Möglichkeitssinns, Skulpturinstallationen) zielen darauf ab, alternative und diverse Wirklichkeitskonstruktionen anzuregen. Auch die systemtherapeutische Haltung ist grundlegend vom Konstruktivismus geprägt, indem das »Augenhöhe-Prinzip« mit allen am psychotherapeutischen Diskurs beteiligten Akteur:innen praktiziert wird; niemand von ihnen hat vor diesem Hintergrund einen privilegierten, weil objektiveren Zugang zur Wirklichkeit – auch nicht die Psychotherapeut:innen. Diese stellen den Akteur:innen »lediglich« ihre Fachlichkeit auf gleicher Augenhöhe zur Verfügung und verschränken diese mit den subjektiven Konstruktionen zur Entstehung, Aufrechterhaltung und Bewältigung der psychischen Erkrankung aller anderen relevanten Akteur:innen. Zudem verstehen sich systemische Therapeut:innen primär eher als Fachleute für psychotherapeutische Prozesse, weniger für die »Richtigkeit« inhaltlicher Aussagen – ein deutlicher Unterschied der Systemischen Therapie zu anderen Ansätzen.

Landkarte versus Landschaft: Aus konstruktivistischer Sicht verfügen Therapeut:innen grundsätzlich nur über »Landkarten« der Bereiche, in denen sie und ihre Klient:innen arbeiten und leben, nie über die Landschaft(en) selbst. Diese Metapher von Landschaft und Landkarte geht auf das Hauptwerk »Science and Sanity« von Alfred Korzybski (1933/1994) zurück. Die Landkarte (unsere Konstruktion) darf nicht mit der Landschaft (»Wirklichkeit«) verwechselt oder konfundiert werden. Die Beschreibungen von Dingen sind eben nicht die Dinge an sich. Vielmehr verraten die gewählten Beschreibungen meist mehr über die Beobachter:innen als über das Objekt ihrer Beobachtung. Simon veranschaulicht das Verhältnis zwischen Landschaft und Landkarte, indem er konstatiert, dass es Landkarten gibt, die »nicht hinreichend gut zur ›Landschaft‹ pass[en]. Es gibt zwar nicht nur eine einzige ›richtige‹ Karte, an der man sein Handeln erfolgreich orientieren kann, aber es gibt Karten, bei deren Verwendung man sich mit großer Wahrscheinlichkeit verirrt« (Simon, 2013b, S. 173) – eben dann, wenn diese Landkarten »nur begrenzt zur Realität sozialer Beziehungen [...] passen«; werden solche für bestimmte Kontexte »nicht-passenden« Landkarten verwendet, so führt dies »zwangsläufig zu unauflösbaren Widersprüchen und oft zu Verstrickungen in Paradoxien« (Simon, 2013, S. 174) – Symptombildung stellt eine (suboptimale) Möglichkeit dar, mit solchen unauflösbaren Widersprüchen und Verstrickungen in Paradoxien umzugehen.

Auch Systeme existieren nicht einfach so »da draußen«, sondern werden immer von Beobachter:innen konstruiert (Levold, 2014, S. 53 ff.). Systemische Fragen, wie etwa zirkuläre Fragen oder Fragen zur Wirklichkeits- oder Möglichkeitskonstruktion (▸ Kapitel 13), zielen darauf ab, die Landkarten der relevanten Akteur:innen des psychotherapeutischen Diskurses zu explorieren. Aber auch erlebnisorientiertere Methoden, wie Zeitlinienarbeit, Tetralemma oder weitere Skulpturmethoden und -techniken (▸ Kapitel 13) dienen der Erkundung von Landkarten. Die Arbeitsperspektive richtet sich dabei sowohl auf die subjektiven und intrapsychischen Konstruktionsprozesse als auch auf deren interpersonelle und kulturelle Abstimmungen, wobei therapeutisch besonders die Fragen relevant sind, wie sich die jeweiligen Realitäten bilden und verändern.

2.2.1 Biologischer/radikaler Konstruktivismus

Der biologische/radikale Konstruktivismus (RK) betont die Bedeutung neurobiologischer Prozesse, besonders die Funktionsweise unserer Nerven und Sinnesorgane bei der menschlichen Erkenntnisherstellung. Menschliche Nervenzellen registrieren das Ausmaß einer Erregung, nicht aber deren Qualität: »Da draußen gibt es nämlich weder Licht noch Farben, sondern lediglich elektromagnetische Wellen; da draußen gibt es weder Klänge noch Musik, sondern lediglich periodische Druckwellen der Luft; da draußen gibt es keine Kälte und Wärme, sondern nur bewegte Moleküle mit größerer oder geringerer durchschnittlicher kinetischer Energie usw.« (von Foerster, 1993, S. 26) – wobei der Begriff »Moleküle« wiederum als eine Art physikalische Ontologisierung verstanden werden kann, denn Moleküle sind eben auch nur Teile von Landkarten (der Physik).

> Ernst von Glasersfeld veranschaulichte diesen Gedanken im Rahmen eines Vortrags auf dem European Media Art Festival in Osnabrück 1995 folgendermaßen: Er tippte hörbar mit einem Bleistift kontinuierlich auf eine Tischplatte und erklärte dazu, dass sehr viel mehr als solche On/Off-Signale von »da draußen« nicht bei uns ankommen: Nervenzellen feuern oder sie feuern nicht; sie können dies zwar in unterschiedlichen Netzwerken oder Intensitäten tun – mehr jedoch nicht.

Basierend auf diesem (neuro-)biologischen (Schul-)Wissen kann (radikal-konstruktivistisch) geschlussfolgert werden, dass »die bunte Welt«, in der wir uns selbst verorten und von der wir Teil sind – auch all unser Erleben von tiefsten Gefühlen, Verbundenheit mit unseren Liebsten sowie spirituellen Einheitserfahrungen –, notwendigerweise eine Konstruktion sein muss – ein Bild, aber nicht ein Abbild der Wirklichkeit. Der Neurophilosoph Thomas Metzinger (2009) betont, dass unser Selbst selbst ein neurobiologisch erzeugtes Modell ist, das uns – wobei »uns« eben auch keine ontischen »Selbste« sein können – das Gehirn quasi zu evolutionsbiologischen Zwecken vorgaukelt – großes Kino mit vielen Emotionen und Dramen und Glücksmomenten, Cinemascope, Technicolor, aber eben eine Illusion, in der wir wie in einem Ego-Tunnel sozusagen lebenslang gefangen sind.

Veranschaulicht werden kann der RK folgendermaßen:

- Der Psychiater Hinderk Emrich führte ein Experiment mit akut psychotischen Patienten durch. Er präsentierte ihnen visuelle Invertbilder; dies sind z. B. Hohlmasken eines 3-D-Kopfes, die vom menschlichen visuellen System auch dann zwingend als normale Gesichter wahrgenommen werden, wenn man »von hinten« in diese Hohlmaske blickt. Diese Illusion der Wahrnehmung von Invertbildern trat in dem Experiment von Emrich aber »nur« bei gesunden Proband:innen auf: »Die gesunden Probanden waren alle in der Lage, die dreidimensionalen Hohlmasken als normale, dreidimensionale Gesichter zu sehen [...]. Die schizophrenen Patienten führten diese Korrektur jedoch nur teilweise oder unvollständig aus, so daß sie zumindest teilweise Hohlgesichtspartien menschlicher Gesichter wahrnahmen. Das Ausmaß dieses Effektes war abhängig von der Akuität der Psychose« (Emrich, 1989, S. 79). Dieses Experiment kann als ein empirischer Hinweis (nicht als »Beweis«, weil durchaus weitere Interpretationen der Befunde möglich sind) dafür gedeutet werden, dass es quasi ein Charakteristikum des gesunden Geistes ist, Wahrnehmungsillusionen herstellen zu können beziehungsweise gar zu müssen.
- Der Komplexitätswissenschaftler Edgar Morin formuliert: »[D]as Gehirn [verfügt] über kein Mittel, um äußere und innere Stimuli zu unterscheiden. Also den Traum vom Wachzustand, die Halluzination von der Wahrnehmung, die Phantasie von der Wirklichkeit, das Subjektive vom Objektiven« (Morin, 1974, S. 149). Schon der chinesische Philosoph Dschuang Dsï (um 365 v. Chr.; † 290 v. Chr.) spielte mit dieser Denkfigur in seinem bekannten Schmetterlingstraum: »Einst träumte Dschuang Dschou, dass er ein Schmetterling sei, ein flatternder Schmetterling, der sich wohl und glücklich fühlte und nichts wußte von Dschuang Dschou. Plötz-

lich wachte er auf: da war er wieder wirklich und wahrhaftig Dschuang Dschou. Nun weiß ich nicht, ob Dschuang Dschou geträumt hat, dass er ein Schmetterling sei, oder ob der Schmetterling geträumt hat, dass er Dschuang Dschou sei, obwohl doch zwischen Dschuang Dschou und dem Schmetterling sicher ein Unterschied ist. So ist es mit der Wandlung der Dinge« (Dschuang Dsi, 1972, S. 51f.).

- Zudem: Alle, die schon einmal psychoaktive Substanzen konsumiert haben, kennen die Erfahrung, wie sich durch die dadurch induzierten biochemisch-neurobiologischen Veränderungen subjektiv erlebte Wirklichkeiten alternativ und modifiziert ausgestalten (vgl. hierzu auch Korte, 2007).

Viabilität: Im RK wird versucht, »den Begriff des Wissens von seiner traditionellen ikonischen Verknüpfung mit der Wahrheit« (von Glaserfeld, 1997, S. 203) zu befreien und »Viabilität« beziehungsweise Nützlichkeit als »Gütekriterium« für Wirklichkeitskonstruktionen einzuführen. Viabel ist all das, was lebbar, nicht was »wahr« ist. Denn »Wissen wird vom denkenden Subjekt nicht passiv aufgenommen, sondern aktiv aufgebaut. Die Funktion der Kognition ist adaptiv und dient der Organisation der Erfahrungswelt, nicht der Entdeckung der ontologischen Realität« (von Glasersfeld, 1997, S. 48). Ähnlich formuliert der chilenische Biologe Francisco Varela, der für die Spielart des radikalen Konstruktivismus steht, die mit dem Autopoiese-Konzept assoziiert ist, und deshalb ohne Paraphrase dessen Vorstellung von der performativen Hervorbringung von Welt und Wahrheit durch das Subjekt hier zitiert werden soll: »Der Grundgedanke besteht darin, daß kognitive Fähigkeiten untrennbar mit einer Lebensgeschichte verflochten sind, wie ein Weg, der als solcher nicht existiert, sondern durch den Prozeß des Gehens erst entsteht. Daraus folgt, daß meine Auffassung der Kognition nicht darin besteht, daß diese mit Hilfe von Repräsentationen Probleme löst, sondern daß sie vielmehr in kreativer Weise eine Welt hervorbringt, für die die einzige geforderte Bedingung die ist, daß sie erfolgreiche Handlungen ermöglicht: Sie gewährleistet die Fortsetzung der Existenz des betroffenen Systems mit seiner spezifischen Identität« (Varela, 1990, S. 110). Das Konzept der Viabilität lässt sich mit folgenden Metaphern gut veranschaulichen:

- Für einen Wanderer, der sich im dunklen Wald verirrt hat, besteht der Wald nicht aus Bäumen, sondern aus den Zwischenräumen, die ihm einen Ausweg eröffnen.
- »Wer meint, an den Grenzen seiner Bewegungsfreiheit die ontische Welt zu erkennen, ist ebenso irregeführt, wie ein Autofahrer, der die Stelle, wo ihm das Benzin ausgeht, für das Ende der Straße hält« (von Glasersfeld, 1992, S. 31).

- Eine U-Boot-Kommandantin könnte, ohne direkten Außenkontakt und lediglich gestützt auf ihre Instrumente, ohne von »unserer Welt« überhaupt zu wissen, elegant eine Vielzahl von Felsen und Hindernissen umschiffen, um, aufgetaucht, von einem Beobachter zu hören, wie gut sie den Hindernissen ausgewichen sei. Sie würde dann vermutlich erstaunt antworten, sie wisse davon nichts, sie sei nur den Angaben ihrer Instrumente gefolgt (Maturana u. Varela, 1987).

Argumente gegen den RK:

- *Syllogistische Einwände:* Ein Kritikpunkt bezieht sich auf das sogenannte Selbstanwendungsproblem des RK (Schnell, Hill u. Esser, 1999): Wenn wir keinerlei Möglichkeit haben, Aussagen über die Beschaffenheit der Welt (»da draußen«) zu machen, dann auch nicht über die Beschaffenheit der neurobiologischen Grundlagen menschlicher Erkenntnis – die aber wiederum den Ausgangspunkt für die erkenntnistheoretischen Postulate des RK darstellen; hier beißt sich also die Katze in den Schwanz, was im Sinne der aristotelischen Logik problematisch ist, für die logisches Schließen und konsistentes Argumentieren (der sogenannte Syllogismus) unabdingbar ist. Nun kann natürlich aus systemischer Sicht eingewendet werden, dass syllogistisches Denken durch systemtheoretische Erkenntnisse relativiert wird: Komplexe, lebende Systeme werden durch Widersprüche, Antagonismen und Paradoxien konstituiert und sind durch Selbstreferenzialität gekennzeichnet – was zu wichtigen praxeologischen systemtherapeutischen Impulsen geführt hat: Paul Watzlawick überlegt in einem Interview mit Bernhard Pörksen, dass der Radikale Konstruktivismus »sich selbst als eine Konstruktion und nicht als eine letzte Wahrheit [begreift], er ist eine Möglichkeit, die Dinge zu sehen. Für mich ist, dies kann ich auch mit Blick auf meine therapeutische Arbeit sagen, allein die Frage ausschlaggebend, welche Konstruktion sich als die nützlichste und menschlichste erweist« (Pörksen, 2001, S. 222). Hier wird also versucht, den logischen Widerspruch in der Architektur des RK durch seinen pragmatischen Nutzen quasi zu kompensieren.
- *Phänomenologische und existenzialphilosophische Einwände:* Zudem widerspricht der RK einer grundlegenden Dimension der Conditio humana, nämlich dass der Mensch als Homo sapiens (nicht als Homo demens) nicht anders kann, als sich selbst als subjektives, »beseeltes« Wesen mit Bewusstsein zu erleben und nicht als illusorisches Epiphänomen einer biologischen Maschine. Denn was würde dann einen Menschen von einem Zombie unterscheiden? Tatsächlich betont der RK allzu sehr die neurobiologischen Grundlagen des Menschen und neigt somit zum biologischen beziehungsweise

naturalistischen Determinismus. Dabei verliert er ein wenig ein umfassenderes biopsychosoziales Verständnis (Engel, 1977) von menschlichem Erleben und Verhalten aus dem Blick. Denn, wie dies Fuchs formuliert: »Der Mensch denkt, nicht sein Gehirn« (Fuchs, 2015, S. 802). Zudem: Es geht nicht um einzelne Nerven und Sinnesorgane, sondern um deren Verschaltung, welche im Laufe der Evolution zu einer spezifischen Architektur des Gehirns geführt hat, die quasi »übersinnliche« Wahrnehmung erfordert – nämlich die Integration aus unterschiedlichen Sinnesmodalitäten (Kriz, 2017, S. 49 f.).

- *Einwände des kritischen Realismus:* Der kritische Realismus – der als Erkenntnistheorie z. B. der Gestalttheorie zugrunde liegt – kritisiert den naiven Realismus (dass die Welt so ist, wie wir sie wahrnehmen) ebenso wie den RK. Der kritische Realismus unterscheidet streng zwischen unserer anschaulich-erlebten Welt als »phänomenaler Wirklichkeit« und der erlebensjenseitigen beziehungsweise transphänomenalen Welt (wie sie z. B. von der Physik beschrieben wird), die uns niemals unmittelbar anschaulich gegeben ist, sondern nur indirekt erschlossen und in Form von theoretischen Modellen, z. B. in physikalischen oder physiologischen Theorien, abgebildet werden kann. Im Gegensatz zum RK, welcher die Andersartigkeit neuronaler Prozesse und deren Konstruktionen betont, fokussiert der kritische Realismus auf die Beziehungen zwischen phänomenaler und transphänomenaler Welt: So ist es gerade Forschenden in der Psychologie möglich, bei systematischer Variation von Versuchsbedingungen die erlebensmäßigen, phänomenalen Veränderungen zu erfassen. Tausende von Experimenten der klassischen Gestaltpsychologie in den letzten hundert Jahren haben diese Beziehungen erforscht – angefangen von sogenannten optischen Täuschungen über »phänomenale Kausalität« oder den »sozialen Gradienten« bis hin zur Feldtheorie von Kurt Lewin (vgl. Antons u. Stützle-Hebel, 2015) oder systemtheoretischen Untersuchungen zur Dynamik der Selbstorganisation. Schon der Begriff »Gestalt« bezeichnet eine solche dynamische, selbstorganisierte Ordnung in der Wahrnehmung, das heißt in der phänomenalen Welt. Aus dieser Position erscheint der RK von der psychologischen Forschung zu »abgehoben« und eben zu »radikal« (vgl. Metz-Göckel, 2008).

Für die Entwicklung systemtherapeutischer Praxis war trotz dieser Einwände der RK sehr fruchtbar.

- Dass im RK die Verantwortung für die Konstruktion von Wirklichkeit – und damit für das Erleben, Erkennen und Verstehen von Welt – weitgehend beim Subjekt gesehen wird, hat zur Zuschreibung großer Potenziale für ein selbst gestaltbares, selbstbestimmtes Leben von Patient:innen beigetragen. Auch wenn dabei die zentrale Rolle anderer Subjekte für die Erzeugung, Stabilisierung und Veränderung dieser Realitäten – die für die heutige Systemische Therapie essenziell ist – nicht näher untersucht wird.

- Das Konzept der Viabilität betont zudem die Funktionalität sämtlicher Wirklichkeitskonstruktionen für die möglicherweise zwar suboptimale, aber dennoch auf jeden Fall gelingende Selbstorganisation lebender komplexer Systeme. Dieses Kalkül führt in systemtherapeutischer Praxis dazu, die »guten Gründe« für nonkonforme, nicht-normative und »verrückte« familiäre Wirklichkeitskonstruktionen und Dynamiken extensiv zu explorieren und zu würdigen.
- Zudem hat er die Entwicklung systemischer Techniken, Methoden und Haltungen stimuliert, die darauf abzielen, Wirklichkeitskonstruktionen in psychotherapeutischen Diskursen zu reflektieren und zu thematisieren sowie alternative Konstruktionen anzuregen.
- Der RK entlastet systemische Psychotherapeut:innen von dem Anspruch, als Expert:innen einen gewissermaßen privilegierte(re)n Zugang zur Wirklichkeit zu besitzen und die »wahre« Natur und Gesetzmäßigkeit psychischer und familiärer Probleme sowie die Gründe und die Lösungen hierfür erkennen zu können. Er entlastet sie von dem Anspruch (und dem vermeintlichen Privileg), richtige (funktionale) und falsche (dysfunktional-pathologische) individuelle und familiäre Wirklichkeitskonstruktionen zu identifizieren.

2.2.2 Sozialer Konstruktionismus

Der *soziale Konstruktionismus (SK)* kann als Weiterentwicklung des RK betrachtet werden – nämlich insofern, als er die »soziale Komponente«, der Ernst von Glasersfeld (1997) in seinem Buch »Wege des Wissens – Konstruktivistische Erkundungen durch unser Denken« in einem so bezeichneten Unterkapitel lediglich zwei Seiten (von Glasersfeld, 1997, S. 183 f.) widmete, in den Mittelpunkt konstruktivistischer Überlegungen stellt. Der SK, zuerst von dem Sozialpsychologen Kenneth Gergen (2011) vorgestellt, betont wie der RK das Gemachte menschlicher Erkenntnis.[3] Er begründet dies aber weniger mit dem Funktionieren von

---

3 Lock und Strong (2010) zeichnen diverse Wurzeln des SK nach, unter anderem die Phänomenologie, die Hermeneutik, der Marxismus, Lew S. Wygotski oder Michel Foucault – aber auch der Poststrukturalismus von Jacques Derrida wird zur philosophischen Fundierung herangezogen. Dies verdeutlicht, dass mit Systemischer Therapie das Feld der wissenschaftlichen Bezüge von Psychotherapie über den engen (wenngleich sehr wichtigen) Fokus der psychotherapeutischen Königsdisziplin (klinische) Psychologie geweitet wird und sozial-, kultur- und geisteswissenschaftliche Bezugsrahmen in den Blick kommen werden (wie dies etwa in psychodynamisch-psychoanalytischen, aber auch humanistischen Traditionen teils stattfindet).

Nervenzellen, sondern damit, dass wir unsere Wirklichkeit mittels Sprache, Kommunikation und Interaktion herstellen. Menschliche Erlebniswelten sind also in der Lesart des SK weniger neuronale als vielmehr soziale Konstruktionen. Im SK wird davon ausgegangen, wie dies eine Protagonistin von ihm, nämlich die amerikanische Kommunikationswissenschaftlerin Sheila McNamee treffend beschreibt, »dass soziale Ordnung aus dem heraus entsteht, was die Leute zusammen tun« (McNamee, 2017, S. 242). Die soziale Ordnung werde also durch uns selbst konstruiert und aufrechterhalten. Sie erscheine uns selbstverständlich und werde oftmals durch eine »unausgesprochene soziale Übereinkunft« aufrechterhalten (S. 242). Als Beispiele führt McNamee etwa den Schulbesuch oder drei Mahlzeiten am Tag als soziale Übereinkunft in vielen westlichen Ländern an. Sobald wir diese soziale Ordnung nicht mehr akzeptierten und anerkennen, sei sie bedroht. Darin werde ihre Fragilität deutlich, so McNamee weiter (S. 242).

Die Familientherapeutin Lynn Hoffman Hennessy stellt richtigerweise heraus, dass Wissen (auch jenes über uns selbst) sozial konstruiert wird und im Miteinander entsteht: »Alles Wissen […] erwächst aus dem Raum zwischen den Menschen, aus dem Reich der ›gemeinsamen Welt‹ […]. Einzig durch eine fortwährende Konversation mit seinen nahestehenden Interaktionspartnern gewinnt das Individuum ein Gefühl für Identität oder eine innere Stimme« (Hoffman Hennessy, 1992, S. 17).

Durch kommunikative und interaktionelle Alltagspraktiken, die sowohl inter- als auch intrapsychisch verstanden werden können (denn wir kommunizieren und interagieren auch ständig in uns selbst, d. h. verschiedene Selbstanteile tun dies beständig im Sinne der Persönlichkeitstheorie des dialogischen Selbst von Hermans, 2001), konstruieren wir Erkenntnis über uns selbst und die Welt »da draußen«. Deshalb stellen systemische Psychotherapeut:innen gern so viele Fragen, denn so können im psychotherapeutischen Diskurs die subjektiven Sichtweisen der einzelnen Akteur:innen erkundet, geäußert und verändert werden, und die systemische Methode par excellence hierzu sind die zirkulären Fragen (▸ Kapitel 13.1.1):

- Was denken Sie, wie Ihre Frau Ihren Umgang mit Ihren Ängsten einschätzt? Sieht Ihre Schwiegermutter das wohl so ähnlich oder ganz anders?
- Angenommen, ich würde Ihre Tochter fragen, wie sie findet, wie ihre Mutter mit ihren Ängsten umgeht, was glauben Sie, was sie antworten würde?

In der Psychotherapie geht es ganz wesentlich darum, ein gemeinsames »Fallverständnis« aller relevanten sozialen Akteur:innen zu entwickeln. Damit ist gemeint, dass sich die am psychotherapeutischen Diskurs Beteiligten der (sozialen) Wirklichkeit annähern, indem sie sich über die unterschiedlichen subjektiven Sichtweisen auf den »Fall« verständigen.

2.2.3 Relationaler Konstruktionismus und Dialogismus

Der relationale Konstruktionismus (RelK) stellt eine Version des SK dar.[4] In der Literatur werden diese beiden »Konstruktionismen« nur unscharf voneinander abgegrenzt. Während der SK die Perspektive einnimmt, dass Wirklichkeitskonstruktionen in sprachlichen Diskursen mittels Kommunikations- und Interaktionsmustern hergestellt werden, nimmt der RelK die Sichtweise ein, dass sich diese in der ganzheitlichen Begegnung und Bezogenheit von Menschen erst entfalten. Dabei wird deren Leiblichkeit, Geschichtlichkeit und soziokulturelle Prädisponierung als quasi nicht endender, offener Prozess mit berücksichtigt. Der RelK betont das intersubjektive Moment mit seinem quasi phänomenologisch-existenzialphilosophischen Gewicht[5] im Kontext der humanen Wirklichkeitskonstruktion, die in diesem Sinne immer prozesshaft ist: »The relation processes are ongoing processes in which realities are always in construction« (Hosking, 2011, S. 47).

Der Dialogismus kann als eine relational basierte philosophisch-erkenntnistheoretische Strömung verstanden werden, die sich in der ersten Hälfte des 20. Jahrhunderts herausgebildet hat und davon ausgeht, dass Wirklichkeit im dialogischen Austausch zwischen Menschen erzeugt wird. Der Begriff »Dialogismus« wird verwendet, um Haltungen und Diskurse zu charakterisieren, die ausdrücklich anerkennen und praktizieren, dass Erkenntnisse über sich selbst und die Welt zutiefst in den verkörperten Beziehungen zu anderen begründet sind und durch diese aktiv hergestellt werden (»embodied, joint actions«; Shotter, 2011). In gewissem Sinne nimmt der systemische Ansatz damit wieder Bezug auf eine seiner Wurzeln, nämlich die erfahrungszentrierte Familientherapie (▸ Kapitel 11.3).

---

4 Nicht zu verwechseln mit relationalem Konstruktionismus, wenngleich selbigem sehr verwandt, ist der relationale Konstruktivismus, »für den [...] wesentlich [ist], dass er grundlegend einen erkenntnistheoretischen Ausgangspunkt hat und damit vom erkennenden Subjekt und dessen Konstruktionsprozessen ausgeht. Von dieser Perspektive ausgehend wird dann allerdings der Fokus auf die Relationen gelegt (und zwar nicht nur auf die sozialen, sondern auch auf die materiellen Relationen), unter denen diese kognitiven Konstruktionsprozesse vollzogen werden. Es geht mithin nicht nur um soziale Konstruktionsprozesse, sondern um kognitive. Konstruktionsprozesse unter relationalen Bedingungen« (Kraus, 2017, S. 35).

5 Der Lebenskunstphilosoph Wilhelm Schmid (2013) formuliert: »Ein sinnerfülltes Leben ist ein Leben in Beziehung«; aber auch Pioniere Systemischer Therapie, wie Jürg Willi, der sich explizit auf Martin Bubers religionsphilosophische Überlegungen zur »mitmenschlichen Begegnung« (Willi, 2007, S. 127) bezieht, sowie Rosemarie Welter-Enderlin und Bruno Hildenbrand (2004), die ihr Konzept als »Systemische Therapie als Begegnung« bezeichnet haben, betonen die erkenntnistheoretischen Dimensionen gelebter und verkörperter Intersubjektivität.

Der Terminus »Dialogismus« mag bei enger Auslegung des Begriffs vielleicht als Phänomen einer Zweierbeziehung verstanden werden. Jedoch weist bereits Rosenzweig, ein früher Vertreter des Dialogismus, darauf hin, dass menschliches Bewusstsein nicht nur dyadisch, sondern in einem polyphonen Dialog in der Gemeinschaft verortet ist (Batnitzky, 2000). In einem Brief an Buber schreibt Rosenzweig: »What would become of the I-Thou if they will have to swallow up the entire world and Creator as well? [...] For my and your sake, there has to be something else in this world besides me and you!« (zit. nach Batnitzky, 2000, S. 44). Die dialogische Epistemologie ist vor allem dem russischen Literaturwissenschaftler und Philosophen Michail Bachtin und seinem Umfeld zuzuordnen (Marková, 2000).

Bachtin hat sich mit dem Werk von Dostojewski beschäftigt und konstatiert, dass in diesem der Dialog in jedes Wort eindringt und es »zweistimmig« macht. Das zweistimmige Wort ist das »Wort mit Ausrichtung auf ein fremdes Wort«. In diesem findet ein »Mikrodialog« statt, ist oft ein Wort mit »Hintertür«, also ein Wort, »das sich die Möglichkeit offen [hält], den letzten endgültigen Sinn eines Wortes« zu verändern und so »nur einen bedingten, keinen endgültigen Punkt« zu setzen (Sasse, 2010, S. 92 f.). Die »Hintertüren« in den Worten sind für Bachtin nicht nur linguistische Figuren, sondern Weltsicht (Morson u. Emerson, 1990): Solche »zweistimmigen« Worte sind als nicht finalisierbare ambigue Signifikanten[6] integraler Bestandteil lebendiger Kommunikation, deren Grundeinheit die »Äußerung« darstellt, die für ihn grundsätzlich polyphon und heteroglott ist. Jede sprachliche Äußerung ist eingebunden in eine Kette von Äußerungen (Bakhtin, 1986, S. 93) innerhalb des Diskurses, denen sie folgt oder vorausgeht und »is filled with echoes and reverberations of other utterances to which it is related« (Bakhtin, 1986, S. 91). »All real and integral understanding is actively responsive [...] He does not expect passive understanding that, so to speak, only duplicates his or her own idea in someone else's mind. Rather, he expects response, agreement, sympathy, objection, execution, and so forth [...] Moreover, any speaker is himself a respondent to a greater or lesser degree [...] Any utterance is a link in a very complexly organized chain of other utterances« (Bakhtin, 1986, S. 69).

Der Kommunikationswissenschaftler John Shotter, ein beschlagener Experte des Werks Bachtins, der wesentlich dazu beitrug, das sozial-konstruktionistische Moment des Bachtin'schen Dialogismus herauszuarbeiten und für die systemische Praxis fruchtbar zu machen (z. B. Shotter, 2011), hat immer wieder auf

6 Aus der Etymologie ist bereits gut bekannt, dass ein und dasselbe Wort unterschiedliche, ja gegensätzliche Bedeutungen haben kann: Das englische Wort »good« meinte einmal »bad« etc., Lüge und Licht sind in ihrer Wortherkunft verwandt, genauso wie Hölle und hell ...

die verkörperten Dimensionen der Bachtin'schen Äußerungen hingewiesen: »Indeed, in arguing for the importance of an utterance's capacity to call out a bodily response from us, spontaneously, Bakhtin is arguing that our intellectual knowledge is dependent for its achievement on a much more fundamental, spontaneously occurring, sensuous attunement to the events occurring in our surroundings – an understanding that occurs in the ›movements‹ of our expressions, prior to our grasp of their finished forms« (Shotter, 2008, S. 501). Diese erkenntnistheoretische Perspektive erscheint als sehr anschlussfähig hinsichtlich der erlebnisorientierten Methoden in Systemischer Therapie, wie etwa Skulpturen und Zeitlinien.

Der Dostojewski-Experte Bachtin versteht dessen Werk so, dass in diesem die verschiedenen Charaktere ihre eigene narrative Stimme, ihren eigenen Blick auf die Welt entwickeln – und zwar ohne dass diese durch eine Art Metaperspektive des Autors zusammengehalten oder integriert werden. Bakhtin formuliert: »[I]f the umbilical cord binding the hero to the creator is not cut then we have before us not a work of art, but a personal document« (Bakhtin, 1984, S. 68). Der Romantext erscheint somit als aufeinander bezogene Äußerungen der unterschiedlichen Roman-Akteur:innen, die für sich selbst sprechen, »rather a plurality of consciousnessses, with equal rights and each with its own world, combine but not merged in the unity of the event« (Bakhtin, 1984, S. 6). Der finnische Psychiater Jaakko Seikkula, einer der Begründer des Open-Dialogue-Ansatzes, ein evidenzbasierter Ansatz zur psychotherapeutisch-systemischen Behandlung von Psychosen, entdeckt deutliche Parallelen zwischen dem Bachtin'schen Verständnis des Dostojewski'schen Romans und seinen Erfahrungen innerhalb multiprofessioneller Familiengespräche im Rahmen des Open-Dialogue-Ansatzes; er soll deshalb hier nicht paraphrasiert, sondern persönlich zu Wort kommen: »I was astonished that Bakhtin seemed to describe the same experience in Dostoevsky's novels that we were experiencing in the ›polyphonic‹ meetings with our clients. There were always many voices present in the treatment meetings, and as Bakhtin notes, in a polyphonic meeting the position of every participant, especially the author, is changed radically. The only way to proceed is to generate dialogue between all the participants' voices, and in this polyphony no voice can be more important than others. […] the author of a polyphonic novel cannot control the action of the characters, and the only way to survive is to be in dialogue with them« (Seikkula, 2011, S. 183).

Autor:innen, die sich mit der soziokulturellen Dimension aus Perspektive des Dialogismus beschäftigen, rekurrieren auf kultur- und geisteswissenschaftliche Konzepte, wie jenes der menschlichen »Sphären«, das Peter Sloterdijk (1998) einführte und das mit der Wiener Klinischen Psychologin Amrei Joerchel verstanden werden kann als »an orb filled with sense, meaning and with all that lives […] and […] is also filled with the respective habits and patterns of all interactions taking place within it. It should be conceptualized as an eigenspace« (Joerchel, 2011, S. 23). Joerchel hat den Bachtin'schen Dialogismus mit dem Sloterdijk'schen Spähren-Konzept gelungen verbunden, indem sie herausgearbeitet hat, dass die Menschen Produkt der Sphären sind, d. h. dass sie durch die Resonanz der Menschen in derselben Sphäre und ihre Handlungen und Interaktionen miteinander entstehen: »Important to note here is that while humans are the products of such spheres, the individual human beings are not the producers, as might be the case from a constructivist perspective. There is no producer as such. The cultural atmosphere emanates from humans resonating within the same sphere and from actions and interactions with one another« (Joerchel, 2011, S. 23 f.). Joerchels Position unterscheidet sich wesentlich von derjenigen des radikalen Konstruktivismus, in welcher der Mensch selbst als Produzent angesehen wird.

2.2.4 Gemäßigter beziehungsweise psychologischer Konstruktivismus

In systemischer Literatur wird an einigen Stellen vom gemäßigten Konstruktivismus gesprochen (z. B. von Sydow, 2015, S. 28 f.; von Sydow, 2018d, S. 54; Stierlin, 1997), wenn zwischen »harten«, objektiven Daten und »weichen«, subjektiven Daten differenziert, also die psychologisch-subjektive Seite menschlichen Erlebens und Verhaltens, aber auch die »Härte der Realität« betont werden soll: »Entsprechend unterscheidet Watzlawick (1976) die ›Wirklichkeit erster Ordnung‹ (weitgehend objektiv feststellbare Eigenschaften von Dingen) von der ›Wirklichkeit zweiter Ordnung‹. Letztere beschreibt subjektive Zuschreibungen von Bedeutung und Wert und beruht auf Kommunikation. So sind zum Beispiel die physikalischen Eigenschaften von Gold bekannt und jederzeit verifizierbar. Der Wert jedoch, der dem Edelmetall zugeschrieben wird, kann sich je nach Goldkurs ständig ändern – und diese zweite Wirklichkeit des Goldes lässt einen Menschen zum Krösus oder Bankrotteur werden. Systemische Therapeuten interessieren sich sowohl für die harten Fakten als auch für die (oft sehr unterschiedlichen) Bedeutungen, die den harten Fakten beigemessen werden. Unterschiedliche Sichtweisen können zu Konflikten über die Richtigkeit und Nützlichkeit verschiedener Systembeschreibungen führen. Der multiperspektivische Ansatz versucht, den Reichtum unterschiedlicher Sichtweisen konstruktiv zu nutzen« (von Sydow, 2018d, S. 54). Diese subjektive Zuschreibung von Wert und Bedeutung ist wichtig für die systemische Praxis. Das veranschaulicht die systemische Psychotherapeutin Kirsten von Sydow, indem sie darlegt, wie sich Liebe in den unterschiedlichsten Handlungen zeigen kann: »in liebevollen Blicken, in Zärtlichkeit, in sexuellem Interesse, in der Bereitschaft, dem anderen das Auto zu reparieren, dem anderen interessiert zuzuhören, ihm ein Schinkenbrot zuzubereiten, schöne Geschenke zu machen usw.« (von Sydow, 2015, S. 29). Wir Menschen erlebten »dasselbe« aber nicht wirklich als »dasselbe«, sondern immer individuell anders, so von Sydow weiter, eben weil Bedeutung und Wert subjektiv zugeschrieben werden. Vielen Personen ist das nicht bewusst, aber es sei für die therapeutische Praxis unabdingbar, dies immer im Hinterkopf zu haben und zu erklären (vgl. von Sydow, 2015, S. 29). Dem ist uneingeschränkt zuzustimmen.

Ein gemäßigter Konstruktivismus steht der Perspektive des kritischen Realismus, wie sie oben etwa als wissenschaftstheoretische Grundlage der Gestaltpsychologie, auf die sich die synergetische Systemtheorie immer wieder bezieht, skizziert wurde (▶ Kapitel 3.4), nahe. Aber Konstruktivismus hat nicht nur Gemeinsamkeiten mit kritischem Realismus, sondern auch mit dem Positivismus beziehungsweise dem kritischen Rationalismus von Karl Popper. Gardenne (2018) zeigt auf, dass sowohl bei Ernst von Glasersfeld als auch bei Karl Popper Erkenntnis als aktiver Prozess verstanden wird; Wissen ist nicht »passive Aufnahme«, wird nicht der Natur »abgelauscht«, sondern kann als konstruierter dynamischer Attraktor verstanden werden, der sich zudem in Zeit und Raum ständig verändert.

Es wird deshalb auch von psychologischem Konstruktivismus gesprochen, wenn auf individuelle Bedingungen der Beobachter:innen, vor allem wahrnehmungs- und kognitionsbezogene, bei der Konstruktion von Wirklichkeit Bezug genommen wird. Der Begriff »psychologischer Konstruktivismus« ist aber nicht eindeutig definiert und es wird in der Literatur Verschiedenes darunter verstanden beziehungsweise auf Unterschiedliches Bezug genommen, etwa auf George A. Kellys (1955) »Theorie der persönlichen Konstrukte«, auf den strukturgenetischen Ansatz von Jean Piaget (1974) oder er wird mit Kognitionspsychologie gleichgesetzt.

An dieser Stelle soll mit dem Begriff des psychologischen Konstruktivismus auch markiert werden, dass Konstruktivismus durch Unmengen (allgemein-)psychologischer empirischer Befunde gestützt wird (Myers, 2008): Wahrnehmung wird durch selektive Aufmerksamkeit, Vorerfahrungen und kulturelle Erwartungen beeinflusst. Dies bedeutet, dass unser Bewusstsein in jedem Augenblick nur einen sehr begrenzten Aspekt von dem wahrnimmt, was wir erleben. Unsere fünf Sinne nehmen pro Sekunde rund 11.000.000 Bits an Information auf, von denen wir nur etwa vierzig Bits bewusst verarbeiten (Wilson, 2002). Zur selektiven Aufmerksamkeit zählen auch Phänomene wie Auswahlblindheit oder Veränderungstaubheit: Bei einem Experiment bemerkten 40 % der Personen, die sich darauf konzentrierten, eine vorgelesene Liste mit schwierigen Wörtern zu wiederholen, nicht, dass ein Sprecherwechsel, also eine deutliche Veränderung, vorgenommen wurde (Vitevitch, 2003). Wir konstruieren unsere Wahrnehmung also aufgrund von eingeschränkten und einschränkenden selektiven Aufmerksamkeitsprozessen. Vorerfahrungen, Annahmen und (kulturelle) Erwartungen beeinflussen unser Wahrnehmungsset, also unsere mentale Empfindlichkeit, etwas Bestimmtes zu sehen, und nicht etwas anderes. Man »sieht« sofort eine größere Ähnlichkeit zwischen einem Erwachsenen und einem Kind, wenn gesagt wird, es handle sich um Mutter und Kind beziehungsweise Vater und Kind (Bressan u. Dal Martello, 2002). Befunde aus der Gedächtnispsychologie zu den Auswirkungen von Fehlinformation und Imagination zeigen, dass auch Erinnerung ein hochkonstruierter Vorgang ist (Myers, 2008, S. 416 ff.). In dem Maße, wie die Erinnerung in der Zeit nach einem bestimmten Vorfall verblasst, wird es leichter, eine entsprechende Fehlinformation so einfließen zu lassen, dass sich die Erinnerung daran entscheidend verändern kann (Loftus, 1997). Etwas, was man sich einbildet, kommt einem nach einiger Zeit vertraut vor, und Vertrautes kommt einem realer vor. Je lebhafter sich also ein Mensch etwas vorstellen kann, desto wahrscheinlicher ist es, dass er seine Vorstellung in eine Erinnerung verwandelt (Porter, Birt, Yuille u. Lehman, 2000). Aus der Denkpsychologie sind kognitive Konstruktionsprozesse bekannt, wie Bestätigungstendenz, mentale Fixierung oder funktionale Gebundenheit (Myers, 2008, S. 434 ff.): Mit Bestätigungstendenz ist die uns als Menschen innewohnende Tendenz gemeint, Informationen zu suchen, die unsere vorgefassten Meinungen bestätigen (Wason, 1960). Mentale Fixierung bedeutet die Unfähigkeit, Probleme aus einem neuen Blickwinkel zu sehen. Eine andere Art von Fixierung – unsere Neigung, nur an die vertrauten Funktionen von Gegenständen zu denken, ohne uns alternative Nutzanwendungen vorzustellen – fällt unter den seltsamen, aber zutreffenden Begriff »funktionale Gebundenheit«: Jemand kann auf der Suche nach einem Schraubenzieher das Haus auf den Kopf stellen, während es eine Münze als Schraubenzieherersatz auch getan hätte. Diese kognitiven Prozesse stellen quasi (denk-)psychologisch-konstruktivistische Verständnisgrundlagen für z. B. eingefahrene und »dysfunktionale« Verhaltens- und Interaktionsmuster von Patient:innen.

Fragen zu Kapitel 2

1. Was sind die Hauptaspekte einer konstruktivistischen Sichtweise?

2. Was sind die Hauptargumente für eine konstruktivistische Sichtweise gegenüber dem naiven Realismus?

3. Worin unterscheidet sich der kritische Realismus vom radikalen Konstruktivismus und worin vom naiven Realismus?

4. Inwiefern ist der konstruktivistische Unterschied zwischen Landschaft und Landkarte für die therapeutische Praxis relevant?

5. Was sind Gemeinsamkeiten und Unterschiede zwischen radikalem Konstruktivismus und sozialem Konstruktionismus?

6. Was sind Gemeinsamkeiten und Unterschiede zwischen sozialem Konstruktionismus und Dialogismus?

7. Im radikalen Konstruktivismus wird die »Nützlichkeit« als Gütekriterium für Wirklichkeitskonstruktionen eingeführt und damit das Kriterium der Wahrheit abgelöst. Mit welchem Begriff beschreibt der radikale Konstruktivimus dieses Gütekriterium?
   a. Autopoiese
   b. Kybernetik zweiter Ordnung
   c. Viabilität
   d. Phänomenale Wirklichkeit
   e. Iteration

8. In der theoretischen Diskussion zum Konstruktivismus unterscheidet man unterschiedliche Formen/Schulen. Welche gehört im Rahmen der systemtheoretischen Diskussion nicht dazu?
   a. Relationaler Konstruktionismus und Dialogismus
   b. Sozialer Konstruktionismus
   c. Biologischer/radikaler Konstruktivismus
   d. Kognitiver Konstruktivismus
   e. Gemäßigter beziehungsweise psychologischer Konstruktivismus

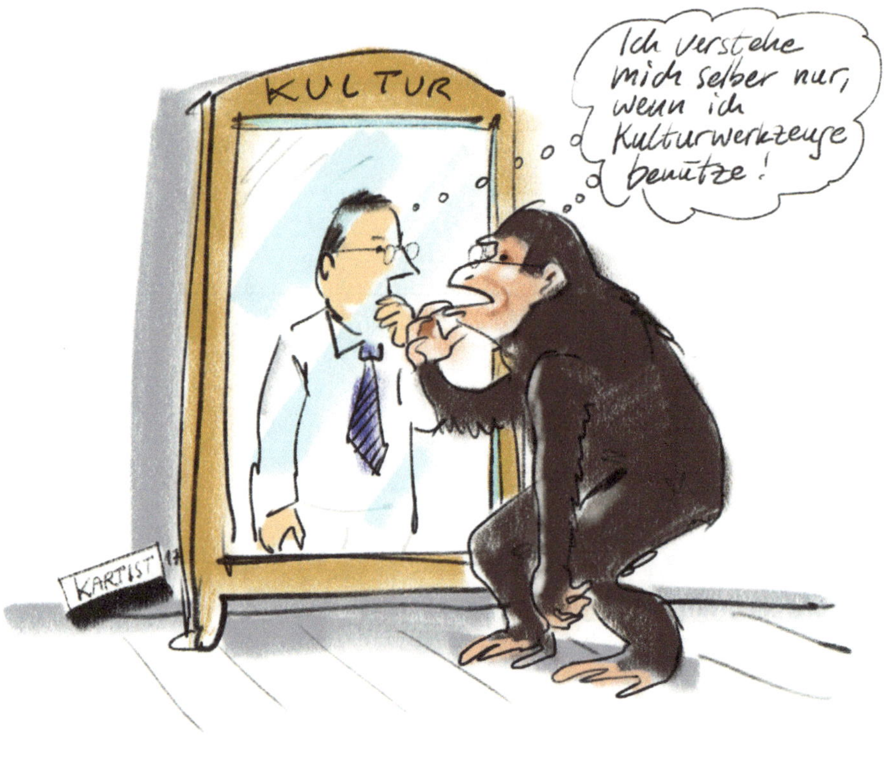
KULTUR
Ich verstehe mich selber nur, wenn ich Kulturwerkzeuge benütze!
KARTIST

3 Erkenntnis- und wissenschaftstheoretische Grundlagen II: Systemtheorien

Jürgen Kriz und Matthias Ochs

Nachdem in Kapitel 2 der Fokus der erkenntnis- und wissenschaftstheoretischen Grundlagen auf Aspekte und Diskurse im Zusammenhang mit dem Konstruktivismus gelegt wurde, geht es in diesem Kapitel um die systemtheoretischen Grundlagen. In den gängigen Ansätzen hierzu gibt es einerseits einige übergreifende Konzepte, die in den Abschnitten 3.1 und 3.2 referiert werden. Andererseits sind trotz dieser gemeinsamen Aspekte zwei recht unterschiedliche theoretische Konzeptionen bedeutsam, nämlich die soziologisch orientierte Systemtheorie und die synergetische Systemtheorie, deren Ausarbeitung für klinisch-therapeutische Fragen die Personzentrierte Systemtheorie darstellt.

3.1 Erkenntnis- und wissenschaftstheoretische Einordnung der Systemtheorien

Die Phänomene, mit denen wir es in der Psychotherapie zu tun haben, betreffen Prozesse, die in komplexer Weise miteinander vernetzt sind. Schon auf körperlicher Ebene ist allein das Zentralnervensystem mit seinen Milliarden an Neuronen – und einer unfassbaren Anzahl von Verbindungen zwischen diesen – ein hyperkomplexes Organ. Hinzu kommen noch die Verbindungen zu den Sinnesorganen, zum Hormon- und Kreislaufsystem, zu den Muskeln etc. Auf der psychischen Ebene haben wir es mit einer ebenfalls unfassbaren Vielfalt an affektiven und kognitiven Prozessen und deren Vernetzungen zu tun – einschließlich des extrem großen Raumes an Symbolen, den das Bewusstsein schafft und nutzt. Interpersonell finden wir schon bei Paaren und Familien – die wiederum in weitere soziale Prozesse eingebettet sind – eine Unzahl von sich gegenseitig beeinflussenden Aktionen und Reaktionen sowie, in Verbindung mit körperlichen und psychischen Prozessen, Deutungen und Verstehensweisen dieser Vorgänge. Dies alles wird noch von mannigfaltigen materiellen, aber vor allem gesellschaftlich-kulturellen Prozessen mit beeinflusst, welche z. B. in Form von

Normen, Werten, Metaphern, Prinzipien etc. auf die psychischen und interpersonellen Prozesse einwirken.

In unserer Alltagswelt sind wir uns freilich weder der Hyperkomplexität der klinisch-therapeutischen Phänomene bewusst noch der nicht weniger komplexen Welt, wie sie die Naturwissenschaften beschreiben. Sondern im Kontrast dazu ist unsere Lebenswelt und unser Alltagsvollzug in ihr aufgrund der *evolutionären Architektur unseres Gehirns* auf die Entdeckung beziehungsweise Konstruktion recht einfacher Zusammenhänge aus. Wenn wir unten an einem vierstöckigen Wohnhaus klingeln, und oben springt unmittelbar danach das Fenster auf und ein Blumentopf fällt krachend herunter, ist unsere unmittelbare Wahrnehmung (und damit auch vorsprachliche »Erklärung«), dass wir dies »verursacht« haben. Erst etliche Sekunden später kann unser Verstand korrigierend feststellen, dass eine solche »Erklärung« »Quatsch« ist und vermutlich kein Zusammenhang besteht. Aus systemtheoretischer Sicht können paranoide Wirklichkeitskonstruktionen als Selbstheilungsversuch verstanden werden, die oben angesprochene »naturgegebene« Kompetenz der Conditio humana, Ordnung in die Welt hineinzulesen, aufrechtzuerhalten (Böker u. Brenner, 1983) – lieber eine »Welt«, in der die Lichter vorbeifahrender Autos mich verfolgen oder in Titelbildern herumliegender Zeitschriften sowie in den Anfangsbuchstaben der Namen meiner Mitpatient:innen mir geheime Botschaften übermittelt werden, als dass meine »Realität« zerbricht (Ochs et al., 2020).

Es ist bedeutsam, sich klarzumachen, dass selbst die heutige Technik mit vielen komplizierten Errungenschaften uns eine »einfache« Welt zur Verfügung stellt. Wir durchschauen auch nicht ansatzweise das Zusammenwirken der Elemente eines Fernsehers, eines Smartphones oder eines Vierzylindermotors im Auto. Aber die realisierte Technik sorgt dafür, dass wir einfach nur Knöpfe drücken, Schalter umlegen oder andere Ursache-Wirkungs-Relationen nutzen, die für unser evolviertes Gehirn möglichst »intuitiv« sind. Dies macht deutlich, warum die wissenschafts- und erkenntnistheoretischen Grundlagen der Systemischen Therapie vor dem Hintergrund unseres Alltagsverständnisses »über die Welt und ihre Wirkungsweise« oft *nicht »intuitiv«* sind.

Die Berücksichtigung der Vernetzungen zwischen Prozessteilen und -ebenen führt zu Beschreibungen und Erklärungen, die den Konzepten der Systemischen Therapie und den dabei als relevant erachteten Phänomenen angemessen sind, die aber unserem Alltagsverständnis von einfachen Ursache-Wirkungs-Relationen zuwiderlaufen.

3.1.1 Einfaches Ursache-Wirkungs-Modell

Dieses einfache Ursache-Wirkungs-Modell beruht auf linear-mechanistischen Vorstellungen, welche gut durch das Problem repräsentiert werden, die Lage einer Schachtel auf einem Tisch verschieben zu wollen (siehe Abbildung 1).

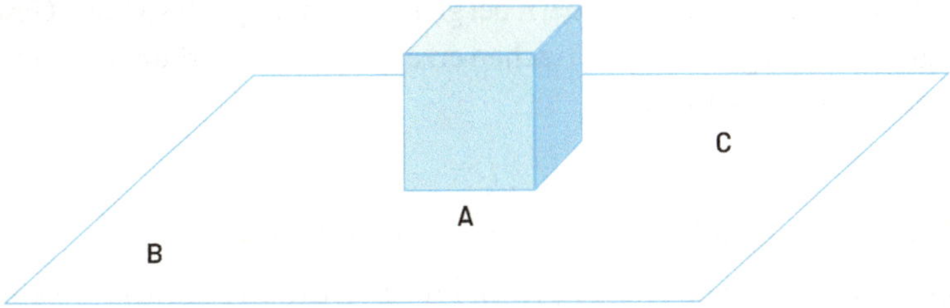

Abbildung 1: Veranschaulichung der klassisch-mechanistischen Sicht durch eine Schachtel auf einer ebenen Fläche

Die dabei zu beachtenden Prinzipien sind (Kriz, 2008a, 2017):

- *Lokale Kausalität:* Ursache und Wirkung sind in dem Sinne lokal verknüpft, dass die Wirkung genau dort eintritt, wo interveniert wird. (Man schiebt die Schachtel mit dem Finger.) Damit verbunden ist ein
- *Determinismus:* Was geschieht (das heißt, wohin die Schachtel geschoben wird) ist nur von der Kraft (Dosierung und Richtung) abhängig. Zufallseinflüsse spielen höchstens als Fehlervariable eine Rolle. Beides sind Aspekte von
- *Kontrolle:* So etwas wie »Eigenverhalten« oder »Eigenzustände« der Schachtel sind nicht vorhanden oder irrelevant. Daher muss darauf auch keine Rücksicht genommen werden, sondern man kann das Erwünschte über kontrollierte Interventionen auch erreichen.
- *Homogenität* unterstellt, dass alle Zustände prinzipiell gleich sind: Es gibt keine ausgezeichneten Punkte in der Ebene, zu denen man die Schachtel besonders gut schieben kann. Dies ist zugleich eine wichtige Voraussetzung für weitere Aspekte der Kontrolltechnologie, nämlich für
- *Analyse und Synthese:* Eine Ganzheit wird ihrer Eigenstruktur entkleidet, in homogene Teile zerlegt, diese werden analysiert und dann zu einem Ganzen synthetisch (und nach der designhaften Schöpfungsidee des Menschen) neu zusammengefügt. Aus zermahlenen Steinen wird beliebig formbarer Beton. Aus gewachsenem Holz werden Hartfaserplatten. (Aus den historisch gewachsenen Psychotherapierichtungen, die unterschiedliche Lebenszugänge repräsentieren, wird versucht, eine einheitliche Therapie aus »Wirkfaktoren« oder zumindest symptom-optimierten »Techniken« zusammenzusetzen). Dazu gehört auch

- *Geschichtslosigkeit:* Ganz gleich, wo sich der Kasten befindet oder wie er dort hingekommen ist: Die lineare Ursache-Wirkungs-Kette gilt stets. (Es bewirkt stets die gleiche Arbeit eine gleich große Veränderung.)
- *Linearität und Kontinuität:* Die wichtigen »Variablen« sind linear verknüpft: Doppelt so große Entfernungen bedürfen bei gleicher Geschwindigkeit doppelt so viel Zeit – oder erfordern bei gleicher Zeit doppelt so hohe Geschwindigkeit; und es gilt: Kleine Ursachen erzeugen kleine Wirkungen, große Ursachen große Wirkungen.

3.1.2 Prinzipien nichtlinearer dynamischer Systeme

Die oben angeführten hochkomplexen Prozesse, die im Rahmen von klinischer Psychologie und Psychotherapie relevant sind, lassen sich mit diesen Modellvorstellungen kaum in Einklang bringen. Sehr viel besser und angemessener sind hingegen die Prinzipien nichtlinearer dynamischer Systeme, deren Veranschaulichung einer Kugel in einer gefalteten Landschaft entspricht (siehe Abbildung 2).

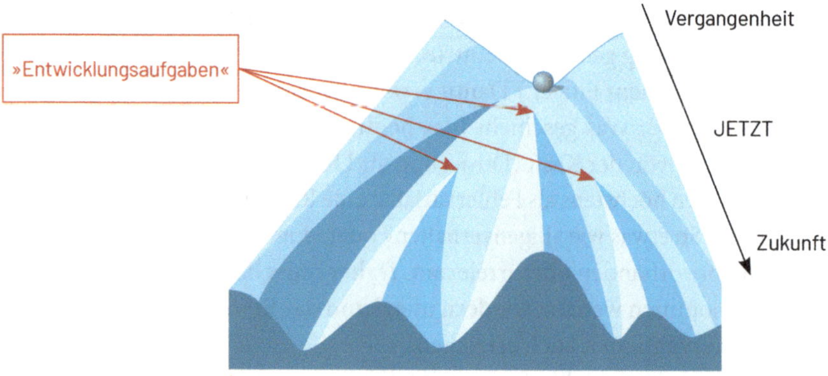

Abbildung 2: Veranschaulichung der systemischen Prinzipien (Entwicklungspfade nach Waddington, 1957).

Diese Prinzipien sind – in Korrespondenz zu den obigen:

- *Kontexteingebundenheit und Vernetzung* faktisch aller Lebensprozesse: Die Landschaft, welche die zeitliche Entwicklung bestimmt, repräsentiert die vernetzten Beziehungen und die sich daraus ergebenden Strukturen in ihrer Gesamtheit. Der Weg der Kugel ist wesentlich von diesen Bedingungen abhängig.
- *Strukturelle Freiheit:* Der weitere Verlauf der Kugel ist nicht (nur) durch die bisherigen Gegebenheiten determiniert, sondern auch durch die innere Struk-

tur. Menschliches Handeln ist z. B. auf eine zukünftige Struktur (»Attraktor«, siehe unten) ausgerichtet.

- *Selbstorganisation:* Die Landschaft, welche die Kugel durchläuft, stellt lediglich Randbedingungen dar, unter denen das System ihm inhärente Strukturmöglichkeiten *selbstorganisiert* in Adaptation an diese Bedingungen realisiert.
- *Individualität und Einmaligkeit:* Die Landschaft ist nicht homogen, sondern hat ausgezeichnete Zustände, beziehungsweise Bahnen (Täler) entsprechen den inhärenten Möglichkeiten des Systems – davon gibt es zwar gegebenenfalls viele, aber nicht *beliebig* viele.
- *Ganzheitlichkeit und Gewordenheit:* Das Ganze ist etwas anderes als die Summe seiner Teile – die Ordnung ist strukturell von Bottom-up- und Top-down-Dynamik bestimmt (siehe unten).
- *Geschichtlichkeit:* Die Sensibilität des Systems für verändernde Wirkkräfte ist (auch) von dem bisher genommenen Weg abhängig. Dies entspricht der *Biografie* in menschlichen Systemen. Denn es gelten
- *nichtlinearer Zusammenhänge:* In Tälern (Attraktoren) ist der Weg recht stabil und verändert sich selbst bei mittelgroßen Störungen nicht; in der Nähe der Instabilitätspunkte (den Verzweigungen in Abbildung 2) hingegen können kleine Ursachen große Wirkungen entfalten – was den menschlichen Erfahrungen über *Entwicklungsschübe oder plötzliche Einsichten* entspricht.

Während uns also die technisch gestaltete Welt oft einfache Ursache-Wirkungs-Zusammenhänge erleben lässt, wissen wir eigentlich im Umgang mit dem Bereich des Lebenden, dass andere Prinzipien gelten. Die Reparatur einer Maschine funktioniert eben anders als die Veränderung von einzelnen Menschen, Paaren, Familien oder auch Organisationen – dies wird an dem eigentlich banalen Sachverhalt auch deutlich: Niemand wundert sich, wenn eine in eine Autotür getretene Beule nicht von selbst verschwindet; wenn allerdings eine Beule auf dem Kopf eines Bekannten nicht von selbst ausheilt, dann wundern wir uns. Zu Recht kritisieren Strunk und Schiepek, es »hat sich in den Naturwissenschaften schon vor 100 Jahren ein Wandel vollzogen, der dazu führte, das Komplexe als eigenständiges Phänomen zu begreifen. Es ist schade, dass die Therapiewissenschaften mit zu den letzten gehören, die begreifen, dass Komplexität mehr ist als momentanes Unverständnis« (Strunk u. Schiepek, 2014, S. 7).

3.2 Grundlegende Konzepte der Systemtheorie

System und Systemtheorie: »System« ist ein Konzept, das in unterschiedlichen Disziplinen und Kontexten eine Rolle spielt. Entsprechend finden sich in der Literatur diverse Definitionen und Beschreibungen.

Im Rahmen der Systemischen Therapie wird unter »System« eine dynamisch organisierte Ganzheit verstanden, deren Teile (beziehungsweise Elemente, Komponenten, Subsysteme) wechselseitig aufeinander wirken. »Dynamisch« meint dabei, dass sich typischerweise die Einwirkung auf einen Teil auf das Verhalten der anderen Teile und des ganzen Systems auswirkt, wobei dann diese Einwirkung insgesamt sowohl ausgeglichen beziehungsweise nivelliert wird wie auch zu großen Veränderungen des Gesamtsystems führen kann. Zwischen den Teilen besteht somit eine *Rückkopplung*, was meint, dass beim Fortpflanzen der Einwirkung eines Teils auf andere diese Wirkung letztlich (gegebenenfalls zeitlich verzögert und inhaltlich verändert) auf dieses zurückwirkt. Strukturell betrachtet, haben wir es bei einem System also mit einem Netzwerk von miteinander wechselwirkenden Komponenten zu tun. Dabei ist zu beachten, dass darüber hinaus auch dynamische Wechselwirkungen zwischen dem System und dessen Umgebung bestehen.

Ein Mosaik ist somit kein »System«, weil die Ordnung der Teile statisch ist. Eine Familie ist nur dann sinnvoll ein »System« zu nennen, wenn damit nicht einfach das Vorhandensein, die Summe oder eine nicht erklärte Organisation der Mitglieder gemeint ist, sondern z. B. das dynamische gegenseitige Einwirken der Handlungen, Interaktionen oder Kommunikationen.

Der Begriff »*Systemtheorie*« geht auf Ludwig von Bertalanffy (1968) zurück und meint das wissenschaftliche Unterfangen, zu verstehen und zu erklären, wie Systeme entstehen, sich selbst aufrechterhalten oder verändern. Wenn man in diesem Rahmen von einem »System« redet, ist es wichtig zu klären, von welcher Struktur und welchen Einheiten beziehungsweise Teilen man spricht. Das dynamische Muster der Interaktionen einer Familie bezieht sich auf andere Phänomene als das dynamische Muster der Verstehensprozesse bei einem einzelnen Familienmitglied. Typischerweise macht es Sinn, die Verknüpfungen von mehreren Systemen und Prozessebenen zu betrachten – beispielsweise:

- das System von Interaktionen im Zusammenhang mit einer bestimmten »Symptomatik«,
- das System der gemeinsamen (und unterschiedlichen) Deutungen der Familienmitglieder in Bezug auf diese Symptomatik,
- das System der Verstehensweise bei einem einzelnen Mitglied (ebenso bei anderen),
- das System der (spezifischen) Interaktionen der Familie mit der Schule.

Selbstorganisation vs. Fremdorganisation: Sofern das oben erwähnte einfache Ursache-Wirkungs-Modell in Abbildung 1 angewendet werden kann, handelt es sich um Fremdorganisation. Ein Auto, ein Laptop oder auch eine Schweinemastanlage funktionieren nach diesem Prinzip. Für lebende Systeme – aber z. B. auch für das Klima – ist fast immer nur das Modell in Abbildung 2 anwendbar, das Selbstorganisation beschreibt. Der Unterschied lässt sich auch durch folgendes Beispiel veranschaulichen: Am Ende eines Konzerts vor sechshundert Zuhörer:innen geht das chaotische Rauschen von rund sechshundert Klatschrhythmen in einen gemeinsamen Rhythmus über. Sofern dies dadurch erreicht wird, dass jemand auf die Bühne springt und die Menschen zum gemeinsamen Klatschen animiert und gegebenenfalls sogar den Rhythmus vorgibt, handelt es sich um *Fremdorganisation.* Typischerweise geschieht dies aber nicht, sondern aus dem Rauschen entwickelt sich ein gemeinsamer Rhythmus ohne eine solche Vorgabe – also in *Selbstorganisation.* Ein:e Beobachter:in außerhalb des Raumes weiß allerdings nicht, ob diese Struktur fremd- oder selbstorganisiert entstanden ist. Von Selbst- oder Fremdorganisation zu sprechen unterstellt somit implizite Annahmen über die Wirkzusammenhänge und darüber, wie wir diesen Teilbereich der Welt verstehen.

Selbstorganisation meint nicht, dass der Prozess und dessen Struktur unabhängig von äußeren Bedingungen sind. Viele Interaktionsstrukturen in einer Familie sind als selbstorganisiert zu verstehen, obwohl die Persönlichkeit, die Erfahrungen, die Altersverteilung, die materiellen Gegebenheiten, die Herkunftsfamilien der Eltern und vieles mehr einen bedeutenden Einfluss haben. Aber keiner dieser Einflüsse gibt die Interaktionsstruktur vor, sondern es sind nur Rahmenbedingungen, unter denen sich diese Struktur selbstorganisiert gebildet hat.

Dass Veränderungen in lebenden, komplexen Systemen nur selbstorganisiert vonstattengehen können, stellt vielleicht das wesentlichste Veränderungskalkül systemischer Psychotherapie dar. Veränderungen können aus der Systemumwelt (z. B. seitens Psychotherapeut:innen) *nicht direktiv-instruktiv »appliziert«* werden. Ein französischer Aphorismus lautet: »Die Tür zur Veränderung kann nur von innen aufgestoßen werden« (Rufer u. Schiepek, 2014). Die vornehmste Aufgabe von systemischen Psychotherapeut:innen wäre dementsprechend, so an der Tür anzuklopfen, dass das System »Lust« verspürt, sich »eingeladen fühlt«, die Tür zur Veränderung zu öffnen. Dies kann durch Kontextsteuerung (z. B. affektive Rahmung) oder jegliche Intervention aus dem systemischen Methodenkoffer erfolgen – wobei hier systemische Prozesssteuerungskompetenz insofern relevant erscheint, als sie Grundlage für fachliche Überlegungen darstellt, was zu welchem Zeitpunkt hilfreich erscheint, um selbstorganisierte Veränderungsprozesse wahrscheinlicher zu machen, zu begleiten und anzuregen (»generische Prinzipien« ▶ Kapitel 4); hier kommt nämlich ein weiteres Charakteristikum selbstorganisierter, komplexer Systeme ins Spiel: das der »Eigenzeiten« (Nowotny, 1993). Mit »Eigenzeit« ist vor allem gemeint, dass Systeme über veränderungssensible und veränderungsinsensible Phasen verfügen, eben Eigenzeiten von Stabilität und Instabilität (vgl. hierzu auch Ochs, 2020a, S. 142).

Triviale und nicht-triviale Maschinen: Diese Unterscheidung wurde von von Foerster (1988) eingeführt und bezieht sich auf die oben erwähnten Ursache-Wirkungs-Verknüpfungen. Im trivialen Fall sind bestimmten Inputs (Interventionen) bestimmte Outputs (Ergebnisse) zugeordnet, deren Relationen durch Beobachtungen beziehungsweise Experimente vergleichsweise leicht herauszufinden sind. Wenn allerdings die Interventionen nicht nur Ergebnisse hervorbringen, sondern auch die Relationen der »Maschine« selbst verändern können (etwas, was wir »Lernen« nennen), so lässt sich zeigen, dass solche »Maschinen« selbst bei nur wenigen Input- und Outputgrößen eine so große Vielfalt an Reaktionsmöglichkeiten haben, dass deren Funktionsweise nicht mehr berechenbar beziehungsweise durch Beobachtung und Experiment herausfindbar ist (vgl. Kriz, 2017, S. 86 ff.).

Menschen (und Tiere) sind grundsätzlich nicht-trivial, da sie unter anderem lernen können. Wenn man gegen einen Stein mit einer bestimmten Energie und in einem bestimmten Winkel tritt, ist das Ergebnis trivial. Tritt man einen Hund, so hängt das Ergebnis unter anderem von dessen Lerngeschichte ab (z. B. könnte er zubeißen).

Die Komplexität der nicht-trivialen Maschinen – also auch Menschen – lässt sich teilweise durch »Fremdtrivialisierung« (Dressur, Lernkontrollen etc.) reduzieren. Gewöhnlich und interessanter ist »Eigentrivialisierung«: Durch Rückkopplung – z. B. die Interaktion zwischen Familienmitgliedern – entsteht selbstorganisiert eine komplexitätsreduzierende Ordnung.

Edgar Morin (1974) spricht statt von nicht-trivialen Maschinen von der »hyperkomplexen Maschine Mensch«. Ein wesentlicher Aspekt, den Morin (1981) in diesem Zusammenhang betont, ist die antagonistische Architektur von Systemen, welche für Entstehung und Aufrechterhaltung notwendig ist: Systeme organisieren widerstreitende Komponenten, umfassen paradoxe Impulse und benötigen Diversität auf der mikroskopischen Ebene, damit so etwas wie selbstorganisierte Veränderung überhaupt stattfinden kann. Denn durch die Spannungen, die sich zwischen Antagonismen und diversen Komponenten entwickeln, kann sich das System an Umgebungsveränderungen anpassen, die ja nötig sind, damit es sich verändern kann (vgl. zum Gesetz des systemischen Antagonismus: Ochs, 2020a, S. 143).

System vs. Umgebung vs. Lebenswelt: Sinnvollerweise gehört zur Definition eines Systems auch die Klärung, was *nicht* zum System gehört. Dies wird üblicherweise als »Umgebung« (oft auch »Umwelt«) bezeichnet. Für die Interaktionen in einer Familie sind beispielsweise sowohl die Interventionen seitens der Schule als auch die psychischen Prozesse eines Familienmitgliedes »Umgebung«.

Viele Prozesse sind allerdings mit Sinn- und Bedeutungsgebung verbunden. Die Personzentrierte Systemtheorie (▸ Kapitel 3.4) unterscheidet daher zwischen der (intersubjektiven) Perspektive von Beobachter:innen, Forscher:innen, Therapeut:innen und jener (subjektiven) der betroffenen Personen. Erstere beziehen sich auf eine Umgebung, letztere auf die Lebenswelt.

Die oben angesprochenen Interventionen seitens der Schule gehören aus Sicht von Beobachter:innen zur Umgebung der familiären Interaktionen. Aus Sicht der Subjekte gehören sie zu deren Lebenswelt – und sie werden gegebenenfalls recht unterschiedlich von den Beobachter:innen verstanden und gedeutet. Beide Perspektiven sind allerdings »komplementär« – das heißt sowohl relevant als auch nicht gegenseitig zu ersetzen (▸ Kapitel 3.4).

Kybernetik erster und zweiter Ordnung, Homöostase: Kybernetik ist ein Konzept, das Mitte des 20. Jahrhunderts von Norbert Wiener geprägt wurde und selbstständige »Steuerungstechnik« aufgrund von Rückkopplungsprozessen meint. Ursprünglich auf Maschinen und technische Anlagen bezogen, wurde »Kybernetik« aber sehr bald, auch von Wiener, auf die Vorgänge in biologischen und sozialen Systemen verallgemeinert. Angeknüpft wird dabei an die (wesentlich ältere) Beobachtung, dass manche komplexe Prozesse im Körper oder in der Natur weitgehend ein Gleichgewicht halten können (z. B. Körpertemperatur, Blutdruck oder ein See mit einem Ab- und einem Zufluss) – was als *Homöostase* bezeichnet wird. Die Kybernetik untersucht dabei die Funktion einzelner Teile im Gesamtzusammenhang der Homöostase. Typisches Beispiel ist der Thermostat einer Zentralheizung, der ständig den Istwert der Temperatur mit einem Sollwert vergleicht und in Abhängigkeit davon die Warmwasserzufuhr so regelt, dass die Temperatur (hinreichend) konstant bleibt.

Entsprechend dem Hang noch zu jener Zeit, Organismen mit Maschinen und Gehirne, ja Denken, mit Computern zu vergleichen, schien die Kybernetik großen Erklärungswert zum Verständnis der Vorgänge im und zwischen Menschen – z. B. in Familien – zu haben. So wurden in Familien funktionale »Gleichgewichtszustände« von dysfunktionalen Teilprozessen unterschieden, welche das »Gleichgewicht« stören können und daher Reaktionen der Mitglieder hervorrufen.

Allerdings lässt sich bei »natürlichen« Systemen – also bei nicht zweckorientiert hergestellten Apparaten – die zentrale Frage »Wer regelt den Regler?« (z. B.: »Wer stellt den Thermostat ein?«) nicht beantworten. Dies führte zur heutigen Bevorzugung von Konzepten der Selbstorganisation. Es geht um dynamische Systeme, die Ordnungszustände erhalten beziehungsweise an veränderte Bedingungen adaptieren können, ohne dass es eines »Reglers« bedarf.

Der Begriff »Kybernetik« wurde ab den 1980er Jahren in der Systemischen Therapie wieder populär – allerdings als »Kybernetik zweiter Ordnung«, die auf Heinz von Foerster (1988) zurückgeht. Gemeint ist damit, dass Beobachter:innen (Therapeut:innen, Forscher:innen) nicht außerhalb der familiären Interaktion stehen können, sondern Teil eines umfassenderen Systems sind, das sie selbst mit einschließt. Rückkopplungen werden also nicht nur zwischen den Familienmitgliedern, sondern auch zwischen diesen und den Therapeut:innen als bedeutsam betrachtet. »Kybernetik zweiter Ordnung« ist somit letztlich auch eine Theorie von Beobachter:innen.

3.3 Soziologische Systemtheorie (Autopoiese, Selbstreferenz, operationale Geschlossenheit)

Die soziologische Systemtheorie von Niklas Luhmann fußt auf zwei großen konzeptionellen Entwürfen: einerseits dem Strukturfunktionalimus von Talcott Parsons und andererseits der Autopoiese von Maturana und Varela. Der System-/Strukturfunktionalismus (Parsons) geht der Frage nach, welche Funktionen ein System erfüllen muss, um seine Struktur zu sichern und so zum Funktionieren moderner Gesellschaft beiträgt; diese Perspektive ist für Psychotherapie auf professionssoziologischer Ebene sehr relevant (z. B. Flick, 2020; Thom u. Ochs, 2013; Ochs u. Thom, 2014).

Die Autopoiesetheorie von Maturana und Varela versucht zu erklären, wie Systeme sich aus sich selbst heraus, also selbstorganisiert, herstellen und aufrechterhalten – wobei diese Theorie zunächst im Kontext der Zellbiologie entwickelt wurde: »Die innere Architektur und die zelluläre Dynamik sind […] Aspekte desselben Phänomens: der Selbsterzeugung« (Maturana u. Varela, 1987, S. 58). Später wurde dies auch auf autopoietische Systeme zweiter Ordnung – beispielsweise ein Mensch oder ein Blauwal – und autopoietische Systeme dritter Ordnung (z. B. eine Blauwalfamilie) übertragen.

Luhmann hat diesen Ansatz verwendet, um daraus in Verbindung mit dem Strukturfunktionalismus eine eigene Konzeption der Autopoiese zu entwickeln, die sich speziell auf »soziale Systeme« bezieht (so sein gleichnamiges Zentralwerk; Luhmann, 1984). Ziel seines Ansatzes ist es, ein Verständnis von Gesellschaft und den in ihr sich ausdifferenzierten sozialen Systemen und Beziehungsgefügen zu gewinnen.

Die Ausführungen von Luhmann (1984, S. 346 ff.) zum psychischen System (Kapitel 7 seines Opus Magnum »Soziale Systeme«) sollten eigentlich zur Pflichtlektüre systemischer Psychotherapeut:innen gehören: Luhmann betont, dass der Grundbegriff einer geschlossen-selbstreferenziellen Reproduktion des Systems direkt auf psychische Systeme angewandt werden könne. Damit sind Systeme gemeint, die »Bewusstsein durch Bewusstsein reproduzieren und dabei auf sich selbst gestellt sind, also weder Bewusstsein von außen erhalten noch Bewusstsein nach außen abgeben« (Luhmann, 1984, S. 355). Unter Bewusstsein wird hier nichts substanziell Vorhandenes verstanden, obwohl uns die Sprache uns ständig zu dieser Deutung verführt, sondern »Bewusstsein« meint den spezifischen Operationsmodus psychischer Systeme. Was sind nun die Inhalte, oder anders ausgedrückt, die »Elementareinheiten« dieses Luhmann'schen Bewusstseins? Vorstellungen! Deren operative Funktion wird deutlich, wenn Luhmann schreibt: »Vorstellungen sind nötig, um zu Vorstellungen zu kommen« (Luhmann, 1984, S. 356) – wobei unter Vorstellungen wirklich *alles,* was so im Bewusstsein sein kann, subsumiert werden kann.

Nun könnte zurecht eingewendet werden, inwiefern diese Perspektive für Psychotherapie über den erwähnten professionssoziologischen Aspekt hinaus relevant ist – wo doch *Psycho*therapie, nomen est omen, mit psychischen Systemen irgendwie zu tun hat. Luhmann begegnet diesem Einwand, indem er hervorhebt: »Eine Theorie selbstreferentieller autopoietischer Sozialsysteme provoziert geradezu die Frage nach der selbstreferentiellen Autopoiese psychischer Systeme und mit ihr die Frage, wie psychische Systeme ihre Selbstreproduktion von Moment zu Moment, dem ›Strom‹ ihres ›Bewusstseinslebens‹, so einrichten können, dass ihre Geschlossenheit mit einer Umwelt sozialer Systeme kompatibel ist« (Luhmann, 1984, S. 348). Luhmann verortet psychische Systeme in die Umwelt sozialer Systeme, denn »soziale Systeme [bestehen] nicht aus psychischen Systemen, geschweige denn aus leibhaften Menschen« (Luhmann, 1984, S. 346); das erscheint insofern kontraintuitiv, da innerhalb unseres Alltagsverständnisses Familien selbstverständlich aus Familienmitgliedern und Arbeitsteams natürlich aus Mitarbeiter:innen bestehen.

Wie bereits erwähnt, erklärt die soziologische Systemtheorie gut, weshalb sich Systeme trotz quasi permanenter Stresstests seitens der Umwelten nicht bedeutsam verändern, also ihre Homöostase mehr oder weniger aufrechterhalten. Ein wichtiges Moment hierbei ist das Konzept der *operationalen Geschlossenheit.* Damit ist der Prozess gemeint, dass Systeme aus Operationen »gemacht sind«, die zur Selbstherstellung und -aufrechterhaltung sich exekutieren (vor allem, um die System-Umwelt-Grenze zu realisieren), eben zur Autopoiese. Dies ist auch gemeint, wenn von der Selbstreferenz von Systemen gesprochen wird: Die Operationen beziehen sich ständig auf sich selbst, nutzen die eigenen Operationsprodukte, um ihre Operationen wiederum zu realisieren, also zu iterieren (Ochs, 2020a) – eine »never ending story«, ein endloses Perpetuum mobile (siehe Abbildung 3). Der Maler Maurits Cornelis Escher hat dies in zahlreichen Bildern dargestellt, wobei vielleicht das bekannteste jenes ist, auf dem zwei Hände sich gegenseitig selbst zeichnen.

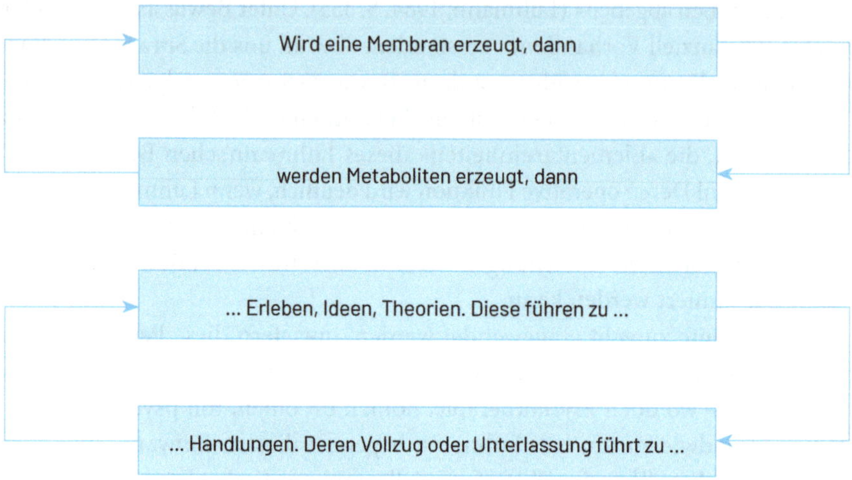

Abbildung 3: Selbstreferenz (Retzer, 2008)

Selbstreferenz und operationale Geschlossenheit bedeuten aber nicht, dass autopoietische Systeme bedeutungsfrei im luftleeren Raum vor sich hin driften wie ein verlassenes Raumschiff durch die endlose Weite der Galaxien. Selbstverständlich benötigen diese Systeme Austausch mit anderen Systemen in der Umwelt. Dieser Austausch unterliegt allerdings nicht den Gesetzmäßigkeiten des naiven Realismus unseres inneren »Piloten« im Alltagsmodus. Vielmehr kommen nun die Konzepte der *Interpenetranz* und *Perturbation* ins Spiel:

Luhmann beschreibt Interpenetranz wie folgt: »Von Interpenetration soll immer dann die Rede sein, wenn die Eigenkomplexität von Umweltsystemen als Unbestimmtheit und Kontingenz für den Aufbau eines mit ihnen nicht identischen Systems aktiviert wird« (Luhmann, 1977, S. 67) – also komplexe Systeme auf komplexe Systeme treffen und sich somit gegenseitig »verstören« und anregen, die eigenen Strukturen weiter so auszudifferenzieren – damit eben diese Verstörungen nicht zum traurigen Ende der Autopoiese oder zur Schismogenese (Bateson, 1985) beziehungsweise Systemspaltung/-zerstörung führen. Perturbation thematisiert, dass der Umwelteinfluss auf den Status einer (Ver-)Störung runtergefahren wird; »das System selbst entscheidet, ob und wie die Umweltstörungen in die Systemoperationen integriert werden. Punkt« (Ternes, 2011, S. 663).

Retzer (2008) resümiert, dass für lebende Systeme der Aspekt der Selbsterhaltung durch operationale Schließung kennzeichnend sei. Lebende Systeme legten durch ihre Struktur fest, welche Zustandsänderungen eintreten können. Sie seien, nach Maturana (1982), strukturdeterminiert, d. h. dass äußere Einwirkungen aus der Umwelt das Verhalten lebender Systeme nicht spezifizieren können; instruktive Interaktionen zwischen lebenden Systemen sind nicht möglich. Lebende Systeme können sich demnach lediglich Deformationen ihrer Umwelt aussetzen, die entsprechend der eigenen internen Struktur dort zu Informationen verrechnet werden. Retzer führt mit Verweis auf Maturanas Theorie weiter aus, dass sich lebende Systeme – trotz ihrer Strukturdeterminiertheit und ihrer Unfähigkeit, sich Informationen von außerhalb ihrer selbst einzuverleiben, so aneinander koppeln können, dass »das autopoietische Verhalten eines Organismus A zu einer Deformationsursache für einen Organismus B, und das kompensatorische Verhalten des Organismus B […] seinerseits zur Deformationsursache für den Organismus A [wird]« (Maturana, 1982, S. 222). Auf diese Weise entstehe ein Bereich ineinander verzahnter Interaktionen mit der Möglichkeit einer Strukturmodifikation (vgl. Retzer, 2008).

All das ist beim ersten Lesen nicht einfach zu verstehen. Besonders schwierig wird die soziologische Systemtheorie aber angesichts ihres Menschenbilds, das überhaupt nicht ganzheitlich ist, wie sich vielleicht aufgrund des Sachverhalts, dass es sich um ein systemisches Menschenbild handelt, vermuten lassen könnte. Sofern man mit »systemisch« assoziiert, dass »das Ganze mehr ist als die Summe der Teile«, hat man mit dem Ansatz von Luhmann, der wegen dieser nicht ganzheitlichen Ausgestaltung seines Menschenbilds auch gelegentlich als »Antihumanist« (Schlieter, 2009) bezeichnet wurde, Probleme: In der soziologischen Systemtheorie wird der Mensch nicht als Einzelsystem betrachtet, sondern als Komplex verschiedener Systemtypen – nämlich biologischer, psychischer und sozialer Systeme. Diese Systeme bestehen aus jeweils typischen Operationsmodi: Der Operationsmodus des organischen Systems ist Leben, der des psychischen, wie bereits besprochen, sind Bewusstseinsprozesse, der Modus des sozialen Systems ist: Kommunikation.

Die soziologische Systemtheorie geht also davon aus, dass soziale Systeme durch Kommunikation erzeugt und aufrechterhalten werden (Luhmann, 1984) – somit mittels Kommunikation operationale Geschlossenheit und Selbstreferenz verwirklichen. Für jeden Typus eines sozialen Systems gibt es zudem eine spezifische Kommunikationsform, die quasi den Kernprozess beziehungsweise die Kernoperation des jeweiligen Systems darstellt, definiert und das System in diesem Sinne (autopoietisch) selbst herstellt.

In der Gesellschaft lassen sich zunächst nach Luhmann (1984, S. 16) drei Typen sozialer Systeme unterscheiden: Interaktionssysteme, Organisationen und Funktionssysteme.

- *Interaktionssysteme* sind flüchtige Zusammenkünfte, beispielsweise das gemeinsame Warten auf den Bus an der Haltestelle oder eine Verabredung zum Spaziergang (Luhmann, 1984, S. 564). Kommunikation geschieht hierbei unter der Bedingung wechselseitiger Wahrnehmung der Anwesenden.
- *Organisationen* bestehen aus kommunizierten Entscheidungen (Luhmann, 2000, S. 68), also aus Entscheidungskommunikation (Simon, 2007): So wird beispielsweise entschieden, welche Aufgaben die Organisation ausmachen, um sich von ihrer Umwelt zu unterscheiden. Ebenso wird entschieden, wer innerhalb der Organisation welche Rollen und Funktionen innehat; Psychotherapie ist immer organisational eingebettet.
- *Funktionssysteme* sind Teilsysteme in Gesellschaften, die sich zur Bewältigung spezifischer Probleme ausdifferenziert haben. Solche Funktionssysteme sind beispielsweise die Wirtschaft, Gesundheit, Bildung, aber auch Soziale Hilfe/Soziale Arbeit (Baecker, 1994). Die Funktionssysteme kommunizieren strikt auf der Basis eines zweiwertigen Codes (Luhmann, 1984): Der Kommunikationscode des Funktionssystems Gesundheit (zu dem Psychotherapie zählt) lautet gesund/krank (Knudsen u. Vogd, 2017); beim Teilsystem Soziale Hilfe/Soziale Arbeit geht es um die Ermöglichung von Teilhabe (der Kommunikationscode lautet helfen/nicht helfen; Baecker, 1994).

Diese Dreiteilung von Luhmann in Interaktionssysteme, Organisationen und Funktionssysteme wurde jedoch teils als zu grob kritisiert, da sich verbindlichere Beziehungsgefüge, wie Familien oder Gruppen, aber auch informellere Zusammenschlüsse, wie Netzwerke, dort nicht abbilden lassen (Wimmer, 2007; Fuhse, 2005). Für Familien wurde etwa die kommunikative Kernoperation Bindungskommunikation vorgeschlagen: Dabei wird sich Liebe, Anerkennung und »Füreinander-da-Sein« gegenseitig zugesprochen und das persönliche Erleben der Familienmitglieder steht im Mittelpunkt des kommunikativen Interesses. »Durch Bindungskommunikation versichern sich Familienmitglieder einander, dass ihre Beziehungswelt in Ordnung ist«, umschreiben von Schlippe und Schweitzer (2012, S. 131) treffend die Kommunikationsweise in Familien.

Wenn die spezifische kommunikative Kernoperation im jeweiligen sozialen Systemtyp nicht mehr oder nur ungenügend vollführt wird, ist das jeweilige soziale System gewissermaßen im »innersten Kern« infrage gestellt und gefährdet. Dies ist in Organisationen dann der Fall, wenn Entscheidungen nicht mehr kommunikativ getroffen werden. Ein Beispiel wäre eine Kindertagesstätte, in der nicht mehr kommuniziert wird, wie die personelle Besetzung während der Ferienzeit geregelt wird (»Die Kitagruppen werden über die Sommerzeit folgendermaßen besetzt …«) oder wie Elterngespräche und -abende im Arbeitsablauf einzuplanen sind (»Jede:r Erzieher:in muss ein Viertel der Dienstzeit an Abenden einplanen …«). In Familien findet Bindungskommunikation nicht mehr statt, wenn beispielsweise der »Begrüßungs- und Gutenachtkuss« nicht mehr ausgetauscht wird oder sich die Familienmitglieder nicht mehr an ihren jeweiligen Innenleben teilhaben lassen (»Heute ging es mir auf der Arbeit richtig …«). Eine quasi »krankende« Entscheidungskommunikation wird in diesen Beispielen deutlich: In einer Kindertagesstätte können sich Kolleg:innen noch so sehr mögen, doch wenn die Stelle der Leitung seit Längerem vakant ist und deshalb Entscheidungen der Organisation (z. B. Personaleinstellung, Dienstpläne, Materialbeschaffung) nur noch rudimentär, im Vorübergehen von den Mitarbeiter:innen selbst oder vonseiten eines ehrenamtlichen Vorstands getroffen werden, so wird selbst das ausführliche Operieren von Bindungskommunikation die Misere nicht aufheben können, auch wenn man sich nach den Freizeitaktivitäten der anderen am Wochenende erkundigt, sich gegenseitig herzt oder ermutigt. Sollte ein Paar in der Beratung berichten, dass es als Team »wunderbar funktioniert« (etwa bei der Arbeitsteilung im Haushalt, der Kinderbetreuung und der Urlaubsplanung), aber die Partner:innen »keine Gefühle mehr« füreinander haben und nicht recht wissen, worüber sie jenseits von Familienmanagementfragen sprechen sollen, dann kann dieses Fehlen von Bindungskommunikation selbst durch vorbildliches Operieren von Entscheidungen nicht ersetzt werden.

Während es also bei Organisationen um Entscheidungskommunikation und bei Familien um Bindungskommunikation geht, stellt sich die Frage, mithilfe welcher Kommunikation Netzwerke operieren. Nach Veronika Tacke (2013) geschieht dies durch Reziprozitätskommunikation – doch was versteht man darunter? Reziprozität ist Wechselseitigkeit und bedeutet das mehr oder weniger ausgeglichene »Geben und Nehmen« von Leistungen und das Anerkennen von Leistungen durch die unterschiedlichen Netzwerkakteur:innen – oder wie es ein Netzwerkmitglied ausdrückt: »Ja und vor allen Dingen, dass man versucht ›Win-Win-Situationen‹ zu schaffen. Dass alle Beteiligten an dem Prozess gewinnen oder dass der Prozess so gesteuert wird, dass alle Beteiligte ohne persönliche Nachteile an dem Prozess auch mitwirken können« (Ziegenhain et al., 2010, S. 73; zur systemischen Konzeptualisierung von

Netzwerken, die im Rahmen der Kooperationsorientierung Systemischer Therapie große Bedeutsamkeit erlangen, vgl. auch Ochs et al., 2017, S. 33 ff. und Ochs u. Schweitzer, 2021).

3.4 Synergetische Systemtheorie

Ende des 20. Jahrhunderts wurden die (deutschsprachigen) Diskurse in der Systemischen Therapie – sofern neben einer differenzierten Praxeologie überhaupt deren systemtheoretische Fundierung eine Rolle spielte – durch den Autopoiese-Ansatz von Maturana und Varela und deren soziologische Ausdeutung durch Luhmann beeinflusst. Obwohl die Synergetik etwa zeitgleich in den 1970er Jahren entstand, war sie zunächst naturwissenschaftlich geprägt und mathematisch formuliert und schreckte daher wohl eher die Praktiker:innen ab, obwohl mit der Synergetik zentrale Fragen wie (Über-)Stabilität und Veränderung sowie deren Bedingungen recht gut beschrieben werden können. Das hat sich erst im 21. Jahrhundert zunehmend gebessert, wozu auch eine konsequent auf biopsychosoziale Phänomene bezogene Ausarbeitung der Synergetik in Form der Personzentrierten Systemtheorie beiträgt.

3.4.1 Grundkonzepte der Synergetik

»Synergetik« ist ein Kunstwort, das von dem Physiker Hermann Haken (1990) geprägt wurde. Es handelt sich um ein zentrales Modell der Selbstorganisation, das zunächst für die Beschreibung der Prozesse zur Erzeugung extrem homogener Lichtwellen in einem Laser diente. Sehr schnell erkannte Haken die interdisziplinäre Bedeutung dieses Ansatzes, was – in der Fülle schwer lesbarer physikalischer Publikationen – auch zu populär-allgemeinen Darstellungen führte; z. B. »Erfolgsgeheimnisse der Natur« (Haken, 1984) und »Erfolgsgeheimnisse der Wahrnehmung« (Haken u. Haken-Krell, 1992).

Obwohl die meisten Beiträge zu diesem interdisziplinären Programm aus dem Spektrum der Naturwissenschaften stammen (allein »Springer Series in Synergetics« umfasst mehr als hundert Bände mit über zweitausend Forschungsarbeiten), gibt es seit circa 1990 vermehrt auch Arbeiten aus der Psychologie und Psychotherapie (Pioniere dieser Entwicklung sind E.-J. Brunner, Tübingen, J. Kriz, Osnabrück, G. Schiepek, Salzburg, und W. Tschacher, Bern). Entgegen der inadäquaten Unterstellung, dass es bei der Synergetik um Naturwissenschaft ginge, haben Kriz und Tschacher (2013) explizit herausgearbeitet, dass Synergetik als *strukturwissenschaftliches Modell* zu sehen ist, das (bisher) zwar überwiegend in den Naturwissenschaften *angewendet* wurde, sich aber ebenso für die Klärung von Phänomenen in Psychologie oder Psychotherapie eignet.

Mikro-/Makroebenen, bottom-up und top-down: Wenn man ein Wort wie »Ordnung«, »Muster«, »Struktur«, »Regel« etc. in den Mund nimmt, denkt man automatisch auf (mindestens) zwei Prozessebenen: nämlich der einen, auf welcher sich die Phänomene abspielen, und auf einer zweiten, die diese Ordnung beschreibt. Ein »familiäres Interaktionsmuster« meint also, dass sich der Strom von Interaktionen zu einem Muster ordnet. Bei einem bestimmten »typischen Erklärungsmuster« einer Person ist gemeint, dass sich im Strom der Gedanken (beziehungsweise der ausgedrückten Worte) ein Muster ausmachen lässt, nach dem sich diese Phänomene und Gedanken zu ordnen scheinen.

Die Ebene der Phänomene ist die *Mikroebene,* die der Ordnung die *Makroebene.* Diese Sicht geht schon auf die klassische Gestaltpsychologie der Berliner Schule (Wertheimer, Koffka, Köhler und andere) zurück, die gern auf das Beispiel einer »Melodie« verwiesen haben: Diese ist nichts anderes als eine Anordnung von Tönen (Phänomene der Mikroebene), die sich für den Hörer zu einer Melodie ordnen (Phänomene auf der Makroebene).

3

Von der Gestaltpsychologie wurde ebenfalls bereits die – auch für die ganze Systemtheorie zentrale – zirkuläre Dynamik zwischen Mikro- und Makroebenen hervorgehoben: Die Töne bilden *bottom-up* die Melodie, diese aber wirkt *top-down* auf die Dynamik des Hörens zurück: In Abhängigkeit von der gehörten Melodie wirkt derselbe physikalische Reiz (als Ton) mal als »beruhigende Tonika«, mal als »treibende Dominante«. Ebenso ist das Verständnis von Wörtern von dem (Kon-)Text abhängig, in dem diese stehen, oder das Verhalten eines Paares von den sich herausgebildeten Interaktionsregeln.

Emergenz, Ordnungs-Ordnungs-Übergänge, Attraktor: Wenn sich im prozessualen Geschehen selbstorganisiert eine Ordnung herausbildet, nennt man diesen Vorgang *Emergenz.* Dieser ist in der Synergetik genau beschrieben und erklärt. Und in den dafür vorhandenen mathematischen Modellierungen beziehungsweise Beschreibungen, welche die präzise Erfassung von Messgrößen in einem Zeitraum voraussetzen, wird von *Kontrollparametern* (welche die Rahmenbedingungen repräsentieren) und *Ordnungsparametern* (welche die emergente Struktur beschreiben) gesprochen (siehe Abbildung 4).

Auch ohne präzise Messungen lassen sich die zugrunde liegenden Modellvorstellungen für die Erklärung beobachtbarer Phänomene im menschlichen Bereich gut heranziehen. Denn wesentlich dabei ist die oben angesprochene zirkuläre Kausalität von Bottom-up- und Top-down-Dynamiken. Durch interaktive Rückkopplungseffekte zwischen den Teilen (z. B. Menschen, die sich

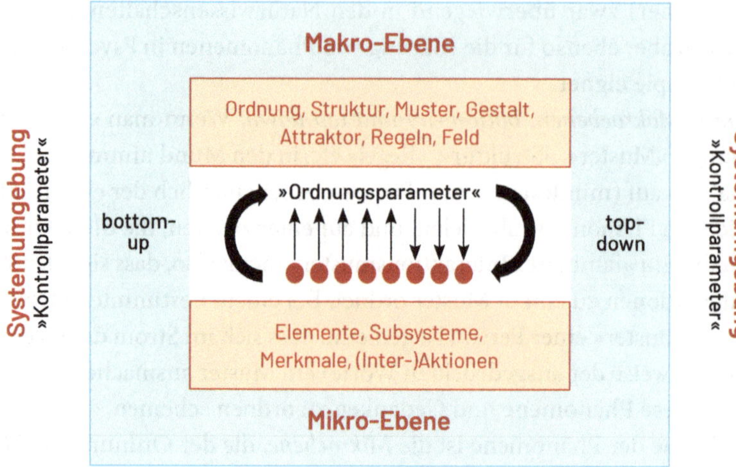

Abbildung 4: Zusammenhang synergetischer Begriffe und Konzepte (nach Kriz, 2017)

erstmals zu einer Gruppe zusammenfinden, um gemeinsam zu singen) entstehen entsprechend den Randbedingungen (z. B. Stilrichtung, mit oder ohne Noten?) spontan erste Teilordnungen. Diese wirken sich natürlich auf das weitere Geschehen aus, wobei jene Teilordnungen, die für das ganze System (Chor) am besten passen, von anderen aufgegriffen werden und sich, im Gegensatz zu den eher unpassenden, verstärken (diese Selbstverstärkung heißt *Autokatalyse*). Je mehr und stärker sich diese Teilordnung durchsetzt, desto höher ist die Wahrscheinlichkeit, dass nun auch andere in dieses Muster hineingezogen werden. Das heißt, die Top-down-Wirkung der Ordnung wird immer stärker und sorgt dafür, dass (bis auf leichte Zufallsabweichungen beziehungsweise *Fluktuationen*) letztlich für alle ein gemeinsames Regelwerk in der Gruppe (beziehungsweise im »Chor«) entsteht (siehe Abbildung 5). In den Naturwissenschaften wird der für menschliche Systeme problematische Begriff »enslaving« (deutsch – noch problematischer klingend – »Versklavung«) verwendet.

Die Ordnung (Muster, Regeln), die bei diesem Prozess der Selbstorganisation entsteht – auf die sich dieser Prozess also »hinbewegt« –, nennt man einen *Attraktor.* Und die Kräfte beziehungsweise Einwirkungen, die diese Dynamik hin zur Ordnung vorantreiben, nennt man *Ordner* oder *attrahierende Kräfte.*

Für Naturwissenschaftler:innen war und ist Emergenz spannend. Im menschlichen Leben und in der Therapie haben wir es hingegen meistens mit bereits

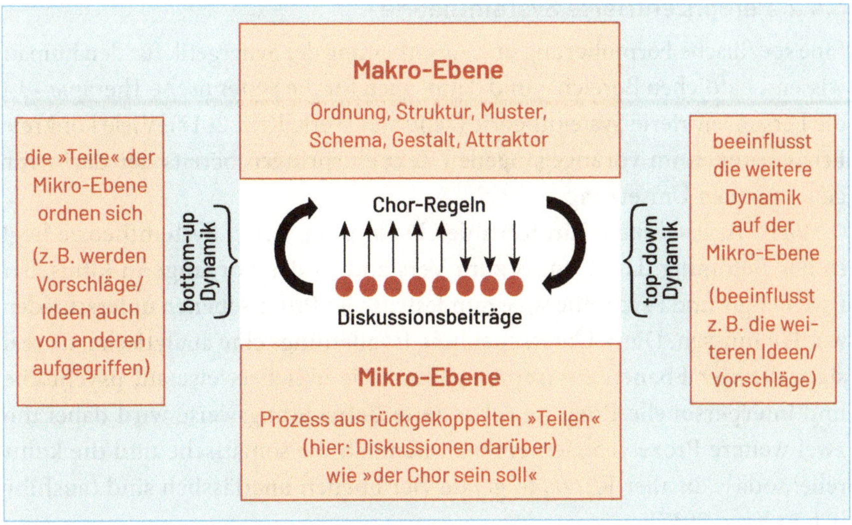

Abbildung 5: Ordnungsbildung am Beispiel der Emergenz von »Regeln« eines Chores (nach Kriz, 2017)

bestehenden Strukturen zu tun: Eine bestimmte Paar-, Familien- oder sonstige Interaktionsstruktur, die wir als »Probleme« oder »Symptome« bezeichnen. Therapie besteht dann in der Unterstützung dabei, von dieser bestehenden, leidhaften Ordnung zu einer weniger leidhaften Ordnung zu kommen. In der mathematisch-technischen Literatur wird hier von *Phasenübergang* gesprochen (nach »phasis« = »Erscheinungsform«). Schiepek (1999) hat dafür den Begriff »Ordnungs-Ordnungs-Übergang« eingeführt, der für die Systemische Therapie eingängiger ist.

Um einen solchen Ordnungs-Ordnungs-Übergang zu erreichen (besser: zu unterstützen), muss die bisherige Ordnung erheblich verstört werden (dies entspricht der »Perturbation« in der Autopoiesekonzeption). Dies geschieht in technischen Systemen meist durch Energiezufuhr (z. B. Erhitzen), im Bereich kognitiv-interaktioneller menschlicher Systeme durch Informations- beziehungsweise Deutungsanreicherung (siehe unten: Personzentrierte Systemtheorie). Die damit erreichte Komplexität wird dann im zweiten Teil, wie bei der Emergenz, wieder verringert: Diese neu entstandene Ordnung (in der Regel nur auf bestimmte Prozessbereiche des Lebens und Erlebens bezogen) wird meist weniger leidvoll sein, da sie sich ja in Adaptation an die aktuellen Umgebungsbedingungen, das heißt die vorhandenen Anforderungen und Möglichkeiten, entwickelt.

3.4.2 Personzentrierte Systemtheorie

Eine spezifische Formulierung und Ausarbeitung der Synergetik für den humanwissenschaftlichen Bereich – und damit auch für die Systemische Therapie – ist die Personzentrierte Systemtheorie (zentrales Werk: Kriz, 2017). Viele konkrete Erläuterungen im vorangegangenen Text entspringen bereits der darin vorgenommenen Umsetzung.

Vier Prozessebenen: Ein Kern der Personzentrierten Systemtheorie liegt in der Betonung darauf, dass zum Verständnis der Vorgänge in klinischer Psychologie und Psychotherapie mindestens vier Prozessebenen unterschieden werden müssen. Diese Unterscheidung ist allerdings eine analytische, da real stets alle vier Ebenen zusammenwirken. Die üblicherweise auf psychische und interpersonelle Prozesse fokussierte Betrachtungsweise wird dabei um zwei weitere Prozessebenen ergänzt, nämlich die somatische und die kulturelle, sodass, in aller Kürze, folgende vier Ebenen unerlässlich sind (ausführlich in Kriz, 2017):

- *Psychische Prozesse:* Dies ist die zentrale Ebene, auf der Sinn und Bedeutung von den beteiligten Menschen generiert wird. Durch Wahrnehmungen und Handlungen ist der Mensch mit der Welt verbunden; durch Denk- und Fühlvorgänge bewertet er diese Prozesse und kann sich dabei selbst beobachten.
- *Interpersonelle Prozesse:* Hier geht es um die mikrosozialen Strukturen von Paaren, Familien oder Gruppen. Begriffe wie »Interaktionsmuster« oder »kommunikative Regeln« verweisen darauf, dass die Bedeutungen von Äußerungen und deren Beitrag zum Miteinander in gemeinsamer Interaktion ausgehandelt werden. Jede:r glaubt, um die Erwartungen der anderen zu wissen, und lässt sich davon beeinflussen oder gar leiten. Es ist ein Geflecht von gegenseitigen Unterstellungen, das sogar dann »die Realität« stabilisiert, wenn vieles daran nicht zutreffend ist.

Für menschliches (Er-)Leben sind diese beiden Prozessebenen zwar wichtig; jedoch sind sie eingebettet in zwei weitere Prozessebenen, nämlich:

- *Kulturelle Prozesse:* Menschen haben die Bedeutungen von Wörtern und Sätzen sowie von inneren Bildern über das Zusammenleben oder die Erwartungen von Mitmenschen nicht individuell, losgelöst von sozialen Zusammenhängen erfunden. Vielmehr vermitteln unterschiedliche Kulturen und Subkulturen Bedeutungen, welche die oben angesprochenen Prozesse erheblich beeinflussen. Auch aus Medien, Gesprächen mit Kolleg:innen am Arbeitsplatz oder anderen außerfamiliären Quellen fließen Hinweise über die Bedeutung des Geschehens im »Hier und Jetzt« mit ein. Vieles davon ist den Beteiligten nicht bewusst.

- *Körperliche Prozesse:* Übereinstimmend mit der Affektlogik von Ciompi (1982) betont auch die Personzentrierte Systemtheorie, dass in jedem Moment sowohl kognitiv-psychische als auch affektive Prozesse gleichzeitig im menschlichen Organismus ablaufen. Dabei bilden die affektiven Prozesse wegen der langsameren Veränderung biochemischer Parameter die Rahmung für die schnell veränderbaren kognitiven Prozesse mit ihrer bioelektrischen Basis. Konzepte wie »felt sense« (gefühlte Bedeutung), oder »Achtsamkeit« verweisen auf die große Relevanz von implizitem Wissen in unserem Organismus, das aus den frühen Erfahrungen wie auch aus evolutionär herausgebildeten Strukturen des Gehirns stammt.

Stabilität, Instabilität und das Zusammenwirken der vier Prozessebenen: Symptome und Probleme, mit denen Menschen in die Psychotherapie kommen, werden als überstabile Prozessmuster beziehungsweise Ordnungen verstanden. Diese waren zumeist in früheren Entwicklungsphasen angemessen und funktionell, haben sich aber nicht mehr an neue Bedingungen adaptiert. Denn menschliche Entwicklung – sowohl auf der Ebene des Einzelnen als auch in sozialen Systemen – besteht darin, dass immer wieder gut wirksame prozessuale Muster aufgegeben werden müssen, weil sich neue Entwicklungsaufgaben stellen. Beispielsweise sind auf familiärer Ebene jeweils andere Interaktionsmuster nötig, je nachdem, ob ein Kind gerade geboren wurde, in den Kindergarten oder in die Schule geht, in die Pubertät kommt, eine Berufsausbildung beginnt usw. Ähnliches gilt für die Organisation der psychischen Prozesse des Kindes selbst. In der Psychotherapie ist daher die Frage nach Stabilität – beziehungsweise Überstabilität – sowie nach Veränderung und neuer Adaptation an Entwicklungsaufgaben zentral.

Systemische Interventionen zielen besonders auf die Prozesse der psychischen und der interpersonellen Ebene. Jedoch stellen für jede Ebene die jeweils drei anderen die Umgebungsbedingungen dar. So müssen für die Frage der (Überstabilität) eines interaktiven Musters und dessen Veränderung sowohl die psychischen als auch körperlichen und die kulturellen »Gegebenheiten« (das heißt deren Prozessmuster) berücksichtigt werden. Stets spielen somit die Prozesse aller vier Ebenen zusammen. Die vielfachen Verschränkungen werden deutlich, wenn man sich klarmacht, dass man seine innersten und intimsten Gefühle (Erste-Person-Perspektive) nur dadurch selbst verstehen kann, dass man die »Kulturwerkzeuge« (Dritte-Person-Perspektive) auf sich selbst anwendet (siehe Abbildung am Anfang dieses Kapitels).

Sinnattraktoren: Als Modell für das Verständnis dieser Phänomene dient zwar die Synergetik mit ihren Konzepten von dynamischer Stabilität beziehungsweise Ordnung sowie von Attraktoren mit Bottom-up- und Top-down-Dynamiken und deren Veränderung. Im Gegensatz zur naturalistischen Synergetik geht es in der Personzentrierten Systemtheorie aber nicht um energetische, sondern um psychosoziale Phänomene, bei denen Sinn und Bedeutung essenziell sind. Es geht also um *Sinnattraktoren* – das heißt überstabile Beschreibungen, Deutungen und Verstehensweisen der Motive und Handlungen anderer beziehungsweise eigener innerer und äußerer Lebensprozesse. Aufgabe von Psychotherapie ist es demnach, diese Sinnattraktoren – die sich als Symptome und Probleme bei psychischen und interaktiven Prozessen zeigen – in ihrer Veränderung und neuen Adaptation an die veränderten Entwicklungsaufgaben zu unterstützen. Dies geschieht in einem Ordnungs-Ordnungs-Übergang, bei dem (leidvolle) Ordnungen destabilisiert werden, sodass neue Ordnungen entstehen können, die den neuen Bedingungen besser gerecht werden.

Angemessene Verstörung: Diese Destabilisierung bisheriger Verstehens- und Deutungsmuster, die das eigene Handeln und die interpersonellen Muster ebenfalls in ihrer Adaptation behindern, geschieht durch Anreicherung mit Deutungs- und Verstehenskomplexität. Dafür gibt es in der Systemischen Therapie viele Vorgehensweisen – z. B. Reframing, paradoxe Interventionen, lösungsorientierte Vorgehen, Reflecting Teams usw. (▸ Kapitel 12 und 13). Letztlich lassen sich fast alle psychotherapeutischen Interventionen als eine solche Verstörung bisheriger Deutungsmuster verstehen – von den psychodynamischen Deutungen über neue Erfahrungen und deren kognitive Einbettung bis hin zu sokratischem Dialog oder selbst Expositionstherapie (mit der Erfahrung: »Ich sterbe dabei nicht« und der Umdeutung körperlicher Empfindungen). Die Personzentrierte Systemtheorie betont mit dem Konzept der *angemessenen Verstörung*, dass es sich stets um eine Gratwanderung handelt: Eine zu geringe Verstörung bewirkt gegebenenfalls nichts, weil sich das System wieder restabilisiert, eine zu große Verstörung hat hingegen die Gefahr des Therapieabbruchs beziehungsweise eines noch rigideren Festhaltens am Bisherigen (als Abwehr vor der zu großen Bedrohung).

Komplementarität von »objektiver« Beschreibungsperspektive und dem Erleben des Menschen als Subjekt: Naturwissenschaftliche Objekte haben weder die Fähigkeit, ihre Situation zu reflektieren und zu deuten, noch entsprechend zu handeln. Dementsprechend geht es in der naturwissenschaftlichen Synergetik primär um das Verhältnis des selbstorganisierenden Systems und seiner Umgebung. Dies sieht im Bereich des Menschlichen grundsätzlich anders aus, da Menschen nicht nur interagieren, sondern sich auch ihre eigenen Gedanken darüber machen. Und dies gilt in der Therapie besonders für das, was Therapeut:innen ihren Klient:innen (an)bieten.

Daher stellt sich stets die Frage, ob es bei der Betrachtung eines Systems um jene Umgebungsbedingungen geht, wie sie Beobachter:innen (oder Wissenschaftler:innen, Therapeut:innen) beschreiben, oder um jene Bedingungen, wie sie von den betroffenen Klient:innen selbst erlebt werden. Diese Frage nach der Perspektive wurde bereits vor hundert Jahren von der Biosemiotik diskutiert und führte in Bezug auf die Welt der Tiere zur Unterscheidung zwischen Umgebung und Umwelt (von Uexküll, 1909/1980). So leben alle Tiere auf einer »Sommerwiese« zwar in derselben Umgebung (Wiese), aber jedes – und besonders jede Art – in seiner eigenen Umwelt, welche wesentlich durch seine Sinnesorgane, Effektoren und Gehirn bestimmt ist. Für den Bereich des Menschlichen wird in Anlehnung an Husserl statt »Umwelt« der Begriff *»Lebenswelt«* bevorzugt. Diese ist vor allem durch einen unerschöpflichen Vorrat an intersubjektiv vereinbarten Symbolen geprägt, was aus dem Menschen ein »animal symbolicum« (Cassirer, 1923–1929/2010, 1960) macht.

Dieser wesentliche Unterschied zwischen »objektiver« und subjektiver Perspektive lässt sich anhand von Begriffspaaren wie »Befund versus Befindlichkeit« oder »Bedarf versus Bedürfnis« verdeutlichen: Die objektiven Befunde der Diagnostik hängen oft wenig mit den Befindlichkeiten des Subjekts zusammen. So zeigte sich beispielsweise, dass die medizinischen Parameter nahezu gen null mit den Befindlichkeiten von schwer asthmatischen Jugendlichen korrelieren (Kriz, 1994). Das gilt auch für den objektiv festgestellten (oder amtlich vorgeschriebenen) Bedarf eines Menschen im Gegensatz zu dessen Bedürfnissen. Beide Perspektiven sind zum Verständnis klinischen Geschehens beziehungsweise Psychotherapie wichtig und lassen sich nicht gegeneinander ausspielen. Viele Konzepte wie »Stress« oder »Ressourcen« werden allerdings oftmals vor allem aufgrund von »objektiven« Faktoren beschrieben, während für das Erleben und Handeln des Subjekts andere Aspekte relevant wären. Grundsätzlich gilt: Die »Welt«, wie wir sie beschreiben, und die »Welt«, wie wir sie erleben, sind zwei komplementäre Perspektiven.

3.4.3 Kleine Begriffstabelle zur Synergetik

Abschließend sind einige zentrale Begriffe der synergetischen Systemtheorie nochmals in Tabelle 1 zusammengestellt.

Tabelle 1: Einige zentrale Begriffe der synergetischen Systemtheorie

Synergetischer Fachbegriff	Inhaltliche Bedeutung	Seite
Attraktor	Muster/Ordnung/Struktur, (z. B. »Familienstruktur«, »Symptom«, »Problem«), entwickelt sich selbstorganisiert in einem Prozess aufgrund von (innersystemischen) Rückkopplungen und (außersystemischen) Umgebungsbedingungen	67 ff.
Sinnattraktor	Begriff in der Personzentrierten Systemtheorie: Attraktor in Prozessen, bei denen es um Sinn und Bedeutung geht (z. B. Verstehen des Partners, Interpretation der Handlungen von jemandem, Deutung von Phänomenen zu »Symptomen«, »Problemen«, »Alltagsstress« …)	72
Emergenz	Selbstorganisierte Bildung einer dynamischen Ordnung (Muster, Regelmäßigkeit, Attraktor)	67
Autokatalyse	Selbstverstärkung: z. B. wenn man der Partnerin misstraut und (daher) weitere Handlungen von ihr in diesem Sinne interpretiert, was das Misstrauen verstärkt	68
Umgebungsbedingungen	Alles, was von »außen« auf das System wirkt (nicht »räumlich« zu verstehen: Für die Interaktion eines Paares sind unter anderem Einflüsse des Arbeitsplatzes wie auch psychische Prozesse »Umgebung«, für psychische Prozesse unter anderem hormonelle Zustände oder die Interaktionen). Beachtet werden muss dabei die Komplementarität der Perspektiven des Subjekts vs. externer Beobachter.	58 f., 68 ff., 72 f.
Ordnungs-Ordnungs-Übergang (»Phasenübergang«)	(Selbstorganisierter) Übergang von einem Attraktor in einen anderen aufgrund von Veränderung der »Umgebungsbedingungen« (Kontrollparameter). Dies zu fördern ist Ziel Systemischer Therapie	69, 72
Ordnungsparameter	Formal-mathematische Beschreibung des Attraktors (veranschaulicht: »Wirkkräfte« innerhalb des Systems, auch »Ordner« genannt)	67 f.
Kontrollparameter	Formal-mathematische Beschreibung der auf das System wirkenden »Umgebungsbedingungen«	67 f.

Fragen zu Kapitel 3

1. Was haben soziologische Systemtheorie und Synergetik gemeinsam, worin unterscheiden sie sich?

2. Was versteht man unter einem Attraktor?

3. Was ist ein Ordnungs-Ordnungs-Übergang?

4. Wie ist das Verhältnis von Synergetik zur Personzentrierten Systemtheorie?

5. Was meint Autopoiese?

6. Nennen Sie ein Beispiel für einen (hinreichend) linear-kausalen Zusammenhang und ein Beispiel für einen nichtlinearen Zusammenhang.

7. Was ist im systemischen Ansatz mit Ordnungs-Ordnungs-Übergängen gemeint?
   a. Zur Bewältigung bedrohlicher Ordnungs-Ordnungs-Übergänge gehört die Wiederherstellung einer bis dato stabilen Ordnung.
   b. In Ordnungs-Ordnungs-Übergängen ersetzt eine Subgruppe alte systematische Normen und Werte durch neue.
   c. Ordnungen regeln das soziale Verhalten und beinhalten keine Hinweise zu systemkonformem intrapsychischem Fühlen und Denken.
   d. Ordnungs-Ordnungs-Übergänge führen von einem temporär stabilen Ordnungszustand zu einem anderen.
   e. Ordnungs-Ordnungs-Übergänge bezeichnen solche von funktional gesunden zu dysfunktionalen krankhaften Ordnungen.

8. In der Personzentrierten Systemtheorie werden vier Prozessebenen unterschieden. Welche Prozessebene wird *nicht* dazugezählt?
   a. Psychische Prozesse
   b. Interpersonelle Prozesse
   c. Kommunikative Prozesse
   d. Kulturelle Prozesse
   e. Körperliche Prozesse

9. Mit welchem Begriff bezeichnet die Synergetik, wenn sich im prozessualen Geschehen selbstorganisiert eine Ordnung herausbildet?
   a. Autopoiese
   b. Kybernetik
   c. Pertubation
   d. Autokatalyse
   e. Emergenz

10. Welche der folgenden Beschreibungen bezeichnet am ehesten einen Sinnattraktor so, wie er in der Synergetik und der Personzentrierten Systemtheorie verstanden wird?
    a. Er ist ein Verfahren zur Differenzierung einer Diagnose, damit die Therapeutin eine sichere Annahme erhält, mit der sie arbeiten kann.
    b. Er meint die überstabilen Beschreibungen, Deutungen und Verstehensweisen der Motive und Handlungen anderer beziehungsweise eigener innerer und äußerer Lebensprozesse.
    c. Er meint die selbstorganisierte Bildung einer dynamischen Ordnung in einem dynamischen Prozess.
    d. Er beschreibt alles, was auf ein System von außen einwirken kann und in der relevanten Umwelt als bedeutsam erachtet wird.
    e. Er meint das Zusammenspiel von Mikro- und Makroebene in der Synergetik.

11. Die Autopoiesetheorie wurde von den Biologen Maturana und Varela bekannt gemacht und anfänglich für die Zellbiologie beschrieben. Was meint die Autopoiesetheorie, welche der folgenden Beschreibungen trifft am ehesten zu?
    a. Gemeint ist damit, dass die Therapeut:innen nicht außerhalb der familiären Interaktion stehen können, sondern immer auch Teil eines umfassenden Systems sind.
    b. Meint am ehesten, wie Systeme sich aus sich selbst heraus, also selbstorganisiert aufrechterhalten und dabei ständig selbst herstellen.
    c. Gemeint ist damit das Zusammenspiel zwischen einer psychischen Störung und den Interaktionen in einem System.
    d. Meint am ehesten den zielgerichteten Prozess einer durch die therapeutische Person veranlasste Intervention in ein System hinein.
    e. Meint am ehesten alle in einem System angeregten Affekte, die in einem therapeutischen Prozess auftreten können.

12. In den Prozessen eines Systems führen bestimmte, sich wiederholende Interaktionen oder Operationen zu einem dynamisch stabilen Systemzustand, dessen Struktur bzw. Ordnung eine erhebliche Reduktion der Komplexität darstellt. Welcher der folgenden Begriffe wird im systemischen Ansatz dafür am ehesten verwendet?
    a. Attraktor
    b. Autopoiese
    c. Emergenz
    d. Iteration
    e. Joining

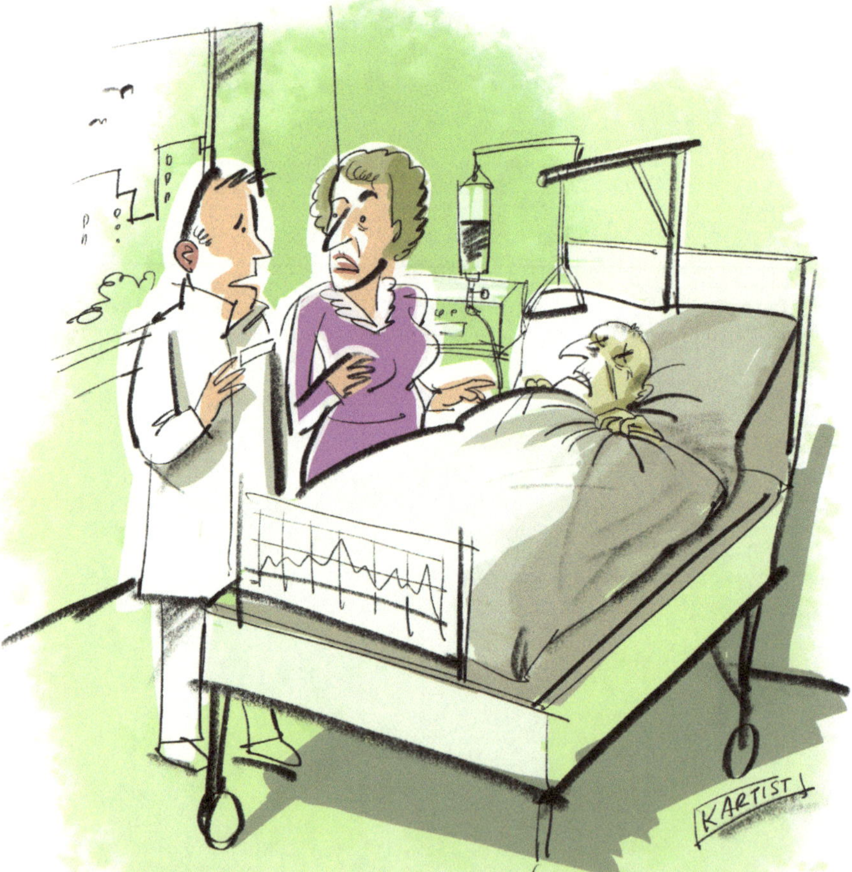

„Ihr Mann ist an Herzversagen gestorben!“
„Oh, dann hatte er doch eins?“

4 Methodentheorie und Wirkfaktoren

Ulrike Borst, Christina Hunger-Schoppe, Sebastian Baumann und Matthias Ochs

In diesem Kapitel wird die Leserin und der Leser auf eine Reise durch Geschichte und aktuelle Debatten der Psychotherapieforschung mitgenommen, um dann zu zeigen, dass die systemtheoretischen Vorstellungen über Therapiewirkungen sich sehr gut in diesen Forschungszweig einfügen (und umgekehrt).

4.1 Einordnung und Prämissen

Wirksamkeit unabhängig vom Verfahren? Historisch gesehen hat sich die Psychotherapieforschung seit den 1950er Jahren rasant entwickelt: Von Zweifeln an der Wirksamkeit (Eysenck, 1952) über erste Metaanalysen zur absoluten Wirksamkeit (z. B. Smith u. Glass, 1977) zu Metaanalysen über Wirksamkeitsvergleiche zwischen Verfahren (relative Wirksamkeit, z. B. Wampold et al., 1997). Seither besteht in der Forschungslandschaft weitgehende Übereinstimmung, dass der »Schulenstreit« beizulegen und das »Dodo-Bird-Verdikt« gültig sei. Das heißt, die Therapieverfahren der vier Grundorientierungen (psychodynamisch, behavioral, humanistisch, systemisch; Kriz, 2014d) sind, wenn sie lege artis angewandt werden, im Mittel gleich wirksam, weisen allerdings differenzielle Effekte auf.

Psychotherapie im Allgemeinen ist wirksam: Zahlreiche Metaanalysen, die verschiedene Behandlungen und Patient:innengruppen umfassen, belegen (Pfammatter, Junghan u. Tschacher, 2012; Wampold, Imel u. Flückiger, 2018):

- Effektstärken von 0.75 bis 1.11 bei Vergleich mit unbehandelten Kontrollgruppen und
- Effektstärken von 0.42 bis 0.58 bei Vergleich mit Placebobedingungen,
- gegenüber Effektstärken von 0.10 bis 0.20 bei spontaner Remission und
- gegenüber Effektstärken von 0.10 bis 0.30 bei verschiedenen Placeboformaten.

Kritisch anzumerken ist, dass viele eingeschlossene Studien so schwerwiegende Mängel aufweisen, dass die Effektstärken nach unten korrigiert werden müssten und dann mit 0.3 bis 0.5 nur noch als gering bis mittel einzustufen sind (vgl. z. B. Leichsenring, 2019). Noch zu wenig erforschte Aspekte sind: die hohe Rate an »Non-Respondern«, die Drop-out-Raten sowie negative Effekte/unerwünschte Wirkungen.

Wirkfaktoren und Wirkmechanismen: Bereits die geringeren Effektstärken bei Vergleich mit Placebobedingungen weisen darauf hin, dass z. B. Erwartungseffekte, aber auch Effekte des persönlichen Kontakts mit einer helfenden Person einen positiven Effekt haben könnten. Die Psychotherapieforschung, die heute vor allem auf Wirkfaktoren fokussiert, bestätigt dies. Es sind zu einem großen Teil die sogenannten, in allen Verfahren vorkommenden allgemeinen Wirkfaktoren, die die Wirksamkeit der Psychotherapien erklären. Spezifische Wirkfaktoren der unterschiedlichen Verfahren haben ebenfalls beachtliche Effektstärken (DeRubeis, Brotman u. Gibbons, 2005), werden aber in ihrer Abgrenzung zu den allgemeinen Wirkfaktoren kritisch diskutiert (siehe unten). In letzter Zeit wird zunehmend dafür plädiert, Wirkmechanismen (z. B. Rief, 2019) zu erforschen und daran, im Sinne einer Kompetenzorientierung, Aus- und Weiterbildungen von Psychotherapeut:innen auszurichten.

Studien zur Wirksamkeit der Systemischen Therapie: Es entspricht also aus Warte der Psychotherapieforschung einem Anachronismus, wenn die bundesdeutsche Richtlinienpsychotherapie immer noch großen Wert auf die Definition der Verfahren legt und deren (relative) Wirksamkeit belegt sehen will, um ein Verfahren wissenschaftlich und damit berufsrechtlich anzuerkennen beziehungsweise sozialrechtlich zuzulassen und damit zur Pflichtleistung der gesetzlichen Krankenversicherung zu machen. Dieser strikten Verfahrensorientierung sind die humanistischen Ansätze, darunter die Personzentrierte Psychotherapie, zum Opfer gefallen, obwohl viele grundlegende Konzepte und Studien zu Wirkfaktoren aus diesem Ansatz stammen. Die Systemische Therapie hat dagegen als erstes Verfahren seit 1999, als das Psychotherapeutengesetz in Kraft trat, ihre Wirksamkeit für die meisten psychischen Störungen bei Erwachsenen nachweisen können (IQWiG, 2017) und wurde in der Folge Kassenleistung für Erwachsene (Carr, Pinquart u. Haun, 2020; ▸ Kapitel 14). Obwohl auch die Wirksamkeit bei Kindern und Jugendlichen im Gutachten des Wissenschaftlichen Beirats Psychotherapie (WBP) von 2008 bestätigt wurde, ist erst im Sommer 2021 durch den GBA die Überprüfung für die sozialrechtliche Anerkennung angestoßen worden. Die Wirksamkeitsnachweise bauen aber auf Prämissen auf, die aus Sicht der Psychotherapieforschung und ganz besonders aus systemtheoretischer Perspektive fragwürdig sind.

Kritik am medizinischen Modell: Das medizinische Modell der Psychotherapie basiert auf der Klassifikation von Störungen (Diagnosen), auf spezifischen Störungsmodellen und auf der Ableitung spezifischer Interventionen in definierter Dosierung als »Wirkstoff« einer störungsspezifischen Behandlung. Die Methodenkritik an den Studien der Psychotherapieforschung, die auf einem medizinischen Modell und daraus abgeleiteten Grundsätzen der Evidenzbasierung (▸ Kapitel 14) beruht, ist vielfältig. Ein zentraler Kritikpunkt ist, dass die Idee des »Wirkstoffs« nicht auf die Psychotherapie übertragbar ist. In der Psychotherapie zeigt sich vielmehr, dass der »Wirkstoff« nicht, wie es eine einfache Analogie nahelegen würde, aus spezifischen Interventionen besteht. Denn entsprechende Studien zeigen, dass Therapieerfolg auch dann eintreten kann, wenn man die nach Auffassung der jeweiligen Verfahrensvertreter:innen wichtigsten Interventionen weglässt. Wampold et al. (2018) leiten daraus ihr »kontextuelles Metamodell« der Psychotherapie ab, das in diesem Kapitel noch ausführlicher dargestellt wird. An dieser Stelle sollen aber die aus systemischer Perspektive kritischen Punkte zu den Grundannahmen der vorherrschenden Forschungsdesigns (der RCT-Studien) angemerkt werden (ausführlich in ▸ Kapitel 14):

- Objektivität ist eine Illusion (Buchholz, 2017), denn die Beobachter:innen sind Teil des Geschehens; dies inkludiert stets auch die Wahl des Forschungsdesigns und seiner statistischen Auswertungsoptionen.
- Die »isolierte Bedingungsvariation« ist ein wichtiges Prinzip in experimentellen Designs. In der Psychotherapie sind aber eine Fülle von Person-Umwelt-Interaktionen relevant, die in diesen Designs nicht kontrolliert werden (Kriz, 2014d, 2021).
- Eine lineare Kausalität zwischen »unabhängiger Variable« (UV) und »abhängiger Variable« (AV), deren Annahme den experimentellen Designs inhärent ist, ist für die Psychotherapie eine unrealistische Modellannahme; der Mensch ist als nicht-triviales System zu betrachten (Stichwort: Nichtinstruierbarkeit). Seine Deutungen der Realität interagieren mit der UV in der Regel so stark, dass sie keinesfalls als »unabhängig« gelten kann.

Erstes Modell zu allgemeinen Wirkfaktoren bei J. D. Frank: Bereits Frank (1961/1966) sowie Frank und Frank (1991) beschrieben allgemeine Wirkfaktoren. Ausgangslage war die Beobachtung, dass Menschen Psychotherapie aufsuchen, weil sie demoralisiert sind und nicht mehr glauben, dass die eigenen Bewältigungsstrategien zum Erfolg führen. Psychische Symptome sind zwar im Hintergrund, aber nicht der Hauptanlass. Allen wirksamen Psychotherapien seien folgende Komponenten gemeinsam:

- eine emotionale, vertrauensvolle Beziehung zu einer helfenden Person,
- eine heilungsfördernde Umgebung als Kontext dieser Beziehung,

- eine Behandlungstheorie (»Mythos der Heilung«) im Sinne eines nachvollziehbaren, konzeptionellen Schemas, was sowohl laientheoretisch als auch wissenschaftlich fundiert erscheint,
- eine Behandlungsprozedur (»Ritual«) mit Bezug zur Behandlungstheorie, die die aktive Beteiligung sowohl der Patient:innen als auch der Therapeut:innen erfordert.

Therapeut:innen, die diese Komponenten berücksichtigen,

- wirken durch die vertrauensvolle Beziehung den Überzeugungen der Patient:innen, sie seien vereinsamt und entfremdet, also der Demoralisierung, entgegen,
- erhalten die Erwartung der Patient:innen aufrecht, dass ihnen geholfen wird,
- bieten neue Lernerfahrungen an,
- aktivieren während der Therapie die Emotionen der Patient:innen,
- stärken die Überzeugung, Herr:in der Lage zu werden, und damit generell die Selbstwirksamkeit der Patient:innen,
- stellen Möglichkeiten für die Erprobung bereit.

Weiterentwicklungen bei Grawe und Orlinsky: Grawe, Caspar und Ambühl (1990), Grawe (1998) und Caspar und Belz (2017) betonen den dimensionalen Charakter der allgemeinen Wirkfaktoren (Bewältigungs- und Klärungserfahrungen, Ressourcenaktivierung, Problemaktualisierung), die sie aus zahlreichen Metaanalysen extrahiert haben. Außerdem vertreten sie die Ansicht, dass die überdauernden, hierarchisch gegliederten (Lebens-)Ziele und Bedürfnisse der Patient:innen thematisiert werden sollten (»motivationale Klärung«), da sie häufig zu leidbringenden Verhaltensmustern führten. Orlinsky, Ronnestad und Willutzki (2004) entwickelten ein generisches Prozessmodell der Psychotherapie mit den Prozessebenen »interpersonelle Aspekte« (darunter fallen z. B. Therapieallianz und Zielkonsens), »intrapersonelle Aspekte« (z. B. Besserungs- und Selbstwirksamkeitserwartungen, Veränderungsbereitschaft) und »klinische Aspekte« (z. B. korrektive Erfahrung, Klärung, Problembewältigung). Auf diesen Prozessebenen sind sowohl allgemeine Wirkfaktoren als auch Therapietechniken angesiedelt, die – so die Annahme – aufeinander ein- und miteinander zusammenwirken (Pfammatter u. Tschacher, 2012, 2016).

… und die Spezifitätsfrage: Die Debatte darüber, ob den spezifischen Techniken oder aber den allgemeinen Wirkfaktoren eine stärkere therapeutische Bedeutung zukommt, wurde zeitweise zum Brennpunkt der Diskussion über die Wirkungsweise von Psychotherapie (z. B. Ahn u. Wampold, 2001; DeRubeis et al., 2005; Mulder, Murray u. Rucklidge, 2017). Die Verfechter:innen der Idee, dass Wirksamkeitsunterschiede zwischen verschiedenen Psycho-

therapieverfahren bestehen und dass die Verfahren als unterschiedlich gut empirisch fundiert zu gelten haben (z. B. Hofmann u. Barlow, 2014), plädieren für methoden- oder störungsspezifische Therapietechniken. Der Begriff »spezifisch« bezieht sich auf die Ableitung der Technik aus einem bestimmten Therapie- oder Störungsmodell. Spezifische Techniken werden vor dem Hintergrund der jeweiligen Veränderungstheorie des Psychotherapie- oder Störungskonzepts als die entscheidenden therapeutischen »Zutaten« betrachtet (DeRubeis et al., 2005). Die dichotome Gegenüberstellung allgemeiner Wirkfaktoren und spezifischer Techniken erscheint aber aus mehreren Gründen zunehmend fragwürdig:

- Zum einen sind manche als (methoden-)spezifisch bezeichnete Wirkfaktoren gar nicht so spezifisch: So werden z. B. Menschen mit Angststörungen in allen Therapieverfahren dazu ermutigt, sich den angstauslösenden Situationen zu stellen und sie nicht zu vermeiden, unabhängig davon, wie die jeweilige Therapietheorie das begründet (vgl. Lambert u. Kleinstäuber, 2016).
- Zum anderen wirken allgemeine Wirkfaktoren und Therapietechniken auf allen Prozessebenen, sowohl auf den Ebenen des psychotherapeutischen Prozesses (vgl. Orlinsky, Ronnestad u. Willutzki, 2004; Pfammatter u. Tschacher, 2012, 2016) als auch im Sinne der Prozessebenen der Personzentrierten Systemtheorie (▸ Kapitel 3) kontinuierlich aufeinander ein und zusammen.

Hier schließen sich die Kritik an der bisherigen Forschung und weiterführende Überlegungen der Personzentrierten Systemtheorie zu den Wirkungen Systemischer Therapie nahtlos an:

Methodische Zweifel an der Forschung zu Wirkfaktoren: Kritisch für den Begriff des Wirkfaktors und an dem Ansatz der Wirkfaktorenforschung ist die Erkenntnis, dass viele Wirkungseinflüsse nicht-linear zusammenwirken, womit eine wichtige Prämisse multifaktorieller (varianz- oder faktorenanalytischer) Studiendesigns und Erklärungsmodelle hinfällig wird. Die systemtheoretische Sicht auf (Wechsel-)Wirkungen dagegen geht von nicht-linearen Dynamiken aus, die auch für systemtherapeutische Annahmen gelten und sich mit der (nicht nur systemischen!) klinischen und therapeutischen Erfahrung decken. Aus systemischer Sicht sind deshalb die Wirkungen von Interventionen so schwer vorhersagbar und die Wirkungen von Ausgangsbedingungen und Kontextvariablen so groß. Versuche, solche nicht-linearen Systemdynamiken in der Psychotherapie mathematisch zu modellieren, unternimmt z. B. Schiepek (2020). Trotz dieser Kritik an der Wirkfaktorenforschung sollen weitere »Faktorenbündel« nicht unerwähnt bleiben:

Patientenbezogene/extratherapeutische Faktoren bei Lambert: Nach Lambert (2013) sind neben den allgemeinen Faktoren (Empathie, Wärme, Akzeptanz, Ermutigung zu Risiken) die extratherapeutischen Faktoren für den Therapieerfolg sogar mindestens genauso entscheidend. Dazu gehören Ereignisse, die außerhalb der Therapie stattfinden und entweder indirekt mit der Therapie verbunden (z. B. ein klärendes Gespräch mit der Ehefrau, Wiederaufnahme eines alten Hobbys) oder aber ganz unabhängig davon sind (z. B. unerwarteter Tod eines nahen Angehörigen, Ortswechsel, Beförderung). Obwohl die von Lambert (2013) angegebenen Zahlen methodenkritisch hinterfragt werden müssen, zeigt diese Erweiterung der Perspektive auf außertherapeutische Faktoren, wie wichtig der – mindestens gedankliche – Einbezug des sozialen Umfelds und der Lebenswelten der Patient:innen in die Therapie werden kann. Zudem wird deutlich, dass die Grenze zwischen lebensweltlich orientierter psychosozialer (systemischer) Beratung und (systemischer) Psychotherapie nicht zu scharf gezogen werden sollte (vgl. Ochs, 2020b).

Die Therapeut:innenrolle: Der Anteil der einzelnen Therapeut:innen an der Wirkung der Therapie ist höher, als im medizinischen Modell zu vermuten wäre (Wampold et al., 2018, S. 207 ff.). Eine wesentliche Rolle spielt die »allegiance«, also die Überzeugtheit, dass die gerade eingesetzte therapeutische Maßnahme die richtige ist. Orlinsky und Rønnestad (2009) beschreiben, wie die Einstellung der Therapeut:innen in Bezug auf ihr eigenes Handeln einen positiven oder aber auch negativen Kreislauf in Gang setzen kann und sich entsprechend auf den Behandlungserfolg auswirkt. Ein positives Engagement bedeutet Offenheit, sich auf bestätigende Beziehungen mit den Patient:innen einzulassen, ein hohes Maß an empathischer Kommunikationsfähigkeit und flowähnliche Gefühle während der Sitzungen mit einem allgemeinen Gefühl von Wirksamkeit und Möglichkeiten, konstruktiv mit auftauchenden Schwierigkeiten umzugehen. Im Gegensatz dazu stehen ein Engagement voller Stress und Unsicherheit, zunehmende Zweifel an Behandlungserfolgen, Schwierigkeiten in der Arbeit und unkonstruktive Reaktionen im eigenen Erleben, Problembewältigung durch Vermeidung, Gefahr der Stagnation sowie dominierende Gefühle von Langeweile und Ängstlichkeit während der Sitzungen. Das könnte eine Erklärung dafür sein, dass Anfänger:innen häufig gute Erfolge haben und die eigene Wirksamkeit nicht unbedingt allein mit der Erfahrung größer wird (Goldberg et al., 2016; Owen, Wampold, Kopta, Rousmaniere u. Miller, 2016; Tracey, Wampold, Lichtenberg u. Goodyear, 2014).

Entwicklung als Therapeut:in, Aufbau von Expertise: Es gibt ganz unterschiedliche Verläufe in der Entwicklung von Therapeut:innen: Manche erzielen beständig schlechte Ergebnisse, manche sind und bleiben erfolgreich, manche werden besser, manche werden schlechter (Castonguay u. Hill, 2017). Erfolgreiche Therapeut:innen können bei ihren Patient:innen eine zehnmal schnellere Veränderung verzeichnen als der Median der Stichprobe (Okiishi, Lambert, Nielsen u. Ogles, 2003). Um als Therapeut:in besser zu werden, scheint es notwendig zu sein, die eigenen praktischen Erfahrungen kontinuierlich zu reflektieren

- in Supervisionen von Fällen, in denen Unerwartetes und unerwünschte Nebenwirkungen aufgetreten sind und die Therapeut:innen meinen, »Fehler« gemacht zu haben (Bauer u. Weinhardt, 2020),
- mit Practitioner-Research-Ansätzen, in denen das Feedback der Patient:innen systematisch in die Planung und Evaluation der Therapie einbezogen wird (vgl. Ochs, Hornová u. Goll-Kopka, 2020).

Welche Therapeut:innen sind erfolgreicher als andere? Was erfolgreiche Therapeut:innen anders machen als ihre weniger erfolgreichen Kolleg:innen, ist Gegenstand von Querschnittsstudien (z. B. Willutzki, Reinke-Kappenstein u. Hermer, 2013):

- Allgemeine Merkmale wie Alter, Geschlecht, Grundberuf und Persönlichkeitsmerkmale scheinen keinen wesentlichen Einfluss zu haben.
- Ähnliche Einstellungen von Therapeut:in und Patient:in z. B. hinsichtlich Religiosität, Geschlechterrollen usw. können sich positiv auf die therapeutische Beziehung auswirken.
- Eine geringe Burn-out-Neigung der Therapeut:innen beeinflusst das Therapieergebnis günstig.
- Eine psychosoziale statt einer biologischen Grundorientierung bezüglich der zu behandelnden Störung scheint sich ebenfalls gewinnbringend auszuwirken.

Ein hohes interpersonelles Funktionsniveau, auch auf Ebene der nonverbalen Kommunikation, innerhalb der Sitzungen verspricht besonders erfolgreich zu sein. Dazu gehören:

- ein sicheres Bindungsmuster (mit positiven Effekten auf das therapeutische Arbeitsbündnis, indem es z. B. mehr Wärme und Einfühlung erlaubt, und geringer Anfälligkeit für Gegenübertragungsreaktionen),
- die Fähigkeit, emotionale Vertrautheit zu den Patient:innen aufzubauen und auftretende Konflikte in dieser Beziehung zu bewältigen beziehungsweise zu lösen,
- eine angemessene Selbstöffnung.

Es ist eher der flexible Zugriff auf das Methodenrepertoire als die Manualtreue, aber auch die Bereitschaft, für die Vor- und Nachbereitung der Therapiestunden Zeit für Reflexion zu haben, die zielführend ist (vgl. Miller, 2015).

Schädliches Verhalten: Es wurde auch Therapeut:innenverhalten beschrieben, das sich eher schädlich auf die Beziehung auswirkt (Norcross, 2011; Willutzki et al., 2013):

- überwiegend konfrontatives Verhalten,
- negative Prozesse im Sinne feindseligen, abwertenden, kritisierenden, zurückweisenden oder Schuld zuschreibenden Verhaltens,
- Vermutungen der Therapeut:innen über die Beziehungszufriedenheit und die Therapiefortschritte aus Patient:innensicht (anstelle direkten Nachfragens),
- Zentrierung auf die eigene Person statt vorrangiger Beachtung der Patient:innenerfahrungen,
- Rigidität im Sinne exzessiver Strukturierung der Therapie oder dogmatischer Methodenbeschränkung,
- methodenfixiertes Vorgehen, ohne die Therapie auf die speziellen Bedürfnisse der Patient:innen zuzuschneiden (Willutzki et al., 2013, S. 432).

Nodop und Strauss (2013) ermittelten Kriterien für mangelnde therapeutische Eignung, indem sie Leitungen von Psychotherapieausbildungsgängen befragten. Am häufigsten wurden genannt: psychische Instabilität/Störung, mangelnde Introspektions-/Reflexionsfähigkeit, Empathiemangel sowie mangelnde Interaktionskompetenz.

Brüche in der Psychotherapie: Goldsmith (2012) untersuchte den Einfluss von Brüchen in der Psychotherapie. Damit sind Situationen gemeint, in denen sich Patient:innen unverstanden oder angegriffen fühlen und verärgert sind. Wenn solche Momente erkannt und besprochen werden, geht eine geringe Zahl solcher Brüche mit einem besseren Outcome einher als Therapien ohne Brüche. Ungünstig ist es hingegen, wenn Brüche nicht erkannt und angesprochen werden oder zu häufig vorkommen.

Integration – das kontextuelle Metamodell bei Wampold und Imel: Aus einem umfassenden kritischen Rück- und Überblick über 65 Jahre Psychotherapieforschung entwickelten Wampold und Imel (2015) und Wampold et al. (2018) das kontextuelle Metamodell, dessen Überlegenheit über das medizinische Modell (siehe oben) aufgezeigt wird und das die wichtigsten »Wege der sozialen Heilung« (Wampold et al., 2018, S. 87) aufzeigt. Sobald eine Arbeitsbeziehung etabliert ist, kann über folgende drei Pfade Symptomreduktion und verbesserte Lebensqualität erreicht werden (siehe Abbildung 6):

1. Die »echte Beziehung« zwischen Therapeut:in und Patient:in zeichnet sich dadurch aus, dass zwei Menschen sich gegenübersitzen, die eine vertrauliche emotionale Beziehung zueinander haben, die beidseits als natürlich, ungekünstelt und zugewandt erlebt wird.
2. Durch Erklärungen und therapeutische Maßnahmen entstehen gemeinsame Erwartungen an die Therapie.

3. Die Durchführung der Therapie in all ihren spezifischen Bestandteilen veranlasst die Patient:innen, etwas zu tun – gesundheitsförderliche Maßnahmen zu reaktivieren oder neu zu beginnen sowie gesundheitsschädigende Verhaltensweisen zu reduzieren.

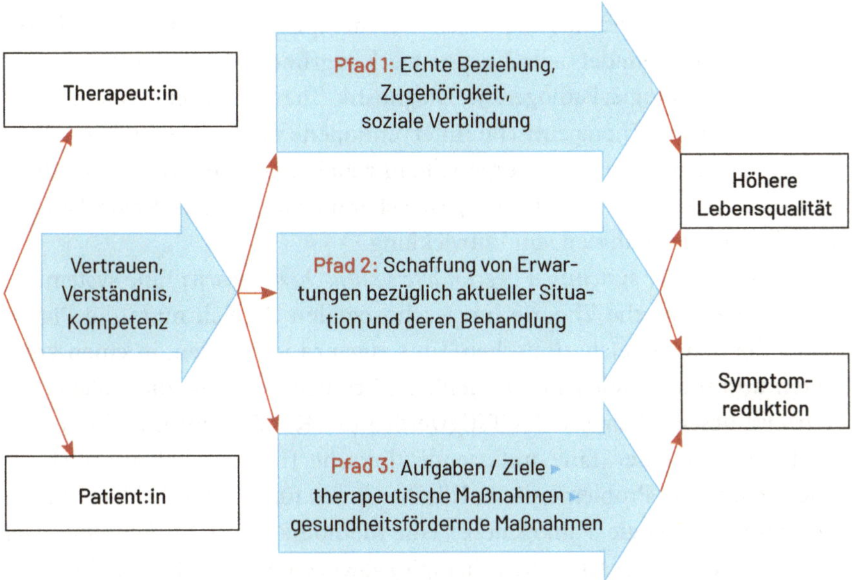

Abbildung 6: Das kontextuelle Metamodell (nach Wampold et al., 2018, S. 87)

Insgesamt wird die direkte Varianzaufklärung des Therapieerfolges durch Psychotherapie (nur) mit 13,8 % angegeben, während der Rest durch außertherapeutische Faktoren erklärt wird, die aber durch die Therapie angestoßen sein können. Im Grunde genommen bestätigt, ergänzt und aktualisiert das kontextuelle Metamodell die ersten Versuche von Frank (1961/1966; siehe oben), die Wirkung von Psychotherapie zu erklären. Die systemtheoretische Kritik an der Suche nach »Faktoren« wird obsolet, indem es bei der Annahme solcher Pfade weniger darauf ankommt, günstige Faktoren zu addieren, als vielmehr das Zusammenspiel der »Faktoren« auf den verschiedenen Prozessebenen, vor allem auf der psychischen der Patient:innen und der interaktionellen des (Familien-)Systems, im Blick zu haben (▸ Kapitel 9 zum Synergetischen Navigationssystem; SNS).

4.2 Methodentheorie: Wie ändert sich der Mensch (in Therapie)?

Der folgende Abschnitt weist etliche Parallelen zu ▸ Kapitel 8 auf. Während es dort jedoch um menschliche Entwicklung im Allgemeinen geht, steht hier die Entwicklung und Veränderung durch den therapeutischen Prozess im Fokus. Im Hintergrund befindet sich eine systemisch begründete klinische Theorie (mit Aussagen zu Ätiologie, Pathogenese, Diagnostik, Therapie) über psychische Probleme und Krisen. Therapeutische »Interventionen« werden hier grob umrissen und in ▸ Kapitel 13 im Detail vorgestellt. Es geht hier also um sogenannte therapeutische Systeme, in ▸ Kapitel 8 dagegen eher um alle anderen Person-Umwelt-Interaktionen im Rahmen von Entwicklung.

Bausteine einer systemisch begründeten klinischen Theorie: Eine systemisch begründete klinische Theorie im psychosozialen Bereich muss die Phänomene, die dem Bereich klinischen Tuns zugeordnet werden, in einen kohärenten und praktikablen Zusammenhang bringen. Sie muss die Anlässe eingrenzend beschreiben, die das Tätigwerden der Kliniker:innen auslösen, das heißt die »Probleme«. Eine umfassende klinische Theorie muss zusätzlich zur Beschreibung der Probleme, die zu Kliniker:innen führen, eine Erklärung ihrer Entstehung (Ätiologie, Pathogenese), eine Methodik zu ihrer Erkennung (Diagnostik) und ihrer Beseitigung (Therapie) sowie eine Methodik der Kontrolle dieser Maßnahmen (Evaluation, Ausbildung und Supervision) angeben (Ludewig, 1987).

Problemsystem: Ein soziales System kann ein Problem oder etwas anderes als Thema entwickelt haben. Damit von einem Problem gesprochen werden kann, muss ein:e Beobachter:in – der:die auch Mitglied des Systems sein kann, aus dem heraus das Problem entwickelt wird – etwas als ein Problem bewertet haben. Hierbei müssen zwei Bedingungen erfüllt werden:

- Die betreffende Bewertung muss ausgedrückt worden sein, und zwar entweder explizit oder aber implizit, z. B. durch Aufsuchen von »Zuständigen für Problemlösung«; anderenfalls handelt es sich um ein »erlebtes« Problem, das (noch) keine soziale Relevanz hat.
- Diese Bewertung (als ärgerlich, leidvoll, unmöglich usw.) muss von jemand anderem bestätigt, kommentiert oder auch abgelehnt, werden, das heißt, es muss an sie kommunikativ angeschlossen werden; anderenfalls bleibt das Problem zwar ausgesprochen, aber sozial irrelevant.

Sind diese beiden Bedingungen erfüllt, lässt sich vom Problemsystem sprechen (vgl. Goolishian u. Anderson, 1987; Luhmann, 1984). Ein Problemsystem ist definiert als ein soziales System, dessen Mitglieder um das Thema »Problem« kommunizieren.

Therapeutisches System: Therapie stellt den kommunikativen Zusammenhang dar, den Personen in den Rollen als Therapeut:in und Patient:in erzeugen, erhalten, verwirklichen und beenden. Die Aufgaben der Therapeut:innen lassen sich in diesem Sinne auf vier Hauptbereiche reduzieren: Sie haben zur Entstehung, Erhaltung, Verwirklichung und Beendigung des therapeutischen Systems beizutragen. Dafür, dass ein therapeutisches System entstehen kann, bietet sich der:die Therapeut:in als Therapeut:in an. Im Folgenden bemüht er:sie sich um ein Verhalten, das dafür geeignet ist, dass die Patient:innen so lange wie nötig dabei bleiben und nicht vorzeitig abbrechen. Zudem ist es Aufgabe der Therapeut:innen, daran mitzuwirken, dass »signifikante« Veränderungen, das heißt als im Bezug auf das Therapieziel für bedeutsam gehaltene Veränderungen auftreten können. Und schließlich liegt es an ihnen, die rechtzeitige Auflösung des Therapiesystems nicht zu versäumen (Ludewig, 1987).

Radikal-konstruktivistische versus phänomenologische/hermeneutische/personzentrierte Herangehensweise: Die Rede von Problemsystemen ermöglicht es nach Ludewig (1987), eine klinische Theorie zu formulieren, die von der (aus radikal-konstruktivistischer Sicht) uneinlösbaren Forderung nach einer »verstehenden«, deskriptiven oder gar prädiktiven Diagnostik befreit ist. Dieser in vielerlei Hinsicht »radikale« Ansatz wird von den meisten klinisch arbeitenden systemischen Therapeut:innen nicht geteilt, sondern ergänzt um hermeneutische und phänomenologische Herangehensweisen (vgl. Borst, 2003; Welter-Enderlin u. Hildenbrand, 2004; Loth, 2020). Auf systemtheoretischer Ebene ist es vor allem die Personzentrierte Systemtheorie (▸ Kapitel 3), die die Problembeschreibung und -erklärung nicht allein in der Kommunikation, sondern auch in der Person verortet. Dasselbe Anliegen vertritt der hypnosystemische Ansatz (Schmidt, 2005), der seine Wurzeln in der Hypnotherapie Milton Ericksons und in der Systemischen Therapie hat. Diesen Erweiterungen des konstruktivistischen Ansatzes ist gemeinsam: Die von Beobachter:innen beschreibbare »Umgebung« mit Interaktionen und Fakten wird unterschieden von den Bedeutungen, die diese für den Menschen als Subjekt haben. Beide Perspektiven, der »objektive« (diagnostische) Befund und das subjektive Befinden werden als wichtig erachtet und nicht gegeneinander ausgespielt. Systemtheoretisch werden – neben den interaktiven Prozessen – weitere Prozessebenen unterschieden (ausführlich in ▸ Kapitel 3):

Prozessebenen, »Problem« als Muster: Kriz (2017) erweitert die Definition des Problemsystems, die ausschließlich die interaktiven Prozesse betont, um die

- individuell-psychische Prozessebene,
- deren Einbettung in kulturelle Prozesse, welche die Begrifflichkeiten, Erklärungs- und Verstehensprinzipien, Metaphern, Narrationen etc. liefert,

- körperliche Prozesse, welche z. B. über Affekte (vgl. »Affektlogik« nach Ciompi, 1982, 1997) und evolutionäre Prästrukturierungen kognitiver Prozesse (z. B. durch frühkindliche Bindungserfahrungen) ebenfalls wesentlich das interaktionelle Geschehen beeinflussen.

Er bezeichnet als Problem »solche prozessuale Ordnungen (beziehungsweise Muster oder Strukturen) in den […] Prozessen, die zum Kontext der Situation oder zu den Anforderungen nicht passen« (Kriz, 2017, S. 237). Solche Ordnungen (Muster) können sein:

- krankheitswertige Symptome,
- scheinbar nicht zu bewältigende Anforderungen des Berufs-, Sozial- und Alltagslebens,
- problematische Konstellationen (z. B. Paar- und Familiendynamiken) sowie
- empfundene Stagnation erforderlicher Entwicklungen auf individueller Ebene oder in der Familie.

Aufgabe der Therapeut:innen: Für die Therapeut:innen ergibt sich gemäß Haken und Schiepek (2010) und Kriz (2017) daraus die Aufgabe, die Ordnungs-Ordnungs-Übergänge (▸ Kapitel 3), hin zu einer situations- und anforderungsspezifisch »passenderen« Ordnung, zu fördern. Wenn wir davon ausgehen, dass es im Vorfeld der Therapie zu einer leidbringenden Überstabilität um einen Sinnattraktor herum (mit damit einhergehender reduzierter Komplexität von Deutungs- und Verstehens- und Handlungsmöglichkeiten; ▸ Kapitel 3) gekommen ist, dann geht es in der Therapie darum, vorübergehend die Komplexität wieder zu erhöhen, aber damit auch zu destabilisieren, das heißt die Interpretationsstrukturen zu »verflüssigen«.

Veränderungsbedarf in Krisensituationen: Menschen, die Therapien aufsuchen, haben meist das deutliche Gefühl, dass ein »Weiter so« nicht möglich ist. Denn die Umgebung von Einzelnen, Paaren, Gruppen, Organisationen etc. ändert sich mit der Zeit, und damit entstehen Entwicklungsaufgaben (Kriz, 2017) derart, dass die Lebensprozesse neu an diese Veränderungen adaptiert werden müssen. Die Menschen befinden sich in einer Lebenskrise, die einigermaßen im Rahmen des Lebenszyklus vorhersehbar (Ablösung vom Elternhaus, Geburt eines Kindes, Pensionierung oder ähnliche) oder unvorhersehbar (z. B. Unfall, Stellenverlust, schwere Krankheit, Tod eines nahen Angehörigen) gewesen sein kann und äußerer Anlass für die Therapie ist. Häufig sind auch psychische Krisen auf solche äußeren Ereignisse zurückzuführen. Dann geht es zu Beginn der Therapie darum, »das Fenster der Krise« zu nutzen und sich gemeinsam auf Lösungssuche zu begeben; denn gerade »[w]ährend der ersten Tage einer Krise scheint es möglich zu sein, über Dinge zu sprechen, deren Thematisierung später schwer fällt« (Seikkula u. Alakare, 2015, S. 29).

Veränderungsbedarf im Laufe der Entwicklung: Manche psychische Krise ist aber ohne solchen äußeren erkennbaren Anlass, hat sich mit der Zeit entwickelt (auch z. B. dadurch, dass »normale« Entwicklungsaufgaben nicht erledigt wurden) und zeigt sich in stabilen, leidbringenden Mustern des Denkens, Fühlens und Verhaltens. Dann geht es in der Therapie darum, die Muster durch Anregung, früher gern »Verstörung« genannt, zu verändern (Borst, 2013). In beiden Fällen, in der offensichtlichen Krise wie in der Erstarrung über lange Zeit, koppeln die Therapeut:innen an das System (Person, Paar, Familie, Gruppe, Netzwerk) an. Ziel therapeutischer Verfahren ist es aus Sicht der Patient:innen meist, die Autonomie der Lebenspraxis (wieder) zu erlangen (Welter-Enderlin u. Hildenbrand, 2004), gestärkt aus der Krise hervorzugehen (Borst, 2013) und sich weiterzuentwickeln. Zur Unterscheidung zwischen »großen« und »kleinen« Krisen schreiben Borst (2013), Senf (2020) und Lieb (2020).

Kopplung, Synchronisation, Resonanz: Die Theorie komplexer dynamischer Systeme nennt »Synchronisation/Resonanz« als generisches Prinzip, das die Kopplung der Therapeut:innen an das System unterstützt; die Personzentrierte Systemtheorie (Kriz, 2017) beschreibt differenziert, wie die Interaktion zwischen interpersonellen und personalen Prozessen vor sich geht (Kriz, 2017, S. 135 ff.; ▶ Kapitel 3). Allerdings wird die Kernfrage der Beziehung zwischen psychischen und interpersonellen Prozessen kontrovers diskutiert (Kriz u. Simon, 2019). Während Vertreter:innen der sozialen Systemtheorie, darunter eben Fritz B. Simon, die Systeme Kommunikation und Bewusstsein als sehr weitgehend getrennt oder, in der Sprache der Theorie, als »operational geschlossen« und »autopoietisch« auffassen, spricht Jürgen Kriz von Prozessebenen, die so voneinander ab- und zusammenhängen, dass die selbstorganisierte Ordnungsbildung auf jeweils einer Ebene – in Form von Sinnattraktoren oder Interaktionsmustern – durch die jeweils anderen Ebenen als »Prozessumgebung« beeinflusst wird. Kriz schreibt den psychischen Prozessen eine bedeutsame Rolle in der Verarbeitung und Gestaltung früherer oder aktueller Kommunikation (interpersoneller Prozesse) zu und vice versa den interpersonellen Prozessen eine große Rolle im Erleben, Äußern und Klären von Gedanken und Gefühlen (psychischen Prozessen). Er fasst dieses Zusammenspiel der Prozessebenen folgendermaßen zusammen: »Jede Interaktion bzw. Kommunikation [muss] stets durch das ›Nadelöhr persönlicher Sinndeutung‹ gehen« (Kriz, 2017, S. 135).

4.3 Systemische Praxis: Was tun Therapeut:innen?

Familientherapie, historisch gesehen: Erste familientherapeutische Ansätze bildeten sich aus der Psychoanalyse heraus und hatten noch keine – aus heutiger Sicht so zu benennende – systemische Perspektive. In der Zeit zwischen 1950 und circa 1980 wurde so aber die individuelle Perspektive um den Blick auf die Familie bereits ergänzt (▸ Kapitel 11). Was die Praxis der Familientherapie betrifft, fasst Hunger-Schoppe (2021) Ziele und Leitideen einiger früher Familientherapeut:innen zusammen und stellt fest, dass die damaligen Überlegungen ihre Brauchbarkeit keinesfalls eingebüßt haben. Auch wenn heutzutage die theoretische Fundierung andere Reflexionen über das, was Therapeut:innen tun, ermöglicht, so ist doch immer noch manchmal angezeigt, »Interventionen« im Geiste einer Kybernetik erster Ordnung (▸ Kapitel 2) vorzunehmen, z. B. im Rahmen des Kindesschutzes, oder die hierarchischen Strukturen in einer Familie auf direktive Art anzusprechen, um allzu »mächtigen« Kindern und Eltern wieder Schutz und Halt zu verschaffen.

Verfahrensorientierung? Auch wenn die Gräben zwischen den Verfahren allmählich überwunden werden sollten: Angesichts der langen Geschichte der bundesdeutschen Richtlinienpsychotherapie werden Therapeut:innen in ihrer professionellen Entwicklung noch eine Weile lang nicht ganz ohne »Heimatgebiet«, sprich Verfahren, auskommen. Sofern diese als unterschiedliche Grundorientierungen (und Menschenbilder) verstanden werden, die in wertschätzenden Diskurs miteinander treten, sind diese unterschiedlichen Perspektiven sogar begrüßenswert, wird doch, frei nach Berger und Luckmann (1970), der Gegenstand der Erkenntnis fortschreitend deutlicher erst durch die Vielfalt der Perspektiven, die sich auf ihn richten. Dies ist zudem ein Grundgebot systemischen Arbeitens. Mit Bezug auf die oben diskutierte »Spezifitätsfrage« sind wir aber durchaus der Ansicht, dass auch in der Praxis der Systemischen Therapie allgemeine und spezifische Wirkungen zu identifizieren sind.

Paradoxie: Nichtinstruierbarkeit versus »allegiance«: Wenn man in der Systemischen Therapie von »Interventionen« spricht, schwingt folgende Paradoxie mit: Einerseits haben wir den Grundsatz der Selbstorganisation, also »Nichtinstruierbarkeit von Systemen« verinnerlicht. Zugleich aber wissen wir, dass Therapeut:innen doch etwas bewirken können, und zwar umso mehr, je überzeugter sie sind (»allegiance« als Wirkfaktor; z. B. Wampold et al., 2018). Berns nennt das eine »praxeologische Paradoxie« (Berns, 2006, S. 31), Ludewig (1987) formulierte »10 + 1 Leitsätze« für Therapeut:innen, um die widersprüchlichen Anforderungen in Balance zu halten.

Sechs Grundorientierungen: Was tun nun systemische Therapeut:innen, wenn sie auf systemtheoretischer Grundlage tätig werden? Ochs (2020a) hat sechs praxeologische Grundorientierungen der Systemischen Therapie beschrieben:

- Lösungs- und Ressourcenorientierung,
- Kontext- und Musterorientierung,
- Kund:innen- und Auftragsorientierung,
- Kooperations- und Beziehungsorientierung,
- Neugier- und Kreativitätsorientierung,
- Allparteilichkeits- und Neutralitätsorientierung.

Sie leiten sich ab aus erkenntnis- und systemtheoretischen Überlegungen (▸ Kapitel 2 und 3), bilden die Grundhaltungen (▸ Kapitel 5) systemischer Therapeut:innen und bestimmen den »Grundton« des Umgangs mit anderen und mit sich selbst im beruflichen Kontext. So wird z. B. davon ausgegangen, dass sämtliches Verhalten und Erleben eine biografische und lebensweltbezogene Funktionalität (»gute Gründe«) besitzt, die es lohnt, neugierig zu erkunden (▸ Kapitel 10.2.8).

Generische Prinzipien therapeutischen Handelns: Um den angenommenen Wirkmechanismen noch näher zu kommen, sortieren wir an dieser Stelle therapeutische »Operationen« (hier wesentlich weiter gefasst als bei Luhmann) und »Interventionen« (hier als Kopplung an das Klient:innensystem verstanden) nach den generischen Prinzipien (Haken u. Schiepek, 2006; Strunk u. Schiepek, 2006; Schiepek, Eckert u. Kravanja, 2013) und fassen sie in Tabelle 2 zusammen. Prozessebene im Sinne der Personzentrierten Systemtheorie (Kriz, 2017) ist meist die psychische und die interpersonelle, aber – als Rahmen von Sinn und Bedeutung – auch die kulturelle sowie – als »Integrator von Fühlen und Denken« (Kriz, 2017, S. 185) – ebenfalls die körperliche. Würde auch die körperliche Prozessebene in die Taxonomie aufgenommen, geriete die Darstellung an dieser Stelle zu komplex. Für die Paartherapie unternimmt Fraenkel (2011) einen solchen Versuch.

4

Tabelle 2: Generische Prinzipien therapeutischen Handelns (nach Borst, 2020b, S. 98–100)

Generisches Prinzip[1]	Therapeutische »Operation«	Leitfragen	»Interventions«-Beispiel(e)
Metastabilisierung	Affektlogisches Rahmen des Therapieprozesses	Erleben die Klient:innen den Therapieprozess als schützend, unterstützend und passend strukturiert? Was kann der:die Therapeut:in dazu beitragen, was die Klient:innen selbst, was andere Personen (und können sie einbezogen werden)? Welche affektiven Zustände fördert der:die Therapeut:in, um Veränderung zu fördern?	Unterbrechen von Eskalationen, Pacing
Identifikation von Mustern	Beobachten und Beschreiben des Problems in seinem sozialen Kontext	Welche »Kognitions-Emotions-Verhaltens-Muster« (KEV-Muster) sind neu zu organisieren?	Zirkuläres Fragen zur Erfassung von Ressourcen- und Teufelskreisen in der Kommunikation
Sinnbezug	Erfassen von Bedeutungen, Verdeutlichen biografischer Kontinuität und Entwicklung	Ist der angestrebte Veränderungsprozess mit zentralen Lebenskonzepten und -entwürfen der Klient:innen kompatibel, das heißt ein attraktives Ziel?	Reframing, Genogrammarbeit
»Energetisierung«/ Komplexitätsanreicherung	Fördern von Neugier, (eventuell) Intensivieren von Emotionen, Verstören bestehender Muster, Anregen von Musterunterbrechungen	Welche motivationsfördernden und Muster unterbrechenden Bedingungen und Ressourcen gibt es in der Therapie?	Leading, systemische Fragen, Hypothetisieren, Provozieren, Symptomverschreibung, erlebnisaktivierende Methoden
Destabilisierung/Fluktuationsverstärkung	Bahnen neuer, veränderter Erfahrungen, Erweitern des Möglichkeitsraums	Welche Inkongruenzen erleben die Klient:innen? Wie können sie verdeutlicht werden?	Offenes Reflektieren, Thematisierung von Ausnahmen
Resonanz, Synchronisation	Affektlogische Abstimmung	Wie lassen sich Momente (»kairos«) nutzen, um problematische Muster in Lösungsmuster zu verändern?	Pacing, Mentalisieren, Spiegeln

1 Nach Haken und Schiepek (2006) und Schiepek et al. (2013). »Energetisierung« wird in dieser Tabelle in Anführungszeichen gesetzt und durch »Komplexitätsanreicherung« ergänzt, um dem Missverständnis vorzubeugen, es gehe um Energie im Sinne der Physik.

Generisches Prinzip[1]	Therapeutische »Operation«	Leitfragen	»Interventions«-Beispiel(e)
Gezielte Symmetriebrechung	Fördern von Entscheidungsprozessen, Wahrscheinlicherwerden-Lassen neuer Ordnungszustände	Welche »Strukturelemente« können den Übergang in einen neuen Ordnungszustand rahmen? Welche »Anker« und »Übergangsobjekte« können den Aufenthalt in einem neuen Ordnungszustand unterstützen?	Verhaltensexperimente, Arbeit mit Symbolen
Restabilisierung	Einordnen in den biografischen Rahmen, Sinnbezug, Ermöglichen von Resilienzerfahrung	Wie kann Schutz, Unterstützung und Struktur in der neuen Ordnung geschaffen und verstärkt werden?	Fragen nach Rück- und Vorfällen, Futur-II-Frage (»Wozu wird es einmal gut gewesen sein?«)

In den Termini der Kompetenzorientierung, die heute in aller Munde ist, ist eine Metakompetenz, die aufgeführten »Operationen« zur richtigen Zeit, im richtigen Moment zu zeigen. Das ist wohl gleichbedeutend mit der Kompetenz, sich selbst und den Prozess zu steuern (siehe auch Kannicht u. Schmid, 2015).

Vor allem beim generischen Prinzip der Resonanz und Synchronisation wird deutlich, dass wir den Rahmen eines einseitig kognitiv orientierten systemischen Denkens verlassen und in die Sphäre der phänomenologischen, hermeneutischen und humanistischen Methoden eintreten: Zentrale Konzepte in den einschlägigen Diskursen, wie Begegnungskompetenz, Begegnung als »im Moment verdichtete Beziehung«, Therapeut:in als Person in der Rolle, Embodiment, Social Brain usw. verweisen darauf.

4.4 Welche spezifischen Wirkfaktoren/Wirkmechanismen der Systemischen Therapie sind anzunehmen?

Die generischen Prinzipien, wie in Tabelle 2 aufgeführt, werden hier daraufhin untersucht, welche Wirkmechanismen sie enthalten, und wodurch diese realisiert werden können.

Stabilitätsbedingungen/Metastabilisierung: Um Veränderung zu wagen, brauchen Patient:innen das Erleben emotionaler Sicherheit in der Interaktion mit den Therapeut:innen, Vertrauen in die Prozessgestaltung durch die Therapeut:innen und die Zuversicht, dass ihr Selbstwertgefühl insgesamt eher gestärkt wird. Diese Art von »Metastabilisierung« ist zwar vergleichbar mit dem allgemeinen Wirkfaktor »Allianz«, beruht aber so sehr auf systemtheoretischen

Annahmen zur Veränderung, dass wir sie hier als spezifisch für die Systemische Therapie bezeichnen. Realisiert wird sie durch die affektlogische Rahmung (▸ Kapitel 5) als dynamischem Prozess zwischen Nähe und Distanz, Frosch- und Vogelperspektive, Bestätigung und Provokation, Empathie und »Noch-Nicht-Verstehen«. Auch das eher bestätigende, Vertrauen bildende »Mitgehen« (»pacing«) gehört hierher, ebenso wie das aktive Unterbrechen von Eskalationen in Gesprächen mit mehreren Personen, um z. B. hinter den gegenseitigen Vorwürfen die je eigenen Bedürfnisse wieder zu erkennen.

Identifikation von Mustern: Hier sind die Fragen zu klären, welche Muster in welchem System (Individuum, Paar, Familie, Gruppe, Organisation) sich verändern sollen und welche Ziele der Veränderung vereinbart werden. Realisiert wird dieser Wirkfaktor durch Anliegen- und Auftragsklärung sowie eine kooperative Problembeschreibung (unter Beachtung der Zirkularität, des »Tanzes um das Problem«; ▸ Kapitel 10.2.3). Zirkuläre Fragen eignen sich besonders, um die wechselseitigen Beiträge zur Musterbildung zu erfassen.

Sinnbezug: Die Patient:innen ordnen den Veränderungsprozess sinnhaft in ihre Biografie, ihren Lebensstil und ihr Wertesystem ein. Hier sind Methoden wie Genogramm- und Biografiearbeit, das Entwickeln heilsamer Narrative und das Reframing zu nennen, mit denen der Wirkfaktor realisiert werden kann.

»Energetisierung«/Komplexitätsanreicherung: Für die Veränderung werden intrinsische Motivation aufgebaut und Ressourcenzustände aktualisiert. Komplexität wird erhöht, um eine Musterunterbrechung zu begünstigen. In der therapeutischen Praxis kommen hier erlebnis- und ressourcenaktivierende Methoden, die Arbeit an Annäherungszielen und Fragen, die den Möglichkeitsraum erweitern, zum Zuge. Aber auch Symptomverschreibungen (im Sinne eines absichtsvollen Wechselns zwischen Problem- und Nicht-Problemzuständen) sind hier passend.

Destabilisierung/Fluktuationsverstärkung: Um dieses generische Prinzip zu verstehen, ist ein Basiswissen zu komplexen dynamischen Systemen nötig (▸ Kapitel 3). Es geht nicht um Destabilisierung per se, sondern um ein »Wahrscheinlicher-Machen« einer Musteränderung, indem beinahe spielerisch zwischen mehreren Mustern hin- und hergegangen wird. Realisiert wird dieser Faktor durch Ausprobieren anderer Möglichkeiten, sei es gedanklich (Hypothetisieren, Reflektieren, Erinnern an Ausnahmen, Unterscheidungen machen) oder im Verhalten (Verhaltensexperimente, so tun »als ob«). Auch das Fördern beziehungsweise Aushalten von Ambiguität und Ambivalenz als Teil der neutralen therapeutischen Haltung gehört hierher.

Kairos/Resonanz/Synchronisation: Das therapeutische Vorgehen, die Kommunikation und affektlogische Rahmung werden an die psychischen und sozialen Prozesse der Patient:innen angepasst. Dieser Faktor kann, ebenso wie der Faktor

»Stabilitätsbedingungen« als allgemeiner Wirkfaktor aller Psychotherapieverfahren aufgefasst werden. In diesem Faktor gibt es wahrscheinlich die größte Unsicherheit in der Beantwortung der Frage »Was macht gute Therapeut:innen aus?«, und aus ihm leiten sich die wichtigsten Kritikpunkte an einem therapeutischen Vorgehen mit zu großer Manualtreue (Adhärenz) ab. Realisiert wird dieses Bündel an Faktoren durch eine affektlogische Feinabstimmung mit den Patient:innen, die sich in ihrer zeitlichen Gestaltung flexibel zeigt, aber meist innerhalb der affektlogischen Rahmung bleibt. Therapeutische Aktionen wie das Mentalisieren, aber auch das Zeigen von komplementären Affekten oder Überraschung (Krause u. Mertens, 2008) gehören dazu. So kann z. B. die Therapeutin einem Patienten, der bei der Erinnerung an entwertende Äußerungen seines Vaters heftig weint, Empathie entgegenbringen, indem sie Vermutungen über seine Gedanken und Gefühle anstellt, dann aber in einer nächsten Frage ihrer Überraschung darüber Ausdruck geben, dass die beruflichen Erfolge des Patienten noch nicht beim Vater angekommen sind.

Symmetriebrechung: Wenn das neue Muster in greifbare Nähe gerückt ist, kann seine Auftretenswahrscheinlichkeit erhöht werden, indem es gedanklich antizipiert wird (»Lösungsorientierung«) und indem es probehalber in möglichst vielen seiner Strukturelemente realisiert wird (Arbeit mit Symbolen, Skulpturen, Verhaltensexperimente).

Restabilisierung: Die neuen Kognitions-, Emotions- und Verhaltensmuster werden stabilisiert und in den Alltag integriert. Die Krise wird im Rahmen der Biografie und, wann immer möglich, im Sinne einer Entwicklung, verstanden. Hier empfiehlt sich, »Nachschautermine« zu vereinbaren. Über »Rückfälle« in alte Muster wird mit Vorteil so gesprochen, als wären sie Konstruktionsleistungen der Patient:innen mit temporärem Sinn für die persönliche Entwicklung. Die Futur-II-Frage (»Wozu wird es einmal gut gewesen sein?«) hilft bei der Einordnung der Krise in die Biografie.

Drei weitere Faktoren werden in der Synergetik nicht explizit genannt:

- *Aufmerksamkeitslenkung:* Die Therapeut:innen sprechen *etwas* häufiger von Lösungen als von Problemen. Dadurch wird, so die Annahme, das Lösungsmuster gestärkt. Auch körperorientiert kann die Aufmerksamkeit gelenkt werden, indem (erinnerliche, imaginierbare) Ressourcenzustände in der Therapie hergestellt und dafür verwendet werden, sich neue Möglichkeiten vorstellen zu können. Auch Symptome können als Ressourcen behandelt werden, wenn davon ausgegangen wird, dass sie nicht willentlich gesteuerter Ausdruck bestimmter lebenswichtiger Bedürfnisse sind (▸ Kapitel 10.1.2). Implizit ist dieser Faktor in dem oben genannten Faktor der Fluktuationsverstärkung enthalten.

- *Kontext(-Veränderung):* Wenn man nur die explizit aufgeführten generischen Prinzipien bedenkt, läuft man Gefahr, ein enorm wichtiges Alleinstellungsmerkmal der Systemischen Therapie zu vergessen: das Mehrpersonensetting (▸ Kapitel 7). In diese Settings werden relevante Personen in die Therapie einbezogen – nicht nur gedanklich, sondern real. Die Muster werden aktualisiert, zeigen sich im Therapieraum und können sich hier bereits ändern. Die Wirkmacht des Mehrpersonensettings für die Musteränderung, auch Einzelner, ist so groß, dass z. B. Pinsof (2018) vorschlägt, in solchen Settings zu beginnen.

Weitergehend erläuterungsbedürftig erscheinen uns an dieser Stelle der Begriff der Hypothese und ihr Stellenwert in der Systemischen Therapie.

- *Hypothetisieren:* Jede Fachperson und jeder Laie bildet automatisch Hypothesen zur Entstehung und Aufrechterhaltung psychischer Probleme; Erklärungsmodelle (▸ Kapitel 10) können mehr oder weniger explizit, im Indikativ oder im Konjunktiv, eingebracht werden. Dabei vereinigt die Methode und Grundhaltung des Hypothetisierens, wenn gut gemacht, die Mehrzahl der genannten generischen Prinzipien und spezifischen Wirkfaktoren: Identifikation von Mustern, Komplexitätsanreicherung, Fluktuationsverstärkung, Symmetriebrechung, Aufmerksamkeitslenkung und Kontexteinbezug/-veränderung. Der Stellenwert des Hypothetisierens wird jedoch kontrovers diskutiert und spiegelt sich in methodischen Vorgehensweisen, die ein Spektrum zwischen größter Zurückhaltung der Therapeut:innen bis hin zu starker Provokation durch die Therapeut:innen aufspannen. Weitere Details zur Geschichte des Hypothetisierens, seinen Funktionen und zum Stellenwert im Therapieprozess finden Sie in ▸ Kapitel 5.3.8 und 13.

4.5 Wie werden allgemeine Wirkfaktoren in der Systemischen Therapie realisiert?

Die Studien zu allgemeinen Wirkfaktoren sind, wie der Begriff andeutet, nicht auf ein Verfahren und seine Therapietheorie fokussiert. Wir untersuchen in diesem Kapitel, wie die Theorien – und vor allem die Haltungen – der Systemischen Therapie mit den Ergebnissen der Wirkfaktorenforschung (vgl. Wampold et al., 2018; Lambert, 2013) zusammenpassen und wie die Wirkfaktoren in der Systemischen Therapie realisiert werden.

Da Psychotherapie selbst eine Kommunikationssituation ist, in der sich die mannigfaltigen Annahmen der Beteiligten über sich und die anderen (nur) durch das Nadelöhr der Kommunikation vermitteln, unterstützt der kommunikationstheoretische Fokus Systemischer Therapie die Realisierung der Wirkfaktoren wie etwa Allianz oder »echte Beziehung«. Bereits die einfache Grundregel »Der Empfänger bestimmt den Inhalt der Nachricht« (Schulz von Thun, 1981) macht systemische Therapeut:innen sensibel dafür, wie ihr Vorgehen bei den Patient:innen ankommt, und dass diese es ganz anders aufnehmen können, als es intendiert war. Diese Überlegungen münden z. B. in die Haltung der Neutralität, die ein Arbeitsbündnis mit allen Beteiligten erleichtert. Aufbauend auf Retzer (1998) definieren wir: »Neutral war ein Therapeut, wenn am Ende der Sitzung keiner der Gesprächsteilnehmer eine Antwort auf die Frage weiß, auf wessen Seite der Therapeut stand«. Heute sprechen wir eher von »Allparteilichkeit«, um zusätzlich auszudrücken, dass die therapeutische Haltung durch Engagement gekennzeichnet ist.

Die meisten der folgenden Punkte werden in ▸ Kapitel 5 weiter ausgeführt. An dieser Stelle soll daher vorwiegend die linke Spalte der Tabelle 3 genauer erläutert werden, indem die allgemeinen Wirkfaktoren (Wampold et al., 2018; Lambert, 2013) auf Basis der Forschungsliteratur mit ihrer Relevanz für die Systemische Therapie diskutiert werden. Anschließend wird das kontextuelle Modell von Wampold und Imel (2015) und Wampold et al. (2018) kurz in seiner Relevanz für systemisches Arbeiten beleuchtet.

4

Tabelle 3: Umsetzung der allgemeinen Wirkfaktoren (Wampold et al., 2018; Lambert, 2013) in den Haltungen systemischer Therapeut:innen

Allgemeiner Wirkfaktor (nach Wampold et al., 2018)	**Haltung in der Systemischen Therapie** (wie in ▸ Kapitel 5 näher ausgeführt)
Allianz/Arbeitsbeziehung	▸ Kooperations-, Ziel- und Auftragsorientierung
»Echte Beziehung« (Pfad 1) mit Empathie und Akzeptanz	▸ Beziehungsorientierung ▸ Ressourcenorientierung, Wertschätzung und Humor, Allparteilichkeit
Erwartungen in der Therapie/Attribution/kulturelle Adaptation (Pfad 2)	▸ Empowerment, Selbstwirksamkeit, »Augenhöhe« ▸ Kontextorientierung, fragende Haltung des »Nichtwissens«
Ziele → therapeutische Maßnahmen → Gesundheitsförderung (Pfad 3)	▸ Kooperations-, Ziel- und Auftragsorientierung
Therapeut:inneneffekte/»allegiance«	▸ Entwicklung der Therapeut:innenperson
Umfeld/soziale Unterstützung (Lambert, 2013)	▸ Einbezug des sozialen Umfeldes in die Therapie

Allianz/Arbeitsbeziehung: Metaanalysen haben seit den 1990er Jahren eine robuste moderate Korrelation (aggregierte Korrelation zwischen r = 021 bis r = 0.28) zwischen der Allianz und dem Therapieerfolg gezeigt (Wampold et al.,

2018). Jedoch ist kritisch anzumerken, dass die Allianz keinesfalls als statisch zu betrachten ist, sondern sich bestenfalls im Laufe der Therapie, verbunden mit frühen Symptomveränderungen, verbessert und so zu guten Therapieerfolgen insgesamt führt. Auch ist unklar, welche Beiträge zur Allianz den Patient:innen und welche den Therapeut:innen zuzuordnen sind; in den Studien war das nicht zu trennen. Wampold et al. (2018) folgern daraus, dass die Allianz zwar Voraussetzung für die gemeinsame Arbeit, aber nicht direkt therapeutisch wirksam ist. In frühen Stadien der Therapie sei die Einigung auf die Ziele und Aufgaben der Therapie essenziell für die gemeinsame Arbeit, in späteren Stadien sei die Allianz ein Spiegelbild der Fortschritte in der therapeutischen Arbeit (Wampold et al., 2018, S. 249). Eine der wichtigsten Konsequenzen der Allianz sei die Schaffung von Erwartungen.

▸ ST: Es ist von einer Zirkularität des Geschehens auszugehen (Beitrag der Patient:innen/Beitrag der Therapeut:innen zur Allianz bedingen sich gegenseitig); zugleich trägt die Rollenklarheit zu einer guten Arbeitsbeziehung bei (»Rahmen«, ▸ Kapitel 5); eine gute Arbeitsbeziehung wiederum dient dem übergeordneten Ziel der Systemischen Therapie, Bedingungen für Selbstorganisation/Autonomie zu schaffen (»es zunehmend selbst in die Hand nehmen«). Dies geschieht im Mehrpersonensetting gleich mehrfach; der Begriff der Allparteilichkeit drückt aus, dass die Therapeut:innen eine engagierte Haltung allen beteiligten Personen gegenüber einnehmen und sich in jeden Einzelnen einzufühlen suchen.

»*Echte Beziehung*« (Pfad 1 bei Wampold et al., 2018): Hierzu gehören vonseiten der Therapeut:innen Empathie, Akzeptanz des Patienten und Fürsorglichkeit.

▸ ST: In der konstruktivistisch ausgerichteten Literatur wird dieser Aspekt hilfreicher therapeutischer Beziehungen eher nicht thematisiert, was jedoch nicht heißt, dass die Autor:innen als Therapeut:innen sich *nicht* sehr empathisch, akzeptierend und fürsorglich zeigen können. In anderen Grundlagenwerken, die sich unter anderem auch auf hermeneutische Grundlagen beziehen (z. B. Welter-Enderlin u. Hildenbrand, 2004), wird für therapeutische Beziehungen ein dialektisches Verhältnis von Fallverstehen und Begegnung beschrieben, was bedeutet, Empathie nicht zu übertreiben, sondern sich als Therapeut:in mithilfe des durch Professionalität geprägten Fallverstehens nicht überschwemmen zu lassen und die Handlungsfähigkeit im therapeutischen Prozess zu behalten. Begegnungsfähigkeit und -hindernisse werden in der Selbsterfahrung reflektiert; Selbstoffenbarung geschieht in

Maßen. Dass Patient:innen sich akzeptiert fühlen, wird gefördert durch den Aufmerksamkeitsfokus auf Positives (»Ressourcenorientierung«) sowie den dialektischen Prozess zwischen Bestätigung (von Ideen) und »Verstörung« leidbringender Muster.

Erwartungen in der Therapie/Attribution (Pfad 2): Erwartungen an die Psychotherapie sind bereits vorher vorhanden, werden aber durch Erklärungen für die Störung und die Darlegung der Behandlungsprinzipien weitergehend erzeugt. Sie entstehen aber nur dann, wenn die Patient:innen die Erklärungen akzeptieren (Wampold et al., 2018, S. 266). Erklärungen zu Störung und Therapie sollten in der Zone der naheliegenden Entwicklung für den Patienten liegen sowie mit den kulturellen Überzeugungen der Patient:innen kompatibel sein (»Krankheitsmythos«; Frank u. Frank, 1991). Die Zuschreibung des Therapieerfolgs zur eigenen Leistung erhöht den Therapieerfolg und dessen Nachhaltigkeit im Vergleich zu Patient:innen, die dieselbe Therapie, aber mit externer Attribution des Therapieerfolgs erhielten (Powers et al., 2008, zit. nach Wampold et al., 2018, S. 265).

▸ ST: Erwartungen können die Motivation zur Veränderung erhöhen, besonders, wenn sie sich auf wünschenswerte Zustände beziehen (»Lösungsorientierung«). Die aktive Sprache und die (niedrige) Sitzungsfrequenz der Systemischen Therapie fördern die Attribution des Therapieerfolgs auf die Patient:innen selbst und erhöhen dadurch die Selbstwirksamkeit. Das Ziel, auf »Augenhöhe« zu arbeiten (auch wenn es zuweilen nicht vom Beginn der Therapie zu realisieren ist), betont das »Expert:innentum« der Patient:innen. Das alles geschieht, wenn es gut geht, gleich mehrfach im Mehrpersonensetting; um das zu erreichen, werden mit Vorteil (zirkuläre) Fragen nach Beobachtungen, Erklärungen und Bewertungen gestellt. Störungen werden als nachvollziehbare, aber noch nicht befriedigende Lösungsversuche gesehen, als Muster, nicht als Ergebnis linear-kausaler Zusammenhänge und auch nicht als Defizite (▸ Kapitel 10 und 11). Das macht es für die Betroffenen leichter, Erklärungen über Störungen zu akzeptieren und sie eher als Ausdruck berechtigter Bedürfnisse einzuordnen, was wiederum mit Empowerment und Selbstakzeptanz einhergeht. Anders ausgedrückt: »Es ist nie zu spät, über sich eine Geschichte der Stärke zu erzählen« (Wagner u. Russinger, 2016, S. 83).

Ziele ▸ therapeutischer Maßnahmen (Pfad 3): Gäbe es keine Vereinbarung über die Ziele der Therapie, bestünde die Therapie vorwiegend aus Beziehung und würde gemäß Wampold et al. (2018) auf wichtige Komponenten einer »Arbeitsbeziehung« verzichten und somit auch auf Bestandteile eines überzeugenden Therapierituals nach Frank und Frank (1992). (Die eigentlichen »Maßnahmen« sind in ▸ Kapitel 13 aufgeführt.)

▸ ST: Die Auftragsorientierung hat einen hohen Stellenwert. Im Therapieverlauf kann sie verloren gehen, wenn nicht gelegentlich, in Form von »Standortbestimmungen«, der ursprüngliche Auftrag wieder in den Blick genommen wird. Neue Aufträge können hinzukommen, sodass im Therapieprozess ein dialektisches Verhältnis von »nehmen, was kommt« und »Zielorientierung« entstehen kann. Wann die Therapie endet, sollte dennoch einvernehmlich und kooperativ ausgehandelt werden (Borst, in Vorb.).

Therapeut:inneneffekte: Der Anteil der einzelnen Therapeut:innen an der Wirkung der Therapie ist relativ groß. Eine wesentliche Rolle spielt die »allegiance«. Die Verläufe in der Kompetenzentwicklung von Therapeut:innen sind sehr unterschiedlich; eine positive Entwicklung geht mit dem flexiblen Zugriff auf das Methodenrepertoire einher sowie mit der Bereitschaft, für die Vor- und Nachbereitung der Therapiestunden Zeit für Reflexion zu haben (vgl. Miller, 2015).

▸ ST: Die systemischen Grundhaltungen Zirkularität, Nichtwissen und Neugier sollten dazu führen, dass die psychotherapeutische Arbeit mit Freude und Engagement ausgeübt wird. Langeweile und Routine sollten als Zeichen dafür gesehen werden, dass die Therapeut:innen etwas ändern müssen.

Umfeld und soziale Unterstützung: Lambert (2013) gibt den Anteil des sozialen Umfeldes und der sozialen Unterstützung am Therapieerfolg mit 40 % an (siehe oben) und bezeichnet dieses Faktorenbündel damit als wirksamstes.

▸ ST: Durch das aktive Einbeziehen des sozialen Umfeldes in die Therapie im Mehrpersonensetting wird in der Systemischen Therapie vom Start weg an der sozialen Unterstützung der Klient:innen gearbeitet. Selbst dort, wo es nicht möglich ist, Bezugspersonen in die Therapie einzubeziehen, werden durch den Fokus auf interpersonelle Zusammenhänge die Wechselwirkungen zum sozialen Umfeld hergestellt.

4.6 Folgerungen für die Praxis: Fallkonzeption und Grundhaltung

Die Begriffe »case formulation« (Eells, 2010) und »Fallkonzeption« bezeichnen die explizite Darstellung von therapierelevanten Fakten und Zusammenhängen bei einzelnen Patient:innen, die der konkreten Therapieplanung zugrunde gelegt werden. Caspar (2000) sieht darin die Voraussetzung für eine reflektierte, patient:innenorientierte Individualisierung der Psychotherapie, die auch dem Anspruch der systemischen Theorie gerecht wird, nicht »nomothetisch« nach Manual, sondern »idiografisch« nach individueller Auftragslage vorzugehen. Lieb (2019) spricht von »Individualität und Verallgemeinerung«, andere Autor:innen (Welter-Enderlin u. Hildenbrand, 2004; Borst, 2013) bringen mit der Verknüpfung der Begriffe »Fallverstehen in der Begegnung« ein nur scheinbar widersprüchliches, ständig neu auszubalancierendes Verhältnis von fachlicher Distanz und persönlicher Nähe zum Ausdruck. Aus systemischer Sicht ist dabei essenziell, dass diese Fallkonzeption gemeinschaftlich erstellt wird. Fachwissen zu (»störungsspezifischen«) Mustern und Musterveränderungen darf einfließen, aber es geht um die Anwendung allgemeinen Wissens auf den »Fall« und kann nur nützlich sein, wenn die Fallkonzeption auf Kooperation beruht und diese fördert. Dazu gehört, transparent und im Dialog

- zu einer gemeinsamen Problembeschreibung zu finden,
- sich Erklärungen zu Entstehung und Aufrechterhaltung gegenseitig mitzuteilen (▸ Kapitel 10),
- sich auf Ziele zu verständigen,
- sich auf eine ungefähre Dauer zu einigen und
- ein ungefähres Vorgehen zu beschreiben;

kurz gesagt: zu »verhandeln über Behandlung«. Auf die konkreten Schritte (»Interventionen«) in der Therapie, ob geplant oder nicht, hat die Fallkonzeption oder das Fallverstehen insofern Einfluss, als sie die Grundlage für eine Art von »Mikroindikation« darstellt: Nicht jede Intervention passt in jedem Moment zu jedem Patienten beziehungsweise jeder Patientin, und es sind häufig komplementäre Reaktionen der Therapeut:innen auf Äußerungen der Patient:innen, die zu den erwünschten Veränderungen beisteuern. Rufer (2012) zeigt an einer Vielzahl von Fällen, wie die Fallkonzeption in der Therapie realisiert wird. All das, was in diesem Kapitel bis hierher gesagt wurde, drückt sich in der Grundhaltung systemischer Therapeut:innen aus (▸ Kapitel 5):

- *Multiperspektivität und Allparteilichkeit:* Wir interessieren uns für die Sichtweisen der Gesprächsteilnehmenden und fühlen uns in sie ein, weil wir wissen, dass jede:r eine eigene Wahrheit hat. Wir engagieren uns für alle Gesprächsteilnehmenden.

- *Neugier, Hypothetisieren und Kreativität:* Wir glauben nicht, unser Gegenüber schon zu kennen, sondern interessieren uns für seine Lebenswelt. Wir entwickeln »angemessen ungewöhnliche« Hypothesen, die wir in Fragen gießen, verwerfen unsere Hypothesen jedoch wieder, wenn sie nicht passen oder nicht nützlich sind. Wir erfinden unendlich viele Fragen und Ausdrucksformen. Vor allem aber sind wir Expert:innen für das Zuhören und Hinhören, das erahnen lässt, was (noch) nicht gesagt wurde (Levold, 2019).
- *Mustererkennung und -veränderung:* Wir interessieren uns für die zirkulären Zusammenhänge zwischen Denken, Fühlen und Handeln innerhalb einer Person und zwischen Personen. Leidbringende Muster helfen wir verändern, indem wir neue Verhaltensweisen, Beobachtungen, Erklärungen und Bewertungen anregen.
- *Kontextwissen und -veränderung:* Wir interessieren uns für die Lebenswelt unserer Patient:innen und helfen Kontexte so umzugestalten, dass leidbringende Person-Umwelt-Interaktionen sich ändern können.

Fragen zu Kapitel 4

1. Die Systemische Therapie baut einerseits auf der Psychotherapieforschung andererseits auf den Systemtheorien auf, wenn über die Wirkmechanismen nachgedacht wird. Welche der folgenden Aussagen trifft *nicht* zu?
   a. Das medizinische Modell in der Psychotherapieforschung muss aus systemischer Sicht vom »kontextuellen Modell« (Wampold et al., 2018) abgelöst werden.
   b. Die allgemeinen Wirkfaktoren werden auch in der Systemischen Therapie als bedeutsam anerkannt.
   c. Die Techniken der Systemischen Therapie stellen, vor allem wenn sie manualisiert eingesetzt werden, ein sehr wirksames Instrumentarium dar.
   d. Die Theorien komplexer dynamischer Systeme implizieren, dass die »Interventionen« der Therapeut:innen in ihrer Wirkung nicht vorhergesagt werden können.
   e. Dass zu Beginn der Therapie eine »Arbeitsbeziehung« entsteht, wird durch die Kooperations- und Beziehungsorientierung der Systemischen Therapie gut unterstützt.

2. Beantworten Sie die folgenden Fragen:
   a. Warum geschehen Veränderungen in der Therapie oft sprunghaft?
   b. Wodurch unterscheiden sich erfolgreiche Therapeut:innen von ihren weniger erfolgreichen Kolleg:innen?
   c. Was trägt zur Entwicklung therapeutischer Expertise bei?
   d. Was sind die generischen Prinzipien?
   e. Wie lässt sich der Stand der Diskussion zu allgemeinen und spezifischen Wirkfaktoren von Therapie und Beratung zusammenfassen?
   f. Welche konkreten Entsprechungen der allgemeinen Wirkfaktoren mit Haltungen in Systemischer Therapie lassen sich herstellen?

3. Welche praxeologische Grundorientierung wird der Systemischen Therapie eher *nicht* zugerechnet?
   a. Kontext- und Musterorientierung
   b. Kund:innen- und Auftragsorientierung
   c. Kooperations- und Beziehungsorientierung
   d. Neugier- und Kreativitätsorientierung
   e. Diagnose- und Störungsorientierung

4. Die generischen Prinzipien sind von Schiepek in die Systemische Therapie eingeführt worden, um den Prozess im therapeutischen Handeln zu beschreiben. Welche der folgenden Benennungen beschreibt *keine* Phase der generischen Prinzipien?
   a. Identifikation von Mustern
   b. Destabilisierung/Fluktuationsverstärkung
   c. Gezielte Symmetriebrechung
   d. Sinnbezug
   e. Symptome verstehen

5. Wie wird innerhalb der generischen Prinzipien die Phase benannt, in der neue Kognitions-, Emotions- und Verhaltensmuster stabilisiert und in den Alltag integriert werden?

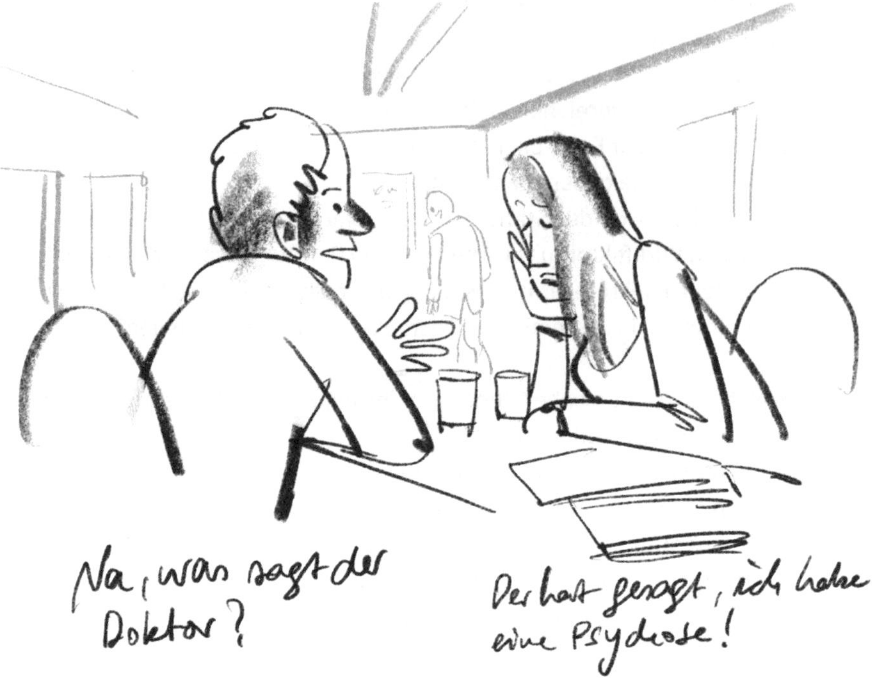
Na, was sagt der Doktor?
Der hat gesagt, ich habe eine Psychose!

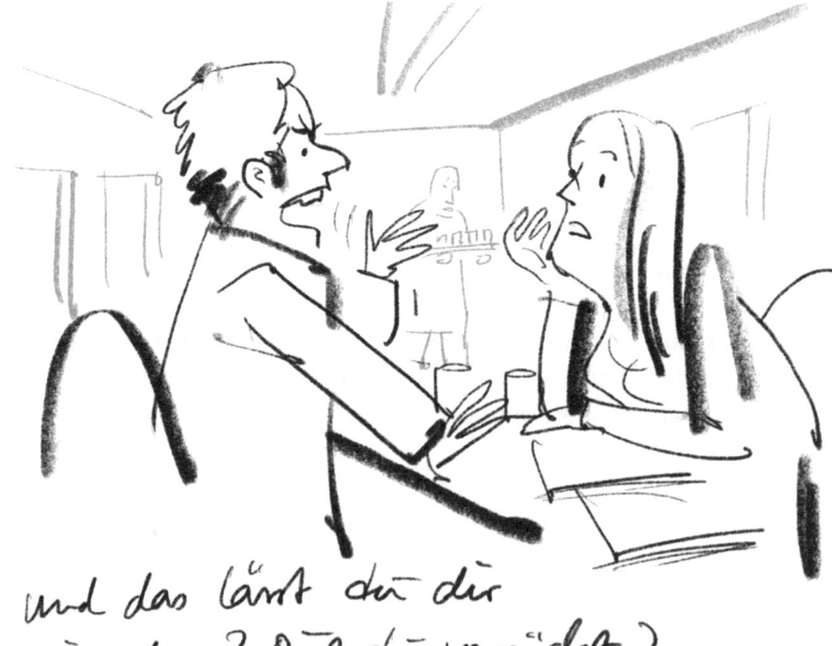
Und das lässt du dir einreden? Bist du verrückt?

5 Rahmungen und Grundhaltungen Systemischer Therapie

Reinert Hanswille und Ulrike Borst

Nachdem also die erkenntnis- und systemtheoretischen Grundlagen (▶ Kapitel 2 und 3) sowie die Wirkfaktoren- und Methodentheorie der Systemischen Therapie (▶ Kapitel 4) dargelegt wurden, wenden wir uns in diesem Kapitel zwei Aspekten therapeutischen Geschehens zu, die nicht im engeren Sinne »Interventionen« darstellen, aber deren Hintergrundmusik ausmachen. Es gilt, diese beiden Aspekte laufend zu reflektieren, da sie ganz wesentlich dazu beitragen, wie »Interventionen« ankommen.

Der erste Aspekt ist der Rahmen, in dem das therapeutische Geschehen stattfindet, oder auch die Rahmung, die Therapeut:innen aktiv gestalten. Der zweite Aspekt hängt eng mit dem ersten zusammen, ist aber nicht genau deckungsgleich: Mit welchen Grundhaltungen vertreten die Therapeut:innen das, was sie tun? Gelingt es ihnen, diese Grundhaltungen auch dann einzunehmen, wenn der Rahmen zunächst noch nicht passend erscheint? Gelingt es ihnen z. B. auch in Zwangskontexten, eine Kooperation mit den Patient:innen und ihren Familien zustande zu bringen?

5.1 Rahmen und Rahmungen

Unterschiede Rahmen und Rahmung: Obwohl die Begriffe »Rahmen« und »Rahmung« häufig wie Synonyme verwendet werden, besteht zwischen ihnen ein wesentlicher Unterschied. Die Rahmung war dann erfolgreich, wenn das gerahmte Geschehen zu dem Rahmen passt. Beide Begriffe können als »zwei Seiten einer Medaille« gesehen werden (Willems, 1997, S. 47). Sie verdeutlichen den Dualismus von Struktur und Handlung. Der *Rahmen* stellt das relativ stabile Interpretationsschema als strukturellen Teil des sozialen Ereignisses dar, während die *Rahmung* aktiv vom Individuum ausgeht, die subjektiven Ausdifferenzierungen und Interpretationen des Rahmens umfasst und sich auf die Praxisebene bezieht, in der die Handelnden versuchen, ihre Deutungen des

Ereignisses aktiv einzubringen (vgl. Willems, 1997). Rahmen sind nur *relativ* stabil; sie unterliegen Prozessen des sozialen Wandels und gehören zum sozial tradierten Wissensvorrat von Gruppen und Gesellschaften (Goffman, 1980).

Psychologischer Rahmen bei Bateson: Ein psychologischer Rahmen wird nach Gregory Bateson (1985, S. 252 f.) um eine »Klasse oder Menge von Mitteilungen (oder sinnvollen Handlungen)« gezogen. Der Rahmen selbst wird aber von anderen Mitteilungen gebildet. Der Rahmen ist ein metakommunikatives Konstrukt. Er bestimmt die Art der Codes und die Art ihrer Anwendung innerhalb des Rahmens. Deshalb kann man sagen, ein Rahmen ist ein Metacode. Das erkennt man auch an der aus- und einschließenden Funktion psychologischer Rahmen. Diese Art von Rahmen schließt eine bestimmte Anzahl von Mitteilungen ein und eine viel größere Zahl von Mitteilungen aus. So sind z. B. innerhalb des Rahmens eines Interviews Handgreiflichkeiten keine möglichen Handlungen oder Mitteilungen. Kommt es zu Handgreiflichkeiten, hat man den kommunikativen Rahmen gewechselt.

Rahmen in der Soziologie Goffmans: Handlungen und andere Ausdrucksformen können je nach Kontext unterschiedliche Bedeutungen und einen anderen Sinn besitzen; sie sind polyvalent. Erst anhand einer Perspektive werden sie verständlich. Rahmen stellen für Goffman mehr oder weniger komplexe Sinnstrukturen dar, die es ermöglichen, Situationen und Handlungen jeglicher Art zu identifizieren. Eine Klasse solcher Strukturen sind die primären Rahmen (»primary frameworks«), auf deren Grundlage das Individuum seine Reaktionen bestimmt (Goffman, 1980). Der Begriff »primär« bezeichnet dabei allerdings keine »vorherrschende« Realitätsebene (z. B. hinsichtlich des Grades von Wichtigkeit), sondern erfasst zunächst »die Differenz von Sinnlosigkeit und Sinnhaftigkeit« (Willems, 1997, S. 52). Die Anwendung des Rahmens wird von den Akteur:innen so gesehen, »dass sie nicht auf eine vorhergehende oder ›ursprüngliche‹ Deutung zurückgreift; ein primärer Rahmen wird eben so gesehen, dass er einen sonst sinnlosen Aspekt einer Szene zu etwas Sinnvollem macht« (Goffman, 1980, S. 31). Primäre Rahmen stellen also den ursprünglichsten Typ von Rahmen dar, der »dem, der ihn anwendet, die Lokalisierung, Wahrnehmung, Identifikation und Benennung einer anscheinend unbeschränkten Anzahl konkreter Vorkommnisse, die im Sinne des Rahmens definiert sind«, erlaubt (Goffmann, 1980, S. 31). Auf die Grundfrage danach, »was hier eigentlich vor sich geht«, können primäre Rahmen somit eine erste Antwort geben und bieten den Akteur:innen eine mögliche Deutung der Situation. Sie sind in der Regel denjenigen, die sie anwenden, nicht bewusst und können auf Nachfrage nicht vollständig beschrieben werden, was jedoch nicht daran hindert, dass sie angewandt werden (Goffman, 1980, S. 31).

Drei Rahmungen der therapeutischen Interaktion: Das folgende Dreikreismodell visualisiert, welche Rahmen in der therapeutischen Interaktion bedeutsam sind (siehe Abbildung 7). Wenn die entsprechenden Rahmungen nicht gelingen, kann es zu Störungen in der therapeutischen Beziehung kommen.

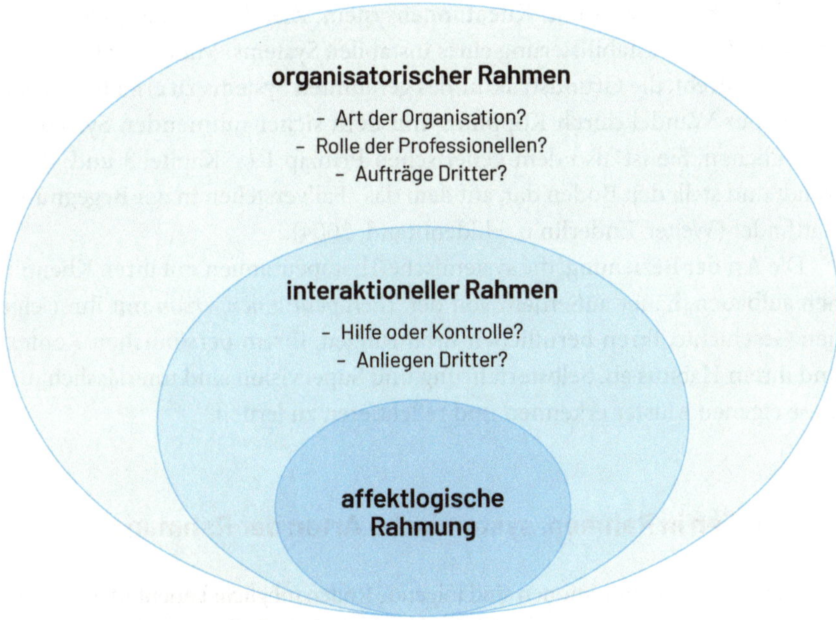

Abbildung 7: Drei Rahmungen der therapeutischen Interaktion (nach Borst, 2018)

Der *organisationale Rahmen* sagt etwas darüber aus, was hier geschehen soll. Ein Gefängnis hat z. B. andere Aufgaben als eine Psychiatrie oder ein Kinderheim, und entsprechend sind die Rollen der dort arbeitenden Psychotherapeut:innen unterschiedlich. Ein Gespräch wird unterschiedlich verlaufen, wenn ich in einer psychiatrischen Klinik mit einem gegen seinen Willen zugewiesenen Patienten spreche, als wenn ich in freier Praxis von einer Patientin in seelischer Not aufgesucht werde, nachdem sie lange auf das Gespräch gewartet hat.

Der *interaktionelle Rahmen* gibt Antwort auf die Frage: »Was tun wir hier?« Geht es um Hilfe oder Kontrolle? Welche Anliegen Dritter spielen eine Rolle? Den interaktionellen Rahmen stellt die Therapeutin gemeinsam mit ihrer Klientin her. Nicht in jeden organisationalen Rahmen passt jede interaktionelle Rahmung. Wenn ich meinen Teil der Interaktion z. B. als »Hilfe« beschreibe, ich zugleich aber auch Kontrollfunktionen ausübe, empfinde ich selbst das womöglich – in einem paternalistischen Sinne – noch als zueinander passend, die Klientin aber möglicherweise als nötigend (»Und bist du nicht willig, so brauch ich Gewalt«). Sie kann ihren Teil der Interaktion nicht frei wählen. Insofern ist das »Gespräch auf Augenhöhe« oft eher frommer Wunsch der Therapeutin als so empfundene Wirklichkeit des Patienten.

Die *affektlogische Rahmung* ist innerstes Bestimmungsstück der Beziehung zwischen Therapeut:in und Klient:innensystem. Ziel der affektlogischen Rahmung ist die Metastabilisierung eines instabilen Systems. Mit dieser Rahmung wird angestrebt, die Grundstruktur des gerahmten Systems zu erhalten, gleichzeitig aber Wandel durch Kopplung mit dem sicher rahmenden System zu ermöglichen. Sie ist also dem generischen Prinzip 1 (▸ Kapitel 3 und 4) verwandt und stellt den Boden dar, auf dem das »Fallverstehen in der Begegnung« stattfindet (Welter-Enderlin u. Hildenbrand, 2004).

Die Art der Beziehung, die systemische Therapeut:innen mit ihren Klient:innen aufbauen, hängt außerdem von der *Therapeut:innenperson* mit ihrer eigenen Geschichte, ihren beruflichen Erfahrungen, ihrem persönlichen Kontext und ihrem Habitus ab. Selbsterfahrung und Supervision sind unerlässlich, um diese eigenen Muster erkennen und reflektieren zu lernen.

5.2 Rollen in Rahmen, systemische Arten der Rahmung

Im Rahmen von Organisationen sind folgende Rollen möglich: Patient:in, Behörden, Angehörige sowie Therapeut:in. Schauen wir uns diese Rollen der Reihe nach an:

Patient:in: Eine prägnante Unterscheidung, die angesichts des Leidens vieler Patient:innen und Klient:innen allerdings fragwürdig erscheint, stammt von de Shazer (2002). Er beschreibt Klient:innen als Kund:innen, Klagende oder Besucher:innen, je nachdem, welche Beziehung sie uns anbieten:

- Kund:innen geben Aufträge, übernehmen Verantwortung und wirken an der Problemlösung mit.
- Klagende dagegen geben keine Aufträge, denn sie sehen keine Veränderungsmöglichkeit.
- Besucher:innen werden in die Therapie geschickt; sie sehen keine Probleme, haben keine Anliegen oder Aufträge.

In klinischen Kontexten ist es unseres Erachtens jedoch in der Regel nicht zum Rahmen passend, von Kund:innen zu sprechen. Der Begriff »Patient« drückt aus, dass es sich um einen Menschen handelt, der an etwas leidet. Ihm fehlt einerseits durch diese Notlage, andererseits aber auch durch unser Versicherungssystem, die Konsument:innensouveränität, die es ihm erlauben würde, frei über die Therapie zu entscheiden.

Behörden: Behörden können die Rolle eines Zuweisers zur Therapie haben (z. B. weist das Jugendamt eine Familie zur Familientherapie zu), und/oder eines Auftraggebers (z. B. weist das Jugendamt zu, bezahlt die Therapie und erwartet Rückmeldungen über den Verlauf) und/oder einer sanktionierenden Instanz (z. B., indem das Jugendamt bei Nichtbefolgen von Auflagen andere Maßnahmen ergreift).

Angehörige: Angehörige können Zuweiser:innen sein, sind meist aber auch Betroffene einer problematischen Situation und können zu Beteiligten werden, wenn sie an der Therapie teilnehmen.

Therapeut:in: Therapeut:innen können sich selbst folgende Rollen zuschreiben oder aber auch zugeschrieben bekommen:

- Als Therapeut:innen sind sie an der gemeinschaftlichen Wiederherstellung (psychischer) Gesundheit beteiligt.
- Als Expert:innen teilen sie ihr Wissen mit und können um Rat gefragt werden.
- Als Schiedsrichter:innen können sie gefragt werden, wer recht hat (diese Rolle lehnen wir in der Regel ab, dennoch können wir oft nicht verhindern, dass die kleinsten, auch nonverbalen Signale als Schiedsspruch ausgelegt werden).
- Als Anwält:innen stehen wir den Patient:innen bei, wenn sie z. B. im Gestrüpp der Sozialversicherungssysteme nicht zurechtkommen.
- Als (systemische) Therapeut:innen sind wir »Geburtshelfer:innen« beim Finden von Problemlösungen im alltagsweltlichen Rahmen.

Rollenkonflikte von Therapeut:innen: Die oben aufgelistete Vielfalt möglicher Rollen aller am Therapiegeschehen Beteiligten zeigt, wie zahlreich dann erst recht die Kombinationen samt ihrer Unvereinbarkeiten sind. Ein häufiger Rollenkonflikt ist für Psychotherapeut:innen z. B., wenn sie gutachterliche Funktionen haben, indem sie etwa die Arbeitsunfähigkeit mitbeurteilen und gleichzeitig um die Verbesserung des psychischen Gesundheitszustandes und somit um die Wiederherstellung der Arbeitsfähigkeit eines Patienten bemüht sind. Es lohnt sich, sich der verschiedenen Rollen bewusst zu werden, Erwartungen aller Beteiligten zu klären und Widersprüche anzusprechen (siehe auch Borst, 2018a).

Interaktionelle Rahmung: Gern nehmen systemische Therapeut:innen eine kooperative Grundhaltung ein und betonen, dass sie mit ihren Patient:innen »auf Augenhöhe« (siehe unten, »Grundhaltung«) seien. Dies ist jedoch häufig Wunschdenken, zumindest am Anfang einer Therapie und vor allem, wenn diese gegen den Willen der Patient:innen geschieht. Dennoch lässt sich die Interaktion prozesshaft so rahmen, dass aus dem anfänglichen Zwang eine Kooperation wird.

Die entsprechende therapeutische Kompetenz ist die *Verhandlungskompetenz* (siehe auch Borst, in Vorb.). Eine andere dialektische Beziehung besteht zwischen dem Expert:innentum und der Co-Konstruktion: Patient:innen und Angehörige suchen häufig anfangs die Expert:innenmeinung, reagieren aber zugleich empfindlich, wenn ihr:e Therapeut:in schon alles zu wissen meint. Erst im *Gespräch,* also dem wechselseitigen, sich aufeinander beziehenden Sprechen, entstehen neue Erkenntnisse, die wiederum Veränderungen anbahnen.

Affektlogische Rahmung: Mit seiner *Affektlogik* stellt Luc Ciompi (1982, 1997) ein Konzept zur Verfügung, das zu erklären vermag, warum in bestimmten affektiven Zuständen manches nicht gedacht werden kann. Wenn jemand wütend ist, denkt er gemäß einer Wutlogik, und diese lässt zum Beispiel keine freudvollen Gedanken zu. Dann würde ein:e Therapeut:in nichts erreichen mit zirkulären Fragen, die auf die Wiederentdeckung der Freude, etwa in der Partnerschaft, abzielen. Zunächst muss ein Rahmen geschaffen werden, der so viel Sicherheit für das gerahmte System bietet, dass andere Gedanken gefasst werden können. Wir nennen das »affektlogische Rahmung«. Bezogen auf die Frage des Menschenbilds leiten wir ab: Der Mensch muss in seinen affektiven Zuständen wahrgenommen werden, die zumindest situativ einige Möglichkeiten ausschließen. Systemtheoretisch gesprochen, ist es nicht nur die Struktur des Systems, die sein Verhalten und die Wirkung von Interventionen bestimmt, sondern auch sein affektiver Zustand. Interventionen müssen dazu passen, sonst bewirken sie nichts oder das Gegenteil von dem, was beabsichtigt war.

Die »affektive Feinabstimmung« oder auch »Resonanz« in der therapeutischen Beziehung lässt sich weiter aufschlüsseln, und die Therapeut:innen können in gewissem Ausmaß beeinflussen, wo sie sich selbst verorten (Borst, 2011). Es gilt, die Balance zu finden:

- Zwischen Betonung der Einzigartigkeit dieses einen Einzelfalls (wenn übertrieben, droht die Professionalität unterzugehen) und Bezug zu allgemeinem, wissenschaftlichem Wissen (wenn übertrieben, entsteht Technokratie). Die Therapeut:innen können den Ort auf dem Kontinuum beeinflussen durch die Wahl der Themen, das Ausmaß der Selbstoffenbarung und den Grad ihres empathischen Mitschwingens.
- Zwischen Augenhöhe (wenn übertrieben, entsteht Kurzsichtigkeit oder gar Blindheit) und Vogelperspektive (wenn übertrieben, heben die Expert:innen ab und verlieren den Kontakt). Der Ort auf dem Kontinuum wird bestimmt durch Perspektivenübernahme versus -wechsel, Aussage- versus Frageform im Gespräch.
- Zwischen Bestätigung (wenn übertrieben, bleibt ein leidbringendes Muster bestehen), Provokation und »Verstörung« (wenn übertrieben, entsteht Reak-

tanz oder Verschlimmerung). Der Ort auf dem Kontinuum wird bestimmt durch bestätigende (verbale und affektive) Äußerungen versus komplementäre (verbale und affektive) Äußerungen.
- Zwischen Problemorientierung (wenn übertrieben, droht ein Verharren in einer »Problemtrance«) und Lösungsorientierung (wenn übertrieben, fühlen sich die Patient:innen nicht verstanden).

Nur wenn es Therapeut:innen gelingt, einen Beziehungskontext der *Metakomplementarität* (Buchholz, 1988) herzustellen, können sie den Einfluss nehmen, der die familiäre Veränderung ermöglicht. Bei allen ihren Äußerungen müssen die Therapeut:innen darauf achten, in welcher Weise sie die metakomplementäre Beziehungsdefinition berühren. Sie sollten so gehalten sein, dass dieser Kontext stets wiederhergestellt wird.

Therapeutisches System: Für den Aufbau des therapeutischen Systems ist von Bedeutung, dass die Therapeut:innen ihr Sinnverständnis der Familie so zurückgeben, dass es akzeptiert wird. Das therapeutische System ist kein Handlungs-, sondern ein Sinnsystem, das die Handlungs- und Erlebnismöglichkeiten der Patient:innen/der Familie zu erweitern sucht. Bieten sich die Therapeut:innen aber als Helfer:innen an, legen sie damit die Patient:innen/die Familie auf die komplementäre Rolle der Hilfesuchenden fest; das immobilisiert deren Selbsthilfepotenziale, macht die Patient:innen/die Familie eher passiv.

5.3 Therapeutische Haltungen

Der Begriff der therapeutischen Haltung ist unscharf. Preß und Gmelch definieren: »Unter therapeutischer Haltung lässt sich die Realisierung therapiebezogener kognitiver Strukturen von Therapeuten in deren therapierelevanten Reaktionen verstehen« (Preß u. Gmelch, 2014, S. 360). Die kognitive Komponente umfasst Überzeugungen, Werthaltungen und Einstellungen, die im therapeutischen Handeln mehr oder weniger konsistent ausgedrückt werden.

5.3.1 Allgemeine Variablen

Als allgemeine Variablen einer therapeutischen Grundhaltung werden die zuerst in der Gesprächspsychotherapie beziehungsweise klienten-/personzentrierten Therapie beschriebenen Variablen bedingungslose positive *Wertschätzung*, *Empathie* und *Kongruenz* weithin akzeptiert.

5.3.2 Allparteilichkeit und Neutralität

Allparteilichkeit: In der Systemischen Therapie hat sich die Haltung der Therapeut:innen im Laufe der Zeit verändert. In den Arbeiten von Boszormenyi-Nagy (Boszormenyi-Nagy u. Framo, 1965), später auch bei Stierlin (1971), steht die Allparteilichkeit im Vordergrund. Damit wird die Fähigkeit und Anforderung beschrieben, für alle Familienmitglieder gleichermaßen Partei zu ergreifen und Identifikation anbieten zu können, um zu gewährleisten, dass die Verdienste jedes Familienmitglieds anerkannt und alle gleichermaßen von den Therapeut:innen gesehen werden. Das Mailänder Team entwickelte das Konzept der Neutralität (Selvini Palazzoli, Boscolo, Cecchin u. Prata, 1981). Er ist einerseits die Voraussetzung, von allen Systembeteiligten akzeptiert und andererseits nicht in bestehende Beziehungsmuster gezogen zu werden. Neutralität zeigt sich vor allem in ihrer Auswirkung auf die Klient:innen und ist weniger eine Frage der therapeutischen Absicht (vgl. von Schlippe u. Schweitzer, 2012, S. 205).

Neutralität bedeutet keinesfalls Kälte, Distanziertheit oder Desinteresse. Vielmehr ermöglicht sie eine besondere Art der Empathie und Nähe, die sich zum einen in der Haltung und Technik der Zirkularität und Hypothesenbildung äußert und zum anderen in der neutralen Parteinahme für die einzelnen Systemmitglieder. Die Neutralität verhindert nicht, dass die Therapeut:innen Anteil nehmen und sich im Prozess für ein einzelnes Systemmitglied engagieren können, ja sogar müssen, um hinter die Dinge zu sehen oder die Bedeutung hinter den Ereignissen zu finden (vgl. Hoffmann, 1996, S. 67). So zeigt sich heute Neutralität in einer periodischen Parteilichkeit, bei der die Therapeut:innen sich immer wieder in und mit dem System bewegen, um dann wieder in eine Metaposition zu gehen. Mit dieser Entwicklung hat sich die Neutralität von der ursprünglich distanzierten Position des Mailänder Teams entfernt. Neutralität meint die Anerkennung der verschiedenen Sichtweisen und Handlungen in einem System, die engagierte und warmherzige Beziehung, die Bindung zum Patient:innen- oder Klient:innensystem, die im Mittelpunkt des therapeutischen Bemühens steht. Sie weist folgende Varianten auf:

- Die *Beziehungsneutralität* der Therapeut:innen zum System dient der inneren und äußeren Positionierung. Sie hilft besonders, nicht in Konflikte zwischen Interessengruppen verwickelt zu werden, und verhindert, dass der Fokus sich auf Einzelne einengt und damit die Aufmerksamkeit auf das »Dazwischen« und den Kontext verloren geht. Die Haltung der Neutralität bezieht sich auf anwesende und abwesende Systemmitglieder und auch zum »Innensystem« (▸ Kapitel 12.4.4) der Klient:innen.
- Die *Problemneutralität* beschreibt, wie sich die Therapeut:innen zum Symptom beziehungsweise Problem positionieren. Sie hilft, den Einladungen zur

positiven oder negativen Bewertung des Problems im Prozess nicht nachzugeben, und fördert zugleich eine respektvolle und ambivalente Haltung, die sowohl die schwierigen als auch die möglichen positiven Seiten würdigt und anerkennt.

- Die *Konstruktneutralität* bezeichnet die Enthaltsamkeit gegenüber Erklärungen, Meinungen und Konstrukten, die innerhalb des Systems geäußert werden, um neutral gegenüber Bedeutungsgebungen, Sichtweisen, Fantasien und gezeigten Affekten bleiben zu können. Zudem bewahrt sie davor, sich in eskalierende Kämpfe um das »richtige Richtig« von Krankheitskonzepten, Verbesserungsideen etc. einzulassen.
- Die *Lösungs- und Veränderungsneutraliät* beschreibt die Haltung gegenüber den Lösungsideen im therapeutischen System. Dabei geht es um eine unterstützende und gutwillige Haltung gegenüber allen Lösungen, aber auch zu den Positionen der Beständigkeit und Nichtveränderung. Die Haltung der Neugier unterstützt dabei, nicht gleich die ersten Lösungskreationen zu fördern, sondern den Prozess offen zu gestalten, um auch die Kräfte der Beständigkeit zu würdigen.

5.3.3 Neugier

Mit Neugier meinen wir eine therapeutische Grundhaltung, die vom Gegenüber als respektvoll, nichtinvasiv, freundlich und zugewandt erlebt werden sollte. Sie ist unter Umständen im Laufe der Zeit in Gefahr, verloren zu gehen, und sollte dann bewusst wiederhergestellt werden: Langeweile bei sich selbst festzustellen, sollte den Therapeut:innen Signal dafür sein, dass sie etwas in der therapeutischen Beziehung ändern und etwas unternehmen müssen.

Neugier als Element der systemischen Haltung (Cecchin, 1988) verfolgt mehrere Ideen. Sie setzt sich ab von der Reparaturlogik, die durch die Meinung gekennzeichnet ist, man könne ein System durchschauen und zielgerichtet steuern wie eine triviale Maschine (Heinz von Foerster) oder mit dem System »instruktiv interagieren« (Maturana). Die Neugier interessiert sich für das, was in einem System wirkt beziehungsweise als wirksam angesehen wird, weil es sich bewährt hat. Neugier fördert darüber hinaus die von Anderson und Goolishian geforderte Ressource der »Unwissenheit des Therapeuten« (Anderson u. Goolishian, 1992). Sie wirkt der vorschnellen Erkenntnis beziehungsweise dem Gefühl, ein System zu durchschauen, entgegen und hilft so den Therapeut:innen dabei, in einer neutralen Position zu bleiben. Eine respektvolle Neugier vermittelt Interesse am Gegenüber und wertet es auf. Der oder die andere bekommt den Eindruck: »Da ist jemand, der interessiert sich für mich – dafür, wie ich etwas mache, was ich fühle, denke und fantasiere, wie ich etwas erlebt habe etc.« Das ist Wertschätzung und gibt das Gefühl: »Ich werde gesehen und geachtet mit dem, was und wie ich bin.«

5.3.4 Lösungs- und Zukunftsorientierung

Diese Grundhaltung wurde vor allem durch die lösungsorientierte Kurzzeittherapie von Steve de Shazer konzeptualisiert (► Kapitel 12.2.1). Die Hirnforschung weist darauf hin, wie bedeutsam eine Lösungs- und Zukunftsorientierung für das Entwickeln neuer Verhaltensweisen ist. Sie konnte zeigen, dass imaginierte zukünftige Handlungen ähnliche hirnorganische Prozesse auslösen wie entsprechende konkrete Handlungen in der Gegenwart. Wie beim Mentaltraining im Sport, bei dem etwa Tennisspieler:innen in Gedanken dem Bewegungsablauf beim Aufschlag nachgehen, ist auch in der Therapie das Mentaltraining ein wichtiges Instrument dafür, zukünftig gewolltes Verhalten zu trainieren und einzuüben (Hüther, 2006).

In der systemischen Psychotherapie steht nicht die Aufarbeitung vergangener Probleme, sondern die Zukunfts- und Lösungsorientierung im Mittelpunkt, um möglichst direkt im Alltag Veränderungen anregen zu können. Dazu müssen neue neuronale Erregungsmuster ausgebildet und aktiviert werden. Bereits Grawe (2004, S. 55 ff.) hat auf die Bedeutung und die neurobiologischen Auswirkungen hingewiesen. Die Fokussierung auf einen Zeitpunkt im Leben, in dem es die jetzigen Probleme oder Symptome nicht mehr gibt, ist von Beginn der Therapie an von zentralem Interesse. Sie orientiert sich möglichst früh auf die Erarbeitung von konkreten Lösungswelten, die nach Möglichkeit mit vielen Sinnen erfasst werden.

Die Idee von de Shazer, »Solution talk creates solutions – problem talk creates problems«, wird auch neurowissenschaftlich bekräftigt. Die Überlegung von de Shazer ist: Wenn jemand immer und immer wieder über das Problem spricht, dann nimmt irgendwann die Problemwelt das ganze Leben ein, die neuronalen Problemnetzwerke werden immer größer und dichter. Deshalb ist es therapeutisch wichtig, über Lösungen zu sprechen. Wenn wir viel über Lösungen sprechen, Lösungen erfühlen, begreifen etc., wird die »Lösungswirklichkeit« immer größer. Die Lösungsnetzwerke werden dann immer dichter, stabiler und leichter zugänglich. Erste kleine, überschaubare Schritte im Alltag zu machen, bildet die Erfahrung »Ja, es ist möglich, dass sich etwas ändert!« und stärkt den Mut auch für größere Veränderungen, und das Gefühl von Selbstwirksamkeit wird stärker.

5.3.5 Ziel- und Auftragsorientierung

Ziel- und Auftragsorientierung unterstützen Therapeut:in und Klient:in, den therapeutischen Prozess zu fokussieren. Sie helfen Klient:innen, sich zu orientieren, und unterstützen Therapeut:innen dabei, sich um die für die Klient:innen wichtigen Fragen zu kümmern. Die Notwendigkeit der Orientierung an Therapiezielen ist heute in den meisten Verfahren unbestritten.

Vom Anliegen zum Auftrag: Zu Beginn einer Therapie ist ein Auftrag der Patient:innen oft noch nicht explizit formuliert. Die Patient:innen haben aber Anliegen; explizite Aufträge kommen eher von Zuweiser:innen und Außenstehenden, sind aber nicht immer erfüllbar (»Ablösung vom Elternhaus«, »umfassende Rehabilitation«). Daraus einen Auftrag zu formulieren, ist eine Aufgabe für die ersten Sitzungen. Die Erarbeitung von Aufträgen beinhaltet die Aufstellung von plastischen und anschaulichen Zielen (Borst, 2018a; Rotthaus u. Hanswille, 2015, S. 31 ff.). Dabei sollen Zielvorstellungen auf möglichst vielen Wahrnehmungskanälen aktiviert werden.

Annäherungsziele: Nur dann, wenn die Vorstellungen der Zielzustände aktiviert sind, werden nach Grawe (2004, S. 49 ff.) wichtige neuronale Prozesse aktiviert. Deshalb sollten die angestrebten Ziele eine hohe Bedeutung für die Klient:innen haben. Wenn hingegen die Therapeut:innen ihre eigenen Ziele verfolgen, Dritte (Jugendamt, Arbeitgeber etc.) die Ziele festlegen oder die Klient:innen sich eher abwehrend und widerstrebend an der Problembearbeitung beteiligen, »können keine Langzeitbahnungen im Sinne des angestrebten Ziels erwartet werden. Diese aus den Vorgängen bei der Erregungsübertragung an den Synapsen abgeleitete Schlussfolgerung stimmt gut überein mit dem Ergebnisstand der Psychotherapieforschung […]. Wenn es in einer Therapie nicht gelingt, wichtige Annäherungsziele des Patienten zu aktivieren und sie zum Motor des Veränderungsprozesses zu machen, sollte man die Behandlung des betreffenden Problems lieber sein lassen« (Grawe, 2004, S. 55).

Übereinstimmung der Ziele: Die Einigung auf Therapieziele ist im systemischen Therapieprozess eine Phase, die sich über mehrere Sitzungen erstrecken und im Verlauf auch wiederholt werden kann. Es geht also nicht darum, möglichst zügig Ziele zu erarbeiten, um dann »endlich mit der Therapie beginnen« zu können. Die gemeinsame Erarbeitung von Zielen ist bereits ein zentraler Teil der Therapie, in der komplexe systemische Prozesse angestoßen werden:

- Problemmuster werden verdeutlicht und irritiert,
- Ideen, um den Problemzustand in einen Lösungszustand zu verändern, werden angeregt,
- Selbstorganisation wird angestoßen,

- zirkuläre Prozesse werden initiiert, indem die Zielerreichung in ihren Auswirkungen erfragt wird,
- das Zusammenspiel von individuellen Zielen und Systemzielen sorgt für eine komplexe Veränderungsdynamik,
- Veränderungsprozesse in Richtung auf eine gute Zukunft werden mental vorbereitet
- etc.,

was manchmal dazu führt, dass die Therapie bereits nach der Zielklärung beendet werden kann.

5.3.6 Ressourcenorientierung

Das Ansetzen an den Ressourcen, Entwicklungs- und Wachstumspotenzialen, am »Gesunden« und nicht an der »Pathologie«, dem Problem, den Schwierigkeiten ist eine zentrale Haltung systemischer Therapeut:innen. Für Grawe (1995, S. 135 f.) ist sie ein zentrales Merkmal erfolgreicher Psychotherapie.

Alle Menschen besitzen Ressourcen, die sie unterstützen, ihr Leben so zu leben, wie sie es bisher getan haben. Manchmal liegen sie an der Oberfläche, manchmal müssen sie erst noch zugänglich gemacht werden, um spürbar und sichtbar zu werden. Es deutet auf starke Ressourcen und Resilienz (▸ Kapitel 8) hin, wie Menschen selbst in lebenswidrigen Umgebungen oder unter Bedingungen von Gewalt, Vertreibung, chronischen Erkrankungen, schweren Lebensschicksalen etc. ihr Leben meistern. Diese Kräfte der Patient:innen sind wie Schätze, die es zu heben gilt, damit dann auf dieser Grundlage nach weiteren Ressourcen für Gegenwart und Zukunft gesucht werden kann.

Allerdings ist auch nicht jede positive Erfahrung oder gelungene Aktion gleich eine Ressource. In der Therapie gilt es, besonders hilfreiche Ressourcen für den therapeutischen Prozess zu aktivieren. Sie sollten:

- konkret beschreibbar und in ihren Auswirkungen erfassbar sein, damit sie wiederholt werden können,
- für die Klient:innen bedeutungsvoll sein und ihr Wohlbefinden stärken,
- bei Klient:innen zu physiologischen Reaktionen führen (z. B. zur Entspannung, Pulsabsenkung, körperlichen Aufrichtung oder Straffung),
- die Klient:innen unterstützen, in eine »Ja«-Haltung zu kommen,
- zum gegenwärtigen Zeitpunkt keine unerwünschten Nebenwirkungen haben, wie z. B. den Stress vergrößern oder die wichtigen Beziehungen auf den Kopf stellen.

Verfügbarkeit von Ressourcen: In der Systemischen Therapie wird davon ausgegangen, dass Klient:innen über alle Möglichkeiten verfügen, um ihre Situation zu verbessern; sie haben lediglich zu diesem Zeitpunkt und/oder in diesem Kontext keinen ausreichenden Zugang zu ihnen. Sie befinden sich in einer Art Problemfixierung, in der sie auf die unterstützenden Ressourcen nicht zugreifen können. Grundsätzlich ist die Annahme: Ressourcen sind immer da – sie müssen nur entdeckt, gefördert und akzeptiert werden.

Selbstwirksamkeit und Selbstheilung: Ressourcen eröffnen den Blick auf die Selbstwirksamkeitsprozesse der Klient:innen (Grossmann, 2005). Sie ermöglichen, dass sich Menschen nicht mehr als Opfer sehen, als Spielball der schlechten Umstände oder den Problemen ausgeliefert, sondern als Menschen, die aus sich heraus etwas für sich bewirken und verändern können. Ressourcen bringen so das Selbstheilungs- und Entwicklungspotenzial eines Individuums und/oder eines Systems zur Entfaltung. Wenn (wieder) verfügbar, geben sie den Klient:innen das Gefühl und die Kompetenz, es selbst in der Hand zu haben, ihre Lage zu verbessern. Die Rolle der Therapeut:innen ist es, durch ihre Haltung, Fokussierung und durch gezielte Aktivierung die Kompetenzen der Klient:innen zu fördern und so ihr Vertrauen in sich selbst zu stärken.

Ressourcen in Systemen: Durch die systemische Sichtweise wird die Ressourcenorientierung ausgeweitet vom Individuum hin zum System. Hierbei werden die Ressourcen der einzelnen Familienmitglieder (wie Wertschätzung geben, sichere Bindungsangebote machen, das Gefühl der Zugehörigkeit vermitteln sowie Vertrauen, Offenheit, Humor, Liebe etc. zeigen) zu Systemressourcen, die die Familie stabilisieren und Entwicklung ermöglichen. Durch diesen Prozess erfahren das Individuum und das System eine zentrale Unterstützung im Entwicklungsprozess.

5.3.7 Kontextorientierung und Zirkularität

Die theoretische Begründung für diese Grundhaltung ist ausführlich in ▸ Kapitel 3 und ▸ Kapitel 10 dargelegt. Verhaltensweisen, Ressourcen, Symptome, Probleme oder Erkrankungen lassen sich nicht isoliert, auf einen einzelnen Menschen bezogen, verstehen. Ihr Sinn erschließt sich erst unter Berücksichtigung des Kontextes und der Beziehungen. So wird das Verhalten des kleinen Tobias, der lebhaft in der Schulklasse herumläuft oder im Restaurant nicht sitzen bleiben kann, schnell als Problem verstanden – auf dem Spielplatz, im Sportunterricht oder beim Fußballspielen ist es eine besondere Ressource. Sein Verhalten wird, je nach Kontext, in zirkulären Prozessen jeweils andere Personen mit deren Verhalten und Bedeutungsgebungen betreffen.

Zirkularität bezeichnet die Haltung, in der Problembeschreibung und in der Therapie die Interaktionen in der Familie oder im größeren System zu fokussieren, und nicht mehr die individuelle »Störung« des »Indexpatienten«. Statt lineare Ursache-Wirkungs-Beziehungen anzunehmen, wird davon ausgegangen, dass Ursachen und Wirkungen zirkulär verbunden und kaum auseinanderzuhalten sind beziehungsweise von verschiedenen Beobachter:innen ganz unterschiedlich »interpunktiert« werden (Watzlawick et al., 1969/2011). – Trägt der Ehemann den Müll nicht runter, weil er am Abend zuvor von seiner Frau sexuell zurückgewiesen wurde, oder weist die Ehefrau ihren Mann zurück, weil er ihr wieder nicht im Haushalt geholfen hat?

Daraus folgt unmittelbar, Klient:innen nicht isoliert zu behandeln, sondern immer im sozialen Kontext, ihre Beziehungen, Freund:innen, Familie etc. mit in den Blick zu nehmen und einzubeziehen. Der soziale Kontext und die zirkulären Ursache-Wirkungs-Beziehungen sind für die Systemische Therapie zentrale Betrachtungsperspektiven für Symptome, Ressourcen und Störungen. Sie fließen in die Hypothesenbildung ein und sind Basis von Interventionen.

In der Psychotherapie lassen sich für die Person und ihr soziales Umfeld vier relevante Kontextebenen unterscheiden (vgl. auch Prozessebenen nach Kriz, 2017; ▸ Kapitel 11):

- die innere Systemebene mit ihren unterschiedlichen Teilpersönlichkeiten, die je nach Ausprägung auch unterschiedliche Kontextualisierungen vornehmen,
- der primäre Beziehungskontext des Individuums – die Paarbeziehung, Familie mit Eltern und Geschwistern und die mehrgenerationalen Beziehungen,
- der sekundäre Beziehungskontext – die Freund:innengruppe, die Arbeitskolleg:innen, die Verwandtschaft, andere Menschen, die besondere Bedeutung haben,
- der tertiäre Beziehungskontext – Kindergarten, Schule, Arbeitsplatz, Vereine, Pfarrgemeinde, Nachbarn etc., das soziale Gemeinwesen und die Gesellschaft mit ihren Normen, Werten, Regeln und Kulturen.

Kontextualisierungen finden auch auf einer zeitlichen Achse statt. Ereignisse und Probleme werden in Zusammenhang zu einer geschichtlichen Entwicklung gesetzt. So kann es zu einem Problem unterschiedliche Kontextualisierungen geben, abhängig vom Zeitpunkt, den Bedingungen und den jeweiligen Menschen. In der Genogrammarbeit, vor allem in der Sequenzanalyse nach Hildenbrand (2005), ist der zeitliche Kontext ein wesentlicher Aspekt.

5.3.8 Hypothesenorientierung

Das *Hypothetisieren* ist eine zentrale Arbeitsform des systemischen Arbeitens. Es geht auf das Mailänder Team zurück. Für Selvini Palazzoli, Boscolo und Cecchin war das Hypothetisieren neben der Neutralität und der Zirkularität die Grundlage des systemischen Arbeitens (siehe Selvini Palazzoli et al., 1981). Der erkenntnistheoretische Hintergrund der Hypothesenbildung sind der Konstruktivismus und die Synergetik.

Jeder therapeutischen Handlung liegt eine bewusste oder unbewusste Hypothese zugrunde. Die bewusste Bildung von Hypothesen soll verhindern, dass zu viel in der Sitzung einfach nur so geschieht, der Prozess dahintreibt, die Intuition der Therapeut:innen nicht reflektiert wird, Systemmuster sich unreflektiert reinszenieren etc., und gleichzeitig Transparenz für die Klient:innen herstellen, was die Therapeut:innen bewogen hat, dieses oder jenes zu tun.

Nützlichkeit statt Wahrheit: Unsere Klient:innen begegnen uns mit ihren »Hypothesen«, oft sind es Erzählungen, die in der Regel linear-kausal das Verhalten einzelner Personen als Ursache für die erlebten Probleme beschreiben. Systemische Hypothesen dienen dazu, Konstruktionen zu erzeugen, die Unterschiede beschreiben zu den bisherigen Sichtweisen und Wirklichkeitskonstruktionen des Klient:innensystems. Systemische Hypothesen sind keine wissenschaftlichen Hypothesen und sollen nicht in diesem Sinne falsifiziert oder verifiziert werden. Der Prozess der Hypothesenbildung ist also nicht geleitet von Gedanken darüber, was richtig oder falsch beziehungsweise wahr oder unwahr ist, sondern von der Frage der Nützlichkeit für das System und den Therapie-/Beratungsprozess. Eine systemische Hypothese ist umso nützlicher, je mehr Mitglieder eines Problemsystems eingebunden sind und je mehr es gelingt, die Handlungen und Interaktionen in einer wertschätzenden Weise zu verknüpfen. Betrieben wird das Hypothetisieren aus der Beobachter:innenperspektive (Kybernetik zweiter Ordnung) und getragen von einer wertschätzenden Grundhaltung und einer Position der Neutralität. *Hypothesengeleitete Fragen* zielen darauf ab, Hypothesen zur Fallstruktur zu bestätigen oder zu verwerfen. Die Fragen sollen für alle Beteiligten interessant und »angemessen ungewöhnlich« (Andersen, 1990) bleiben, indem sie weder reine Bestätigungen noch zu viele Ablehnungen hervorrufen. Systemische Hypothesen haben nach von Schlippe und Schweitzer (2012, S. 204 f.) eine Ordnungs- und eine Anregungsfunktion:

Die *Ordnungsfunktion* dient dazu, die Vielzahl der Beobachtungen und Informationen, die Therapeut:in oder Berater:in in der Arbeit mit einem Klient:innensystem erhält, zusammenzufassen, um bedeutsame und unwichtige voneinander zu trennen. Luigi Boscolo formulierte diese Funktion erstmals so: »Das Aufstellen von Hypothesen ist eine Methode, alle aus der Beobachtung gewonnenen Daten miteinander zu verknüpfen. Eine Hypothese wird als systemisch angesehen, wenn sie alle Komponenten des beobachteten Systems berücksichtigt und eine Erklärung dafür bietet, wie sie sich aufeinander beziehen. Diese Erklärung ist weder falsch noch richtig, sondern einfach ein Arbeitsinstrument. Therapeuten verwenden verbale und nichtverbale Rückmeldungen der Klienten, um die Gültigkeit ihrer Hypothesen zu bewerten« (Boscolo, 1994, S. 121). Dies geschieht durch sprachlich-kognitive Prozesse. Unterstützt wird die Bildung der Hypothese durch bildhafte Formen, wie z. B. Metaphern, Symbole oder Bilder und durch Methoden, die diese Elemente nutzen, wie z. B. Landkarten.

Die *Anregungsfunktion* dient dazu, andere Perspektiven, Sichtweisen, Erklärungen und Informationen wahrzunehmen und neue Ideen zu entwickeln. So kann die Hypothese Unerwartetes und Überraschung erzeugen, um neue Muster anzuregen und vorhandene zu verstören.

Diese beiden Funktionen werden gerahmt durch die Beobachtungen der Therapeut:innen und abschließend durch eine abgeleitete Intervention. Die Hypothesenbildung können wir uns als ein vierstufiges Verfahren vorstellen (Hanswille, 2015c, S. 60 ff.; siehe Abbildung 8).

Hypothetisieren im Therapieprozess: Die systemischen Hypothesen sind gewissermaßen der rote Faden des Therapieprozesses. Hilfreich ist eine Hypothese, wenn sie für die Therapeut:innen Informationen für eine Intervention enthält, auf Beobachtungen des Systems beruht, zirkuläre Beschreibungen beinhaltet und eine Anregung für das System bietet. Der therapeutische Prozess lässt sich demnach zusammenfassen als das Beobachten und Sammeln von Informationen, aus denen dann eine systemische Hypothese gebildet wird, die die Basis für eine Intervention ist, um damit wiederum die Hypothese zu überprüfen und das System anzuregen. Die anschließende Beobachtung des Systems und das weitere Sammeln von Informationen, die gemeinsame Kommunikation, führt wieder zur Überprüfung der Hypothese und zur Bildung weiterer Hypothesen, aus denen dann wieder Interventionen gewonnen werden usw. Bildhaft können wir uns den therapeutischen Prozess so vorstellen (Abbildung 8):

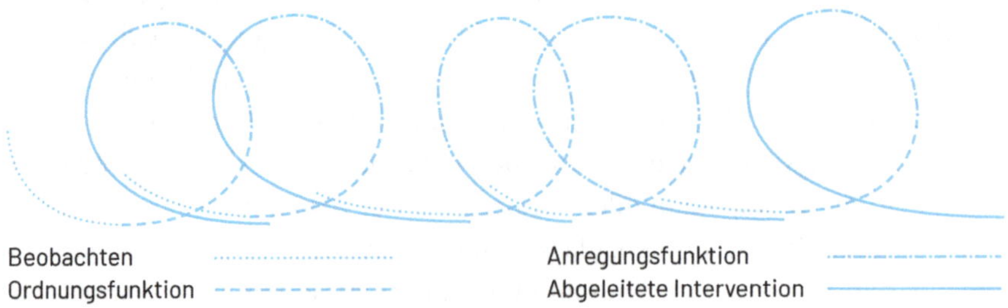

Abbildung 8: Die Hypothesenbildung als vierstufiges Verfahren

5.3.9 Wertschätzung

Respekt wird als eine Voraussetzung für Wertschätzung verstanden. Respekt im therapeutischen Setting meint die Achtung vor den Personen, mit denen man arbeitet, unabhängig von Alter, Geschlecht, Kultur, Meinungen, Handlungen und Konstrukten der Klient:innen. Dabei bezieht sich der Respekt auf die Menschen; gegenüber Theorie und Konzepten ist die Respektlosigkeit (Cecchin, Lane u. Ray, 1993/2002) die Position, die es ermöglicht, im therapeutischen Prozess flexibel und beweglich zu bleiben.

Bedürfnis nach Anerkennung: Wertschätzung fußt in ihrem Kern auf dem zentralen Bedürfnis nach Anerkennung, »so wie man ist«. Die Bedeutungsgeschichte von Anerkennung ist ein zentrales Thema der Philosophie. Sie geht in der deutschen Philosophie auf Georg Wilhelm Friedrich Hegel zurück. In den Jenaer Schriften zur Geistesphilosophie entwickelte Hegel seine Theorie der Anerkennung, die sowohl Stufen der menschlichen Bewusstseinsbildung wie auch der menschlichen Kulturgeschichte umfasst. Selbstbewusstsein gewinnt das Individuum in der Auffassung Hegels durch die Anerkennung eines anderen Subjekts beziehungsweise der anderen Subjekte. Gleichzeitig kann das Subjekt ohne Anerkennung nicht sein. Anerkennung ist für Hegel Bedingung für das Bewusstsein der eigenen Individualität und für die Bildung eines authentischen Selbst.

5

Hegel deutet hier die enge Verzahnung zwischen Selbstgefühl, Selbstbewusstsein und Bewusstseinsbildung mittels Anerkennung durch die unmittelbar bedeutsamen Menschen und den gesellschaftlichen Kontext an. Interessant ist aus systemischer Perspektive, dass Hegel für die Anerkennung quasi zirkuläre Prozesse beschrieb. Anerkennung geben und Anerkennung empfangen sowie die Kontextbedingungen (individuell, sozial, gesellschaftlich) hingen für Hegel eng zusammen.

Gut zweihundert Jahre später zeigt die psychologische und neurobiologische Forschung, wie bedeutsam Wertschätzung und Anerkennung für die menschliche Entwicklung sind. Eine wertschätzende Kommunikation aktiviert das Bindungssystem, stärkt das Gefühl von Selbstwirksamkeit, erhöht die Konzentration und die Leistungsfähigkeit. Für den therapeutischen Prozess ist außerdem bedeutsam, dass der ventrale Vagus aktiviert und gleichzeitig der Sympathikus beruhigt wird, was zu Entspannung und Beruhigung führt (Porges, 2010).

Zeichen von Wertschätzung: Eine wertschätzende Haltung geht einher mit Respekt, Achtung, Anerkennung, Zugewandtheit, Neugier, Freundlichkeit, Aufmerksamkeit gegenüber den Menschen und den anwesenden und nicht anwesenden Systemmitgliedern. Ähnlich wie bei der Neutralität richtet sich die wertschätzende Haltung auf die konkreten Menschen und ihre Lebensgeschichten, von denen sie berichten. Sie ist in jeder Therapiephase notwendig und wichtig, um die therapeutische Beziehung zu festigen. Zu Beginn der Therapie ist sie mehr auf das Kennenlernen der Menschen orientiert, um den Kontakt zu festigen, die Ziele zu klären und zu verstehen, was die Menschen mit all ihren offensichtlichen und verdeckten Eigenheiten bewegt. Im Laufe des Therapieprozesses geht es darum, die Wertschätzung immer wieder neu zu zeigen und spürbar werden zu lassen, bis dann am Ende des Therapieprozesses die Wertschätzung einen respektvollen Abschied unterstützt.

In einer gewissen Art ist Wertschätzung auch eine Intervention. Indem ich mich in einer bestimmten Art und Weise verhalte und meine Wertschätzung zeige, rege ich analog das Klient:innensystem an, sich in einer ähnlichen Weise zu verhalten. Damit wird manchmal ein Muster bereits »verstört«.

Wertschätzung ist nicht zu verwechseln mit »nach dem Mund reden« oder »harmonisieren«. Die wertschätzende Haltung erfordert Aufrichtigkeit und eine liebende, fürsorgliche Haltung gegenüber den Klient:innen. Sie wird herausgefordert in Situationen, in denen Klient:innen oder Systeme aufgeregt sind, schockierende Inhalte kommunizieren, Meinungen äußern oder Verhaltensweisen zeigen, die die Therapeut:innen nicht teilen können oder die sogar gegen die eigene Werthaltung gerichtet sind. Nicht nur deshalb erfordert eine wertschätzende Grundhaltung auch Reflexion und Selbsterfahrung.

5.3.10 Humor

Humor ist eine weitere Haltung, die systemischen Psychotherapeut:innen gut steht und für die therapeutische Arbeit Bedeutung hat. Gerade wenn es um schwierige oder tragische Themen und schwere Schicksale geht, kann Humor eine besondere Wendung in der Therapie bringen. Wertschätzung und Neutralität sind wichtige Voraussetzungen für die Arbeit mit Humor, denn er soll die Klient:innen ja unterstützen und fördern, nicht beschämen oder bloßstellen.

Humorvolle Äußerungen gehören zu den besten beziehungsgestaltenden Interventionen, über die Menschen verfügen. Abgesehen von den vielen guten Auswirkungen auf die Gesundheit, fördert Lachen die Möglichkeiten, Neues besser zu akzeptieren und zu verinnerlichen. Es bringt Menschen dazu, tief zu atmen und sich so intensiver mit Sauerstoff zu versorgen. Es hilft, Spannungen abzubauen, Scham aufzulösen, und fördert die Intensivierung der Beziehungen. »Humor hilft, Kontakt mit der Familie herzustellen und schafft eine freundliche Atmosphäre […]. Lachen ist ein sehr wirksames therapeutisches Werkzeug, mit dessen Hilfe sich die Wahrnehmung einer Familie verändert« (Satir u. Baldwin, 1990, S. 194).

Ein humorvoller Umgang mit Problemen, Themen und sich selbst trägt dazu bei, »dass sich Klienten sowohl in der therapeutischen Beziehung wohlfühlen als auch zur eigenen Lebens- und Beziehungsgestaltung etwas mehr Distanz gewinnen. Damit sind Veränderungen leichter möglich« (Schiepek, 1999, S. 91).

Lachen und Humor sind nicht nur für die Klient:innen wichtig, sondern auch für uns Therapeut:innen. Lachen über sich selbst ist das beste Mittel dafür, nicht im »Mitgefühlserschöpfungssyndrom« zu versinken. Lachen ist Lebens- und Arbeitselixier.

5.3.11 Beziehungsorientierung

Der therapeutischen Beziehung wird in allen therapeutischen Schulen viel Aufmerksamkeit geschenkt. Studien zeigen, wie bedeutsam eine gute therapeutische Beziehung für den Erfolg einer Therapie ist (▸ Kapitel 4). Dies gilt in einer besonderen Weise für die Systemische Therapie mit Einzelnen oder in Mehrpersonensettings, in denen eine hilfreiche therapeutische Beziehung gleich zu mehreren Personen aufgebaut und gehalten werden sollte.

In den Gründungszeiten der Familientherapie wurde die therapeutische Beziehung als sehr bedeutsam erachtet, besonders in der Wachstumsorientierten Familientherapie von Virginia Satir. Später dann, durch die kognitionslastigen Theorien des Konstruktivismus beeinflusst, verlor sie an Bedeutung. In den vergangenen Jahren rückte das Thema, auch durch die Einflüsse der Bindungstheorie und der Neurobiologie auf die Systemische Therapie, wieder mehr in den Fokus.

Therapeutische Beziehung als Metastabilisierung: Die Selbstorganisationstheorien, die Synergetik und die Personzentrierte Systemtheorie verstehen therapeutische Prozesse als Ordnungs-Ordnungs-Übergänge, die die stabilen Muster anregen und irritieren und Bedingungen für neue Muster schaffen. Dazu bedarf es einer stabilen und sicheren Beziehung. Sie wird als Grundlage dafür gesehen, dass Menschen sich auf Veränderungsprozesse, Ordnungs-Ordnungs-Übergänge einlassen können (vgl. von Schlippe u. Schweitzer, 2012, S. 200; Rufer, 2012; ▸ Kapitel 3 und 4). Die therapeutische Beziehung sollte also beständig und verlässlich sein. Dazu bedienen sich systemische Therapeut:innen einiger zentraler methodischer Prinzipien:

- Sie bemühen sich, den Klient:innen bei der Formulierung ihrer Anliegen und Ziele zu helfen und mit ihnen einen darauf hin entwickelten Arbeitsauftrag zu vereinbaren.
- Sie erkunden, interessiert und neugierig fragend, Lebensbedingungen, Ressourcen, Vorlieben und Geschichten, die es den Klient:innen ermöglichen, ihre bisherige Lebensweise zu würdigen und deren Ressourcen anzuerkennen.

- Sie gestalten eine kontinuierliche, freundliche, fürsorgliche »affektive Rahmung« des Prozesses (Welter-Enderlin u. Hildenbrand, 2004; ▸ Kapitel 4).
- Sie schaffen Sicherheit und eine vertrauensvolle Beziehung durch Wertschätzung und Respekt.

In der Systemischen Therapie wird davon ausgegangen, dass im therapeutischen Prozess ein neues System zwischen Klient:innen und Therapeut:innen entsteht. Darin bilden sich spezifische Muster, Regeln, Dynamiken etc., die das Therapiesystem (▸ Kapitel 4) prägen und wesentlich mitverantwortlich dafür sind, wie erfolgreich der Therapieprozess werden kann.

Kooperation als Teil der Beziehung (»Arbeitsbeziehung«): Für den Therapieerfolg ist dabei zentral, eine gute Kooperation zwischen Klient:in und Therapeut:in herzustellen und immer wieder zu erneuern. Zur Kooperation gehören unter anderem:
- das Joining (▸ Kapitel 13.6.1),
- die Stärkung eines positiven Kontakts durch geschlossene Fragen, die ein »Ja« als Antwort wahrscheinlich machen,
- die Arbeit an vereinbarten Zielen,
- die Arbeit mit und an Ressourcen,
- der Prozess von Führen (»leading«) und Folgen (»pacing«) zwischen Therapeut:in und Klient:in, um den therapeutischen Tanz zu tanzen.

Resonanz: Neben diesen bewussten Interaktionen gibt es eine Reihe non- und paraverbaler Formen, die Kooperation zu stärken und die Beziehung zu intensivieren (siehe oben, »affektlogische Rahmung« und »Resonanz« sowie ▸ Kapitel 4 zur Resonanz als generisches Prinzip). Therapeut:innen können:
- sich dem Rhythmus der Sprache, der Lautstärke oder der Sprachmelodie der Klient:innen angleichen,
- die Atmung der Klient:innen aufnehmen und sie in eine tiefere Atmung führen, damit sie ruhiger werden, mehr bei sich und ihren Gefühlen sind und sich stärker auf die therapeutische Beziehung einlassen können,
- die Körperhaltung doppeln, was das Gefühl von Verständnis und »Angenommensein« erhöht,
- ein freundliches Gesicht machen und die eigene Sprache freundlich und wohlwollend gestalten, was das Verständnis fördert und den Klienten öffnet, wie Maria Aarts mit ihrer Marte-Meo-Methode (▸ Kapitel 13.8.1) eindrucksvoll zeigt,
- die Klient:innen, wenn es für beide in Ordnung ist, hin und wieder berühren, was Vertrautheit und Orientierung fördert,
- die Klient:innen in einem mittleren Erregungsbereich halten, dem »Window of Tolerance«,

- das Bindungssystem der Klient:innen ansprechen, z. B. durch Augenkontakt, eine warme Stimme, eine zugängliche Stimmmelodie, Zugewandtheit, einen freundlichen Gesichtsausdruck, Respekt etc.

Allerdings ist auch die Kooperation mit allen inneren Anteilen zu beachten und zu fördern. Die beste Kooperation wird schwierig, wenn bedeutsame innere Anteile den therapeutischen Prozess boykottieren oder stören.

5.3.12 Arbeit auf Augenhöhe

Klient:in als Experte: Ressourcen, Wertschätzung, Respekt, Lösungs- und Zukunftsorientierung bringen fast zwangsläufig die Haltung des Arbeitens auf »Augenhöhe« mit sich. Die Klient:innen sind die Expert:innen für ihre Problematik. Nur sie können die Kompetenz entwickeln, mit ihren psychischen und physiologischen Reaktionen anders umzugehen, damit sie sich besser fühlen können. Wenn Klient:innen ihren Therapeut:innen ihr Erleben, ihre Gefühle, ihre Probleme etc. erzählen, entsteht in den Therapeut:innen eine Wirklichkeit, von der sie wissen, dass diese nicht die gleiche ist wie die erlebte Wirklichkeit der Klient:innen. Die Therapeut:innen können nie die Expert:innen für das Erleben der Klient:innen werden. Die Klient:innen bleiben die Expert:innen für sich selbst, ihr Erleben, ihre Gefühle, ihre Wirklichkeitskonstruktionen etc. Sie haben diese Muster und Geschichten erzeugt, oder die Familie hat ihre Muster gebildet, ihre Attraktoren geprägt – und deshalb bleiben sie auch die Expert:innen dafür, diese wieder zu lösen.

Expertise des »Nichtwissens«: Die Therapeut:innen können als Beobachter:innen nicht zu Expert:innen für die Muster der Klient:innen werden, die die bessere oder passendere Lösung für die Klient:innen kennen. Aus dieser Position heraus können die Therapeut:innen mit ihrem »Nichtwissen« Fragen stellen, sich neugierig kundig machen, dazu anregen, Wirklichkeitskonstruktionen zu hinterfragen, Muster zu irritieren, Anregungen geben, die verstören etc. Durch Beobachtungen, Neugierde, Spiegeln von Affekten, Verdeutlichung von geäußerten Sichtweisen, Hypothesen, Anregungen kann das System unterstützt werden, neue, erweiterte Sichtweisen zu bekommen, um neue Musterbildungen anzuregen, Veränderungen zu ermöglichen.

Die Position des Nichtwissens erfordert viel Kompetenz und Wissen über Prozesse und Entwicklungen von Systemen sowie die innere Sicherheit, dem Sog der »therapeutischen Hybris«, dem »Helfen-Wollen«, den »richtigen und endgültigen Tipp«, zu geben etc. nicht zu erliegen. Vielmehr wird den Klient:innen die Sicherheit gegeben, dass sie die Expert:innen für ihre Probleme oder

Symptome sind. Die Veränderungsverantwortung wird zu einem guten Teil bei den Patient:innen belassen. Die Rolle der Therapeut:innen ist es, sich bei den Klient:innen kundig zu machen.

Gefühle der Therapeut:innen: Die Therapeut:innen werden als Beobachter:innen, Begleiter:innen und Forscher:innen im therapeutischen Prozess gesehen. Sie verstehen sich als Menschen, die sowohl mit der Außenwelt als auch mit ihrer Innenwelt und ihren Reaktionen in Kontakt sind und sich mit ihrer eigenen Wahrnehmung, den affektiven und kognitiven Prozessen auseinandersetzen und ihre Relevanz für den therapeutischen Prozess prüfen (Reddemann, 2004). Die Emotionen, die Therapeut:innen in der Therapie erleben – wie z. B. Liebe, Hoffnung, Wut, Ärger oder auch Rückzug, Hoffnungslosigkeit, Neid, Aggression, sexuelle Erregung – sind ihre Reaktionen, zeugen von ihrer Lebendigkeit und sind zu begrüßen. Sie sind achtsam zu registrieren, um nicht unbewusst in der therapeutischen Beziehung ausgelebt zu werden. Manchmal können sie den Klient:innen zur Verfügung gestellt werden, sodass sie sich selbst besser kennen- und die Reaktionen der Umwelt besser verstehen lernen.

Fragen zu Kapitel 5

1. Was wird in der Systemischen Therapie unter Affektlogik verstanden?

2. Die »affektive Feinabstimmung« oder »Resonanz« ist in der therapeutischen Beziehung bedeutsam. Dabei wird auf vier Ebenen eine Balance angestrebt. Welche Ebene wird in der Regel *nicht* dazu gezählt?
   a. Zwischen Betonung der Einzigartigkeit dieses einen Einzelfalls und Bezug zu allgemeinem, wissenschaftlichem Wissen.
   b. Zwischen der Betonung von festen Diagnosen und dem Bezug auf die Prozessorientierung.
   c. Zwischen Augenhöhe und Vogelperspektive.
   d. Zwischen Bestätigung, Provokation und »Verstörung«.
   e. Zwischen Problemorientierung und Lösungsorientierung.

3. Welche Beschreibung von Neutralität entspricht am ehesten der Idee von Neutralität in der Systemischen Therapie?
   a. Neutralität bedeutet die Abstinenz von Gefühlen durch den Therapeuten/die Therapeutin.
   b. Neutralität bedeutet, dass sich der:die Therapeut:in gegenüber den Klient:innen distanziert und kühl verhält.

c. Neutralität meint, dass die therapierende Person keine eigene Meinung äußern darf.
d. Neutralität meint eine ausschließliche Enthaltsamkeit von Bewertungen, Trost und Aufforderungen zur Beruhigung.
e. Neutralität steht für eine neutrale Haltung gegenüber den Symptomen und Problemen und hält diese nicht für gut oder schlecht.

4. Wie werden Ressourcen in der Systemischen Therapie verstanden?

5. Welche Bedeutung haben systemische Hypothesen in der Systemischen Therapie am ehesten?
   a. Sie wollen die Diagnose sichern und die Möglichkeit zur Differenzialdiagnostik eröffnen.
   b. Sie unterstützen dabei, den Fokus auf den Zielen der Klient:innen zu halten.
   c. Sie dienen vor allem dazu, die Anträge gemäß PTV03 begründen zu können.
   d. Sie wollen die Therapeut:innen in ihrer Sichtweise über das Klientensystem bestätigen.
   e. Sie unterstützen die Vorgesetzten dabei, die Therapien ihrer Angestellten zu überprüfen.

6. Die Systemische Therapie basiert, wie andere Psychotherapieverfahren auch, auf charakteristischen Grundannahmen. Welche der folgenden Aussagen ist der Systemischen Therapie zuzuordnen?
   a. Das Herausarbeiten einer klaren Diagnose steht während der Sitzungen im Mittelpunkt des therapeutischen Handelns.
   b. In der Systemischen Therapie hat die Explorationsphase eine besondere Bedeutung.
   c. Defizitäre und problematische Interaktionsmuster stehen im Fokus Systemischer Therapie.
   d. Die Übertragungsanalyse im Hier und Jetzt des Klient:innensystems ist eine Grundtechnik der Systemischen Therapie.
   e. Die Haltung des Nichtwissens und der Neutralität sind bedeutsam für die Systemische Therapie.

7. Im Rahmen einer Psychotherapie im Mehrpersonensetting lädt die Therapeutin alle Familienmitglieder ein, etwas zu der vom Vater aufgeworfenen Frage zu sagen. Sie bemüht sich dabei, jedem Familien-

mitglied die gleiche Aufmerksamkeit und Wertschätzung zu zeigen. Welche Beschreibung für das therapeutische Handeln wird in der Systemischen Therapie neben anderen gern betont?

a. Regressionsförderung
b. Parteilichkeit
c. Abstinenz
d. Neutralität
e. Passivität

8. In der lösungsorientierten Kurzzeittherapie von Steve de Shazer werden drei unterschiedliche Typen von Klient:innen beschrieben. Welche Beschreibungen gehören nicht dazu?
   a. Besucher:in
   b. Klagender:in
   c. Kund:in
   d. Beobachter:in
   e. Berater:in

9. Das Bilden systemischer Hypothesen gehört für viele Therapeut:innen zum Handwerkszeug der Systemischen Therapie. Wie wird der Teil einer Hypothese genannt, in der die Vielzahl der Beobachtungen und Informationen, die Therapeut:in oder Berater:in in der Arbeit mit einem Klient:innensystem erhält, zusammengefasst wird, um bedeutsame und unwichtige voneinander zu trennen, um bedeutsame Muster beschreiben zu können?

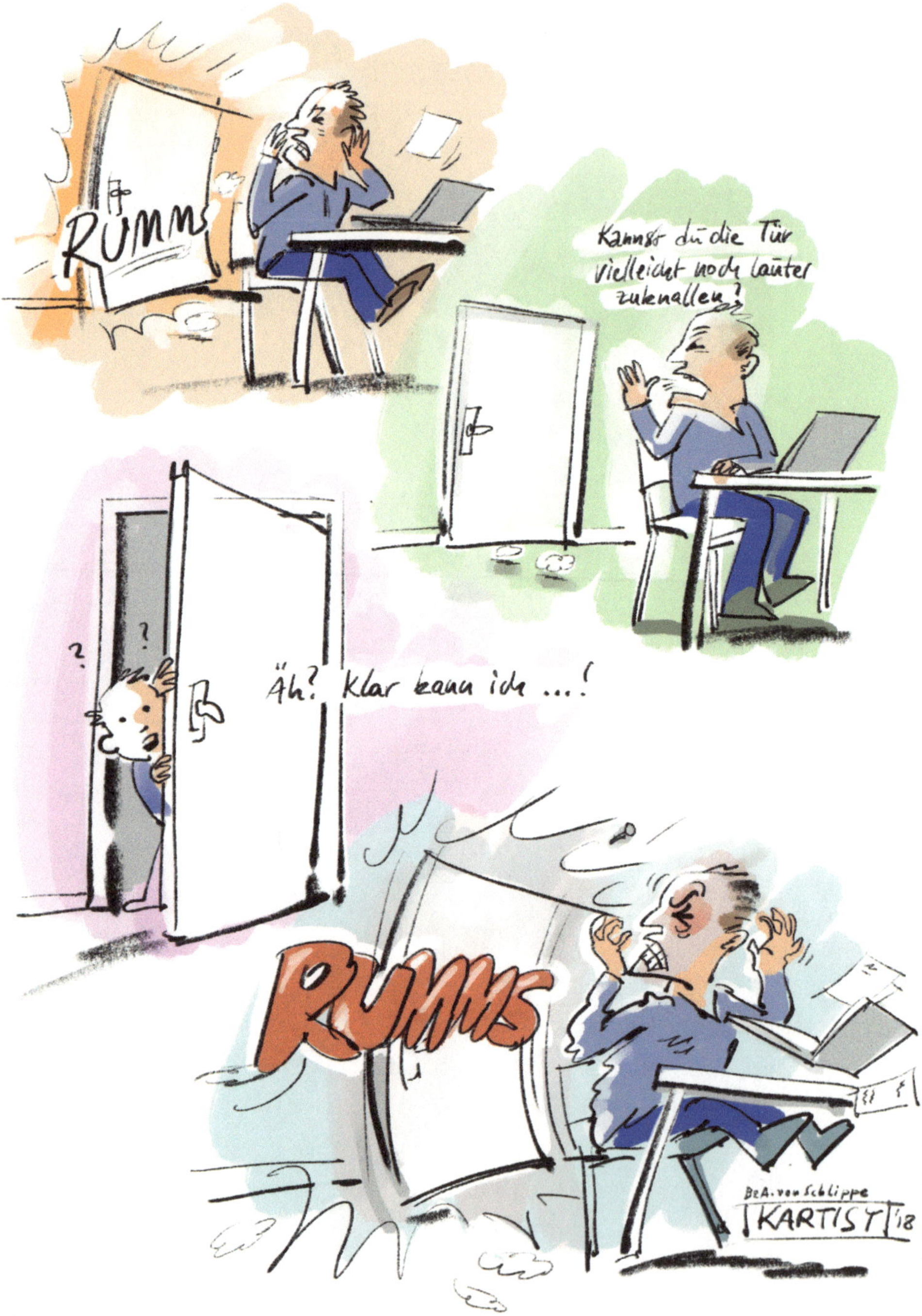
RUMMS
Kannst du die Tür vielleicht noch lauter zuknallen?
Äh? Klar kann ich …!
RUMMS
Br.A. von Schlippe
KARTIST '18

6 Settings der Systemischen Therapie: Einzeltherapie, Paar- und Sexualtherapie, Familientherapie, Mehrpersonensetting

Enno Hermans

Auch wenn sich die Systemische Therapie historisch betrachtet durch Erweiterung des Einzelsettings um Familienmitglieder als Familientherapie entwickelt hat, so gibt es heute eine Vielzahl unterschiedlicher Settings und Anwendungskontexte. Diese werden im folgenden Kapitel näher betrachtet.

6.1 Historie, Entwicklung und klassische Settings Systemischer Therapie

Häufig wird auch heute noch die Systemische Therapie mit der Familientherapie gleichgesetzt und die Definition ist tatsächlich nicht ganz trennscharf. So fragte man sich bereits bei der Namensgebung der Deutschen Gesellschaft für Systemische Therapie, Beratung und Familientherapie (DGSF) im Jahr 2000, ob es sich nicht vielleicht um den berühmten »schwarzen Rappen« – auch Pleonasmus oder Tautologie genannt – handele, wenn man es so formuliert.

Auch bei der Überprüfung des *Wissenschaftlichen Beirats Psychotherapie* zur wissenschaftlichen Anerkennung der Systemischen Therapie im Jahr 2008 heißt es in dessen Gutachten: »Der Antrag der einreichenden Fachverbände (SG und DGSF) lautete auf die Begutachtung der wissenschaftlichen Anerkennung von Systemischer Therapie/Familientherapie. Da jedoch unter Familientherapie in erster Linie ein psychotherapeutisches Setting verstanden wird, welches auch im Rahmen anderer psychotherapeutischer Verfahren und Methoden realisiert wird, bezieht sich die Begutachtung in Absprache mit den Fachverbänden nur auf die Bezeichnung ›Systemische Therapie‹« (Deutsches Ärzteblatt, 2008, S. 208).

Hier wird also sowohl darauf verwiesen, dass es auch in anderen Verfahrensrichtungen das Familien- und Paarsetting gibt, vornehmlich im Bereich der analytischen Familientherapie (Reich, 1990), und dass dieses Setting somit nicht exklusiv der Systemischen Therapie vorbehalten ist. Das sieht die aktuell in

Deutschland geltende Psychotherapierichtlinie jedoch anders vor, was später noch genauer ausgeführt wird.

Ein Blick in die Geschichte: Insgesamt könnte man es über die Historie und Entwicklung der Systemischen Therapie hinweg als eine Art Pendelbewegung beschreiben, die mal mehr zu der einen oder anderen Seite ausschlägt, und damit ausdrückt, wie sehr nun das Familiensetting oder auch das Einzelsetting im Vorgehen betont und genutzt wird. Die meisten Fachkolleg:innen dürften sich indes einig sein, dass das Arbeiten mit mehreren Personen eines Systems gemeinsam als grundsätzlich charakteristisch und konstitutiv für die Systemische Therapie angesehen werden kann, auch wenn es daneben andere gut etablierte Formate und Settings gibt.

Ein Blick in die Vergangenheit macht diese Entwicklung nachvollziehbar. Die Systemische Therapie, die international übrigens nahezu ausschließlich als »*family therapy*« bekannt ist und so bezeichnet wird, hat ihren Ursprung in den 1940er und 1950er Jahren (▸ Kapitel 11). Der Entstehung lag dabei nicht eine bestimmte Theorie zugrunde, es waren vielmehr ganz praktische Erwägungen und Entwicklungen an verschiedenen Orten, vorwiegend in den USA.

Damals dominierten einzelpsychotherapeutische Behandlungen in der psychischen Gesundheitsversorgung, vorrangig psychoanalytisch geprägt und vermehrt auch humanistisch ausgerichtet. Weil es einerseits zu wenig Psychotherapeut:innen für den wachsenden Bedarf gab und andererseits bei bestimmten Fällen die Einzeltherapie nicht den gewünschten Erfolg zeigte, entstand die Idee, die Familienmitglieder, die mit der behandelten Person zusammenlebten, miteinzubeziehen. Die Fälle zeichneten sich durch sogenannte schwere Störungen der einzelnen Person aus, die häufig mit dem Begriff der Schizophrenie überschrieben wurden, jedoch aus heutiger Sicht eine Vielzahl von Verhaltens- und Persönlichkeitsauffälligkeiten eingeschlossen haben dürften.

Durch den Einbezug der Familienmitglieder versprach man sich einen anderen Umgang mit den Symptomträger:innen und machte viele Beobachtungen zu der Bedeutung von Wechselwirkungen im sozialen System Familie. Dies ging zwar zunächst mit recht linear-kausalen Ideen des Einflusses ganz bestimmter Beziehungsmuster einher, dennoch war somit der Grundstein für eine Familientherapie gelegt, die das soziale Bezugssystem des einzelnen Klient:innen in den Blick nahm und für Veränderungen nutzte (▸ Kapitel 2).

Insofern waren in einer frühen Phase die Begriffe »Familientherapie« und »Systemische Therapie« kaum zu trennen. Das änderte sich im Laufe der weiteren Entwicklung auch nicht allzu schnell.

In den wachstumsorientierten Ansätzen, besonders geprägt durch Virginia Satir, war die Familientherapie ebenso dominierend wie in den strukturellen Ansätzen, bei denen es ja um die gemeinsame Erarbeitung, Betrachtung und Veränderung von Grenzen und Strukturen in Familien ging. Auch die lange dominierende strategische Ausrichtung, in den USA geprägt durch die Gruppe am Mental Research Institute und in Europa durch die Mailänder Gruppe, hatte primär die Familie als Klient:innensystem im Fokus, wenngleich hier auch Einzelsettings berichtet werden.

Das mag auch am Einfluss anderer Therapierichtungen gelegen haben, wie beispielsweise der durch Milton Erickson geprägten Hypnotherapie und im Verlauf vieler weiterer, denn diese arbeiteten oft vornehmlich im Einzelsetting. So ist es naheliegend, dass in der lösungsorientierten Kurzzeittherapie, in weiten Teilen der narrativen Therapie und in vielen weiteren moderneren Ansätzen durchaus das Einzelsetting dominiert und das Familien- und Mehrpersonensetting entweder gar nicht zur Anwendung kommt, zumindest aber eine Ausnahme darstellt (Kriz, 2014b).

Aktuelle Situation und ein Blick in die Forschung: Da sich heute vermutlich kaum ein:e systemische:r Therapeut:in strikt und klar einem dieser Ansätze zuordnen würde, sondern vielmehr eine Integration von zugrunde liegenden Ideen und Methoden stattfindet, ist die Settingdefinition umso unschärfer. So wird berichtet, dass an einigen staatlichen Ausbildungsstätten für Psychotherapie im Vertiefungsgebiet Systemische Therapie nahezu kein Familien- und Paarsetting gelehrt und trainiert wird, andere wiederum dieses als ihren hauptsächlichen Fokus in der Lehre und Praxis beschreiben würden.

Auch in der Forschung sind alle Settings in den entsprechenden Studien zur Systemischen Therapie vertreten. So beschreibt Jaumann (2020) in der Analyse des *IQWiG-Gutachtens,* das zur sozialrechtlichen Anerkennung der Systemischen Therapie erstellt wurde und derzeit der vermutlich umfangreichste Überblick über die RCT-Studienlage darstellt, für die zugrunde gelegten Störungsbereiche mit Ausnahme der Bereiche Demenz, körperliche Störungen und Abhängigkeitsstörungen folgendes Bild: Von zwanzig Untersuchungen haben elf im Paar- oder Familiensetting stattgefunden, sechs im Einzelsetting, zwei im Multifamiliensetting und eines in einem anderen Gruppensetting. Vielleicht ist das ein Anhaltspunkt dafür, wie international die Praxis ungefähr aussehen dürfte.

6.2 Familientherapie/Mehrpersonensetting als neues Setting der PT-Richtlinie

Natürlich bestimmte diese Diskussion auch viele Debatten, als es um die sozialrechtliche Anerkennung und die Aufnahme der Systemischen Therapie in die Psychotherapierichtlinie ging. Seit nunmehr über zwanzig Jahren kannte die

Richtlinie mit dem Einzelsetting und dem Gruppensetting nur zwei Settings, lediglich der Einbezug von Bezugspersonen wurde – vorrangig im Bereich der Kinder- und Jugendlichenpsychotherapie – ermöglicht.

Nun könnte man meinen, dass durch eine zumindest unbegrenzte Möglichkeit der Einbeziehung von Bezugspersonen (und nicht nur in jeder vierten oder fünften Sitzung, wie es über lange Zeit geregelt war) doch die Möglichkeit zum Arbeiten im Familiensetting gegeben sei. Genau hier entsteht aber häufig ein Missverständnis, dass der Einbezug von Bezugspersonen dasselbe sei wie eine Familientherapie. Die Definition von Bezugsperson und die Begrifflichkeit des Einbezugs legt nahe, dass Patienten:innen, die erkrankt *sind* oder eine Störung *haben,* und deren Angehörige oder eben Bezugspersonen ab und an mal mit zur Therapie kommen, um vielleicht Informationen zu erhalten oder Ideen zu bekommen, wie sie mit der *erkrankten* Person umgehen können. Ein solches Verständnis ist konzeptionell natürlich recht weit entfernt von dem systemischen Verständnis von Familientherapie, in dem es darum geht, Beziehungen zu fokussieren, das System als Ganzes zu betrachten und die Störung nicht einem Mitglied des Systems zuzuschreiben oder gar *in ihm* zu verorten. Aus einer solchen Perspektive brauchte es also ein neues Setting in der Richtlinie, das mehr als den bloßen Einbezug von Personen beinhaltet und somit den theoretisch-konzeptionellen Grundlagen und Anforderungen einer systemischen Psychotherapie gerecht wird.

Die aktuell gültige *Psychotherapierichtlinie* definiert die Systemische Therapie in § 18 (1) wie folgt (G-BA, 2021): »Die Systemische Therapie fokussiert den sozialen Kontext psychischer Störungen und misst dem interpersonellen Kontext eine besondere ätiologische Relevanz bei. […] Grundlage für Diagnostik und Therapie von psychischen Störungen im Sinne dieser Richtlinie ist die Analyse der Elemente der jeweiligen relevanten Systeme und ihrer wechselseitigen Beziehungen, sowohl unter struktureller als auch generationaler Perspektive und eine daraus abgeleitete Behandlungsstrategie. Der Behandlungsfokus liegt in der Veränderung von symptomfördernden, insbesondere familiären und sozialen Interaktionen, narrativen und intrapsychischen Mustern hin zu einer funktionaleren Selbst-Organisation der Patientin oder des Patienten und des für die Behandlung relevanten sozialen Systems, wobei die Eigenkompetenz der Betroffenen genutzt wird.«

Folgerichtig wird dann unter Anwendungsformen in § 21 (3) Satz 1 ausgeführt (G-BA, 2021): »Systemische Therapie kann auch im Mehrpersonensetting Anwendung finden. Das Mehrpersonensetting kann in der Einzeltherapie nach Nummer 1 oder in der Gruppentherapie nach Nummer 2 durchgeführt werden.«

Insofern ist damit das Familiensetting im eigentlichen Sinne, hier mit dem erweiterten Begriff des *Mehrpersonensettings,* in die Psychotherapierichtlinie aufgenommen worden. Die Erweiterung des Begriffs ist sinnvoll, da aufgrund sehr diverser Konstellationen des Zusammenlebens von sozialen Systemen diese nicht alle unter dem Familienbegriff im engeren Sinne erfasst sein können. Außerdem ermöglicht die breitere begriffliche Fassung auch den Einbezug von Personen, die zwar zum sozialen Bezugssystem der Klient:innen gehören, sich aber nicht durch das Zusammenleben oder eine Abstammung definieren, sondern vielleicht Peerkontakte oder Arbeitskolleg:innen sind.

Etwas irritierend mag klingen, dass ein Mehrpersonensetting in der Einzeltherapie oder der Gruppentherapie durchgeführt werden kann. Dadurch, dass es zwar dieses neue Setting, nicht aber die Neuschaffung einer Mehrpersonentherapie gibt, ist diese Bezugnahme im Rahmen der inneren Logik der Psychotherapierichtlinie nötig. Dass eine Durchführung auch im Rahmen der Gruppentherapie möglich ist, ist deshalb besonders bedeutsam, weil ein prominentes systemisches Gruppentherapieformat die Multifamilientherapie ist, die damit eindeutig ermöglicht wird, also eine Gruppentherapie mit Mehrpersonensystemen (▸ Kapitel 7).

Notwendig wäre die *bessere Vergütung* eines solchen Mehrpersonensettings gleich aus mehreren Gründen. Einerseits erfordert die Koordination von Terminen mit mehreren Personen einen deutlich höheren organisatorischen Aufwand und damit auch deutlich mehr Zeit. Zum anderen benötigt es auch andere räumliche Voraussetzungen, um Gespräche mit drei, fünf oder vielleicht noch deutlich mehr Personen in einer Praxis führen zu können. Eine solche von den systemischen Fachverbänden dringend geforderte höhere Vergütung konnte in einem ersten Schritt nicht erzielt werden. Eine damit einhergehende Befürchtung ist, dass somit tendenziell eine Anreizstruktur geschaffen worden sein könnte, die auch für die Systemische Therapie eher das Einzelsetting belohnt und damit vielleicht häufiger und wahrscheinlicher macht. Die in der Psychotherapierichtlinie vorgenommene Trennung zwischen Mehrpersonen*setting* auf der einen Seite und Einzel- beziehungsweise Gruppen*therapie* auf der anderen macht aber auch hier deutlich, dass die Diskussion, ob es sich bei der Familientherapie um ein Setting oder eine Therapieform handelt, bis heute als nicht abgeschlossen angesehen werden kann.

6.3 Systemische Einzeltherapie

Noch immer sorgt es zum Teil für Überraschungen, wenn von der *Systemischen Therapie im Einzelsetting* oder der systemischen Einzeltherapie die Rede ist. Das ist insofern auch nachvollziehbar, als der Begriff »Systemische Therapie« –

wie bereits ausgeführt – bis heute häufig mit Familientherapie assoziiert wird. Wenn man im engeren Sinne den Fokus der Systemischen Therapie auf soziale Beziehungen betont, wirkt ein einzeltherapeutisches Vorgehen vielleicht auch grundsätzlich reduziert und auf die Ausschöpfung potenzieller Möglichkeiten verzichtend. Dennoch ist es auch mit einem solchen Fokus möglich, mit den inneren Repräsentanzen äußerer realer und sozialer Bezugssysteme zu arbeiten. Durch Genogramme und Netzwerkkarten, Aufstellungen und Skulpturen, kleine Rollenspiele oder Stuhldialoge können wichtige Systemmitglieder erfasst und indirekt miteinbezogen werden. Es können Annahmen gebildet, Möglichkeiten der Veränderungen erarbeitet und angeregt werden und der:die Klient:in wird möglicherweise anders in Interaktionen treten und so durch Musteränderung und -unterbrechung zu Veränderungen im System anregen. Durch solche Vorgehensweisen wird dann häufig doch der Einbezug von Mitgliedern des sozialen Bezugssystems angeregt und oftmals sind Klient:innen, die dazu zunächst nicht bereit waren, dann doch sehr interessiert, auch in einem Mehrpersonensetting zu arbeiten. Falls das nicht gewünscht oder möglich ist, mag es mit dem reinen Fokus auf soziale Bezugssysteme tatsächlich wie ein Mangel oder als unvollständig erlebt werden, wobei ein solcher Fokus auf nur eine Systemebene in der Praxis doch eher selten sein dürfte. Wenn man den Systembegriff hingegen weiter fasst, ergibt sich durchaus auch die Logik eines einzeltherapeutischen Vorgehens.

Jürgen Kriz (2017) betrachtet in seiner Personzentrierten Systemtheorie (▶ Kapitel 3) vier sogenannte Verstehensperspektiven oder Ebenen, auf denen Systemprozesse betrachtet werden können. Das sind zum einen die körperlich-organismische Ebene, dann die individualistisch-intrapersonelle Ebene, die interpersonell-systemdynamische Ebene und nicht zuletzt die gesellschaftlich-kulturelle Ebene. Die Betrachtung geht also in zwei Richtungen weit über die sozialen Beziehungen und Bezugssysteme hinaus und weist so auf viele therapeutische Bearbeitungs- und Interventionsmöglichkeiten auch in einem einzeltherapeutischen Setting hin. Im Blickpunkt steht die Sinn- und Bedeutungsgebung, die durch eine Person vorgenommen wird, wenngleich sie nicht unabhängig von einem sozialen Austausch und Konstruktionsprozess betrachtet werden kann.

Neben den schon genannten methodischen Vorgehensweisen und Techniken ist die *Teilearbeit,* also die Arbeit mit dem inneren System der Klient:innen eine Intervention, die das Potenzial von Systemischer Therapie im Einzelsetting besonders deutlich werden lässt. Es geht also nicht nur um die inneren Repräsentanzen sozialer Systeme, sondern auch um die Betrachtung eines intrapsychischen interaktionellen Systems. Die Variationen sind dabei vielfältig und beziehen je nach Fokus beispielsweise biografische Elemente und Zeitabschnitte mit ihren jeweiligen Anteilen (z. B. Ego-States ▸ Kapitel 12.4.4) ebenso mit ein wie bestimmte Modi von Verhalten und Erleben (Schematherapie).

Grundsätzlich ist also eine reine Einzeltherapie auch in der Systemischen Therapie möglich und vorstellbar, wenn auch begründungsbedürftig. Gemeint ist hier keine Rechtfertigung, sondern das konzeptionelle Nachdenken und Begründen, wieso in einem Fall ausschließlich im Einzelsetting gearbeitet wird.

Dafür kann es eine ganze Reihe von plausiblen Argumenten geben. So sind bei sehr isolierten Personen nahe Bezugspersonen in manchen Konstellationen schlicht nicht vorhanden oder aber Bezugspersonen weigern sich, mit in die Therapie zu kommen. Ebenso kann es sein, dass sich die Klient:innen – vor allem zu Beginn einer Therapie – nicht vorstellen können, andere Personen miteinzubeziehen.

Einzeltherapie kann dabei also sowohl auf die Transformation von familiären und anderen sozialen Interaktionen abzielen wie auch auf die Transformation von Narrativen und damit Wirklichkeitskonstruktionen (Grossmann, 2018). Eine vertrauensvolle Therapeut:in-Klient:in-Beziehung und eine gute Zielklärung sowie die Herstellung von Sinnbezügen sind dafür notwendige Voraussetzungen (Retzer, 2002).

Häufig kommt es dann im Laufe des Therapieprozesses doch noch zum Einbezug von Partner:in und Familienmitgliedern. Hierbei sind allerdings einige mögliche *Stolpersteine* genauer zu beachten: Neben dem Joining mit dem nun erweiterten System bedarf es einer erneuten Ziel- und Auftragsklärung, da die einzubeziehenden Personen ja nicht als Angehörige zu Besuch kommen, sondern ebenso wie der:die Symptomträger:in als Teil des relevanten Systems angesehen werden. Somit sind die Anliegen und Ziele ebenso zu eruieren und miteinzubeziehen und insbesondere Unterschiede zu thematisieren.

Ein häufig noch etwas größerer Stolperstein bei späterem Einbezug ist die Allparteilichkeit (▸ Kapitel 5.4.2). Wenn es ein wichtiger Aspekt der Systemischen Therapie ist, sich nicht mit einem Teil des Systems zu verbünden oder in einer solchen Weise wahrgenommen zu werden, dann ist das nicht ganz leicht, wenn man eine Person aus dem System schon viel länger und besser kennt. Zumindest entsteht bei den anderen, später einbezogenen Personen mitunter der Eindruck, es gäbe schon eine Koalition des:der Therapeuten:in mit der:dem ursprünglichen Klienten:in. Dafür aufmerksam und sensibel zu sein und dies auch aktiv zu thematisieren, gehört zu den therapeutischen Aufgaben in der Arbeit mit unterschiedlichen Settings. Eine weitere Gestaltungsmöglichkeit ist die Co-Arbeit, also die Hinzuziehung eines:einer Kolleg:in für die Arbeit im Mehrpersonensetting, wobei dies in der Praxis häufig an organisatorischen Gegebenheiten und der Finanzierbarkeit scheitert.

Als ein roter Faden für die Settinggestaltung und das diesbezügliche Vorgehen können die Überlegungen der Integrativen Systemischen Therapie (Pinsof, 2018) zum Therapiekontext dienen. Vorgeschlagen wird hier, sich grundsätzlich von der interpersonellen zur individuellen Perspektive hin zu orientieren. Konkret also, mit eher größeren interpersonellen Zusammenhängen (Familie oder noch weitergehend) zu beginnen, dann die Paarebene zu betrachten und erst dann die individuelle Ebene.

Daraus folgend könnte es sinnvoll sein, zu Beginn eher mehr Personen miteinzubeziehen und dies zu reduzieren, wenn es sich nicht als sinnvoll und zielführend erweist. Ein solches Vorgehen steht sicher im Gegensatz zu einer verbreiteteren Praxis, in der oft im Einzelsetting gestartet und auch eine Weile gearbeitet wird und eher später Bezugspersonen miteinbezogen werden.

6.4 Therapie mit Paaren und systemische Sexualtherapie

Eine besondere Form des Mehrpersonensettings stellt die Therapie mit Paaren dar. Oftmals geht es dabei auch um Veränderungswünsche hinsichtlich der Sexualität in der Beziehung, sodass diese Themen hier zusammengefasst werden und vor allem auf ihre Besonderheiten eingegangen wird.

Ein erster spezieller Fokus gilt der therapeutischen Beziehung in der Paartherapie. Mehr als in anderen therapeutischen Settings können hier die Therapeut:innen zur Koalitionsbildung mit einer Seite des Paares eingeladen werden. Insofern spielt die Herstellung einer guten Beziehung schon zu Beginn genauso eine Rolle wie das offene Thematisieren von wahrgenommenen Koalitionsangeboten. Mit dem Lebenszyklusmodell (▸ Kapitel 13.2.3) wird vorgeschlagen, sich an den unterschiedlichen Zyklen und Entwicklungsaufgaben im Laufe eines Lebens als Paar zu orientieren, ebenso wie an den schon gemeisterten Herausforderungen (Jellouschek, 2018). Insgesamt wird modellhaft das Vorgehen auf vier Ebenen vorgeschlagen. Die erste Ebene beinhaltet dabei die Bearbeitung einer dysfunktionalen Kommunikation, um so überhaupt eine Grundlage für die weitere Kommunikation und Bearbeitung zu schaffen. Auf der zweiten Ebene rückt die Identifikation der konflikthaft-polarisierenden Themen des Paares ins Zentrum der Aufmerksamkeit. Die dritte Ebene fokussiert, inwiefern die Konfliktthemen sich auf Ungeklärtes aus der Vergangenheit als Paar beziehen, und die vierte Ebene nimmt die Rolle der Partner:innen in den jeweiligen Herkunftsfamilien in den Blick. Auch wenn es sich hierbei um ein spezifisches systemisch-paartherapeutisches Konzept handelt und viele andere Vorgehensweisen und Variationen denkbar sind, so werden doch Grundsätze im Vorgehen und auch hinsichtlich möglicher Stolpersteine deutlich. Generell sind zudem bedeutsam:

- Balance zwischen Stabilität und Veränderung,
- Arbeit an konkreten Konflikten immer mit einem systemischen/funktionalen Problemverständnis (»*Wozu ist dieser Konflikt bedeutsam oder sogar nützlich?*«),
- Fokus auf Abhängigkeit und Autonomie (»*Man kann nur bleiben, wenn man weiß, dass man gehen kann*«).

Sexualität ist eine wesentliche Ausdrucks- und Kommunikationsform in Paarbeziehungen und spielt in der Paartherapie thematisch daher häufig eine Rolle. In der Systemischen Therapie hat sich neben der Paartherapie die systemische Sexualtherapie als eigenständige konzeptionelle Orientierung entwickelt. Sogenannte sexuelle Dysfunktionen werden hier nicht primär als Störung verstanden, sondern vielmehr als eine Information des eigenen Körpers. Es geht nicht um eine möglichst optimale standardisierte Funktion, sondern um eine sehr individuelle Betrachtung von Wünschen und Vorstellungen der jeweiligen Personen (Clement, 2004). Lustlosigkeit kann in einem solchen Rahmen als kommunikativer Ausdruck verstanden werden, mit dem Ziele abgelehnt werden können. Es handelt sich also in diesem Verständnis vielmehr um eine Kompetenz als um eine Störung (Kleinplatz, 2012). Lust und Unlust wird damit ein Unterschied in der Wertigkeit genommen: Aus einem Nicht-Können wird vielmehr ein So-nicht-Wollen (Clement, 2004).

Im Rahmen eines solchen erweiterten Verständnisses wird mit Paaren an ihrer Konstruktion und Kommunikation gearbeitet und ein neues Verständnis ermöglicht. Es werden viele kreative Möglichkeiten des Handelns und der Musterunterbrechung denkbar, die in einem früheren funktionalistischeren und defizitorientierteren Verständnis nicht zugänglich waren. Dabei kommen etliche der klassischen systemischen Techniken und Interventionen (▸ Kapitel 13) zum Einsatz. Für Psychotherapeut:innen, die sich innerhalb der Systemischen Therapie auf Paar- und/oder Sexualtherapie spezialisieren möchten, gibt es eigene Weiterbildungsmöglichkeiten in beiden Bereichen.

6.5 Systemische Therapie mit Kindern und Jugendlichen und weitere Settings

Systemische Therapie mit Kindern und Jugendlichen legt ein *netzwerkorientiertes und systembezogenes Vorgehen* besonders nahe, da Kinder und Jugendliche immer in größere soziale Strukturen eingebettet leben (Schwing u. Fryszer, 2013).

Grad und Art der Einbeziehung können sich jedoch deutlich unterscheiden und es ist mehr als in anderen Bereichen eine deutliche Settingflexibilität gefragt. Bei dieser Einbeziehung steht nicht im Zentrum, dabei zu sein, sondern dass möglichst alle Beteiligten eine realistische »Gewinnerwartung« an das gemeinsame Vorgehen haben (Retzlaff, 2008).

Grundsätzlich stellt die Einbeziehung von Kindern und Jugendlichen in der Systemischen Therapie keine Besonderheit dar. So sind auch die meisten methodischen Vorgehensweisen und Interventionen darauf abgestimmt, ebenso Kinder und Jugendliche zu erreichen (Ludewig, 2002). Dennoch sind abhängig vom Alter des Kindes einige Hinweise beachtenswert. So ist es gerade für sehr junge Kinder wichtig, dass die Räumlichkeiten kindgerecht ausgestattet sind und das therapeutische Vorgehen die explizite Einbeziehung der jungen Kinder ermöglicht, sie aber auch eine Selbststeuerungsmöglichkeit haben, wie intensiv sie sich am Gesprächsverlauf beteiligen möchten (Retzlaff, 2008). Um durch den Einsatz von Interventionen kein Gefälle im System zu evozieren, eignen sich besonders auch nichtsprachliche Interventionen, beispielsweise das Familienbrett und spielorientierte Techniken wie die Kinderorientierte Familientherapie (KOF; Reiners, 2015).

Natürlich gibt es auch eine Reihe von guten Gründen, mit Kindern und Jugendlichen im Einzelsetting zu arbeiten, vor allem aber auch mit Eltern in Abwesenheit ihrer Kinder. Letzteres zeigt sich vor allem bei jüngeren Kindern und wenn die Hypothese ein in höherem Maße reaktives Symptomgeschehen nahelegt. Auch kann es sinnvoll sein, um ein mögliches Muster zu unterbrechen und die Verantwortung für eine Veränderung deutlicher den Eltern zuzuordnen. Genauso ist es sinnvoll, mit den Eltern allein zu arbeiten, wenn Themen auf der Paarbeziehungsebene in den Mittelpunkt gerückt werden sollen. Auf der anderen Seite spricht für einzeltherapeutische Termine mit Kindern und Jugendlichen, ihnen damit die Möglichkeit zu geben, Themen anzusprechen, die im Familiensetting zu bedrohlich oder schambehaftet erscheinen.

Wichtig bleibt, die einzelnen Systemmitglieder immer wieder auch zusammenzuführen und sich nicht in Teilgeheimnisse des Systems einweihen und in die Geheimnisträger:innen-Rolle einladen zu lassen. Es geht sicher nicht darum, dass alle Informationen zwischen allen ausgetauscht werden, andererseits sollte die Verantwortung für Veränderung im gesamten System liegen und dies auch durch das therapeutische Vorgehen und die Wahl des Settings dokumentiert werden.

Eine weitere Besonderheit möglicher Settings im Kindes- und Jugendalter stellt einerseits der Einbezug von Geschwistern und die Arbeit mit dem Subsystem Geschwister dar, andererseits auch der Einbezug von Peers (Hermans,

2015). Beides sollte dosiert und mit einem konkreten Erkenntnisinteresse erfolgen. Die Geschwisterebene als relevantes Subsystem in der Familie wird oft vernachlässigt, liefert jedoch häufig eine deutliche Erweiterung des Blickwinkels und wird als Ressource im Hinblick auf die Veränderung erlebt. Je nach Fragestellung gilt dies auch für Peers, vor allem enge Freund:innen, wobei hier auch immer die rechtlichen Rahmenbedingungen von Zustimmungserfordernissen der Personensorgeberechtigten und hinsichtlich der Schweigepflicht zu beachten sind.

6.6 Netzwerkarbeit und ökosystemische Ansätze

Besonders im Bereich der Kinder- und Jugendlichenpsychotherapie, grundsätzlich aber auch weit darüber hinaus, spielt die *Netzwerkarbeit* eine entscheidende Rolle. Definiert man den Einbezug relevanter Bezugssysteme weiter, sind damit potenziell also auch Systeme wie Kindergarten, Schule, Arbeitgeber, Vereine, Menschen und Institutionen im Sozialraum und viele weitere gemeint. Was in Gänze für die Psychotherapie vielleicht noch recht unüblich erscheint, spielt in der Praxis der Kinder- und Jugendlichenpsychotherapie ebenso eine Rolle wie in spezifischen Konzepten wie z. B. der Multisystemischen Therapie (MST; Fürstenau u. Rhiner, 2010; ▸ Kapitel 12.3.3) und der Multidimensionalen Familientherapie (MDFT; Spohr u. Ganther, 2010; ▸ Kapitel 1.3.2). Methodisch kann sich das Vorgehen weitgehend an systemischen Grundprinzipien orientieren, wie sie auch für andere Settings gelten, erfordert aber ein gewisses Geschick in der Moderation und im Interessenausgleich zwischen den Beteiligten. Ziel ist es, fallbezogen und darüber hinaus zu einer günstigen Kooperation im Sinne der Ziele der Klient:innen zu gelangen (Averbeck u. Hermans, 2008). Insbesondere in der frühen Entwicklung der Systemischen Therapie spielten auch sozialraumorientierte Vorgehensweisen in Gruppen eine wesentlich größere Rolle (von Schlippe u. Schweitzer, 2012). Die durch die Psychotherapierichtlinie ermöglichte unbegrenzte Arbeit im Mehrpersonensetting, sowohl im Rahmen von zu erbringenden einzeltherapeutischen Leistungen als auch im Rahmen der Gruppentherapie, stößt die Tür weit auf für eine kreative und vielfältige Entwicklung neuer Möglichkeiten im Rahmen der Netzwerkarbeit auf allen denkbaren Ebenen, solange sie für das Problem der Klient:innen eine Relevanz haben.

Abschließend lässt sich zusammenfassen, dass es *das* Setting der Systemischen Therapie nicht gibt, sie vielmehr in fast allen denkbaren Settings möglich ist und stattfindet. Martin Rufer (2018) formuliert auf dieser Grundlage einige Kriterien für die Wahl und auch die Veränderung des Settings im psychotherapeutischen Prozess. Beispielhaft seien hier das Einverständnis aller Beteiligten für die jeweilige Wahl des Settings ebenso wie die Möglichkeit des Settingwechsels als Musterunterbrechung und Möglichkeit zur Problemaktualisierung genannt. Sehr deutlich wird darauf hingewiesen, dass die Therapeut:innen sich in dem Setting sicher fühlen sollten und dies ein wichtiges Kriterium für die Wahl des Settings darstellt. Gerade dieser letztgenannte Aspekt wird häufig auch in Supervisionen außer Acht gelassen, wenn über die mögliche Weiterarbeit mit einem Fall gesprochen wird. Insofern setzt die hier geforderte Settingflexibilität auch eine hohe Kompetenz und gefühlte Sicherheit in den ganz unterschiedlichen Settings voraus. Daher sollte eine psychotherapeutische Ausbildung im Vertiefungsgebiet Systemische Therapie diesen Kompetenzerwerb in besonderem Maße fördern.

Fragen zu Kapitel 6

1. Wie unterscheiden sich die Begriffe »Familientherapie« und »Systemische Therapie«?
2. Was ist der Unterschied zwischen einem Einbezug von Bezugspersonen und einem Mehrpersonensetting?
3. Was können Argumente für eine Systemische Therapie im Einzelsetting sein?
4. Was ist hinsichtlich der Therapeut:innenrolle im paartherapeutischen Setting besonders zu beachten?
5. Was versteht man unter Settingflexibilität und warum spielt sie in der systemischen Kinder- und Jugendlichenpsychotherapie eine besondere Rolle?
6. Wie nennt man das Setting, das gemäß Psychotherapierichtlinie der Systemischen Therapie vorbehalten ist?
7. Welches der folgend genannten ist *kein* berufsrechtlich und sozialrechtlich anerkanntes Psychotherapieverfahren in Deutschland? (Mehrfachantworten möglich)

a. Psychodrama
b. Verhaltenstherapie
c. Analytische Psychotherapie
d. Familientherapie
e. Systemische Therapie
f. Humanistische Therapie

8. Wie nennt man in der Systemischen Therapie das Bemühen, sich mit keiner Person im System übermäßig zu identifizieren und zu verbünden sowie allen möglichst die gleiche Aufmerksamkeit zukommen zu lassen?
   a. Konsensbildung
   b. Gleichschwebende Aufmerksamkeit
   c. Abstinenz
   d. Rapport
   e. Allparteilichkeit
   f. Kongruenz

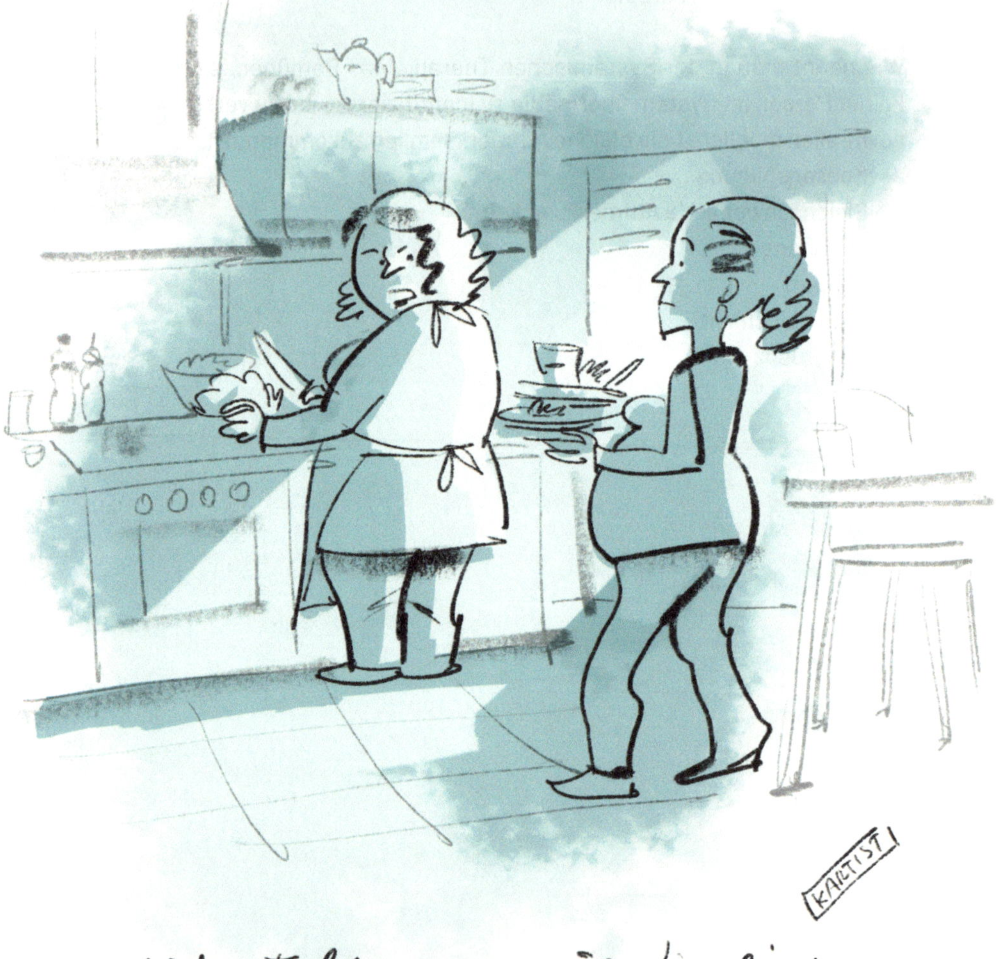

Liebe Tochter, wenn ich dir eins mitgeben darf! Gib deinem Kind nie Ratschläge!
Das macht alles nur schwieriger!

7 Systemische Gruppenkonzepte

Enno Hermans

Dieses Kapitel widmet sich einem besonderen Setting der Systemischen Therapie: der Gruppe und hier unterschiedlicher Gruppenkonzepte.

7.1 Ein kurzer Überblick

Auch wenn es bereits vorher erste entsprechende Ansätze gegeben hat, wird der Begriff der *Gruppendynamik* eng mit Kurt Lewin und den 1930er Jahren verknüpft. Der Begriff der Gruppenpsychotherapie wurde erstmals in den 1940er Jahren von Jakob Levy Moreno verwendet, der den meisten als Begründer des Psychodramas bekannt ist (König u. Schattenhofer, 2012). In der sehr frühen Phase der Systemischen Therapie in den direkt darauffolgenden Jahrzehnten spielte die Gruppe als Setting hingegen noch keine Rolle, da es zunächst um die Therapie von Familiensystemen ging, also Mehrpersonensystemen, die sich durch ihre Verwandtschaft auszeichneten.

Der Blick in die heutige Psychotherapierichtlinie verrät, dass die Gruppenpsychotherapie neben der Einzeltherapie und dem Mehrpersonensetting (Familientherapie) ein ganz eigenständiges Psychotherapiesetting darstellt. Insofern ist nachvollziehbar, dass sich die ersten Ansätze eher aus dem psychoanalytischen und humanistischen Bereich heraus neben dem dort etablierten Einzelsetting entwickelten. Bis heute spielt die Gruppenpsychotherapie im ambulanten psychotherapeutischen Angebot eine eher untergeordnete Rolle, obwohl die Wirksamkeitsnachweise durchaus mit denen der Einzelpsychotherapie vergleichbar sind (Wilms, 2018). Im Bereich der Systemischen Therapie sind Gruppenkonzepte insbesondere in den letzten zwanzig Jahren stärker in den Fokus gerückt, wobei zwischen stark methodisch zugespitzten und teils manualisierten Konzepten und eher allgemeineren Vorgehensweisen unterschieden werden muss.

Wenn hier so selbstverständlich immer wieder von Gruppe gesprochen wird, ist natürlich zu fragen, *was genau eine Gruppe ist* und wie sie sich definiert. In der Kleingruppenforschung haben sich dazu eher formale Kriterien durchgesetzt: König und Schattenhofer (2012, S. 15) definieren eine Gruppe wie folgt: drei bis zwanzig Mitglieder, die direkt miteinander kommunizieren und ein gemeinsames Ziel oder eine gemeinsame Aufgabe verfolgen. Die Gruppe ist dabei auf eine gewisse zeitliche Dauer angelegt, was aber von wenigen Stunden bis zu vielen Jahren reichen kann. Sie gehen ferner davon aus, dass Gruppen über die Zeit ein Gefühl der Gruppenzugehörigkeit und des Zusammenhalts entwickeln und ein System gemeinsamer Normen und Werte die Grundlage der Kommunikations- und Interaktionsprozesse bildet. Zudem sind sie charakterisiert durch ein Geflecht aufeinander bezogener sozialer Rollen, die auf das Gruppenziel gerichtet sind. Natürlich lassen sich noch viele weitere Definitions- und Abgrenzungsmerkmale finden, gerade auch im Hinblick auf kontextbezogene Sonderformen sozialer Gruppen, wie z. B. Teams, auf die an dieser Stelle aber nicht näher eingegangen werden soll.

7.2 Historie und Praxis systemischer Gruppentherapie

Historisch gesehen ist die systemische Gruppentherapie in einen größeren, vor allem auch politischen Kontext einzuordnen. Erste ökosystemische Ansätze finden sich in den 1960er Jahren, hervorgehend aus der Gemeinwesenarbeit und auch aus ersten Ansätzen aufsuchender psychiatrischer Konzepte (von Schlippe u. Schweitzer, 2012). Dann scheint es eine Art Zwischenzeit von ungefähr den 1980er Jahren bis um das Jahr 2000 herum gegeben zu haben, in der solche Konzepte wieder etwas in den Hintergrund traten. Seit etwa der Jahrtausendwende sind immer mehr und differenziertere Gruppentherapieansätze im systemischen Feld zu beobachten, die häufig spezifischen klinischen Besonderheiten und Erfordernissen folgen und oft auch mit Techniken und theoretischen Überlegungen anderer Verfahren kombiniert sind (Wilms, 2018).

Zu beachten ist, dass bestimmte Gruppensettings in Verbindung mit konkreten Vorgehensweisen sowohl in der Aus- und Weiterbildung als auch in der Therapie genutzt werden. Hierzu zählt beispielsweise die *Familienrekonstruktion* (Kaufmann, 1990), die den mehrgenerationalen Kontext der einzelnen Person in den Mittelpunkt der Betrachtung stellt und individuelle Fragestellungen häufig mittels Aufstellungen und szenischer Darstellungen bearbeitet. Schon früh kam auch der Multifamilientherapie (MFT; Laqueur, 1969; Asen, 1992) eine wichtige Rolle zu, die sich dann aber ebenfalls erst in den letzten zwanzig Jahren international und vor allem im deutschsprachigen Raum weiter manifestierte. In der Praxis findet eine systemische Gruppentherapie fast nie im klassischen ambulanten Psychotherapiekontext statt. Die meisten systemisch orientierten Gruppen werden in Kliniken sowohl im Kinder- und Jugend- als auch im Erwachsenenbereich angeboten. Daneben gibt es ambulante Gruppen außerhalb des engeren psychotherapeutischen Heilbehandlungsauftrags, beispielsweise in der Jugendhilfe (inklusive Früher Hilfen), der Suchthilfe oder der Sozialraumarbeit. Viele dieser Gruppen werden vielleicht gar nicht unbedingt als therapeutische Gruppen bezeichnet, obwohl ihnen entsprechende konzeptionelle Ideen zugrunde liegen.

7.3 Wirkfaktoren und Besonderheiten der Gruppentherapie

Die derzeit bekanntesten Befunde zu *Wirkfaktoren der Gruppenpsychotherapie* stammen von Yalom (2010) und lassen sich wie folgt zusammenfassen: Hoffnung auf Heilung, Universalität des Leidens, Mitteilung von Informationen, Altruismus, die korrigierende Rekapitulation der Primärfamilie, Techniken des mitmenschlichen Umgangs, nachahmendes Verhalten, interpersonales Lernen, die Gruppenkohäsion, Katharsis und existenzielle Erfahrungen. Diese Wirkfaktoren sind zunächst verfahrens- und schulenübergreifend formuliert. Durch ihre lernorientierte Ausrichtung würde man einige der genannten Faktoren vielleicht stärker den behavioralen Ansätzen zuordnen als andere.

Ich möchte hier nur *drei Aspekte* herausgreifen, die mir gerade in systemischen Gruppentherapien bedeutsam erscheinen. Da ist zunächst der Aspekt der *Hoffnung auf Veränderung.* Hierbei handelt es sich nicht nur um einen wichtigen universalen Wirkfaktor von Psychotherapie, sondern gerade um einen in Gruppen ganz wesentlichen Faktor, der übrigens vor allem für halb offene Konzepte spricht. Oft habe ich erlebt, wie allein der authentische Bericht über positive Veränderungen von anderen, der Gruppe schon länger angehörenden Mitgliedern, etwas bewirkt und anscheinend Hoffnung induziert. In dieser möglichen Wirkweise ist das ein wichtiger Effekt, der in der Einzelpsychotherapie oder auch im Mehrpersonensetting so nicht oder nur indirekt durch entsprechende Berichte und Narrative zu erzielen ist. Daneben ist die *Universalität des Leidens* bedeutsam, also auch der Aspekt der Solidarisierung und Identifikation, der sich gerade auch in stationären Gruppensettings beobachten lässt. Viele Menschen in als leidvoll erlebten Situationen haben das Gefühl, allein zu sein, und empfinden, dass es vermutlich keinen anderen Menschen gibt, dem es ähnlich geht. Vergleiche finden eher mit Mitmenschen statt, denen es besser geht, und die wahrgenommene Diskrepanz verstärkt das eigene subjektive Leid. Hier kann die Gruppe zu einer Art Wahrnehmungskorrektur und Bewertungsveränderung der eigenen Situation beitragen und unter Nutzung des dritten Aspektes der Gruppenkohäsion Veränderungen als Gemeinschaftsleistung wahrscheinlicher machen. »Vom Gemeinschaftserlebnis zum Gemeinschaftsergebnis« ist eine treffende Redewendung, die diesen Aspekt noch einmal unterstreicht.

Die Gruppe ermöglicht darüber hinaus aber noch eine andere Möglichkeit der Rückmeldung: Es wird *Feedback* gegeben, auf das mit Antwort oder auch Handlung und Veränderung reagiert werden kann. Dies sind Prozesse, die sich eher zirkulär und iterativ beschreiben lassen als linear. Vielleicht sind das auch am ehesten die systemischen Überlegungen und Spezifika der Gruppenpsychotherapie: Interaktionen, Wechselwirkungen, Zirkularität, Musterbildung und Nutzung des durch die Vielzahl der Personen und Interaktionen erweiterten Möglichkeitsraums für Veränderungen.

Zudem handelt es sich bei einer Gruppe ja auch um ein wenn auch sehr spezifisches Mehrpersonensetting und letztlich ist das klassischere Mehrpersonensetting Familie auch eine Sonderform einer Gruppe. Vielleicht macht das systemische Therapeut:innen potenziell auch zu Interessierten an Gruppentherapie, weil die Freude und die Methodik in der Arbeit mit Mehrpersonensettings sich an vielen Stellen ohne große Mühe auch auf die Gruppenpsychotherapie übertragen lässt.

Schimpf, Börsch, Stahl und Ebel (2006) beschreiben ihre Zutaten für eine zweimal zweitägige systemische Gruppentherapie in der metaphorischen Form eines Kochrezeptes und benennen dabei drei wesentliche Zutaten: »Vorstellungen aus Synergie, Selbstorganisationstheorie, Theorie der nicht-linearen Dynamik komplexer Systeme« und »Lösungsorientierung, Diagnose der Ziele, Interesse an Ausnahmen und dem, was gut läuft«, sowie »Zentrierung auf Sprache, verwendete Metaphern und Geschichten, die die Leute über sich selbst und andere erzählen, um denjenigen Geschichten mehr Einfluss zu verschaffen, die in die Richtung gehen, die gewünscht wird« (Schimpf et al., 2006, S. 89).

Die Ebene der Sprache und der narrativen Konstruktionen wird dabei besonders betont und auch noch etwas näher spezifiziert: »Mithilfe der Metapher vom Selbst als Narrativ und Zusammenhängen im Sinne des Sozialen Konstruktionismus wird Raum eröffnet für neue Geschichten«, »Durch Wechsel von reflexiven Fragen, Fragen nach Alternativen, Fragen nach Möglichkeiten unter anderen Bedingungen und mit Hilfe Reflektierender Teams (▸ Kap. 13.5.1) kann der Plot der neuen Geschichte sich für jeden Einzelnen verdichten« und »Die Neuigkeit der alternativen Möglichkeiten wird gefeiert und verbreitet, um die Ergebnisse zu festigen und im sozialen Feld zu verankern (e-mails an die Oma und alle, die es angeht)« (Schimpf et al., 2006, S. 91).

Diese Zutaten machen unabhängig vom genauen Setting und differenzierten Vorgehen sehr plastisch deutlich, was hier als wesentlich für eine systemische Gruppentherapie angesehen wird. Neben einzelnen Methoden und Interventionen sind es wie so oft eher Grundhaltungen und spezifische theoriebasierte Perspektiven, die es zu etwas »Systemischem« werden lassen.

7.4 Besondere Konzepte und Kontexte

Auch wenn sich in den letzten Jahren unterschiedliche Modelle und Vorgehensweisen in der systemischen Gruppentherapie herausgebildet haben, so gibt es doch tradierte Modelle, die von diesen Formen noch einmal abweichen. Einerseits ist als sehr spezifische systemische Form der Gruppentherapie die MFT zu nennen, auf die etwas näher eingegangen werden soll. Die Kombination aus der Arbeit mit dem Mehrpersonensetting einerseits und der Gruppe andererseits spielt auch in der Praxis eine in den letzten beiden Jahrzehnten immer bedeutsamere Rolle.

Neben diesem spezifischen Ansatz sind die hypnosystemischen Gruppentherapieansätze zu nennen, wie sie vor allem zunächst in der Hardberg-Klinik und später in der sysTelios-Klinik durchgeführt wurden und über von dort ausgehende Weiterbildungen auch an vielen anderen Orten praktiziert werden. Als besondere Vertreter sind hier beispielhaft Gunther Schmidt, Mechtild Reinhardt und Carsten Till zu nennen. Auch dieser Ansatz soll etwas näher beleuchtet werden.

Hypnosystemische Ansätze (Hardberg-Modell): Ende der 1990er Jahre und Anfang des neuen Jahrtausends waren systemische Gruppentherapieansätze nicht weit verbreitet. Eine Ausnahme bildeten die konzeptionellen Umsetzungen und Ausformungen in der Hardberg-Klinik im Odenwald. Im sogenannten Hardberg-Modell (Schmidt, 2002) war besonders interessant, dass mit Jugendlichen vorrangig oder sogar ausschließlich im Gruppensetting gearbeitet wurde. Das entsprach nicht unbedingt Erfahrungen, die an vielen anderen Stellen mit Jugendlichen im stationären therapeutischen Setting gemacht wurden. So war allgemein eher zu erleben, dass Jugendliche die Einzeltherapie bevorzugten und Mühe hatten oder es sogar ablehnten, sich in therapeutischen Gruppen zu ihren eigenen Themen zu äußern.

Doch was sind die wesentlichen Elemente des Hardberg-Modells? Zunächst ist es nicht nur das Gruppensetting, sondern es sind einige grundsätzliche Ideen und Überlegungen aus hypnosystemischer Sicht, welcher Rahmen für die Entwicklungsaufgabe des Prozesses der Individuation in der Jugend günstig sein könnte. Als generelles Behandlungsziel wurde dabei im Stierlin'schen Sinne die bezogene Individuation definiert. Die Grundlage bildeten zum einen zahlreiche systemische Prämissen, so wie sie in vielen anderen Kapiteln dieses Buches benannt und näher definiert sind. Andererseits wurden mit den Elementen Aufmerksamkeitsfokussierung und konstruierter Wahrnehmung Elemente der Hypnotherapie als wirksam beschrieben und hypnotische Prozesse genutzt. Den Therapeut:innen kam dabei die Rolle der Rahmengebung und Wegbegleitung zu. Insbesondere wurde das beständige Utilisieren betont, das heißt, alle Beiträge der Klient:innen als wertvoll und nützlich zu begreifen und keinesfalls als Störung zu bewerten. In diesem Rahmen wird der Klinikaufenthalt als eine Art Treibhaus für Veränderungsprozesse und als bedeutsames Übergangsritual verstanden. Die Klient:innen erhalten dabei die Rolle der kompetenten Co-Therapeut:innen, die in einem therapeutischen Kooperationssystem ihre Ziele entwickeln und erreichen. Hierbei kommt der gruppentherapeutischen Arbeit eine besondere Bedeutung zu, in der die Gruppe primär als ein Pool von Kompetenzen und neuen Möglichkeiten verstanden wird.

In einem spezifischen von Gunther Schmidt (2002) beschriebenen Gruppenmodell liegt die Aufmerksamkeit konsequent darauf, wie wechselseitige Unterstützung und Hypothesenbildung in der Gruppe möglich wird. Alle bedeutsamen Gruppenprozesse werden auf einer Metaebene reflektiert. Insgesamt gibt es vier gruppentherapeutische Sitzungen pro Woche, von denen eine komplett von den Klient:innen allein gestaltet und durchgeführt wird und die Inhalte und Ergebnisse später dem therapeutischen Team berichtet werden.

Methodisch spielt auch das Reflecting Team eine wichtige Rolle. Sowohl in den Gruppensitzungen als auch an anderen Stellen im Klinikalltag wird diese Methode konsequent eingesetzt. Eine große Besonderheit dabei ist, dass Teambesprechungen, in denen üblicherweise über die Klient:innen geredet wird, hier nur in deren Anwesenheit stattfinden. Berichtet wird, dass diese Art der Durchführung eines Reflecting Teams, also dass die Jugendlichen sich zunächst anhören, was im therapeutischen Team über sie berichtet wird, und dann die Möglichkeit haben, darauf zu reagieren, von den Jugendlichen sehr geschätzt und von der therapeutischen Seite anfänglich eher als ungewohnt oder problematisch erlebt wird.

Mit seiner konsequent systemisch-lösungsorientierten Ausrichtung in Verbindung mit vielen hypnotherapeutischen Elementen und Grundlagen ist das hauptsächlich im Gruppensetting durchgeführte Therapieprogramm ein wichtiger gruppentherapeutischer Ansatz im systemischen Feld. Er diente in den letzten Jahrzehnten als Impulsgeber und Ideenpool für viele systemische Gruppentherapiekonzepte, vor allem im klinisch-stationären Bereich.

Multifamilientherapie (MFT): Die MFT ist ein sehr besonderes gruppentherapeutisches Setting und damit vielleicht ein ganz besonders systemisches. Durch die Konzeption einer Gruppentherapie mit Familiensystemen werden hier Wirkungsweisen aus beiden Settings genutzt. Aufgrund dieser Spezifika und im Lichte der Entwicklungen des letzten Jahrzehnts lässt sich prognostizieren, dass sich insbesondere die MFT als systemisches Gruppentherapieverfahren weiter in der Versorgungspraxis etablieren wird. Ein limitierender Faktor liegt darin, dass zwar eine sehr interessante Kombination des Gruppen- und des Mehrpersonensettings genutzt wird, die in der Praxis jedoch organisatorischen Zusatzaufwand bedeutet, sowohl in koordinativer wie auch in räumlicher Hinsicht.

Die Wirkfaktoren unterscheiden sich nicht maßgeblich von den bereits erwähnten, vielmehr gibt es eine noch größere Zahl von Interaktionsmöglichkeiten und damit auch der Möglichkeiten zur Erarbeitung neuer Perspektiven. Doch wie muss man sich den Ablauf einer MFT konkret vorstellen?

Eine Frage, die sich gar nicht einfach beantworten lässt, gibt es doch multifamilientherapeutische Angebote mittlerweile in unzähligen Anwendungskontexten, wie ein Blick in das Inhaltsverzeichnis des »Handbuches der Multifamilientherapie« (Asen u. Scholz, 2017) eindrucksvoll zeigt. Diese Kontexte reichen von der Kinder- und Jugendpsychiatrie und der Jugendhilfe, der Schule über die Kita und die Allgemeinpsychiatrie bis hin zu vielen Bereichen der somatisch medizinischen Versorgung. Ferner werden auch spezifische Zielgruppen mit abgestimmten Konzepten in den Blick genommen, so beispielsweise Kinder mit Diabetes, transidente Jugendliche oder Kriegsveteran:innen jeweils mit ihren Familien. Auch der Bereich der Arbeit mit hochstrittigen Eltern und ihren Kindern in einem multifamilientherapeutischen Setting ist eigens konzipiert und breit publiziert worden (van Larwick u. Visser, 2017).

Genau wie diese sehr unterschiedlichen Kontexte variieren auch Dauer, Frequenz und Anzahl der beteiligten Familien. Neben der in Form von einzelnen kürzeren Sitzungen stattfinden MFT gibt es auch Varianten mit ganzen Tagen, Wochenenden oder mehrwöchigen Freizeiten. Unterscheiden lassen sich dabei ein eher strukturierteres und ein offeneres Setting. Unter strukturiert sind die häufig zwei- bis vierwöchentlichen Treffen einer meist halb offenen Gruppe beispielsweise im Rahmen einer teilstationären kinder- und jugendpsychiatrischen Behandlung zu verstehen, die dann in der Regel in Form einer 90- bis 180-minütigen strukturierten Gruppe mit allen Teilnehmenden und dem therapeutischen Team in einem Raum stattfinden. Offene Varianten haben häufig Freizeit- und Alltagsaktivitäten von Familien als Grundlage, innerhalb derer es zu spezifischen Interaktionen kommt, die dann bei Bedarf mit Methoden der MFT begleitet und bearbeitet werden können. Oftmals erweist sich eine Kombination beider Varianten als besonders sinnvoll, zumal schon der Begriff der Sitzung dem sehr aktiven und aktivierenden Rahmen einer MFT kaum gerecht wird. Oder wie es Eia Asen selbst einmal formulierte: »Ich bin ja weg von Sitzungen und mache nur noch Stehungen, Gehungen und Laufungen« (persönliche Mitteilung).

Die Vorgehensweise ist je nach Kontext ebenfalls sehr unterschiedlich, wobei Asen und Scholz ein Modell mit acht Phasen vorgelegt haben (Asen u. Scholz, 2012). Ausgehend von einer anfänglichen Zentrierung aller Beteiligten auf die Gruppenleitung, folgt dann relativ schnell das Miteinander-in-Kontakt-Bringen von zwei Familien beziehungsweise Subsystemen. Diese Subsysteme werden angeregt, miteinander über ein Thema oder eine Aufgabe in Kommunikation und Interaktion zu kommen. Danach würde ein solches aus zwei Familien bestehendes Subsystem mit einem anderen, ebenfalls aus zwei Familien bestehenden, Subsystem gekoppelt und zum thematischen Austausch beispielsweise über die vorherige Aufgabe angeregt, bevor dann eine Reorientierung aller in das gesamte Plenum erfolgt. Hinzu kommt noch das sogenannte Herauspicken einzelner Situationen, die dann im Beisein und mit Unterstützung der Gruppe bearbeitet werden können (siehe Abbildung 9).

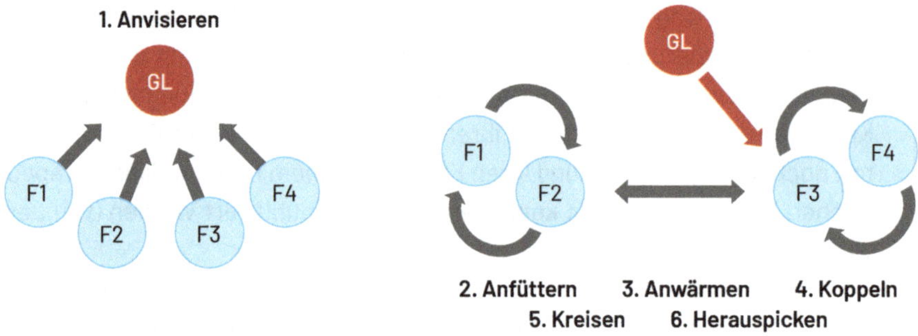

Abbildung 9: Phasen der MFT nach Asen und Scholz (2012; F = Familie, GL = Gruppenleitung)

Insgesamt besonders wichtig ist die spezifische therapeutische Rolle und Haltung, die vor allem in einer der Phasen zum Ausdruck kommt, dem sogenannten Kreisen, in der das therapeutische Team in scheinbarer Ruhe beobachtet, jedoch anflugbereit ist (Asen u. Scholz, 2012). Es ist sogar durchaus ein eigenes Ziel des multifamilientherapeutischen Arbeitens, als Therapeut:innenteam möglichst überflüssig zu werden und die Gruppe den Prozess so weit wie möglich selbstorganisiert gestalten zu lassen. Oft wird die therapeutische Haltung in der MFT als Paradigmenwechsel beschrieben und von den beteiligten Fachkräften auch als ein solcher erlebt. Die Verantwortung wird, soweit es eben möglich ist, bei den einzelnen Familien und der Gruppe belassen, das therapeutische Team übernimmt die Verantwortung für einen verlässlichen Rahmen, nicht aber für Veränderungen, die in diesem Rahmen passieren. Asen und Scholz empfehlen MFT-Therapeut:innen daher, sich einige Fragen zu stellen: »Was kann der Familie übertragen werden?, was kann die Gruppe selbst regeln oder organisieren?, was sollten wir als Therapeuten tun, damit die Eltern die Verantwortung für ihr Kind übernehmen und/oder die Gruppe aktiv und selbständig arbeiten kann?, wann behindern wir durch unsere Aktivität und Fürsorge und unsere gewohnte Haltung diesen wichtigen Prozess?« (Asen u. Scholz, 2012, S. 26).

Diese Punkte geben einen kurzen und prägnanten Überblick, was mit der spezifischen therapeutischen Haltung und einem Paradigmenwechsel gemeint ist. Vielleicht ist die Verantwortungsverteilung, die Abgabe und Übergabe von Verantwortung, ein zentraler Fokus der MFT: konkret also so viel wie möglich Verantwortung bei den Eltern zu belassen und in die Gruppe zu geben, was wesentlich einfacher klingen mag, als es sich in der therapeutischen Wirklichkeit darstellt.

So zeigt sich vor allem in Settings, in denen Kinder auch ohne ihre Eltern betreut werden, wie z. B. Kliniken, eine gewisse Herausforderung der Verantwortungsübergabe an die Eltern, wenn diese dann zu multifamilientherapeutischen Angeboten hinzukommen. So ist es insbesondere für die im pädagogischen Alltag agierenden Fachkräfte nicht einfach, die Rolle zu wechseln und die Verantwortung bei jeder Nachfrage des Kindes oder subjektiv als interventionsbedürftig bewerteten Situation konsequent bei den anwesenden Eltern zu belassen. Ebenso herausfordernd ist es häufig für das Kind, sich mit seinen Fragen um Erlaubnis nicht an die Mitarbeiter:innen, sondern an seine Eltern zu wenden. Nicht zuletzt auch für die Eltern ist es oft nicht einfach, auf fremdem Terrain in der erziehungsverantwortlichen Elternrolle zu agieren. Viele Einrichtungen und Gruppen entwickeln daher eigene Verantwortungsübergaberituale für die MFT, um allen Beteiligten Rollenklarheit zu geben und das Einnehmen der eigenen Position zu vereinfachen.

Neben diesen grundsätzlichen Vorgehensweisen schlagen Asen und Scholz (2012) für die sich ergebenden Einzelsituationen, auf die gemeinsam fokussiert wird (»herauspicken«), ein Fünf-Schritte-Modell vor, das in Anlehnung an jenen berühmten Kommissar auch als Columbo-Technik bezeichnet wird und zuletzt von den Autoren noch um drei Schritte erweitert worden ist. Die fünf Schritte heißen Beobachtung, Beobachtungsvergleich, Bewertungsvergleich, Wunsch nach Veränderung und Aktion im Sinne eines ersten Schrittes. Was auf den ersten Blick vielleicht fast ein bisschen sehr kleinschrittig klingen mag, entpuppt sich in der konkreten Umsetzung als sehr wichtig und angemessen. Tritt also eine möglicherweise problematische Einzelsituation in einer Familie auf, wie beispielsweise ein Konflikt über die Einhaltung einer Regel, so käme seitens des Therapeut:innenteams das Fünf-Schritte-Modell zur Anwendung. Zunächst würde also einer möglicherweise beteiligten Mutter die Beobachtung mitgeteilt und im zweiten Schritt die Beobachtung verglichen – haben wir die gleiche Beobachtung? Im dritten Schritt erfolgt dann der Bewertungsvergleich, also im geschilderten Beispiel, ob die Bewertung geteilt wird, dass es sich um eine problematische oder vielleicht unangenehme Situation handelt. Im vierten Schritt wird dann die Frage geklärt, ob es daraus resultierend einen aktuellen darauf bezogenen Veränderungswunsch gibt, und letztlich erst in einem fünften Schritt kommt es zur Aktion, also einem ersten Umsetzungsschritt in Richtung der erwünschten Veränderung (Asen u. Scholz, 2017). Wie schon beschrieben haben die beiden Autoren in den aktuelleren Publikationen noch drei Schritte oder vielleicht eher Elemente hinzugefügt: Wertschätzung, Reflexion und Transformation.

Gerade zu Beginn geht es viel um die Würdigung der Erfolge und der elterlichen Verantwortungsübernahme auch im Sinne einer Steigerung oder Betonung der Selbstwirksamkeitsüberzeugung. Danach kann und sollte initiiert durch das MFT-Team eine innerfamiliäre Reflexion über das mittels Fünf-Schritte-Modell Erreichte oder Veränderte angeregt werden, innerhalb derer alle ihre Sichtweise beschreiben können. Optimalerweise entsteht so sowohl Transparenz als auch wechselseitig eine plausible Erklärung, wie es zu einer veränderten Reaktions- oder Handlungsweise kommen konnte. Erfahrungsgemäß erweist sich der Transfer solcher Veränderungen und Erfolge in den alltäglichen Bereich als herausfordernd. Daher sollte dieser Prozess der Transformation immer besprochen und explizit in den Blick genommen und soweit möglich auch begleitet und reflektiert werden.

Die Vielfalt der theoretischen Grundlagen, eingenommenen Positionen und Haltungen, geschilderten Techniken sowie Settings und Kontexte macht deutlich, wie breit das Spektrum systemisch-gruppentherapeutischer Konzepte ist. Die Gruppentherapie hat dabei nicht nur wichtige Grundsteine für die MFT und weitere spezifische, teils sogar manualisierte Konzepte gelegt, sondern insbesondere haben umgekehrt die große methodische Kreativität, das Phasenmodell und die Columbo-Technik in der MFT einen wesentlichen Beitrag für die Bereicherung der systemischen Gruppentherapie geleistet. Wirklich typische Settings, Vorgehensweisen oder Abläufe lassen sich dabei kaum identifizieren und sind eher kontextspezifisch, also beispielsweise anders in der stationären psychiatrischen Versorgung als in der ambulanten Kinder- und Jugendlichenpsychotherapie.

7.5 Stand der Forschung

Es gibt zwar einige Untersuchungen zur Systemischen Therapie mit Gruppen, von denen aber nur wenige den derzeit geltenden höchsten Standards der Wirksamkeitsforschung entsprechen. So wurden bei der Überprüfung der Wirksamkeit der Systemischen Therapie durch das IQWiG im Rahmen der sozialrechtlichen Anerkennung eine Studie mit Anwendung systemischer Gruppentherapie (Elkjaer, Kristensen, Mortensen, Poulsen u. Lau, 2014) und zwei Studien mit Anwendung von MFT (Lemmens, Eisler, Buysee, Heene u. Demyttenaere, 2009; Miller et al., 2008), miteinbezogen. In der Studie von Elkjaer et al. (2014), bei der weibliche Jugendliche ausschließlich berücksichtigt wurden, die sexuelle Gewalterfahrungen in der Kindheit durch Familienangehörige erlebt hatten, zeigte sich kurzfristig eine Überlegenheit zur analytischen Gruppentherapie, was sich allerdings zum Katamnesezeitpunkt ein Jahr später abgeschwächt hatte. In der Studie von Lemmens et al. (2009) erhielten Klient:innen mit depressiver Symptomatik entweder Familientherapie oder MFT oder gehörten einer Kontrollgruppe an. Insgesamt erwies sich das multifamilientherapeutische Vorgehen als deutlich überlegen. Die zweite Studie von Miller et al. (2008) untersuchte Klient:innen mit sogenannter Bipolar-I-Störung und in einer späteren Publikation Patient:innen, die zusätzlich eine generalisierte Angststörung aufwiesen. Die Autor:innen betrachteten Familientherapie und Medikation, Multifamiliengruppentherapie mit Psychoedukation und Medikation im Vergleich zu einer Kontrollgruppe, die lediglich mediziert wurde. Auch hier ließen sich insbesondere positive Effekte für das multifamilientherapeutische Vorgehen zeigen.

7.6 Ausblick

Ein Blick voraus oder ein Blick in die Glaskugel? Die systemische Psychotherapie ist als Richtlinienverfahren in der durch die gesetzlichen Krankenversicherungen finanzierten Versorgung noch recht jung. Sie hat es mit ihrer sozialrechtlichen Anerkennung immerhin vollbracht, dass mit dem Mehrpersonensetting nach über zwanzig Jahren neben dem Einzel- und dem Gruppensetting die Psychotherapierichtlinie um dieses dritte Setting ergänzt wurde, das zunächst auch der Systemischen Therapie vorbehalten bleibt.

Wenn man nun einen Ausblick wagt, so spielen verschiedene Faktoren eine Rolle. Wie auch in den anderen Richtlinienverfahren wird auch systemische Gruppentherapie in der teilstationären und vollstationären Versorgung eine größere Rolle spielen als in der ambulanten Praxis. Das liegt schlicht an der organisatorischen Bedingung, dass die Teilnehmer:innen der Gruppe im stationären Kontext rein örtlich schon da sind und nicht erst zu einem Termin zusammenkommen müssen, und sicher auch daran, dass Gruppentherapie in der Klinik meist zu einem vorgegebenen Angebotsstandard gehört. In der ambulanten Psychotherapiepraxis stellen sich im Wesentlichen drei Herausforderungen. Trotz etwas höherer Vergütung ist der organisatorische Aufwand für eine Gruppe, angefangen bei der Terminorganisation und der damit verbundenen Kommunikation, deutlich höher als für Einzelsitzungen. Außerdem braucht es für Gruppentherapie ausreichend große Räumlichkeiten, die so in der ambulanten Praxis oft nicht vorhanden sind und daher erst organisiert werden müssen. Zudem ist es sinnvoll, Gruppentherapie nicht statt allein mit einer Kollegin oder einem Kollegen zusammen durchzuführen, was noch einmal zusätzlichen Aufwand bedeutet.

Trotz dieser eindeutig begrenzenden und die Wahrscheinlichkeit auf mehr (systemische) Gruppentherapie in der ambulanten Versorgung eher mindernden Faktoren gibt es berechtigten Anlass zur Hoffnung, dass durch die systemische Psychotherapie als Richtlinienverfahren sowohl im stationären als gerade auch im ambulanten Bereich mehr Gruppenpsychotherapie angeboten wird.

Systemische Psychotherapeut:innen werden explizit für die Arbeit mit Mehrpersonensystemen ausgebildet, was als konstitutiv für die Systemische Therapie angesehen werden kann. Sie sind es also nicht nur gewohnt, sondern haben in der Regel auch Freude daran, nicht nur mit Einzelnen therapeutisch zu arbeiten, und dürften daher auch das Arbeiten im Gruppensetting potenziell als attraktiv empfinden. Darüber hinaus verfügen die Praxen schon wegen des Mehrpersonensettings häufig über mindestens einen größeren Raum, der sich auch für Gruppen eignen könnte. Auch das gemeinsame therapeutische Arbeiten im Co-Setting ist spezifisch systemisch und tradiert in der Arbeit mit Familien und Paaren, was ebenfalls die Wahrscheinlichkeit erhöhen könnte, dies auch auf gruppentherapeutischer Ebene so umzusetzen. Durch die Vermittlung von gruppentherapeutischem Wissen und entsprechenden Kompetenzen in der psychotherapeutischen Ausbildung und zusätzliche Qualifizierungsangebote werden auch die Ausbildungsstätten dazu beitragen, dass systemische Gruppentherapie sich in den nächsten Jahren positiv und quantitativ spürbar im klinischen Feld entwickeln wird.

Fragen zu Kapitel 7

1. Was sind drei typische Merkmale einer sozialen Gruppe?
2. Zu welcher Zeit und in welchem Kontext entstanden die ersten systemischen Gruppenkonzepte?
3. Was könnten typische »Zutaten« für eine systemische Gruppentherapie sein?
4. Inwiefern stellt eine besondere Art der Reflexion eine Besonderheit des Hardberg-Modells dar und wie wird diese genannt?
5. Was sind drei typische Phasen der MFT und was versteht man unter der sogenannten Columbo-Technik?
6. Wie nennt man die auf Tom Andersen zurückgehende Methode, bei der in Anwesenheit der Klient:innen in der Therapiestunde mehrere Therapeut:innen miteinander über den Prozess sprechen und sich dann der Klient/die Klientin bzw. das Klientensystem dazu äußern kann?
7. Welche Reihenfolge von Phasen der MFT ist typischerweise zutreffend?

   a. Anvisieren b. Kreisen c. Koppeln d. Anfüttern

   a. Herauspicken b. Anfüttern c. Kreisen d. Koppeln

   a. Anvisieren b. Anfüttern c. Kreisen d. Herauspicken

   a. Kreisen b. Koppeln c. Anvisieren d. Anfüttern
8. Welche der folgenden Elemente sind typisch für eine systemische Gruppentherapie? (Mehrfachantworten möglich)
   a. Lösungsorientierung
   b. Klare Vorgaben
   c. Ressourcenfokus
   d. Psychoedukation
   e. Linearität

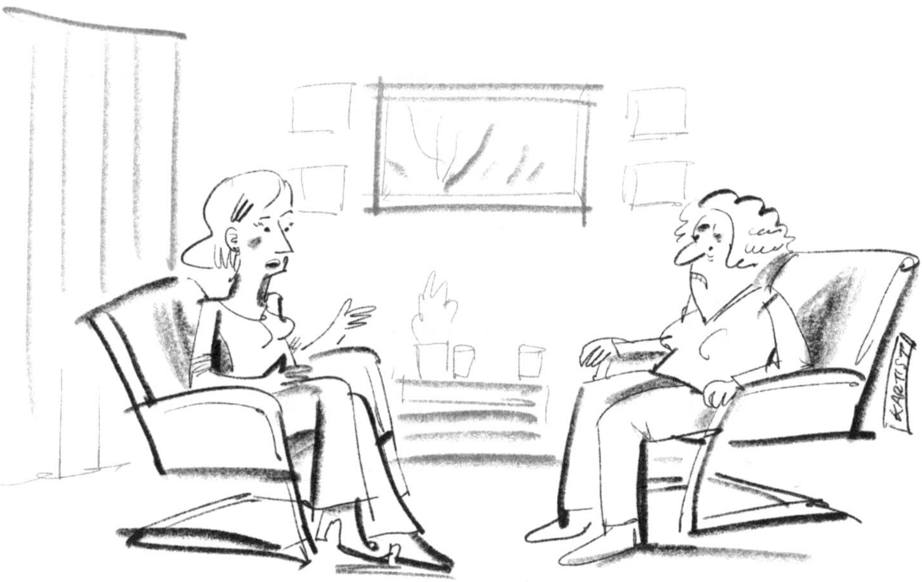

„Sie sind bei Weitem die destruktivste Patientin, die ich je erlebt habe – im positiven Sinne des Wortes jetzt gemeint!"

8 Systemische Entwicklungskonzepte

Ulrike Borst und Matthias Ochs

Die zentrale Frage dieses Kapitels lautet: Wie wird menschliche Entwicklung und Veränderung in der systemischen Theoriebildung und in der Systemischen Therapie konzeptualisiert?[1] Der Stellenwert von Entwicklungskonzepten ist in der Systemischen Therapie groß:

- Entwicklung wird im Einklang mit aktuellen entwicklungspsychologischen Perspektiven als lebenslanger Prozess[2] betrachtet – also »von der Wiege bis zur Bahre«.
- Psychische Krisen werden oft als Hinweis auf anstehende Entwicklungen, psychische Störungen z. B. im Jugendalter als suboptimale Bewältigungsversuche der anstehenden Entwicklungsaufgaben (siehe unten) verstanden (Resch et al., 1999).

8.1 Einordnung

Auch bezüglich Entwicklung kann von den erkenntnistheoretischen Grundlagen Systemischer Therapie ausgegangen werden (▸ Kapitel 2 und 3). Ein systemtheoretischer Blick auf Entwicklung bedeutet zunächst anzunehmen, dass lebende komplexe Systeme (z. B. Familien, Nachbarschaftsnetzwerke oder der Mensch selbst, als komplexes biopsychosoziales System verstanden) sich nicht *nicht* verändern beziehungsweise entwickeln können, denn *Dynamik* ist

---

1 Das Grundlagenwissen der Entwicklungspsychologie zu Themen wie Prägung, Reifung, Erziehung, Lernen/Konditionierung sowie Sozialisation und Familienpsychologie wird vorausgesetzt.

2 Entwicklung wird im »Gegenstandskatalog für die schriftlichen Prüfungen nach dem Psychotherapeutengesetz – Ausbildungsgang für Psychologische Psychotherapeuten« (GK-PP) vorwiegend dem Kindes- und Jugendalter zugeordnet, während sie laut Gegenstandskatalog für Kinder- und Jugendlichenpsychotherapeuten (GK-KJP) psychische Störungen zu erklären vermag.

ein Kerncharakteristikum solcher Systeme. Deshalb interessieren sich systemische Psychotherapeut:innen auch dafür, was alles dazu beiträgt, dass sich Symptome, ganz gegen diese systemtheoretische Annahme, eben *nicht* verändern. Außerdem erlaubt die Anwendung der Theorie dynamischer Systeme auf Entwicklungsprozesse Antworten auf theoretische und forschungsbezogene Fragen, etwa

- wie ein völlig neues Muster aus bestehenden Mustern entsteht (»Emergenz«), ohne dass dessen Erwerb von außen instruiert oder ein angeborenes Programm in Gang gesetzt wird,
- wie Muster im Entwicklungsverlauf komplexer werden können (Lewis, 2000).

Jedenfalls wird, in Anlehnung an die sogenannten Ordnungs-Ordnungs-Übergänge der Theorie komplexer dynamischer Systeme (▸ Kapitel 3), menschliche Entwicklung viel eher als eine Serie sprunghafter Veränderungen denn als kontinuierlicher Prozess aufgefasst.

8.2 Bedeutsamkeit kontextueller Faktoren für Entwicklung

Entwicklung in Umwelten: Aus der Systemtheorie folgt für die Entwicklung von Systemen, dass diese nur im Zusammenspiel mit (biopsychosozialen) Umwelten stattfinden kann. So schreiben Greve und Thomsen in einer aktuellen Einführung in die Entwicklungspsychologie, »dass die Erklärung von Entwicklung mehr sein muss als eine Sammlung jeweils einzeln wirkender ›Einflussfaktoren‹ oder Entwicklungsbedingungen. So wie sich ›die‹ Umwelt sicher nicht auf ein paar Faktoren reduzieren lässt und auch nicht nur auf die Wechselwirkungen zwischen ihnen, lässt sich ›die‹ Entwicklung nicht durch eine Sammlung von Wirkfaktoren erklären. Denn wenn Einflussbedingungen auf verschiedenen Ebenen liegen, die sich wechselseitig bedingen und beeinflussen und sich dabei im Laufe der Zeit ihrerseits verändern (d. h. entwickeln), dann ist auch die stillschweigende Voraussetzung aller Theorien […] infrage gestellt: die Voraussetzung nämlich, der ›Gegenstand‹ von Entwicklung (und Entwicklungspsychologie) sei einfach die sich entwickelnde Person (und ihre Eigenschaften). Sie ist, wie sich zeigen soll, mindestens zu einfach, vielleicht sogar irreführend. Mit anderen Worten: Auch die ›Einheit‹ von Entwicklung ist vielschichtig, Entwicklung spielt sich gleichzeitig auf verschiedenen Ebenen ab und muss dabei durchaus nicht gleichsinnig verlaufen« (Greve u. Thomsen, 2019, S. 199 f.).

Dieses Eingebundensein in mikro-, meso- und makroskopische Systemebenen sowie in interaktive und kommunikative Wirklichkeitskonstruktionen wird deshalb im Kontext systemischer Psychotherapie laufend, aber besonders in der Diagnostik (▸ Kapitel 9), exploriert.

Systemtheoretische Konzepte in der Entwicklungspsychologie: Bereits die ersten entwicklungspsychologischen Ansätze würdigten die Einflüsse der Umwelt (»Milieu«) und die »Selbstorganisation« im Spiel (siehe Abbildung 10). Ältere systemtheoretische Konzepte wie der ökosystemische Ansatz von Bronfenbrenner (1981, siehe unten) und das biopsychosoziale Modell von Engel (1977; ▸ Kapitel 10) werden schon seit circa einem halben Jahrhundert auch in der Entwicklungspsychologie rezipiert und sind bis heute relevant (siehe z. B. Egger, 2017). In den letzten zwei bis drei Jahrzehnten fanden systemtheoretische Selbstorganisationskonzepte im größeren Umfang Eingang in die entwicklungspsychologische Forschung und Theoriebildung (vgl. Flammer, 2009), z. B. zu Themen wie:

- Sozialisation im Allgemeinen,
- Entwicklung von Aggression und Gewalt im Speziellen,
- kognitive und motorische Entwicklung (Überblick bei Perone, 2017),
- Regulation und Selbstregulation, z. B. von Essverhalten oder von Emotionen (Feldman, 2015).

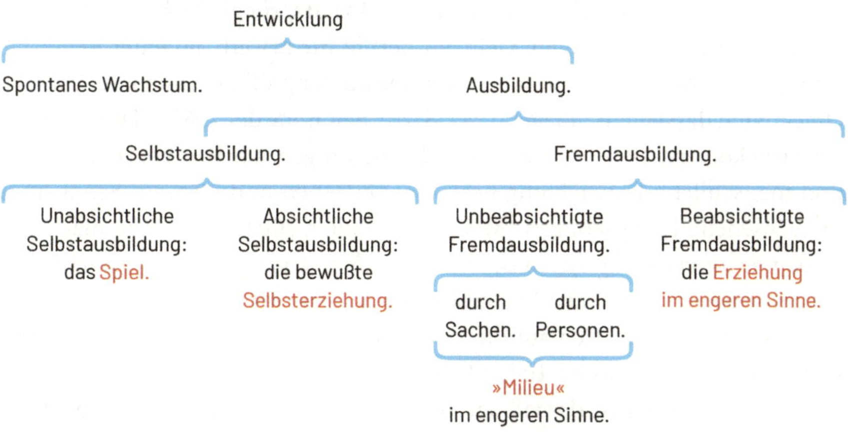

Abbildung 10: Einflüsse von Milieu und Selbstentwicklung (nach Groos, 1923, S. 78)

Konstruktivistische Konzepte in der Entwicklungspsychologie: Konstruktivismus als eine erkenntnistheoretische Säule Systemischer Therapie (▸ Kapitel 2) bedeutet für Entwicklung, dass diese nicht einfach stattfindet, sondern immer auch (mit-)konstruiert wird. Dementsprechend wird von einer reziproken Interaktion von Fremd- und Selbstsozialisations-, -erziehungs- und -lernprozessen ausgegangen. Systemische Psychotherapeut:innen interessieren sich deshalb prominent dafür, wie Akteur:innen diese unterschiedlichen Anteile wohin attribuieren – denn Attributionsprozesse stellen sozialpsychologisch wesentliche Beiträge zu Selbstwirksamkeitserfahrungen dar. Zur Erkundung bieten sich z. B. systemische Fragen an:

- Was würden Sie sagen: Zu wie viel Prozent tragen Ihre Eltern und zu wie viel Prozent Sie selbst zu Ihren aktuellen Lebensschwierigkeiten bei?
- Mal angenommen, Sie hätten eine andere Schule besucht, wo würden Sie vermutlich heute beruflich und insgesamt in Ihrem Leben stehen?
- Sie sagen, dass Sie sich seit Ihrer Jugendzeit bis heute in schwierigen Situationen mit dem Leitsatz der CVJM-Jungschar »Jungschar, mutig voran!« selbst ermutigen – wenn ich Ihren ehemaligen Jungscharleiter fragen würde, was dazu beitragen könnte, dass Sie einen gelingenden Umgang mit Ihren Ängsten gestalten, was würde er mir eventuell sagen?

Für das Verständnis kognitiver Entwicklung war und ist die konstruktivistische Theorie der genetischen Epistemologie von Jean Piaget grundlegend. Piaget formuliert: Das Erkenntnisproblem »reduziert sich auf die Frage, wie das Subjekt zunehmend fähig wird, Objekte adäquat zu erkennen, das heißt, wie es zur Objektivität gelangt. Diese ist nämlich keine ursprüngliche Eigenschaft, wie es die Empiristen annehmen; vielmehr beruht ihr Erwerb auf einer Reihe aufeinanderfolgender Konstruktionen, die eine immer größere Annäherung an die Objektivität darstellen« (Piaget, 1985, S. 26). Seit Ende der 1980er Jahre werden verstärkt konstruktivistische Konzepte herangezogen, um Lernen, Sozialisation und menschliche Entwicklung besser zu verstehen und etwa im Schul- und Erwachsenenbildungskontext (Meixner u. Müller, 2004) nutzbar zu machen.

Kontextorientierung systemischer Entwicklungskonzepte – Stellenwert in der Systemischen Therapie: Die Definition von Systemen besteht aus zwei Teilen: Der erste Teil bezieht sich auf die in Relation miteinander stehenden Systemkomponenten, der zweite Teil auf die System-Umwelt-Grenze (▸ Kapitel 3). Kontextorientierung ist deshalb ein wesentliches praxeologisches Moment systemischer Psychotherapie. Konkret realisiert sich diese etwa durch das Arbeiten in Mehrpersonensettings (▸ Kapitel 6), durch systemische Fragetechniken (etwa zirkuläre Fragen oder Fragen nach problemaufrechterhaltenden/-verändernden Interaktions- und Kommunikationsprozessen) oder durch systemische Methoden, wie das Genogramm oder das Familienbrett (▸ Kapitel 13). Die Einbeziehung des Kontextes findet natürlich nicht exklusiv in systemischer Psychotherapie statt, sondern auch in anderen psychotherapeutischen Verfahren, doch nirgends in solcher Konsequenz und Systematik wie in Systemischer Therapie. In der Systemischen Therapie ist die Kontextorientierung in allem Denken und Handeln unverzichtbarer Bestandteil: am Menschenbild und somit an der Grundhaltung (▸ Kapitel 5), am Krankheitsverständnis, an therapeutischen Strategien. Und so eben auch an den Entwicklungskonzepten. Es wird angenommen, dass Subjekt (Mensch/Person) und Lebenswelt (dessen Umwelt/Umgebung) in so enger Verbindung stehen, dass Entwicklung ohne Interaktion mit der Umgebung (dem Kontext) undenkbar ist, und dass somit auch Krankheitsentwicklung und Heilung stark kontextabhängig sind. Diese Auffassung ist übrigens bereits in den ersten Schriften zur Psychosomatik nachzulesen (z. B. von Uexküll, 1963).

Kontexte für Krankheitsentwicklung: Nach konstruktivistischer beziehungsweise konstruktionistischer Auffassung entsteht Krankheit, vor allem psychische Krankheit, durch kommunikativen und interaktiven Anschluss des Umfelds an Äußerungen (Symptome, Beschwerden) der Patient:innen. Aus der Entwicklungsperspektive kann Krankheit jedoch häufig als misslungene beziehungsweise noch nicht gelungene Krisenbewältigung verstanden werden, aus der ein Verharren in leidbringenden Denk-, Fühl- und Verhaltensmustern resultiert. Ein wesentliches praxeologisches Moment systemischer Psychotherapie besteht deshalb in einem umfassenden Erkunden von kontextbezogenen Unterschieden des Krankheitserlebens und -beschreibens, aber immer auch der (komplementären) Konstruktionen von Gesundheit in unterschiedlichen Kontexten (z. B. Familie, Schule, Arbeitsplatz, mit Freunden, allein):

- Was vermuten Sie, was mir Ihre Frau erzählt, wenn ich sie gleich frage, was sie denkt, was zur Entstehung, Aufrechterhaltung und Überwindung Ihrer Depression beigetragen hat beziehungsweise beitragen kann? Wenn ich dieselbe Frage Ihrem Bruder stellen würde, was würde der mir wohl sagen?
- Ich bin neugierig darauf, wie Sie Ihre Ängste einerseits zu Hause erleben, andererseits am Arbeitsplatz sowie im Fitnessstudio.
- Mal angenommen, Sie hätten bei Ihrer Insolvenz nicht 50.000, sondern 100.000 Euro verloren, wie hätte dies den Verlauf Ihrer Rückenbeschwerden verändert?

Kontexte für Heilung: Nicht nur die Kontextfaktoren auf Patient:innenseite (familiäre Bedingungen, Milieu, soziokulturelle Faktoren), sondern auch auf Therapeut:innenseite (organisatorische, rechtliche und wirtschaftliche Rahmenbedingungen, institutionelle Dynamiken, persönliche Faktoren) spielen eine oft entscheidende Rolle für die Heilung. Asen und Scholz sprechen davon, man müsse in Therapien einen Kontext für Veränderung herstellen (Asen u. Scholz, 2017, S. 28), und meinen damit, die Familien in einem solchen Kontext agieren zu lassen, dass sich die »Heilung« als erwünschte Nebenwirkung eines allseits veränderten Verhaltens und Erlebens in diesem veränderten Kontext einstellt.

Diesen Kontext gedanklich entstehen zu lassen, regt die sogenannte Wunderfrage an (▸ Kapitel 13):

- Mal angenommen, Sie würden morgen früh aufwachen und Ihre Atemschwierigkeiten wären wie weggepustet, woran würden Sie dies merken, wie würde sich Ihr weiterer Tagesverlauf gestalten, in der Familie, auf der Arbeit? Wie würden Sie mit Ihrer Frau umgehen, wie diese mit Ihnen? Was würden Sie mit Ihren Arbeitskollegen anstellen, was diese mit Ihnen?

Dementsprechend ist nicht verwunderlich, dass die Arbeitsgruppe um Russell Crane mittels der Analyse großer Mengen von Krankenkassendaten in den USA herausbekommen hat, dass der Einbezug der Familie in die Therapie störungsübergreifend Krankenkassenkosten reduziert (z. B. Crane u. Christenson, 2012).

Krise und Entwicklung: Krisen (von griechisch κρίσις, »krísis« im Sinne von »Zuspitzung«) sind unverzichtbarer Bestandteil von Entwicklung auf individueller und gesellschaftlicher Ebene, denn jede Krise erfordert Anpassung (vgl. Stufenmodell der psychosozialen Entwicklung nach Erik H. Erikson, Auffassungen zu psychischen Krisen bei z. B. Christian Scharfetter, Konzept der gesellschaftlichen Entwicklung in der Kulturtheorie Arnold J. Toynbees). In der Medizin wird unter einer »Krise« eine Weggabelung verstanden, an der sich entscheidet, ob es mit der Gesundheit auf- oder abwärts geht. Auch in der Systemtheorie haben Krisen einen großen Stellenwert: Lebenskrisen, ob normativ oder nicht-normativ, erfordern Anpassung in Form neuer Verhaltens-, Erlebens- und Denkmuster. Aber auch »kleinere« Krisen im Sinne von Entscheidungskrisen bei versagender Routine (Ulrich Oevermann) haben diesen Effekt.

Der Komplexitätswissenschaftler Edgar Morin (2010) postuliert, dass lebende komplexe Systeme – er spricht von »hyperkomplexen Maschinen« – auch im Normalbetrieb immer am Rande der Krise operieren. Diese Krisenanfälligkeit und -affinität kann als konstitutiv für solche Systeme angesehen werden, denn nur so sind sie in der Lage, sowohl ihre eigenen internen Antagonismen, Widersprüche und Paradoxien zu organisieren, als auch auf intransparente, nonlineare Umweltimpulse, auf das »weiße Rauschen« aus der Umwelt, zu reagieren. Diese Sichtweise von selbstorganisierten Systemen jenseits des Gleichgewichtszustands hat das »alte« systemtheoretische Konzept der Homöostase deutlich erweitert (▸ Kapitel 3). Sie macht aber auch deutlich, weshalb lebende komplexe Systeme angesichts der eigenen und umweltbezogenen Hyperkomplexität zur Verfestigung von Mustern beziehungsweise zur Homöostase neigen – und somit nolens volens Symptome produzieren können.

Aus Sicht der synergetischen Systemtheorie erscheinen kritische Instabilitäten, der Anstieg dynamischer Komplexität, Fluktuationen (alles Charakteristika von Krisen) notwendig für Entwicklungs- und Veränderungsprozesse; Destabilisierung und Musterunterbrechung ist ein elementares generisches Prinzip (▸ Kapitel 4). Wichtig ist jedoch, dass dieses Prinzip eingebettet ist in andere stabilitäts-, motivations- und sinnfördernde Prinzipien; nicht nur »disorder« ist kennzeichnend für selbstorganisierte Entwicklung/Veränderung, sondern eben die ins Gelingen gewendete antagonistische Spannung zwischen »order« und »disorder«.

8.3 Menschliche Entwicklung als dynamischer Prozess

Mikro-, meso- und makroskopische Systemebenen: Mit dem ökosystemischen Ansatz entwickelte Bronfenbrenner in den späten 1960er Jahren eine Systematik der Faktoren, die die menschliche Entwicklung beeinflussen. Unter *Ökosystem* verstand er die gesamte materielle und soziale Umwelt eines Menschen und unterteilte sie in folgende Systemebenen (Bronfenbrenner, 1981):

- *Mikrosystem:* Tätigkeiten, Rollen und zwischenmenschliche Beziehungen, die eine Person in einem Lebensbereich (Familie, Schule, Arbeitsplatz etc.) erlebt. *Beispiel: Ein Kleinkind gestaltet in Interaktion mit seinen Bezugspersonen seine eigenen Entwicklungsbedingungen mit.*
- *Mesosystem:* Einzelne Mikrosysteme stehen miteinander in Verbindung und beeinflussen sich gegenseitig. *Beispiel: Zusammenspiel zwischen Kindertagesstätte und Elternhaus.*
- *Exosystem:* Beziehungsgeflecht, dem die Person nicht direkt angehört und auf das sie wenig oder keinen Einfluss hat. *Beispiel: Arbeitsstelle der Mutter. Wenn diese zum Beispiel im Schichtdienst arbeitet, hat sie weniger Gelegenheit zur Interaktion mit ihrem Kind.*
- *Makrosystem:* Gesamtheit aller Beziehungen in einer Gesellschaft, damit auch der Normen, Werte, Konventionen, Traditionen, der kodifizierten und ungeschriebenen Gesetze, Vorschriften und Ideologien.

Bronfenbrenner betonte, wie wichtig es für die Entwicklung ist, dass die verschiedenen Systeme, an denen ein Mensch teilhat, miteinander vereinbar sind und dass Erfahrungen und Verhaltensweisen in einem System auf andere Systeme übertragbar sind. Er nahm dabei noch ganz die »objektive«, interpersonelle Perspektive ein. Wo er von der sozialen Umwelt spricht, meint er das, was wir heute Umgebung nennen würden (▸ Kapitel 3.3).

Synergetik: Synergetik ist die Theorie und Wissenschaft der Selbstorganisation. Sie erklärt, wie in Systemen aus Wechselwirkungen ihrer Elemente Muster und Strukturen entstehen und wie diese sich ändern. Sie begründet, warum es unmöglich ist, ein System von außen zielgerichtet zu beeinflussen. Aktuelle Systemtheorien (▸ Kapitel 3) erklären, wie in Systemen aus Wechselwirkungen ihrer Elemente Muster und Strukturen entstehen, wie diese sich ändern und warum Therapie als Schaffen von Bedingungen für Selbstorganisationsprozesse und Ordnungs-Ordnungs-Übergänge (▸ Kapitel 4) zu verstehen ist.

Veränderungssensible und -insensible Phasen: Sinnhafte Ordnung geht mit Komplexitätsreduktion einher, die, wenn nichts Neues mehr zugelassen wird, zu Erstarrung, rigiden Interaktionen und Symptomen führen kann. Um die sogenannten Entwicklungsaufgaben zu erfüllen, aber auch für jede andere Veränderung, müssten bisherige Strukturen aufgegeben werden. Gleichwohl gibt es insensible Phasen, die in Entwicklungsstufe und Reifegrad der Person begründet sind, aber auch darin, dass vielleicht gerade andere Entwicklungsthemen im Vordergrund stehen. Es kann individuelle, gute Gründe geben, sich in bestimmten Bereichen zunächst nicht zu entwickeln. Auch hier kann es sehr wirkungsvoll sein, diese Gründe mittels (zirkulärer) Fragen zu explorieren.

Beispiel: Herr F., 35 Jahre alt, lebt bei seinen Eltern. Seit seinem 18. Lebensjahr hat er Episoden, in denen er über die Stränge schlägt – zunächst in Form von Cannabiskonsum und unstetem Leben in wechselnden WGs, später durch tätliche Angriffe auf Passanten. Die Diagnose lautet Schizophrenie, die Eltern übernehmen wieder die Verantwortung, die Eltern einem circa 16-Jährigen gegenüber zeigen: Sie kaufen ein, bereiten die Mahlzeiten zu, waschen die Wäsche, mahnen Körperhygiene an. Herr F. fügt sich und wird, wenn Anforderungen oder Konflikte ins Haus stehen, psychotisch. In einem Familiengespräch fragt die Therapeutin eines Tages: »Wer müsste Ihnen denn vor allem den Segen geben, wenn Sie sich selbstständig machen und z. B. eine eigene Wohnung nehmen wollten: Vater oder Mutter?« Herr F. wird plötzlich hellwach und antwortet, leicht empört: »Niemand muss mir den Segen geben! Ich bin doch alt genug!« Am nächsten Tag sucht und findet er eine Wohnung, zwei Wochen später zieht er dort ein. (Anmerkung der Therapeutin: Die Frage hatte sie mit keinerlei strategischer Absicht gestellt!)

Entwicklung setzt »Verstörung« der Muster voraus, die noch an alte Entwicklungsaufgaben angepasst waren, sodass dann die Muster entwickelt werden können, die für die neuen Entwicklungsaufgaben adäquat sind; das heißt, ohne Ordnungs-Ordnungs-Übergänge entsteht keine Entwicklung. Die aus der synergetischen Systemtheorie abgeleiteten generischen Prinzipien und vor allem das fünfte Prinzip »Destabilisierung« weist darauf hin, dass veränderungssensible Phasen mit Instabilitäten einhergehen. Solche Instabilitäten sind bei Menschen, die Therapie suchen, oft bereits vorzufinden. So besteht etwa eine Handlungsempfehlung im Kontext Aufsuchender Familientherapie (AFT) darin, dann in die Familien zu gehen, wenn »die Kacke am Dampfen ist«, also akute Krisen vorhanden sind (Conen, 2002) – eben deshalb, weil solche Destabilisierungsphasen gleichzeitig auch veränderungssensitive Phasen darstellen. Ob die »Destabilisierung« und »Verstörung« auch Ergebnis therapeutischer Interventionen sein kann und soll, ist umstritten. Wie viel Destabilisierung ist nötig, wie viel ist hilfreich? Zumindest legen Befunde aus der Psychotherapieforschung zu unerwünschten Nebenwirkungen und negativen Ereignissen nahe, dass Destabilisierung kein Therapieziel *per se* sein sollte: Positive und adverse Effekte korrelieren negativ und lassen zweifeln an dem Glaubenssatz, dass es keinen Gewinn ohne Schmerzen gebe (»No pain, no gain«; Moritz et al., 2015).

Eigenzeit: Neben der Systemzeit, die den objektiven und theoretischen Erwartungswert für die Reproduktion eines Systems angibt, steht der Begriff der »Eigenzeit«. Diese berechnet, anders als die Systemzeit, Abweichungen durch Nebeneinflüsse aufgrund der Gesamtbedingungen mit ein und betrachtet die Vorgeschichte des Systems. Sie ist somit die individuelle und subjektive Konkretisierung der Systemzeit. Jede Systemlogik hat ihre eigene Zeitlogik. Bio-, psycho-, soziomorphe Prozesse brauchen die Berücksichtigung der Eigenzeit (Heintel, 2012). Die Eigenzeit von Systemen bezieht sich auch auf das Phänomen, dass lebende komplexe Systeme über veränderungssensible und veränderungsinsensible Phasen verfügen. Auch diese zeitlichen Phänomene werden mit Vorteil durch Fragen erkundet.

8.4 Systemisch-familientherapeutische Perspektiven auf ausgewählte Entwicklungskonzepte

Bindungstheorie: Erst relativ spät in ihrer (kurzen) Geschichte hat sich die Systemische Therapie an die Bindungstheorie und -forschung angeschlossen, ist aber dann auch wesentlich über sie hinausgegangen: Neben den hier als bekannt vorausgesetzten Ergebnissen von Ainsworth und Bowlby (siehe Rettenbach u. Christ, 2016, S. 85 ff.) stehen mittlerweile die Längsschnittstudien von Grossmann und Grossmann (2012) sowie Ergebnisse der Väterforschung (zusammengefasst z. B. in Walter u. Eickhorst, 2012) im Fokus des Interesses. Auch die Auswirkungen der Bindungsgeschichte auf die Gestaltung der eigenen Paarbeziehung und der Beziehung zu den Kindern sind Gegenstand von Forschung und Theoriebildung in der Systemischen Therapie (vgl. von Sydow, 2017).

Sozialisationstheorie: Als Gebiet der Soziologie trägt die Sozialisationstheorie Überlegungen zur menschlichen Entwicklung bei, die den Schwerpunkt der Systemischen Therapie auf menschlicher Kommunikation gut untermauern. Ihre Leitfragen sind: Wie werden Menschen zu sozialen Wesen? Was sind die konstituierenden Elemente der Sozialisation? Ältere Ansätze von Durkheim, G. H. Mead oder Parsons werden durch E. Erikson, Habermas sowie Beck und Beck-Gernsheim um die veränderten Anforderungen in der »Moderne« erweitert. Von psychologischer Seite wurde die Frage, wie bereits Säuglinge und Kleinkinder im Dreieck kommunizieren lernen, von Fivaz-Depeursinge und Corboz-Warnery (2001) experimentell untersucht.

Theory of Mind/Mentalisierung: Das frühere, in der experimentellen Entwicklungspsychologie angesiedelte Konzept der »Theory of Mind« wurde zunächst von Fonagy unter der Bezeichnung »Mentalisierung« für die psychodynamisch orientierten Therapien praktisch umsetzbar gemacht. Mentalisieren bedeutet, mentale Zustände (die eigenen und die anderer) in Zusammenhang mit Gefühlen und Verhaltensweisen zu verstehen (Fonagy, Steele, Steele, Moran u. Higgitt, 1991). Heute wird dieses Konzept durch Asen für die Systemische Therapie nutzbar gemacht und dadurch auch und gerade im Mehrpersonensetting anwendbar (z. B. Asen u. Fonagy, 2020).

Resilienzentwicklung: Der Begriff der Resilienz ist unscharf; erst die Operationalisierungen in der einschlägigen Forschungsliteratur schärfen ihn. So kann Resilienz als eine Art dynamischer »trait« aufgefasst werden, der Kindern hilft, trotz widriger Umstände erwachsene Personen für sich zu interessieren und in stabilen Bindungsbeziehungen zu engagieren (siehe z. B. die Längsschnittstudien von Werner u. Smith, 1992). Resilienzentwicklung kann aber auch als *Prozess* aufgefasst werden, in dessen Verlauf die Fähigkeit, Krisen zu bewältigen, wächst (siehe z. B. Masten, 2012). In der Systemischen Therapie mit ihrer Ressourcenorientierung ist die Erkundung und Entwicklung von Resilienzprozessen oft ein erklärtes Ziel. Es wird – am besten vor dem Hintergrund entwicklungspsychologischen Wissens – ausführlich erkundet, was wohl zur Entwicklung von Resilienz trotz widriger Lebensumstände (z. B. psychisch kranker Elternteil, »niedrige« soziale Schicht, gewalttätiges Sozialmilieu als Sozialisationskontext, chronische Erkrankung) beigetragen haben könnte – und auch, wo eventuell noch weitere, bisher ungenutzte Ressourcen liegen. Zu bedenken ist dabei jedoch, dass kein Kind (und kein Erwachsener) dafür verantwortlich gemacht werden sollte, wenn die Resilienz nicht ausreicht, um eine Krise gut zu überstehen. Bereits in der klassischen Studie von Werner und Smith (1992) entwickelte sich »nur« ein Drittel der im Längsschnittverlauf begleiteten Proband:innen ähnlich gut wie unbelastete Kinder, während zwei Drittel in ihren späteren Jugendjahren ungünstige Entwicklungsverläufe zeigten. Die Ratgeberliteratur ist voll mit »Resilienztrainings«; diese Art von Selbstoptimierung hat also Grenzen.

8.5 Entwicklungsaufgaben von Kindern und Jugendlichen

Hier wird vorwiegend auf Entwicklung als zirkuläres Geschehen fokussiert. Mehr zu den entwicklungspsychologischen und -psychopathologischen Grundlagen finden Sie in Kapitel 4.1.1 und 4.2.2 in »Psychotherapie-Prüfung« von Rettenbach und Christ (2016).

Entwicklungsaufgaben und Familie: Anforderungen an die Entwicklung Einzelner und in Familien, aber auch in Organisationen, können häufig als Entwicklungsaufgaben (z. B. Havighurst, 1972) formuliert werden. Probleme beziehungsweise Symptome treten oft dann auf, wenn der Einzelne oder »die Familie in ihren Möglichkeiten scheitert, die individuellen und familiären Entwicklungsbestrebungen in eine strukturelle Veränderung der Kommunikationsformen, der Rollenverteilung und des affektiven Austauschs zu transformieren. Ungelöste Entwicklungsaufgaben können auf der individuellen Ebene die Reifung des Ichs und auf der Ebene der Familie die morphogenetischen Transformationsprozesse empfindlich stören« (Frevert, Cierpka u. Joraschky, 2008, S. 163).

Individuelle Entwicklung als zirkuläres Geschehen: Systemische Entwicklungskonzepte betrachten individuelle Entwicklung als untrennbar verbunden mit den Aktionen und Reaktionen des familiären und soziokulturellen Umfelds. Ursache-Wirkungs-Beziehungen werden als zirkuläre Prozesse gesehen, die höchstens in der Beschreibung Einzelner in lineare Prozesse aufgeteilt werden (durch »Interpunktion«; z. B., indem ein Vater sagt: »Ich gebe dir das WLAN-Passwort nicht, weil du sonst zu lange gamst«, und der Sohn zugleich sagt: »Ich game so lange, weil du mich so selten gamen lässt«).

Bindung und Autonomie: Gegenseitige Anpassung ist Merkmal menschlichen Zusammenlebens. Zum Großwerden braucht es viele! Säuglinge, aber auch Menschen im Allgemeinen, benötigen Partner fürs Überleben (hierbei hilft das Bindungssystem, das für Sicherheit, Nähe, Schutz, Hilfe sorgt) sowie Freiraum für die Autonomieentwicklung (hierbei unterstützt das Erregungssystem, das für Neugier, Lernen und die Entwicklung von Fähigkeiten verantwortlich ist).

Korrespondenzen von kindlichen und elterlichen Entwicklungsaufgaben: Entsprechend verwoben sind die Entwicklungsaufgaben von Kindern und Eltern, etwa wenn es darum geht, dass ein junger Erwachsener zur Ausbildung das Elternhaus verlässt und die Eltern sich neu orientieren und organisieren müssen. Hierzu sind besonders die Ausführungen von Helm Stierlin zur »bezogenen Individuation«, einer dialektischen Entwicklung von Bindung und Ausstoßung, die komplementär in beiden Generationen stattfindet, lesenswert (z. B. Stierlin, 1971).

8.6 Familienentwicklungspsychologie: normative Krisen und nicht-normative Krisen

Lebenszyklusmodelle: Die Entwicklung von Einzelnen und Familien wird, über mehrere Generationen hinweg, in heuristischen Modellen des »Lebenszyklus« beschrieben. Ältere Modelle erfassen jedoch immer nur eine idealtypische Entwicklung und blenden den familiengeschichtlichen, soziokulturellen und historischen Kontext weitgehend aus. Spätere Modelle berücksichtigen dagegen die Reziprozität phasenspezifischer Entwicklungsaufgaben der Generationen:

Familiäre Lebenszyklen: Eine Familie durchlebt in ihrer Entwicklung typische Ereignisse, Phasen und Übergänge (Paarbildung, Geburt der Kinder, Einschulung, Auszug der Kinder aus dem Elternhaus, Ausscheiden der Eltern aus dem Arbeitsleben, Tod), auf deren Herausforderung die Familiendynamik in spezifischer Weise reagieren und sich reorganisieren muss. Diese Umbrüche sind häufig Quellen für problematische und symptomatische Entwicklungen. All diese Aspekte, die die Familieninteraktionen über die Jahre hinweg prägen und verändern, werden in der Familienpsychologie als »Family Life Cycle« thematisiert (Carter u. McGoldrick, 1988; Schneewind, 2010).

Der Begriff »Familie« in historischer und soziologischer Perspektive: Geschichten, Beschreibungen und normative Vorstellungen zu dem, was in einer bestimmten (Sub-)Kultur und historischen Situation mit »Familie« gemeint ist, sind extrem vielfältig. Ältere soziologische Konzepte von Familie, etwa bei Talcott Parsons, betonen eher strukturelle Merkmale (»Vater, Mutter, Kind«) und normative Vorstellungen der Beziehungen zwischen den Elementen des »Systems Familie«. Neuere soziologische Analysen berücksichtigen die Pluralität neuer Familienformen (Hildenbrand u. Funcke, 2009) und kristallisieren als gemeinsamen Nenner und Hauptbestimmungsstück der Familie die Sorge der Generationen füreinander heraus (Lüscher, 2012). Angesichts starker multikultureller Durchmischungen in jüngerer Zeit kommen hier unterschiedliche Vorstellungen in integrativer, konträrer oder auch konkurrierender Weise zusammen. Diese Wirkung wird besonders dann virulent, wenn Menschen aus unterschiedlichen Herkunftskulturen auf engem Raum zusammenwohnen.

Familiendynamik ist die Bezeichnung für das komplexe Muster der Interaktionen in einer Familie. Dabei geht es zwar vorwiegend um die aktuelle Dynamik der Interaktionen; diese hat jedoch eine Entstehungsgeschichte und prägt zukünftige Entwicklungen der Familie und ihrer Mitglieder. Sie schließt neben konkreten interpersonellen Verhaltenssequenzen und Beziehungskonstellationen auch die individuellen emotionalen und kognitiven Prozesse ein, die mit diesen Interaktionen verbunden sind. Andererseits wird die Familiendynamik auch durch Beziehungen zur nichtfamiliären Umgebung (Nachbarschaft, Wohnsituation, Arbeitsplatz/-plätze der Eltern, Schule, Krankenkassen oder Behörden) mit beeinflusst, ebenso durch Belastungen (Krankheit, finanzielle und materielle Bedingungen) und entsprechende Ressourcen.

Historischer Wandel – am Beispiel der Entwicklung Jugendlicher: Sabine Walper und Kolleginnen schreiben: »Die Rahmenbedingungen für die Aus- und Umgestaltung der Beziehungen Jugendlicher zu ihrer Herkunftsfamilie haben sich im Verlauf der vergangenen Jahrzehnte merklich verändert« (Walper, Lux u. Witte, 2018, S. 114) und fassen aktuelle Befunde zu Sozialbeziehungen zur Herkunftsfamilie zusammen:

- Während psychoanalytische und evolutionspsychologische Theorien den Ablösungsprozess von Jugendlichen von ihrem Elternhaus betonen, heben die Bindungstheorie und Interdependenztheorien die Kontinuität von Eltern-Kind-Beziehungen hervor.
- Konflikte mit den Eltern nehmen im Verlauf des Jugendalters zwar ab, haben aber zeitweise eine hohe emotionale Intensität. Zudem kann aufgrund der Forschungslage konstatiert werden, dass ernste Beziehungsstörungen zwischen Eltern und Jugendlichen sehr selten sind und sich bereits in der Kindheit ankündigen. Zudem wird die Beziehung Jugendlicher zu ihren Eltern durch zahlreiche Faktoren innerhalb und außerhalb der Familie beeinflusst.
- Heutzutage wird zudem davon ausgegangen, dass sich ein vorzeitiger Rückzug der Eltern aus Erziehungsaufgaben als problematisch erweist, gleichzeitig aber körperliche Strafen und psychologische Kontrolle die Entwicklung Jugendlicher belasten. Der durch ein hohes Maß an Wärme und Lenkung gekennzeichnete autoritative Erziehungsstil begünstigt eine positive Entwicklung von Jugendlichen. Autoritäre und uninvolviert-vernachlässigende Erziehung sind hingegen Risikofaktoren für eine ungünstige Entwicklung Jugendlicher. Zudem ist zu konstatieren, dass eine fortgesetzte Involviertheit von Eltern in das Leben von jungen Erwachsenen sich als kontraproduktiv erweisen kann.
- Konflikte zwischen den Eltern beeinträchtigen das Co-Parenting sowie ihr Erziehungsverhalten, gleichzeitig trägt das Problemverhalten von Jugendlichen zu einem ungünstigen Erziehungsstil bei.

- Längere Ausbildungszeiten verzögern den Auszug von jungen Erwachsenen; aber ein später Auszug belastet die Zufriedenheit junger Erwachsener nicht per se.
- Geschwisterbeziehungen zählen zu den längsten engen zwischenmenschlichen Beziehungen und sind durch positive wie auch negative Merkmale gekennzeichnet und werden durch die Geschwisterkonstellation, die Persönlichkeit der Geschwister und das familiäre Umfeld beeinflusst. Im Jugendalter stellen Geschwister Vertrauenspersonen dar; in Konflikten werden häufig Pflichten und Privilegien ausgehandelt.
- Großeltern gestalten ihre Rolle sehr unterschiedlich. Sie dienen Jugendlichen als Ratgeber:innen und Vertrauenspersonen, aber auch als Vermittler:innen in Konflikten zu den Eltern. Eltern fungieren als Gatekeeper:innen für die Beziehung zwischen Großeltern und Enkelkindern.

Normative und nicht-normative Krisen: Die genannten Ereignisse und Phasen werden mit E. Erikson (1973) als vorhersehbar und deshalb als normative Krisen bezeichnet. Unvorhersehbare Ereignisse, wie z. B. früher Tod eines Familienmitglieds, Suizid, Unfall, Verlust des Arbeitsplatzes oder Scheidung, werden entsprechend als nicht-normative Krisen bezeichnet. Beide Arten von Krisen erfordern eine Transformation des betroffenen Systems, die nicht-normativen Krisen sind aber oft schwerer zu bewältigen, da sie plötzliche Anforderungen stellen und meist zusätzlich stigmatisierend sind.

Diagnostik von Familieninteraktionen und Familienklima: Es gibt eine Reihe von empirischen diagnostischen Methoden (standardisierte Familieninterviews, Beobachtungsmethoden und Fragebogeninventare; Überblick bei Cierpka, 2008; ausführlich ▸ Kapitel 9) zu Erziehungsstilen, Familieninteraktionen und -klima. Sie dienen vorwiegend der Erforschung von Familien; ihre klinisch-praktische Relevanz ist gering, da sie in der Durchführung recht zeitaufwendig sind und zu wenig auf die jeweils einzigartige Situation der Familie eingehen. Hervorzuheben sind an dieser Stelle dennoch drei Instrumente, da sie – im Sinne einer forschungsinformierten Praxis – viele praktisch verwertbare Ergebnisse geliefert haben: Das »Camberwell Family Interview« (Vaughn u. Leff, 1976) dient der Analyse des emotionalen Klimas in Familien und hat die Schizophrenieforschung nachhaltig geprägt. »Olsons's Klinische Ratingskala« (Olson, 1990) operationalisiert die drei Dimensionen des *Circumplex Model of Marital and Family System* (Kohäsion, Adaptabilität und Kommunikation). Datengrundlage ist ein klinisches Interview mit der Familie oder eine dreißigminütige Familiendiskussion zu sechs Fragen. Die »Family Adaptability and Cohesion Evaluation Scales« (FACES III; Olson, Portner u. Lavee, 1985) ist das entsprechende Fragebogeninventar zu zwei der Dimensionen (Kohäsion zwischen den Polen »sehr verbunden« und »losgelöst«, Adaptabilität zwischen den Polen »sehr flexibel« und »rigide«). Die anschließende Kategorisierung der Familien in vier Typen ist jedoch stark situationsabhängig und deshalb durch die Praktiker:innen mit Vorsicht, das heißt keinesfalls als feste Zuschreibung, zu verwenden.

Familienresilienz: Weiter oben wurde bereits kritisch angemerkt, dass Resilienz als Therapieziel nicht überstrapaziert werden sollte. Eine »resilienzinformierte Familientherapie« dagegen könnte bedeuten, dass aus den Ergebnissen der Resilienzforschung abgeleitet wird, welche flankierenden Hilfen für Familien und Kinder angeboten und welche Familieninteraktionen in der Therapie gefördert werden sollten. Aus Froma Walshs (2006) Sicht sind folgende Faktoren Schlüssel zur Resilienz in der Familie:

- familiale Überzeugungssysteme, die Sinngebung, positive Zukunftsorientierung und Spiritualität beinhalten,
- organisatorische Muster, die auf Flexibilität und Verbundenheit gerichtet sind, sowie
- innerfamiliale Kommunikationsprozesse, die Klarheit, Offenheit und Kooperation aufweisen.

Als schützende Faktoren in Familien führt sie – unter anderen – weiter auf: Großeltern, ältere Geschwister und Verwandte als stabile Bezugspersonen; das Talent, solche Ersatzpersonen zu finden, wenn die eigenen Eltern ausfallen. Als besonders für Jungen bedeutsam wird angesehen, dass männliche Familienmitglieder wie z. B. Vater, Großvater, älterer Bruder oder Onkel als Identifikationspersonen bereitstehen, während bei Mädchen eine Unabhängigkeitsorientierung in Verbindung mit einer weiblichen Fürsorgeperson im Vordergrund steht.

8.7 Entwicklung in Stief-, Adoptiv- und Pflegefamilien sowie Familien mit alleinerziehendem Elternteil: Chancen und Risiken

Pluralität der Familienformen: Wie bereits erwähnt, gibt es heute sehr viel mehr Familienformen als früher. Einige Familienformen, wie die sogenannte Stieffamilie, Familien mit adoptierten Kindern und Pflegefamilien oder Einelternfamilien, gibt es dagegen schon sehr lange, sie sind in den letzten Jahrzehnten allerdings wesentlich häufiger geworden. Neu hinzugekommen sind Familienformen gleichgeschlechtlicher Eltern sowie (damit teilweise überlappend) solche, die durch die Reproduktionsmedizin ermöglicht werden. Aus soziologischer Perspektive sind es folgende Strömungen, die zu dieser Zunahme an Zahl und

Häufigkeit »unkonventioneller« Familienformen (Überblick bei Hildenbrand u. Funcke, 2009) geführt haben (Sieder, 2010):

- Die Scheidungsrate ist über Jahrzehnte hinweg kontinuierlich gestiegen.
- Das romantische Liebesideal der Ehe ist zwar noch vorherrschend, wird aber durch die hohen Trennungsraten konterkariert.
- Partnerschaft und Elternschaft werden nicht mehr notwendigerweise als zusammengehörig gesehen.
- Die Arbeitswelt fordert mehr Mobilität von Arbeitnehmer:innen.
- Die Rollenbilder haben sich verändert, vor allem die Rolle der Väter ist unsicherer geworden.

»Unkonventionelle« Familienform als Risikofaktor: Für all diese Familienformen gibt es Bedingungen, unter denen Kinder gut gedeihen, und solche, die die Entwicklung der Kinder hemmen oder Risikofaktoren für die Entwicklung psychischer Störungen darstellen. Zu den ungünstigen Bedingungen gehören: anhaltende Geheimhaltung der Umstände von Zeugung und Geburt; länger dauernde Konflikte der Eltern, die Loyalitätskonflikte beim Kind bedingen; Entfremdung von einem Elternteil; häufige Umzüge und Schulwechsel; Armut. Für all diese Familienformen gibt es, mindestens aufgrund der anforderungsreichen Alltagsgestaltung, oft aber auch wegen erhöhter Konfliktanfälligkeit, einen erhöhten Bedarf an Beratung durch Fachpersonen. Am Beispiel der Stief- und Patchworkfamilien sollen hier die Herausforderungen für die Familien beschrieben werden.

Folgen von Trennung und Scheidung: Die Trennung der Eltern setzt einen langjährigen Prozess in Gang, in dessen Verlauf

- Hausstände getrennt,
- Vermögen aufgeteilt,
- verwandtschaftliche Beziehungen neu geregelt,
- Loyalitäten neu verhandelt werden.

Obwohl relativ häufig geworden (je nach Datenquelle sind etwa 7–13 % der Familien in Deutschland Stief- beziehungsweise Patchworkfamilien; BMFSFJ, 2013), werden Kinder aus Patchworkfamilien nach wie vor stigmatisiert. Der bekannte Entwicklungspädiater Remo Largo sah sich dadurch veranlasst, ein Buch mit dem Titel »Glückliche Scheidungskinder« zu schreiben. Diese Wahl des Titels ist verständlich vor dem Hintergrund, dass Remo Largo Zeit seines Lebens darum bemüht war, die normierende Betrachtung kindlicher Entwicklung infrage zu stellen; dennoch halten wir den Titel für irreführend, denn wahrscheinlich ist kaum ein Kind glücklich über Trennung und Scheidung der Eltern:

- Das Kind oder die Kinder fühlen sich, obwohl am wenigsten an der Trennung der Eltern aktiv beteiligt, oftmals schuldig.
- Sie trauern um den Elternteil, der das Haus verlässt, und um die verloren gegangene Liebesbeziehung der Eltern.
- Eventuelle neue Partner werden nicht freudig empfangen, teilweise vielleicht verdächtigt, sich in die Beziehung der Eltern gedrängt zu haben.
- Mit neuen »Stiefgeschwistern« muss plötzlich vieles, vor allem die Aufmerksamkeit der eigenen Mutter oder des eigenen Vaters, geteilt werden.
- Überhaupt nimmt die schiere Zahl der Familienangehörigen plötzlich zu.
- Wenn Kinder nun abwechselnd in verschiedenen Haushalten leben, ergeben sich logistische Probleme (»Wo ist mein Mathebuch?«).
- Loyalitäten und Bindungen sind auf einmal nicht mehr unhinterfragt, die Eltern sind unter Umständen eifersüchtig aufeinander.

Diese Anforderungen werden ausführlich bei Ochs (2015) beschrieben, eine »To-do-Liste« bietet Leitlinien für die beraterische/therapeutische Arbeit mit Patchworkfamilien an. Eine wesentliche Voraussetzung für das Gelingen der Patchworkfamilie ist, dass ihre Teile, vor allem die geschiedenen Eltern, gut kooperieren. Hier ist Beratung (vgl. Pelzer, 2018) oftmals indiziert; die Grenze zur Therapie ist unscharf, denn Trennung/Scheidung kann unter ungünstigen Bedingungen alle Beteiligten und Betroffenen, Erwachsene wie Kinder, somatisch und psychisch schwer beeinträchtigen.

Einelternfamilien: Wachsen Kinder bei nur einem Elternteil auf, kann es zu einer drastischen Reduktion der Kontakte zum anderen Elternteil bis hin zum Kontaktabbruch kommen (»parental alienation syndrome«). Was wie eine Diagnose des Kindes klingt, ist im Grunde genommen Ergebnis eines komplexen Geschehens zwischen (mindestens) drei Personen, dem mit Beratung der Eltern, notfalls auch gegen deren Willen und auf behördliche Anordnung, begegnet werden sollte (siehe auch Van Lawick u. Visser, 2017).

8.8 Familie und Krankheit

Entwicklung in Familien mit psychisch oder suchterkrankten Eltern: Kinder psychisch und suchterkrankter Eltern können neben den physischen Folgen von Armut und Vernachlässigung auch unter schweren psychischen Folgen leiden, indem sie in Loyalitätskonflikte geraten, vorzeitig zu viel Verantwortung übernehmen oder sich schlicht nicht um ihre Entwicklungsaufgaben kümmern können (z. B. keine Freunde nach Hause einladen, in der Schule nicht aufpassen etc.).

Zum Beispiel erleben Kinder suchterkrankter Eltern häufig ein Wechselbad der Gefühle zwischen Hoffnung und Enttäuschung, überschwänglicher Liebe und Vernachlässigung durch Vater oder Mutter. Die Reaktionen des Kindes werden irgendwann zu relativ festen Verhaltensmustern oder aber zu wechselnden Rollen in unterschiedlichen Kontexten: »Der Held« übernimmt Verantwortung und zeigt gute Leistungen, »der Sündenbock« rebelliert und kommt mit dem Gesetz in Konflikt, »das verlorene Kind« zieht sich zurück und versucht nicht aufzufallen, »der Clown« ist lustig und lenkt dadurch von Alltagssorgen ab (Zobel, 2006).

Umgang mit Kindern psychisch oder suchterkrankter Eltern: Aus der Warte des Kindeswohls ist es ein absolutes Muss für Erwachsenentherapeut:innen, nach den Kindern zu fragen, ihnen Hilfen zu vermitteln und sie in die Therapie des erkrankten Elternteils einzubeziehen. Wer sich dabei unsicher fühlt, sollte versuchen, sich in kind- und jugendgerechter Sprache und Methodik kundig zu machen (siehe z. B. Rotthaus, 2017) oder Fachleute für Kinder- und Jugendlichentherapie hinzuzuziehen. Hilfen für die Kinder sollten darauf abzielen, zunächst deren Grundbedürfnisse zu erfüllen, des Weiteren sie von zu viel Verantwortung zu entlasten, in ihrer Wahrnehmung zu bestätigen, eine angemessene innere und äußere Distanz aufzubauen, mit ihren Ressourcen zu bestärken, (künstlerischen) Ausdruck zu fördern, Spielen und Humor wieder zu etablieren und die moralische Entwicklung zu fördern (vgl. Zobel, 2006; Lenz, 2005, 2007).

Entwicklung in Familien mit einem chronisch körperlich erkrankten Mitglied: In der Medizin findet eine gemeinsame Beratung oder Behandlung ganzer Familien bislang noch zu selten statt. Dabei ist bekannt, wie unterstützend, aber auch wie belastend die Familie für einen körperlich erkrankten Menschen sein kann, und wie belastend umgekehrt die Erkrankung oft für die Angehörigen ist. Einer »systemischen Familienmedizin« liegen drei Prinzipien zugrunde (Altmeyer, Kröger u. McDaniel, 2002):

1. gleichwertige Berücksichtigung psychosozialer und somatischer Faktoren bei Diagnostik und Behandlung der Patient:innen,
2. enge, routinemäßige Kooperation mit den Familien,
3. patient:innenbezogene Kooperation von interdisziplinären Behandlungsteams.

So können verunsicherte Angehörige beruhigt, das innerfamiliäre Gespräch über existenzielle Fragen angeregt und Krankheitsentwicklungen bei den Angehörigen vorgebeugt werden. Im Fokus der Familiengespräche liegen die Bewältigungsmöglichkeiten einzelner Mitglieder (besonders auf Geschwister achten!), Ressourcen in der Familie und die gezielte, lebenspraktische Unterstützung der Familie. Das Durchlaufen der Lebensphasen und die Erfüllung von Entwicklungsaufgaben können für beide Generationen ganz anders als in anderen Familien aussehen, da die Erkrankung mit ihren Symptomen, Funktionseinschränkungen, Bewältigungsversuchen vielfältig mit der Entwicklung des kranken Kindes selbst sowie mit der Entwicklung seiner Angehörigen interferiert. Ein gutes Beispiel ist das Programm zur Betreuung asthmakranker Kinder (Könning, Szczepanski u. von Schlippe, 1994).

Fragen zu Kapitel 8

1. Welche Bedeutung haben Krisen in der menschlichen Entwicklung?

2. Welche Aussage beschreibt den Begriff »Resilienz« aus systemischer Sicht am ehesten?
   a. Der Begriff Resilienz bezeichnet eine Eigenschaft, die bereits bei Kindern angelegt ist und dazu führt, dass das Kind trotz widriger Lebensbedingungen gut gedeiht.
   b. Resilienz kann gelernt werden.
   c. Mit Resilienz ist gemeint, dass Menschen im Laufe ihrer Entwicklung aus der Bewältigung von Krisen lernen und widerstandsfähiger werden.
   d. Jede:r kann resilient werden, genau das ist mit Selbstorganisation gemeint.
   e. Resilienz ist die Summe aller Schutzfaktoren.

3. Welche Bedeutung haben die Systemtheorien in der Entwicklungspsychologie?

4. Welche entwicklungspsychologischen Themen sind in der Systemischen Therapie von besonderer Bedeutung?

5. In der Systemischen Therapie werden unterschiedliche Systemebenen unterschieden. Die von Bronfenbrenner (1981) eingeführte Unterscheidung stellt eine gewisse Hierarchie da. Welche Systembezeichnung gehört nicht dazu?
   a. Mesosystem
   b. Mikrosystem
   c. Exosystem
   d. Autopoiesesystem
   e. Makrosystem

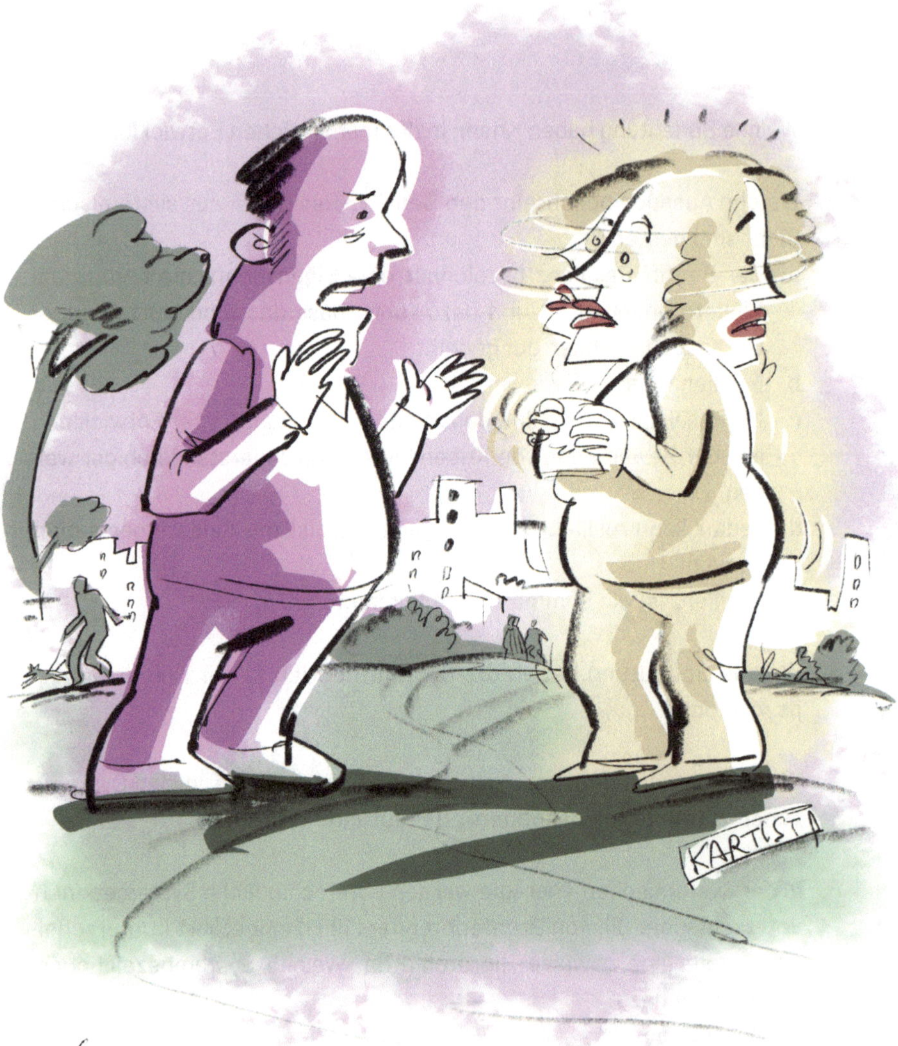

„Glaub bloß nicht, dass nur weil du paranoid bist, sie nicht vielleicht trotzdem hinter dir her sind!“

9 Diagnostik in der Systemischen Psychotherapie

Christina Hunger-Schoppe, Matthias Ochs und Ulrike Borst

Die systemtherapeutische Diagnostik beschäftigt sich mit der gezielten Erhebung von Informationen über das Denken, Erleben und Verhalten eines oder mehrerer sozialer Systeme beziehungsweise von Mitgliedern solcher Systeme. Eine Besonderheit systemischer Diagnostik liegt darin, dass sie die soziale Konstruktion und Dekonstruktion von Diagnosen betont.

9.1 Allgemeine Kennzeichen der Klassifikation und Diagnostik psychischer Störungen

Der Begriff »Diagnostik« stammt aus dem Altgriechischen διαγνώσκειν (»diagnoskein«) und verweist auf ein gründliches Kennenlernen und Verstehen, um weitere Schritte z. B. im therapeutischen Prozess entscheiden zu können. Die systemtherapeutische Diagnostik umfasst dabei die gezielte Erhebung von Informationen über das Denken, Erleben und Verhalten eines oder mehrerer sozialer Systeme beziehungsweise von Mitgliedern solcher Systeme (Schmidt-Atzert u. Amelang, 2012). Eine Besonderheit systemischer Diagnostik liegt darin, dass die soziale Konstruktion und Dekonstruktion von Diagnosen betont wird (Hunger, 2021; Schweitzer u. Ochs, 2008; Schiepek, 1987).

9.1.1 Welche Hintergründe von Klassifikationssystemen sind mitzudenken?

Die Klassifikationssysteme für Krankheiten und Krankheitsfolgen wie z. B. die DSM-, ICD- und ICF-Versionen wurden und werden von internationalen und nationalen Gesundheitsorganisationen für mehrere Zwecke entwickelt: Im Rahmen epidemiologischer Fragestellungen ermöglichen sie Vergleiche von Gesundheitsdaten in Bevölkerungen; im Rahmen der öffentlichen Gesundheitsversorgung sind sie die Basis für die Allokation von Mitteln. Im Rahmen von Forschungsaktivitäten stellen sie die Kriterien zur Verfügung, die Gruppenzuordnungen und -vergleichen zugrunde liegen. Angesichts rasant zunehmenden wissenschaftlichen Wissens helfen sie, dieses Wissen zu bündeln.

Es kann zunächst als Errungenschaft der WHO gelten, dass psychische »Krankheiten« seit Ende der 1940er Jahre, mit Einführung der ICD-6, gleichgestellt wurden mit somatischen Krankheiten und die Kosten der Therapie dementsprechend – ebenso wie bei den körperlichen Krankheiten – von den Sozialversicherungen zu tragen sind. Anders als bei vielen somatischen Krankheiten kann aber aus dem – statistisch gesehen – gehäuften Auftreten von Symptomclustern (Syndromen) nicht auf das Vorliegen eines verursachenden »Morbus« geschlossen werden. Einige Entwicklungen in der Geschichte der Klassifikationssysteme zeigen, wie prägend die Denkstile (▸ Kapitel 9.2.2) der Autor:innenkollektive für viele Diagnosen waren.

9.1.2 Wie steht es um Objektivität, Reliabilität und Validität von Diagnosen?

Das Gefühl, krank zu sein, ist ebenso wie die Erklärungen zur Entstehung der Krankheit höchst subjektiv. Das ist nicht nur, aber vor allem im psychischen Bereich so. Beim Versuch der Objektivierung ging die »Kunst des Diagnostizierens« verloren. Man müsste wieder viel mehr fragen, unter welchen Bedingungen und in welchen Kontexten die als Störung beschriebenen Phänomene auftreten oder auch auseinander hervorgegangen sein könnten (Schichtenregel). Warum psychiatrische Diagnosen auch nicht sonderlich reliabel und valide sind, wird – nicht nur von systemischen – Therapeut:innen dadurch erklärt, dass sie stark von der beobachtenden Person, aber vor allem von der Beziehung zwischen Diagnostiker:in und diagnostizierter Person abhängen und wenig darüber aussagen, wie stark sich die »Störung« auf die Lebenspraxis auswirkt.

9.1.3 Was ist zu beachten, wenn wir über Diagnosen reden?

Für systemische Therapeut:innen muss eine Diagnose nützlich und sinnstiftend für das betroffene soziale System sein. Man fragt also, was möglicherweise Vor- und Nachteile von spezifischen Diagnosen sein könnten, ganz im Sinne der Fragen »Für welche Probleme sind Diagnosen eine Lösung?« (Levold u. Lieb, 2017) oder »Welche Entwicklung wird durch die Diagnose verhindert, welche gefördert?« (Borst, 2003). Systemische Therapeut:innen sind dabei Expert:innen für solche Explorationsprozesse, inklusive der Auswahl und fachlichen Anwendung spezifischer (system-)diagnostischer Methoden, jedoch nicht

Expert:innen für die alltägliche Lebensgestaltung des betroffenen sozialen Systems. Die konstruktivistische Grundhaltung (▸ Kapitel 2 und 5) und damit einhergehend »Verhandlungen, auch oder gerade von Diagnosen, auf Augenhöhe« sind somit im Kontext systemtherapeutischer Diagnostik fundamental. Dazu werden zweierlei Kompetenzen notwendig: Einerseits geht es um das Einbringen einer professionell-neugierigen Haltung, geprägt von einer starken Kreativitätsorientierung als wesentliche praxeologische Grundorientierung systemischen Arbeitens (Ochs, 2020a) und das In-den-Blick-Nehmen von problem- sowie ressourcenassoziierten Kommunikations- und Interaktionsmustern. Andererseits gilt es, Fach- und Feldkompetenz auch im Hinblick auf eventuelle inhaltliche Stellungnahmen, z. B. bei Gutachtenanfragen, einzubringen. Erneut ist das Ziel, gemeinsam in Dialog zu kommen: Metakommunikation wird zum zentralen Mittel der Selbst- und Prozesssteuerung mit »kleinen Schleifen«, die Fragen erlauben wie z. B. »Wenn ich Ihnen berichte, zu welchem Schluss ich nach unserer heutigen Sitzung komme, ergibt sich daraus eine Anregung für Sie?«. Fach- und Feldkompetenz trifft auf sinnstiftende Wahr-Nehmungen und Wahr-Gebungen eines für seine Lebenswelt verantwortlichen und handlungsmächtigen betroffenen sozialen Systems (Hunger, 2021). Systemische Psychotherapeut:innen sind sich daher bewusst, dass das Verständnis einer diagnostizierten Störung stets ein sozial-kollektives und dialogisches, denkstilrelatives, fachspezifisch und nur temporär gültiges Unterfangen darstellt. Wenn also Störungen klassifiziert und diagnostiziert werden, dann sollte das geschehen, ohne sie quasi festzuschreiben, zu reifizieren, zu ontologisieren. Jedoch sind antagonistische gesellschaftliche Entwicklungen mit zu reflektieren: Diagnosen stehen einerseits für Kampagnen zur Entstigmatisierung (Aktionsbündnis Seelische Gesundheit, 2010) und andererseits für öffentliche Stigmatisierungen und strukturelle Diskriminierungen auf vielfältigen mikro-, meso- und makrogesellschaftlichen Ebenen (Finzen, 2013).

9.1.4 Wie stark handlungsleitend soll die Diagnose für die Therapie sein?

Ziel der Systemischen Therapie ist weniger, ein Individuum mit einer eng umschriebenen Störung zu behandeln, als vielmehr ein betroffenes soziales System bei der Lösung einer anstehenden Entwicklungsaufgabe zu unterstützen. Störungen werden z. B. als Sinnkonstruktionen verstanden, die ein mögliches Lösungsszenario in einer bedeutsamen Schwellenphase eines sozialen Systems darstellen (▸ Kapitel 10). Michael Schlicksbier-Hepp äußert sich besorgt darüber, dass mittels psychologischer Diagnostik »der Kreativität und Originalität der funktionellen Konstruktion verschiedener Anpassungssymptome eher dem Bereich der Dysfunktion als der eines kreativen Lösungsversuches zugewiesen wird. Dadurch tritt der Aspekt der Entwicklung eines lebendigen und kommunikativen Systems in den Hintergrund und der Aspekt der Beseitigung eines Störfaktors in den Vordergrund« (Schlicksbier-Hepp, 2007).

Andererseits müssen systemische Psychotherapeut:innen an die Fachwelt ankoppeln, Befunde erheben, Berichte und Gutachten erstellen, Behandlungsleitlinien kennen und anwenden. Das muss jedoch nicht bedeuten, die Therapie störungsspezifisch zu konzipieren. Es ist eher ein Erfolgskriterium im Nachhinein, dass sich auch die psychischen Probleme verringert haben werden, wenn die Therapie für das betroffene System nützlich war. Dann war sie eben auch »störungsrelevant« (▸ Kapitel 10).

In der Systemischen Therapie gibt es seit Jahrzehnten vielfältige Aushandlungsprozesse rund um die Frage, wie sehr und ob überhaupt die Therapie störungsorientiert sein soll (z. B. Levold, 2021). Die Nachteile einer zu einseitigen Favorisierung, Ablehnung oder auch Weder-noch-Haltung in Bezug auf die Störungsorientierung und Vorteile einer Sowohl-als-auch-Haltung diskutiert Lieb (2013; siehe Tabelle 4). Dabei versteht auch die stärker störungsspezifische Systemische Therapie *Diagnosen als Zuschreibungen* von außen, nicht als Merkmale einer Person oder eines Systems. Sie werden im Sinne des sozialen Konstruktionismus (▸ Kapitel 2) als soziale Wirklichkeitskonstruktionen, nicht als Wahrheiten, verstanden, insofern jede Diagnose auf sozialer Verhandlung beruht. Diagnosen dienen der *Kopplung* Systemischer Therapie an Personen und Systeme, die mit klinischen Codierungen arbeiten, und ermöglicht Kommunikation mit Expert:innen, die solche Diagnosen verwenden. Störungen können sich dabei auf Unterbrechungen eines gesunden wie auch kranken Zustandes beziehen, wobei Gesundheit und Krankheit nicht qualitativ, sondern stets nur quantitativ unterscheidbar sind, z. B. als ein Zuviel oder Zuwenig einer bestimmten Emotionalität. Simon nimmt, ganz im Sinne der Kybernetik zweiter Ordnung, Patient:innen und Psychotherapeut:innen als Beobachter:innen, unter anderem von Symptomen, in den Blick: »Die Unterscheidung zwischen krank und gesund dürfte zu den ältesten, die menschliche Selbst- und Fremdbeobachtung leitenden Differenzschemata gehören« (Simon, 1995, S. 21). Es bedarf der Symptome, damit Menschen zu Patient:innen werden und sich das »Etikett« der Störung zuschreiben beziehungsweise zuschreiben lassen können. Systemische Therapie ist gekennzeichnet durch eine (erkenntnis-)theoretisch fundierte sowie kontextsensible Art zu verstehen und eine Haltung gegenüber Patient:innen, Kolleg:innen und Kooperationspartner:innen, die insbesondere von Respekt und Wertschätzung geprägt ist. Insofern bleibt sie auch im Rahmen einer Störungsorientierung neutral gegenüber den Phänomenen (Ochs, 2020a), bezeichnet diese nicht als »gut« oder »schlecht«, sondern als sinnstiftend und erfragt beziehungsweise erprobt auch andere Arten der Sinnstiftung (Hunger, 2021; Schweitzer u. von Schlippe, 2006).

Tabelle 4: Vier Haltungen zur (Nicht-)Störungsorientierung (Lieb, 2013)

Position 1 **Störungsorientierung**	Position 2 **Störungsorientierung und Nicht-Störungsorientierung**
Problem: Einengung des therapeutischen Handlungsspielraums auf spezifische Codierungen, unter anderem Vorzug von F-Diagnosen gegenüber Z-Diagnosen; Störungsbilder erhalten ontologischen Status, als gäbe es sie »tatsächlich«	*Vorteil:* Vereinigung der positiven Aspekte der anderen Positionen und konstruktiver Diskurs mit Expert:innen der Position 1, 2 und 3
Position 3 **Weder Störungsorientierung noch Nicht-Störungsorientierung**	Position 4 **Nicht-Störungsorientierung**
Problem: Gleichgültigkeit gegenüber dem erlebten Leid; Gefahr, weder störungsspezifisch noch störungsrelevant zu arbeiten	*Problem:* Identitätsbildung durch Negation von etwas, Gebundenheit an dieses Etwas inklusive viel Energieumsatz zur Negation (Vermeidung) des Etwas

9.2 Diagnosen als soziale Konstruktion

Im Folgenden soll die soziale Konstruktion von Diagnosen anhand beispielhafter Gegenüberstellungen dargestellt werden: Wahrheiten ergänzt um sozial verhandelte Realitäten, Fakten ergänzt um Denkkollektive und Eigenschaften ergänzt um Kontextbezüge.

9

9.2.1 Wahrheit@sozial verhandelte Realitäten

Der *Konstruktivismus* (▸ Kapitel 2) und die *Systemtheorie* (▸ Kapitel 3) bilden die erkenntnistheoretischen Grundlagen auch der systemtherapeutischen Diagnostik. Dabei hängt jede Beobachtung unbedingt von der Person ab, die die Beobachtung anstellt, und beeinflusst sie gleichfalls reziprok (Kybernetik zweiter Ordnung). Die Trias der Wahr-Nehmung, Wahr-Gebung und KybernEthik macht die soziale Konstruktion von Diagnosen und die Konsequenz eines solchen Verständnisses psychologischer Diagnostik deutlich (von Foerster u. Ollrogge, 2008). Klassifizierende *Wahr-Nehmungen* dienen der Komplexitätsreduktion durch Auswahl und Clustern von Informationen (Beobachtungen und berichtetes Erleben). Klassifzierende *Wahr-Gebungen* dienen der aktiven Mitteilung, z. B. einer Diagnose, und damit der Anregung des betroffenen sozialen Systems, eine Psychotherapie aufzusuchen. *KybernEthik* ist ein Kunstbegriff (von Foerster u. Ollrogge, 2008) und verdeutlicht, dass in der Konsequenz wahrnehmungs- und wahrgebungsbezogener Prozesse das Fundament unserer Überzeugungen, dass etwas so ist, wie es erscheint, instabil wird. Ethische Standpunkte lassen sich nicht mehr aus dem (scheinbaren) Sosein der Welt (Fakten) ableiten, sondern begründen sich in der Verantwortungsübernahme bezüglich einer bestimmten Weltsicht (Konstruktion). Damit wird auch deutlich, dass radikal konstruktivistisches Denken nicht Beliebigkeit impliziert.

Schweitzer und Ochs (2008) entwerfen ein Konzept systemisch-kontruktivistischer Diagnostik, das auf sozialem Konstruktionismus fußt und das Explorieren des Möglichkeitsraums und die Anregung des Möglichkeitssinns zu diagnostischen Zwecken betont. Die Neugier- und Kreativitätsorientierung systemischen Arbeitens (Ochs, 2020a) beinhaltet über ihre assoziative Nähe zur Kunst die Perspektive des »Möglichkeitssinns«: »Wenn es einen Wirklichkeitssinn gibt, muss es auch einen Möglichkeitssinn geben. […] Wer ihn besitzt, sagt beispielsweise nicht: hier ist dies oder das geschehen […], sondern er erfindet: hier könnte, sollte oder müsste geschehen« (Ochs, 2020a, S. 149 ff.). Darüber hinaus ist weniger das, »was« geschieht, von Interesse als vielmehr, welche Erklärungen wir dafür konstruieren und welche therapeutischen Strategien wir ableiten: Wenn z. B. die Erklärungen biologischer Art sind, wird im Körper als biologischem System interveniert; sind sie sozialer Art, wird in der Kommunikation als sozialem System interveniert; sind sie gedanklicher oder emotionaler Art, wird im psychischen System interveniert. Das Problem ist also weniger das (Nicht-)Stellen von Diagnosen, sondern die damit einhergehenden Erklärungen und Bewertungen.

Konsequenz von Wahr-Nehmungsprozessen

- Wenn wir über soziale Systeme Urteile bilden, ist es hilfreich zu denken, dass wir sie immer auch anders beschreiben könnten.
- Hilfreich ist die Frage, ob eine von uns favorisierte Beschreibung oder eine andere Beschreibung gegebenenfalls mehr Handlungsmöglichkeiten eröffnet.
- An die Stelle der Wahrheit (»So ist der Patient!«) tritt das Kriterium der Nützlichkeit (»Es erscheint hilfreich für den weiteren Prozess, den Patienten auf diese Art und Weise zu verstehen«).

Konsequenz von Wahr-Gebungsprozessen

- Machen wir uns ein Bild von einem sozialen System, erhöht sich die Wahrscheinlichkeit, dass es sich unseren Annahmen entsprechend verhält.
- Wenn wir mit einem sozialen System Probleme haben, können wir uns fragen, wie wir es geschafft haben, ein »problematisches System« zu erzeugen.
- Wenn wir uns auf dieses Denken einlassen, ist es schwieriger, keine Verantwortung für eine bestimmte Anschauung zu übernehmen.

Konsequenz von kybernEthischem Denken, Fühlen und Handeln

- Wir tragen die Mitverantwortung für unsere Sicht auf die Welt und das Menschsein: Es ist jeden Tag neu unsere Entscheidung, für welche Wirklichkeit wir uns entscheiden!
- Wir müssen begründen, warum wir die Welt so sehen und die Verantwortung für die Konsequenzen dieser Sicht übernehmen!

9.2.2 Fakten (Objektivität)@Denkkollektive (Subjektivität)

Das *Wie* und *Was* als gesund oder krank diagnostiziert wird, erklärt sich stets als sozialer Aushandlungsprozess. Neben der radikal-konstruktivistischen und systemtherapeutischen Perspektive werden auch geschichtliche Erklärungen bedeutsam (Fleck, 1935/1979; Hacking, 1999, 2006). Ludwig Fleck (1935/1979), Vater der Kuhn'schen Ideen zum Paradigmenwechsel (Kuhn, 1970), beschreibt dieses Phänomen eingängig am Beispiel der *Wassermann-Reaktion.* August von Wassermann (1923) entwickelte im zwanzigsten Jahrhundert ein serologisches Verfahren zum frühzeitigen Nachweis von Tuberkulose. Lange Zeit wurden seine für die damalige Zeit bahnbrechenden Erkenntnisse jedoch nicht zur Kenntnis genommen. Zu wenig war das wohlhabende Bürgertum zur damaligen Zeit bereit, Forschungsgelder in die weiße Pest als Krankheit des Proletariats zu investieren. Um seine Erkenntnisse zu retten, änderte von Wassermann seinen Fokus. Die Lustseuche (Syphilis), ein Ministerialdirektor und ein von dieser Krankheit betroffenes Bürgertum brachten der Wassermann-Reaktion schließlich doch noch ihren wohlverdienten Erfolg. Sie ist das, um *was* es geht, ihr Erfolg das *Wie* ein soziales System dynamisch agiert und als *Denkkollektiv* mit einem spezifischen Denkstil Krankheit, Gesundheit und Diagnostik definiert sowie reziprok von ihr betroffen ist.

Ähnlich argumentiert Hacking (1999, 2006), wenn er wissenschaftliche Klassifikationssysteme wie das DSM-5 (APA, 2013; deutsche Übersetzung Falkai u. Wittchen, 2015) und die ICD-10 (WHO, 2015; deutsche Übersetzung Dilling, Mombour u. Schmidt, 2015) als veröffentlichte Ansichten über Störungskategorien eines sozialen Denkkollektivs, vor allem Psychiater:innen, mit einem spezifischem Denkstil, vor allem biobehavioraler Wirklichkeitskonstruktion, beschreibt (»making of people«). Zudem lässt die Wahl eines wissenschaftlichen Schreibstils, in dem die Person der Verfasser:innen als das Verfasste mit beeinflussend nicht gedacht wird, die Klassifikationen als stabile, eigenständige und scheinbar gegebene Fakten erscheinen (van Maanen, 2011). Ein Trugschluss, denn die Störungskategorien verändern sich stetig in der Interaktion von Wissenschaftler:innen mit dem von ihnen geschaffenen Wissen (»looping effect«).

Ein Blick in die Geschichte der Homosexualität und Transgeschlechtlichkeit verdeutlicht, dass Homosexualität im DSM bis 1973 und in der ICD sogar bis 1991 als psychische Störung galt. Transsexualität wurde sogar erst 2019 aus der ICD gestrichen. Aus noch in der Antike Gesunden wurden später Kranke und in der neueren Zeit wieder Gesunde. Krankheit beziehungsweise Gesundheit erscheinen damit grundlegend denkstilrelativ, fachspezifisch und nur temporär gültig. Dementsprechend ist Richard Hunter und Ida Macalpine (1963) zuzustimmen, die schon vor einem halben Jahrhundert konstatierten: »[T]here is not even an objective method of describing or communicating clinical findings without subjective interpretation and no exact and uniform terminology which conveys precisely the same to all. In consequence there is wide divergence of diagnosis, even of diagnoses, a steady flow of new terms and an ever-changing nomenclature, as well as a surfeit of hypotheses which tend to be presented as fact« (zit. nach Quensel, 2018, S. 87).

9.2.3 Eigenschaften (Charakter)@Kontextbezug (Situation)

Die (Persönlichkeits-)Psychologie interessierte sich historisch vor allem für die Erforschung der Eigenschaften als relativ breite und stabile Verhaltensdispositionen. Sie beschrieb hypothetische Konstrukte, die nicht direkt beobachtbar sind und den Schluss vom Verhalten, dem direkt Beobachtbaren, als Indikator für das nicht Offensichtliche, die Eigenschaft, benötigen: Ein einzelner Mensch auf einer einsamen Insel kann keine narzisstische Störung entwickeln, denn dazu fehlen einerseits die anderen, die sein Verhalten verrückt finden, und andererseits der Psychiater, der dem Verhalten die Diagnose gibt (Schweitzer, 2008). Globale Eigenschaftsbeschreibungen bedingen jedoch Übergeneralisierungen und verhindern, Variationen im Verhalten zu erkennen *(Konsistenzproblem)*. Gleichfalls bergen sie die Gefahr der Bildung von Rückschlüssen auf eine Diagnose aufgrund der Beobachtung eher singulärer statt kontinuierlicher Phänomene. Es kommt zu Verdinglichungen, die sich kommunikativ in Beschreibungen äußern wie z. B. »Er *ist* (immer) aggressiv!« versus »Er *verhält* sich (in bestimmten Situationen) aggressiv (und in anderen Situationen nicht)!«. Die systemtherapeutische Diagnostik achtet insbesondere darauf, statische Zuschreibungen kontextbezogen zu diskriminieren und zu flexibilisieren. Dies hängt mit grundsätzlichen systemtheoretischen Erwägungen zusammen (▸ Kapitel 3): Lebende, komplexe Systeme realisieren Dynamiken und Strukturen im Zeitverlauf, die stets temporär und kontextabhängig sind. Das Prädikat einer Beschreibung gilt nicht länger als dem Subjekt inhärent, sondern als die Funktion einer Beziehung anzeigend *(Verflüssigung):* Die Tochter *ist* nicht magersüchtig, sie *zeigt* Magersucht indizierendes Verhalten, und tut dies in einer bestimmbaren Anzahl sozialer Situationen, jedoch nicht immer und überall. Insofern muss auch eine systemtherapeutische Diagnostik an die Theorie dynamischer Modelle (Synergetik; Schiepek, Eckert u. Kravanja, 2013) anknüpfen, die das Verhalten eines sozialen Systems als durch mindestens drei Faktoren beeinflusst beschreibt: den Kontext, in dem das betroffene soziale System sich verhält, seine eigene Art als geronnene Lebenserfahrungen sinnstiftender Reaktionen in der Begegnung mit anderen sozialen Systemen und die Reziprozität beider Faktoren: V = f Reziprozität [(Kontext; Eigen-Art)].

Anleitung zur Konstruktion chronischer Psychosen

Um die (Konstruktions-)Leistung beim Verdinglichen und damit Chronifizieren von dynamischen komplexen Prozessen zu verdeutlichen, hat Schweitzer (2008, S. 6) eine »Anleitung« zur Konstruktion chronischer Psychosen entworfen:

1. Vermeiden Sie es, Unterschiede wahrzunehmen. Richten Sie Ihre Aufmerksamkeit auf das, was gleichgeblieben ist, und beachten Sie nicht, was sich verändert hat.
2. Vermeiden Sie es, Veränderungen in Ihrem Leben, wenn sie sich schon nicht vermeiden lassen, durch Übergangsrituale deutlich zu markieren: Feiern Sie weder Geburtstage noch Ihre Pensionierung.
3. Betrachten Sie sich grundsätzlich als Opfer, nie als Täter vergangener Geschehnisse. Analysieren Sie möglichst ausführlich, wie und warum Ihre lieblosen oder überfürsorglichen Eltern, Ihre despotischen Lehrer:innen, Mitschüler:innen, Chef:innen und Kolleg:innen, Ihre Krankheit oder die gesellschaftlichen Verhältnisse Ihnen nie eine Wahlmöglichkeit gegeben haben.
4. Wenn Sie sich so eine stabile Problemvergangenheit geschaffen haben, lassen Sie sich nicht von der Idee irritieren, Sie könnten es sich heute vielleicht besser gehen lassen als damals.

5. Konnotieren Sie stets Ihr gegenwärtiges Verhalten möglichst negativ, als Ausdruck von Defiziten, nie positiv als sinnvolle Reaktion auf die gegebenen Umstände. Betrachten Sie Ihr Verhalten und das von anderen Menschen nie in seinem aktuellen Kontext, sondern stets als Ausdruck ewig gleichbleibender Eigenschaften oder Defekte.
6. Vermeiden Sie es, sich die Zukunft detailliert auszumalen, allenfalls global als ein finsteres oder leeres Loch. Falls es Ihnen derzeit schlecht geht, vermeiden Sie vor allem, sich auszumalen, was Sie alles anders als heute tun würden, wenn es Ihnen wieder besser ginge.

9.3 Diagnostik als Intervention und Bestandteil der Therapie

Wenn wir Symptome als Mittel, um etwas auszudrücken, und somit Psychopathologie als funktional betrachten, dann sind Therapeut:innen die Adressat:innen dieser Äußerungen. Buchholz (1998) hat aus diesen Überlegungen einige Schlussfolgerungen gezogen, die hier in Form von Merksätzen wiedergegeben werden:

1. keine Diagnose ohne Interaktion,
2. die Diagnose folgt der Interaktion,
3. der Therapieerfolg hängt von der Interaktion, nicht von der Diagnose ab, und
4. der:die Verstehende ist Adressat:in von Störungen, die Therapie geschieht durch Interaktion, und Diagnostik kommt darin vor.

Diese Aussagen machen deutlich, wie artifiziell die Trennung von Diagnostik und Intervention aus systemtherapeutischer Sicht erscheint. Deswegen wird gern von einem systemischen Interviewen gesprochen (z. B. Tomm, 1987). Dies schließt sowohl das diagnostische als auch interventive Tun ein. Schon das Erkunden und Finden einer gemeinsamen Sprache für ein Störungsgeschehen und die durch Reziprozität gekennzeichnete Involviertheit der Mitglieder eines betroffenen sozialen Systems in die Entwicklung, Aufrechterhaltung und Veränderung einer beschriebenen Symptomatik hebt die Störung auf eine Ebene der Beeinflussbarkeit und Gestaltbarkeit durch die Beteiligten im Therapiesystem sowie seine relevanten Umwelten. Wie weiter oben beschrieben erscheint jeder Akt des Diagnostizierens beeinflusst durch die Diagnostizierenden selbst (Kybernetik zweiter Ordnung). Die Grenzen zwischen der Beschreibung von etwas und der Beeinflussung des zu Beschreibenden verflüssigen sich.

Konsequenz von interventiven Diagnostikprozessen

- Wenn wir mit betroffenen sozialen Systemen über Symptome sprechen und diese im Sinne von Rückkopplungsprozessen beschreiben, so konstruieren wir gleichfalls eine Ebene der Beeinflussbarkeit und Gestaltbarkeit. An die Stelle von Diagnostik versus Intervention tritt Diagnostik als eine Möglichkeit zur Intervention.

9.4 Kennzeichen und diagnostische Aspekte sozialer Interaktionen

Bisher existiert kein empirisch abgesichertes Klassifikationssystem zur Diagnostik *sozialer Interaktionen* – auch wenn es teils sehr elaborierte Ansätze zur sozialen Diagnostik etwa im Kontext Sozialer Arbeit gibt (Büttner et al., 2018; Pantucek-Eisenbacher, 2019). Bereits in der Revision zum DSM-5 betonten Michael First, Mitherausgeber des DSM-IV, und David Reiss, Mitbegründer des DSM, die Notwendigkeit, soziale Interaktionen und deren Störungen zu klassifizieren und in die diagnostischen Manuale zu integrieren (Kupfer, First u. Regier, 2002; Reiss u. Emde, 2003). In mehreren Expert:innengesprächen wurde die Nosologie im DSM-5 zwar deutlich verbessert, geplante epidemiologische Feldstudien zur Erhöhung der diagnostischen Reliabilität und Validität wurden aufgrund interner Machtkämpfe um Finanzmittel jedoch nicht realisiert. Die Revision des DSM-5 zur Berücksichtigung sozialer Prozesse im Spektrum psychischer Störungen rückte in den Hintergrund. Letzten Endes dominieren weiterhin wie auch in der ICD biobehaviorale Diagnosen. Soziale Interaktionsstörungen werden nur wenig genau und an wenig relevanter Stelle benannt (siehe Tabelle 5).

Tabelle 5: Klassifikation sozialer Interaktionsstörungen im DSM und ICD (Foran, Whisman u. Beach, 2015)

Definition	Kriterium

DSM-5: Andere Bedingungen, die ein Fokus klinischer Aufmerksamkeit sein können (V61.10)
 	
ICD-10: Faktoren, die den Gesundheitszustand beeinflussen und zur Inanspruchnahme des Gesundheitswesens führen (Z63.0)
 	
- [Problematische] partnerschaftliche Beziehungsqualität
- [Problematische] Beziehungsqualität beeinflusst den Verlauf, die Prognose oder die Therapie einer psychischen Störung oder körperlichen Erkrankung
	Dysfunktion in verhaltensbezogenen, kognitiven oder affektiven Domänen
	Beispiel
	- Verhaltensprobleme
	  • Konfliktlöseprobleme
	  • Rückzug
	  • Überinvolvierung
	- Kognitive Probleme
	  • Chronisch negative Zuschreibung der Absichten des Partners bzw. der Partnerin
	  • Chronische Abweisung positiven Verhaltens des Partners bzw. der Partnerin
	- Affektive Probleme
	  • Chronische Trauer, Apathie, Ärger über den Partner bzw. die Partnerin

Im medizinischen Modell der Psychotherapie schließt sich die Indikationsstellung für eine bestimmte Therapie unmittelbar an die Diagnostik an. Im kontextuellen Modell (▸ Kapitel 4) dagegen ist der Ausgangspunkt aller Pfade, die zur erwünschten Wirkung führen, eine Vereinbarung und ein Arbeitsbündnis zwischen Patient:innen und Therapeut:innen. Dass die Systemische Therapie sich in so gut wie allen Anwendungsbereichen als wirksam erwiesen hat, ist ein Beleg für ihre »Störungsrelevanz«, die aber – wie oben gesagt – direkt oder auch indirekt, über eine Wirkung auf interpersonelle Prozesse, zustande gekommen sein kann. Bei der Frage nach Indikationen und Kontraindikationen müsste jeweils nach der intrapersonellen (»psychische Störung«) und interpersonellen Ebene (»Systemstörung«) gefragt werden.

9.5 Indikationen und Kontraindikationen

Im Folgenden werden Indikationen und Kontraindikationen zu Systemischer Therapie dargestellt

9.5.1 Indikationen

Selektive Indikation: Die systemtherapeutische selektive Indikation fragt danach, welches Verfahren je nach Kontext und in diesem beschriebenen Störungsbild für wen hilfreich erscheint. Evidenzbasierte Aussagen über mögliche

Anwendungsbereiche Systemischer Therapie für den Erwachsenen-, Kinder- und Jugendlichenbereich basieren meist auf randomisiert kontrollierten Studien (RCTs; ▸ Kapitel 4 und 14), die den Kontext eines Störungsgeschehens nur bedingt erfassen. In der Entscheidung zur Überweisung von sozialen Systemen mit Beziehungsstörungen können darüber hinaus verschiedene Foki und Settings berücksichtigt werden (siehe Tabelle 6 und 7).

Tabelle 6: Entscheidungsbaum zur Überweisung von sozialen Systemen mit Beziehungsstörung je nach Therapiefokus in verschiedene Therapiesettings (Foran et al., 2015)

Leitfragen	Therapiesettings
Ist der Beziehungsdistress das einzige Problem?	– Paar- oder Familientherapie – Individuelle Therapie mit Fokus auf Beziehungsprobleme
Ist eine psychische Störung zusätzlich präsent?	– Paar- oder Familientherapie mit Indikation für eine spezifische Störung (z. B. Depression) – Individuelle Therapie mit Fokus auf eine psychische Störung, plus Paar- oder Familientherapie – Individuelle Therapie mit Fokus auf Beziehungsprobleme und psychische Störung
Ist Beziehungsdistress nicht vorhanden, aber eine psychische Störung?	– Individuelle Therapie mit Fokus auf die Person – Partner:innengestützte Interventionen zum Umgang mit der psychischen Störung

Tabelle 7: Entscheidungsbaum zur Überweisung von sozialen Systemen je nach Stadium der Störung und des Konflikts in verschiedene Therapiesettings (Reiter, Brunner u. Reiter-Theil, 1997)

Stadium der Störung	Anhaltende offene oder verdeckte Konflikte in der Partnerschaft und/oder Familie	
	Vorhanden	Nicht vorhanden
Akut	Stützung, Führung, Information von Patient:innen im Paar, in Familie und/oder mit Angehörigen	
Subakut Remittiert Chronisch	Paar- oder Familientherapie mit Ziel der Bearbeitung der psychosozialen Konflikte	Individuelle Psychotherapie mit Ziel der Bearbeitung vor allem intrapsychischer, auch transgenerational vermittelter Konflikte

Darüber hinaus beschreibt die Leitlinienkommission für die Paar- und Familientherapie der *Arbeitsgemeinschaft der Wissenschaftlichen Medizinischen Fachgesellschaften* folgende Indikationskriterien (Scheib u. Wirsching, 2004):

– *Bei im Problem eng miteinander verbundenen Familien:* Das Problem erscheint eng verknüpft mit den Paar- und Familienbeziehungen und die Beziehungsprobleme wirken ohne Paar- oder Familientherapie nicht oder nur sehr viel langwieriger lösbar.

- *Bei Betroffenheit mehrerer Familienmitglieder:* Eine therapeutische Behandlung ist bei mehreren Familienmitgliedern angezeigt oder die ausschließlich individuelle Behandlung nur eines Familienmitgliedes ist mit gesundheitsgefährdenden Beziehungskrisen assoziiert.
- *Bei hohem Schweregrad einer psychischen Störung oder körperlichen Erkrankung:* Chronische und sehr belastende Krankheitsprozesse erschöpfen die Bewältigungsprozesse des betroffenen sozialen Systems, sodass die Dekompensation des Gesamtsystems droht.
- *Bei Vermeidung von Hospitalisierung oder Fremdunterbringung:* Familiäre Ressourcen können den Verbleib eines Familienmitglieds innerhalb der familiären und sozialen Gesellschaft gewährleisten.
- *Bei Familienmitgliedern als hilfreichen Co-Therapeut:innen:* Bestimmte Familienmitglieder erscheinen besonders bedeutsam, motiviert und verfügbar, um einen wesentlichen Beitrag zur Bewältigung der Problematik zu leisten. Dieser Beitrag kann ohne die Einbeziehung der jeweiligen Familienmitglieder nicht oder nur unzureichend aktiviert werden.

Adaptive und prozessurale Indikation (Routine Outcome Monitoring, ROM): Das Routine-Outcome-Monitoring (ROM), das heißt das regelmäßige Einholen von Rückmeldung (Feedback) seitens der Patient:innen und Therapeut:innen im gegenseitigen Kontakt, etabliert sich zunehmend in der Systemischen Therapie zum diagnostischen »Königsweg« (z. B. Tilden u. Wampold, 2017; Tilden, 2020). Dieses Vorgehen begründet sich unter anderem in dem Wissen um die Bedeutsamkeit der Patient:innen- und weniger Therapeut:inneneinschätzung für den Therapieerfolg (Hannan et al., 2005). Deshalb gilt als der vielleicht beste Hinweis für Neulinge in der Psychotherapie, regelmäßig in Minisupervisionen die Einschätzung der Patient:innen zum Therapiegeschehen zu erfragen. Bei genauerer Betrachtung dieser Feedbackprozesse scheinen sowohl reflexive als auch iterative Momente wesentlich zu sein. Die durch regelmäßiges Einholen von Feedback angeregte Reflexivität bei den Patient:innen kann dazu stimulieren, das im Zusammenhang mit der Psychotherapie Erlebte verstärkt innerhalb und außerhalb des Therapiegeschehens zu integrieren. Gleiches gilt für die zunehmend feiner abgestimmte Prozesssteuerung seitens der Psychotherapeut:innen, z. B. wenn Ergebnisse in nachfolgenden Sitzungen dem betroffenen sozialen System und Psychotherapeut:innen gleichermaßen zur Verfügung gestellt werden (Rober, 2017). Dadurch kommt ein iterativer Prozess in Gang, der sich im Sinne positiver und negativer Feedbackprozesse aufschaukeln und Veränderungsprozesse anregen kann.

Ein Beispiel für ROM ist das Synergetische Navigationssystem (SNS). Es ist eine webbasierte Plattform zur Erfassung, Visualisierung und Analyse von (psychotherapeutischen) Veränderungsprozessen (Schiepek, 2019; Aas u. Schiepek, 2014). Das Konzept der Synergetik dient dazu, über diverse Fragebogen zu möglichst vielen Zeitpunkten – optimal täglich – Veränderungsmuster (in SNS-Sprech: »Ordnungs-Ordnungs-Übergänge« ▸ Kapitel 3) zu erfassen, zu identifizieren und therapeutisch nutzbar zu machen. Das SNS mit seinen vielen Analysemöglichkeiten bietet Rückmeldungen an Klient:innensysteme in Echtzeit an, die als kooperatives Prozessfeedback und datenbasierte Prozesssteuerung genutzt werden können. Somit stellt das SNS ein Monitoring in Echtzeit dar, bei dem Therapeut:innen unmittelbar nach der Beantwortung interessierter Fragen durch die Patient:innen auf wichtige Zwischenergebnisse (z. B. kritische Instabilität) zurückgreifen können, die in Form anschaulicher Diagramme dargestellt werden. Die Nutzer:innen müssen also weder auf extern durchgeführte Auswertungsleistungen noch auf das Ende eines Therapie- oder Beratungsprozesses warten, um relevante Informationen zu erhalten. Auch für die Evaluation oder für notwendige Dokumentationen (z. B. Arztbriefe, therapeutische Diskurse) stehen die Ergebnisse sofort zur Verfügung. Das SNS versteht sich vor allem als Frühwarnsystem für kritische Instabilitäten (z. B. sich anbahnende Vorfälle bei Suchtmittelkonsum, Prodrome vor psychotischen Schüben). Üblicherweise sind solche kritischen Ereignisse nicht langfristig vorhersehbar, während es gleichzeitig von großer Bedeutung ist, sie rechtzeitig zu erkennen. Aus empirischen Studien sind Frühindikatoren solcher kritischen Instabilitäten bekannt, die im SNS auf Basis der in Echtzeit erfassten Zeitreihen berechnet und zeitnah dargestellt werden. Inzwischen gibt es ein Netzwerk aus Kliniken, Einrichtungen und systemischen Expert:innen, die mit dem SNS arbeiten und gemeinsam Daten sammeln, Erfahrungen austauschen und publizieren (Schiepek, 2012, 2020).

9.5.2 Kontraindikationen

Absolute Kontraindikationen: Absolute Kontraindikationen gegenüber Systemischer Therapie als Verfahren sind *nicht* bekannt, wohl aber, wie unten ausführlicher dargestellt, gegenüber bestimmten Settings im Zusammenhang mit problematischen bis existenziell gefährlichen Settings. Dabei ist einschränkend zu beachten, dass in den Evidenzstudien vielfach keine verwertbaren Daten zu *unerwünschten Ereignissen* berichtet werden, eine Kritik, die ebenso auf alle anderen Psychotherapieverfahren zutrifft (IQWiG, 2017; Pinquart, Oslejsek u. Teubert, 2014; Riediger, Pinquart u. Teubert, 2017; von Sydow, Beher, Schweitzer u. Retzlaff, 2010; von Sydow, Retzlaff, Beher, Haun u. Schweitzer, 2013). Erst langsam bilden sich Forschungsgruppen wie z. B. das Netzwerk zu Risiken und Nebenwirkungen der Psychotherapie (RINEPS). Verfahren zur Erfassung unerwünschter Wirkungen erscheinen vielfältig (Linden u. Strauß, 2018) und mit dem »Inventar zur Erfassung negativer Effekte von Psychotherapien« (INEP; Ladwig, Rief u. Nestoriuc, 2014) auch für die Systemische Therapie passend. Es berücksichtigt nicht nur den Bereich der Symptomatik und Stigmatisierung, sondern auch negative Folgen in der Partnerschaft, Familie sowie im Freundeskreis, zusätzlich zu finanziellen sowie rechtlichen Nachteilen, Problemen in der therapeutischen Beziehung und unethischem sowie grob fahrlässigem Therapeut:innenverhalten (Nestoriuc u. Rief, 2018).

Axiome unerwünschter Wirkungen und negativer Ereignisse in Systemischer Therapie (Märtens, 2002)

- Es ist ein therapeutischer Kunstfehler, Therapieschäden »nur« als eine Konstruktion zu verstehen und sie nicht ernst zu nehmen.
- Unreflektierter Gebrauch positiver Konnotationen führt zu Respektlosigkeit gegenüber dem Leid betroffener sozialer Systeme (z. B. wenn Therapeut:innen den Verlust des Arbeitsplatzes einseitig als Chance zu einem längst überfälligen Heilungsprozess rahmen).
- Da Therapie »nur« Konversation ist, das heißt ein alltägliches soziales Phänomen, sind keine Therapieschäden zu erwarten.
- Da alles zirkulär ist, erscheint eine kausale Ursachenzuschreibung von Ereignissen und Therapieschäden unmöglich.
- Da die Systemische Therapie wesentlich kürzer ist als andere Richtlinienverfahren, sind Abhängigkeiten weniger zu erwarten und somit Schäden weniger wahrscheinlich.
- Therapie kann nur stattfinden, wenn alle biologischen und/oder legalen Mitglieder eines betroffenen sozialen Systems vollständig anwesend sind, ungeachtet deren intrinsischer Motivation zur Teilhabe.

Zudem spricht Märtens (2002) die Problematik an, dass es in der Systemischen Therapie im ungünstigen Fall zu einer »Induktion« von Schamgefühlen kommen kann, dadurch, dass etwa zu große Offenheit stattfindet, z. B. durch Überrumpelung und Verletzung anderer Familienmitglieder (z. B. »Was würden Sie tun, wenn Ihr Partner plötzlich stirbt?« – »Zum alten Freund zurückkehren«). Auch Strauss (2018) reflektiert mögliche unerwünschte Nebenwirkungen und negative Ereignisse im Kontext Systemischer Therapie.

Pfautsch und Ochs (2021) haben eine explorative Online-Fragebogenstudie durchgeführt und systemische Psychotherapeut:innen und Berater:innen zu unerwünschten Nebenwirkungen und negativen Ereignissen in Systemischer Therapie und Beratung befragt. Als Nebenwirkungen wurden beispielsweise die Symptomverschlechterung sowie Destabilisierung des Umfeldes benannt. Zu den vielfältigen genannten Ursachen zählen z. B. eine inadäquate Ressourcenorientierung mit fehlender Wertschätzung von Problemen und Leid, verwirrende Fragetechniken wie auch mangelnde Kompetenz für intrapsychische Phänomene.

Absolute Kontraindikationen gegenüber bestimmten *Settings* betreffen vor allem häusliche Gewalt und Misshandlung. In diesen Fällen ist eine besondere Vorsicht aufgrund der Gefahr der Retraumatisierung geboten, vor allem bei noch vorhandenem Täter:innenkontakt und der Erwartung von Repressionen außerhalb des geschützten Therapiesettings. Es ist ein *Kunstfehler,* wenn Systemische Therapie dazu genutzt wird, missbräuchliche Strukturen mit der Begründung aufrechtzuerhalten, das betroffene soziale System sei ja schon in psychotherapeutischer Versorgung (von Sydow, 2018a). Gleichzeitig existieren evidenzbasierte Konzepte Systemischer Therapie bei häuslicher Gewalt (Visser, Van Lawick, Stith u. Spencer, 2020).

Relative Kontraindikationen: Wie in allen Psychotherapieverfahren gelten der *Ausbildungsstand und die Kompetenz* des Therapeutensystems als wichtiger Faktor erfolgreicher Therapie (Bauer u. Weinhardt, 2020). Die *systemische Grundhaltung* sollte authentisch gelebt werden, denn relative Kontraindikationen bestehen gerade in der rein technikorientierten Umsetzung systemischer Diagnostik und Intervention. Ein erfolgreiches Arbeiten im *Mehrpersonensetting* bedarf der Kompetenz zu vielgerichteter Parteilichkeit (▸ Kapitel 6) und neben Veränderungs- auch ausgesprochener Konstrukt- und Beziehungsneutralität (▸ Kapitel 5), einer aktiven Gesprächssteuerung und einer guten Gelassenheit im Aushalten von zum Teil hoher interpersonaler Konfliktspannung. Stets ist auch die *institutionelle Verankerung* zu beachten. Wenn Vorgesetzte oder Supervisor:innen sich skeptisch bis ablehnend gegenüber Systemischer Therapie zeigen, ist gut zu überlegen, ob, und wenn ja, wie diese praktiziert werden kann. Es ist davon auszugehen, dass bei möglichen Problemen kein institutioneller Rückhalt gegeben ist. Bei *somatischen Krankheiten* muss eine Ärztin unbedingt mitbehandeln oder explizit erklären, dass eine Nicht-Mitbehandlung der Somatik keinen Schaden nach sich zieht. Psychopharmakologische Behandlungen (z. B. bei schwerer Depression oder Schizophrenie) und alternative Heilbehandlungsverfahren (z. B. Physiotherapie bei somatischen Erkrankungen; Ernährungs- und Diabetesberatung bei Ess- sowie Substanzkonsumstörungen; Körperpsychotherapie bei frühkindlichen Traumata) sollten darüber hinaus bei Bedarf im Sinne von Kombinationsbehandlungen mit bedacht werden (von Sydow, 2018a).

9.6 Multimodale und multimethodale systemtherapeutische Diagnostik

Das *Drei-Ebenen-Modell* (Cierpka, 2008; Hunger, 2018) kann als Rahmenmodell für die Auswahl von Verfahren zur systemtherapeutischen Diagnostik und Bildung therapiebezogener Heuristiken zur Fallkonzeption und Therapieplanung verstanden werden. Es beschreibt Familie als soziales System auf drei Ebenen. Die *Familie-als-Ganzes* bildet eine Ebene, die wiederum die Subebene der dyadischen und triadischen Beziehungen *ich-du/ihr* und die Subebene des Individuums *ich-innerhalb-der-Familie* umfasst. Gleichwohl bildet die Ebene Familie-als-Ganzes eine Subebene des gesellschaftlichen Systems *wir-ihr.* Jede (Sub-)Ebene beziehungsweise jedes (Sub-)System kann als Funktionssystem verstanden werden, das sich in Abgrenzung zu anderen Funktionssystemen beschreiben lässt, wobei die einzelnen Funktionssysteme miteinander in Wechselwirkung stehen. So ergeben sich vier Betrachtungsweisen (siehe Abbildung 11) mit dazu entsprechenden Fragestellungen für die Systemdiagnostik (siehe Tabelle 8).

Tabelle 8: Fragestellungen der Familien- und Systemdiagnostik (Hunger, 2018), in Anlehnung an Cierpka (2008)

Übergeordnete Fragestellungen
A) Welche Funktionen und Dysfunktionen zeigen sich bei Betrachtung der (Sub-) Systeme mit Blick auf die Entstehung, Aufrechterhaltung und Veränderung ihres Erscheinungsbildes? B) Wie lassen sich die beobachteten Funktionen und Dysfunktionen beschreiben, erklären und bewerten, wenn wir qualifizierende und quantifizierende Aussagen zugrunde legen?
Spezifizierende Fragestellungen
1. Wie organisiert sich das Individuum innerhalb seines Beziehungsgefüges des betroffenen sozialen Systems? 2. Wie organisieren sich die dyadischen und triadischen Beziehungen in dem betroffenen sozialen System? 3. Wie organisiert sich das betroffene soziale System als Ganzes? 4. Wie organisiert sich das betroffene soziale System in seiner sozialen und gesellschaftlichen Umwelt?

9.6.1 Fragebogen

Für die Ebene des Individuums *(ich-innerhalb)*, der dyadischen und triadischen Beziehungen *(ich-du/ihr)* und der Ebene des Systems als Ganzes *(wir)* existieren gut validierte Diagnostikinstrumente (siehe Tabelle 9). Dabei werden vor allem dyadische und triadische Beziehungen untersucht. Triadische Beziehungen und das individuelle Erleben in sozialen Systemen werden weniger häufig betrachtet.

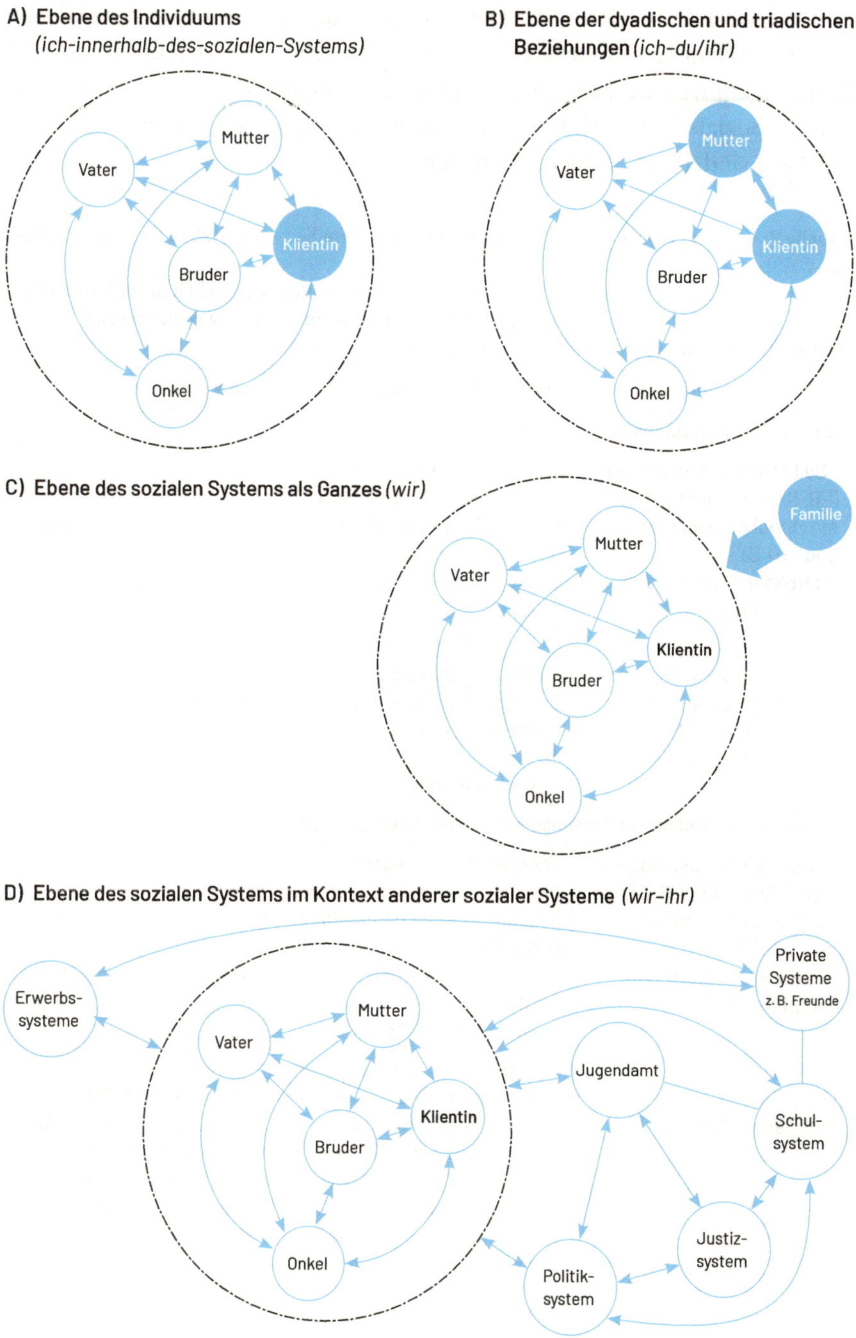

Abbildung 11: Betrachtungsweisen für die Systemdiagnostik (Hunger, 2018), in Anlehnung an Cierpka (2008)

Umfassender Entwicklungsbedarf besteht in der Erfassung der Interaktion sozialer Systeme im Kontext ihrer sozialen Umwelten. Bisher gibt es dazu kein Fragebogeninventar. Insofern ist zu überlegen, ob interviewbasierte Verfahren wie die Soziale Netzwerkdiagnostik (Hunger, Geigges u. Schweitzer, 2019) in der Lage sind, diese Lücke zu schließen.

Tabelle 9: Fragebogeninventare zur deutschsprachigen Familien- und Systemdiagnostik (Hunger, 2018)
Die Inhalts- und Kriteriumsvaliditäten sind sehr gut bis gut. Retestreliabilitäten sind für einige, aber nicht alle Fragebogen vorhanden. Ausführlichere Informationen sowie beispielhafte Studien sind im Onlinesupplement bei Hunger (2018) einsehbar.

Titel und Autoren	Theorie, Dimensionen, Versionen und Normierung
Ebene des Individuums *(ich-innerhalb)*	
»Selbstbeurteilungsbogen« (FB-S) Anm.: Der FB-S ist ein Modul der Familienbögen (FB) (Cierpka u. Frevert, 1994; Cierpka, Frevert u. Strack, 1996)	Theorie: *Prozessmodell* Dimensionen: *Aufgabenerfüllung, Rollenverhalten, Kommunikation, Emotionalität, affektive Beziehungsaufnahme, Kontrolle, Werte und Normen* Versionen: 28 Items (ca. 45 min); interne Konsistenz: FB-S: $\alpha = .84$ Normierung: 218 Familien
»Erleben in sozialen Systemen Fragebogen« (EXIS) (Hunger et al., 2017; Hunger u. Schweitzer, 2014)	Theorie: *Systemmodell* Dimensionen: *Zugehörigkeit, Autonomie, Einklang, Zuversicht* Versionen: 12 Items (ca. 10 min); interne Konsistenz: EXIS: $\alpha = .93$ Normierung: fehlt
Ebene der dyadischen und triadischen Beziehungen *(ich-du/ihr)*	
»Zweierbeziehungsbogen« (FB-Z) Anm.: Der FB-Z ist ein Modul der Familienbögen (FB) (Cierpka u. Frevert, 1994; Cierpka et al., 1996)	Theorie: *Prozessmodell* Dimensionen: *Aufgabenerfüllung, Rollenverhalten, Kommunikation, Emotionalität, affektive Beziehungsaufnahme, Kontrolle, Werte und Normen* Versionen: 28 Items (ca. 45 min); interne Konsistenz: FB-Z: $\alpha = .90$ Normierung: 218 Familien
»Paarklimaskalen« (PKS, PKS-K) (Schneewind, 2002; Moos, 1979)	Theorie: *Sozial- beziehungsweise Paarklima* Dimensionen: *PKS: Zusammenhalt, Offenheit, Konfliktneigung, Selbstständigkeit, Leistungsorientierung, kulturelle Orientierung, aktive Freizeitgestaltung, Organisation, Kontrolle; PKS-K: Verbundenheit, Unabhängigkeit, Aktivität* Versionen: PKS: 54 Items (ca. 20 min); PKS-K: 24 Items (ca. 10 min); interne Konsistenz: PKS: $\alpha \approx .75$; PKS-K: $\alpha \approx .79$ Normierung: 490 Paare

Titel und Autoren	Theorie, Dimensionen, Versionen und Normierung
Ebene der dyadischen und triadischen Beziehungen *(ich-du/ihr)*	
»Gießen-Test – Paardiagnostik« (GT-Paar) (Brähler u. Brähler, 1993; Hinz, Stöbel-Richter u. Brähler, 2001)	Theorie: *Beziehungsstruktur* Dimensionen: *soziale Resonanz, Dominanz, Kontrolle, Grundstimmung, Durchlässigkeit;* Beurteilungsformen: *Selbstbild des Mannes, Selbstbild der Frau, Urteil des Mannes über die Frau, Urteil der Frau über den Mann* Versionen: 40 Items (ca. 15 min); interne Konsistenz: GT: α = .70 (Selbstbild), α = .47 (Fremdbild) Normierung: 1601 Paare
»Dyadic Adjustment Scale« (DAS, DAS-K) (Spanier, 1976; Dinkel u. Balck, 2006)	Theorie: *Prozessmodell* Dimensionen: *Konsens, Zufriedenheit, Kohäsion* Versionen: DAS: 32 Items (ca. 10 min); DAS-K: 12 Items (ca. 5 min); interne Konsistenz: DAS: α = .62–.90 Normierung: fehlt
»Partnerschaftsfragebogen« (PFB, PFB-K) (Kliem et al., 2012; Kliem, Kröger, Stöbel-Richter, Hahlweg u. Brähler, 2012; Hahlweg, 2016; Hinz, Stöbel-Richter u. Brähler, 2001)	Theorie: *Partnerschaftszufriedenheit* Dimensionen: *Streitverhalten, Zärtlichkeit, Gemeinsamkeit/Kommunikation* Versionen: PFB: 31 Items (ca. 10 min); PFB-K: 9 Items (ca. 1 min); interne Konsistenz: PFB: $\alpha \approx .94$; PFB-K: $\alpha \approx .84$ Normierung: PFB: 114 Paare; PFB-K: 1390 Paare
»Einschätzung von Partnerschaft und Familie« (EPF) (Klann, Hahlweg, Limbird u. Snyder, 2006)	Theorie: *Partnerschaftszufriedenheit* Dimensionen: *Inkonsistenz, Konvention, globale Unzufriedenheit, affektive Kommunikation, Problemlösung, Aggression, gemeinsame Freizeitgestaltung, Konflikte und Finanzen, sexuelle Unzufriedenheit, Rollenorientierung, Konflikte mit Herkunftsfamilie, Unzufriedenheit mit Gegenwartsfamilie* Versionen: 150 Items (ca. 20 min.); interne Konsistenz: EPF: α = .74–.94 Normierung: 412 Einzelpersonen
»Dyadisches Coping Inventar« (DCI) (Bodenmann, 2008)	Theorie: *Systemisch-transaktionale Stresstheorie* Dimensionen: *Stressäußerung, positives supportives dyadisches Coping, negatives supportives dyadisches Coping, delegiertes dyadisches Coping;* Beurteilungsformen: Selbstbild des Mannes, Selbstbild der Frau, wahrgenommenes Coping der Frau, wahrgenommenes Coping des Mannes Versionen: 37 Items (ca. 10 min); interne Konsistenz: DCI: α = .71–.93 Normierung: 2399 Paare

Titel und Autoren	Theorie, Dimensionen, Versionen und Normierung
Familie/System als Ganzes (*wir*)	
»Familienbögen« (FB) (Cierpka u. Frevert, 1994; Cierpka et al., 1996; Sidor u. Cierpka, 2016)	Theorie: *Prozessmodell* Dimensionen: *FB: Aufgabenerfüllung, Rollenverhalten, Kommunikation, Emotionalität, affektive Beziehungsaufnahme, Kontrolle, Werte und Normen; FB-A-K: Aufgabenerfüllung, Kommunikation, Emotionalität, affektive Beziehungsaufnahme, Kontrolle* Versionen: FB: je 28 Items pro Perspektive FB-S, FB-Z, FB-A (je ca. 45 min); FB-A-K: 14 Items (ca. 5 min); interne Konsistenz: FB-S: α = .84; FB-Z: α = .90; FB-A: α = .88; FB-A-K: α = .91 Normierung: FB: 218 Familien; FB-A-K: 1442 Familien
»Familienklimaskalen« (FKS, FKS-K) (Schneewind, 1987; Moos u. Moos, 1981)	Theorie: *Sozial- beziehungsweise Familienklima* Dimensionen: *Beziehung, Persönlichkeitsreifung, Systemerhaltung* Versionen: FKS: 116 Items (ca. 30 min); FKS-K: 49 Items (ca. 15 min); interne Konsistenz: FKS: α = .45–.86 Normierung: 570 Familien
»Family Adaptability and Cohesion Evaluation Scales« (FACES) (Olson, Sprenkle u. Russell, 1979)	Theorie: *Circumplex-Modell des Ehe- und Familiensystems* Dimensionen: *Kohäsion, Adaptabilität* Versionen: 20 Items (ca. 20 min), interne Konsistenz: Kohäsion: α = .77; Adaptabilität: α = .62 Normierung: 2453 Erwachsene, 412 Adoleszente
»Evaluation of Social Systems« (EVOS) (Aguilar-Raab et al., 2017)	Theorie: *Circumplex-Modell; McMaster-Modell, Beavers Systemmodell* Dimensionen: *Beziehungsqualität, kollektive Wirksamkeit* Versionen: 13 Items (ca. 10 min), interne Konsistenz: Beziehungsqualität: α = .87; kollektive Wirksamkeit: α = .88 Normierung: fehlt
»Familien-Identifikations-Test« (FIT) (Remschmidt u. Mattejat, 1999)	Theorie: *Real- und Ideal-Ich* Dimensionen: *soziale Aktivität, Assertivität, soziale Resonanzfähigkeit, emotionale Labilität* Versionen: 12 Items (ca. 5 min); interne Konsistenz: FIT: α = .68–.83 Normierung: 264 Kinder, Jugendliche und deren Eltern

9.6.2 Szenische Methoden und Interviews

Zur Exploration komplexerer Systemprozesse stehen der systemtherapeutischen Diagnostik vor allem Interviewverfahren und szenische Methoden zur Verfügung. Genogrammarbeiten (▸ Kapitel 13.7.1) ebenso wie Systemaufstellungen (▸ Kapitel 13.2.1) dienen der Erfassung mehrgenerationaler Dynamiken. Die Soziale Netzwerkdiagnostik (Hunger, Geigges u. Schweitzer, 2019) übersteigt biologische und legale Systemgrenzen und erfasst alle bedeutsamen Mitglieder eines betroffenen sozialen Systems. Da alle Verfahren ausgewählte Kernelemente der Systemischen Therapie darstellen, werden sie in den entsprechenden Kapiteln in diesem Buch (▸ Kapitel 13) ausführlicher dargestellt. Weitere strukturell, interaktionell und projektiv orientierte Verfahren sind darüber hinaus an anderer Stelle zu finden (Reich, Stasch, Walter u. Cierpka, 2022).

9.6.3 Rating

Seit den 1980er Jahren bemüht sich die Division 43 Family Psychology der APA um die Etablierung einer beziehungsorientierten Diagnostik. Ein Erfolg ist die »Global Assessment of Relationship Functioning Scale« (GARF; Stasch u. Cierpka, 2006). Sie erinnert stets an die Berücksichtigung des Beziehungskontexts entlang der drei Domänen *Problemlösung, Organisation* und *Emotionales Klima* (siehe Tabelle 10). Dabei bedarf es bereits im Instruktionsteil der GARF der Spezifizierung des einzuschätzenden sozialen Systems. Mit der GARF-Skala wird das Ausmaß beurteilt, in dem eine Beziehung die affektiven und/oder lebenspraktischen Bedürfnisse eines betroffenen sozialen Systems erfüllt (81–100: »Die Beziehungseinheit funktioniert nach Selbstbericht der Beteiligten und aus der Perspektive von Beobachtern zufriedenstellend«; 01–20: »Die Beziehungseinheit ist zu dysfunktional geworden, um die Kontinuität von Kontakt und Bindung aufrecht zu halten«).

Tabelle 10: »Global Assessment of Relationship Functioning Scale« (GARF; Stasch u. Cierpka, 2006)

Skalen	
Problemlösung	Fähigkeit, Ziele und Regeln auszuhandeln; Bewältigung von Routinetätigkeiten, Umgang mit Stress und Belastungen; Kommunikationsfähigkeit, Fähigkeit zur Konfliktlösung
Organisation	Aufrechterhaltung von interpersonellen Rollen und Subsystemgrenzen; Funktionieren in Hierarchien; Koalition und Verteilung von Macht, Kontrolle und Verantwortung
Emotionales Klima	Qualität der Sorge für andere, Empathie und Bindung; gegenseitige Wertschätzung; wechselseitiges affektives Verständnis; Respekt und Achtung; Qualität der Sexualität

Fragen zu Kapitel 9

1. Systemische Therapeut:innen sind Expert:innen im Gesundheitswesen, auch in der Diagnostik psychischer Störungen, somatischer Erkrankungen und psychosozialer Konflikte. Welche Aussage ist am ehesten zutreffend?
   a. Systemische Therapeut:innen lehnen die Vergabe von Diagnosen aus historischen Gründen ab.
   b. Systemische Therapeut:innen lehnen die Vergabe von Diagnosen aus empirischen Gründen ab.
   c. Systemische Therapeut:innen favorisieren die Vergabe von Diagnosen vor allem zur Komplexitätsreduktion des Störungsgeschehens.
   d. Systemische Therapeut:innen orientieren sich in der Vergabe von Diagnosen vor allem an ihrer Nützlichkeit und Sinnstiftung für das Therapiegeschehen.

2. Der Systemischen Therapie ist die Haltung der Diagnostiker:innen ein zentrales Anliegen. Welche der folgenden Aussagen ist am ehesten zutreffend?
   a. Systemische Diagnostiker:innen arbeiten vor allem störungsspezifisch.
   b. Systemische Diagnostiker:innen arbeiten sowohl störungsspezifisch als auch nicht störungsspezifisch.
   c. Systemische Diagnostiker:innen arbeiten vor allem lösungsspezifisch.
   d. Systemische Diagnostiker:innen arbeiten weder störungs- noch lösungsspezifisch.
   e. Systemische Diagnostiker:innen arbeiten weder störungsspezifisch noch nicht störungsspezifisch.

3. Die Kybernetik erster und zweiter Ordnung gehören zu den Kernkonzepten der Systemischen Therapie. Welche der folgenden Aussagen sind auch für die systemtherapeutische Diagnostik bedeutsam? (Mehrfachantworten möglich)
   a. Die Kybernetik erster Ordnung beschreibt zwischenmenschliche Systeme als kommunikative Rückkopplungskreise und schaut in der Diagnostik auf das »Was wird kommuniziert?«.
   b. Die Kybernetik zweiter Ordnung untersucht die Inhalte menschlicher Kommunikation im Sinne von Reiz-Reaktion-Interaktion als geschlossenes Ganzes.

c. Die Kybernetik zweiter Ordnung beschreibt die Reflexion der Steuerung und Regelung kommunikativer Prozesse und schaut in der Diagnostik auf das »Wie wird kommuniziert?«.
d. Die Kybernetik erster Ordnung hat ihren Ursprung in der Musik und Kunst und schaut in der Diagnostik auf die Reduktion komplexer Inhalte mithilfe ästhetischer Verfahren.
e. Die Kybernetik zweiter Ordnung dient dem Transfer des Störungsgeschehens in das Therapiegeschehen nach Diagnosestellung.

4. Beschreiben Sie die Indikationen und Entscheidungsregeln zur Überweisung von sozialen Systemen a) mit Beziehungsstörung, b) nach Stadium der Störung und Art des Konflikts in der Partnerschaft und/oder Familie als offen oder verdeckt und c) entlang der Empfehlungen der Leitlinienkommission (Scheib u. Wirsching, 2004) in verschiedenen Therapiesettings.

5. In der adaptiven und prozessuralen Indikation, dem Routine Outcome Monitoring (ROM), ist das Einholen von Rückmeldungen seitens der Patient:innen ein zentraler Fokus. Wie heißt das Diagnostikverfahren, das den Prinzipien der Synergetik folgend ein ROM zur Erfassung, Visualisierung und Analyse psychotherapeutischer Veränderungsprozesse im Therapiealltag anbietet?
a. Synergetisches Optimierungssystem (SOS)
b. Synergetisches Navigationssystem (SNS)
c. Synergetisches Avisierungssystem (SAS)
d. Synergetisches Zuweisungssystem (SZS)
e. Synergetisches Driftsystem (SDS)

6. Auch in der Systemischen Therapie können unerwünschte Wirkungen und negative Ereignisse gesehen werden. Welche der folgenden Aussagen trifft am ehesten *nicht* zu?
a. Es ist ein therapeutischer Kunstfehler, Therapieschäden »nur« als eine Konstruktion zu verstehen und sie nicht ernst zu nehmen.
b. Unreflektierter Gebrauch positiver Konnotationen führt zu Respektlosigkeit gegenüber dem Leid betroffener sozialer Systeme (z. B. wenn der Verlust des Arbeitsplatzes einseitig als Chance zu einem längst überfälligen Heilungsprozess gerahmt wird).
c. Da Therapie »nur« Konversation ist, das heißt ein alltägliches soziales Phänomen, sind keine Therapieschäden zu erwarten.

d. Da alles zirkulär ist, erscheint eine kausale Ursachenzuschreibung von Ereignissen und Therapieschäden unmöglich.
e. Die Orientierung an ICD- und DSM-Diagnosen sorgt für negative Ereignisse in der Systemischen Therapie.

7. Das Drei-Ebenen-Modell (Cierpka, 2008; Hunger, 2018) kann als Rahmenmodell für die Auswahl von Verfahren zur systemtherapeutischen Diagnostik und Bildung therapiebezogener Heuristiken verstanden werden. Welche Aussage ist am ehesten zutreffend bezüglich der Ebene, die im Drei-Ebenen-Modell *nicht* adressiert wird?
   a. Familie-als-Ganzes (wir)
   b. Dyadische und triadische Beziehungen in der Familie (ich-du/ihr)
   c. Professionelle Beziehungen innerhalb der Familienunternehmung (ich/du/wir)
   d. Individuum in der Familie (ich-innerhalb-der-Familie)
   e. Familie im gesellschaftlichen System (wir-ihr)

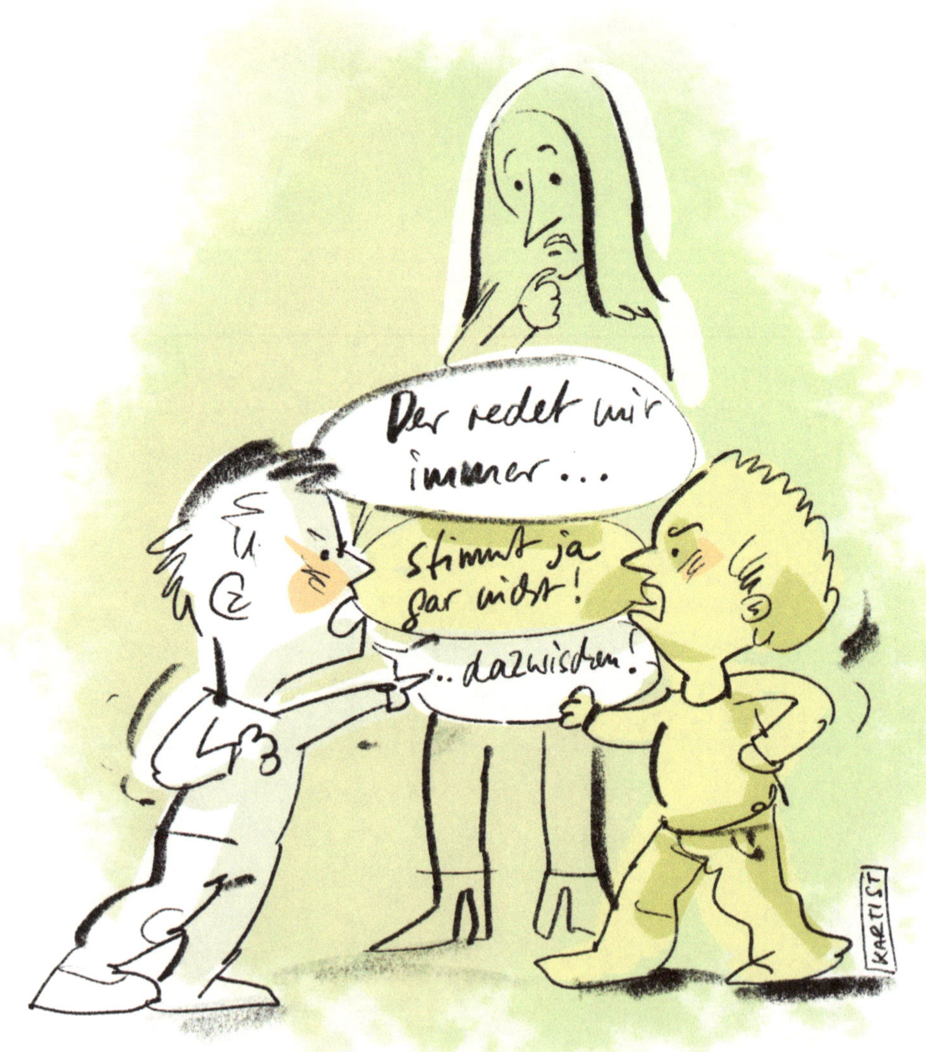
Der redet mir immer …
stimmt ja gar nicht!
… dazwischen!
KARLIST

10 Systemische Überlegungen zur Entstehung und Aufrechterhaltung von Störungen

Hans Lieb und Sebastian Baumann

In diesem Kapitel geht es zum einen darum, die systemische Sicht auf die zentralen Begriffe Störung und Krankheit darzustellen. Zum anderen wird gezeigt, wie Entstehung und Aufrechterhaltung psychischer Störungen aus systemtheoretischer Sicht erklärt werden können. Das wird an einzelnen Fallbeispielen erläutert.

10.1 Einordnung und Prämissen

An eine Reihe von Begriffen und daraus folgenden Konzepten haben wir uns im psychotherapeutischen Diskurs gewöhnt. Sie werden nicht (mehr) infrage gestellt. Für die Systemische Therapie sind deren Verwendung aber mit einigen heilungsverhindernden Implikationen verbunden, sodass sie zunächst eingeordnet werden müssen.

10.1.1 Ein Dilemma

Die Frage danach, welche Bedeutung es für die Systemische Therapie hat, wie Störungen ent- und fortbestehen, ist ein viel diskutiertes Thema. Denn schon durch die Verwendung bestimmter Begriffe wie »Störung«, »Krankheit« oder »Diagnose« geraten Systemische Therapeut:innen in ein Dilemma: Um an bestehende Wissensbestände anzukoppeln, müssen sie Konzepte verwenden, deren Implikationen für einen erfolgreichen Therapieprozess sie kritisch hinterfragen. Anders gesagt: Es widerspricht den theoretischen Grundlagen Systemischer Therapie, eine eigene »Krankheitslehre« zu entwickeln, also genau zu beschreiben, wie es zu einer »psychischen Störung« kommen kann. Linearkausale Ursachenbeschreibungen nach dem Muster »Aus A folgt B folgt C« entsprechen nicht der erkenntnistheoretischen Basis Systemischer Therapie (▸ Kapitel 3).

Wie lösen Systemische Therapeut:innen dieses Dilemma, immer wieder auf Konzepte zurückgreifen zu müssen, deren Verwendung sie problematisch finden, deren Ablehnung aber dazu führen würde, nicht ins Gesundheitssystem zu passen? Stell dir vor, es ist Systemische Therapie, aber kaum einer geht hin, weil Psychotherapie (in Deutschland) zum größten Teil von gesetzlichen Krankenversicherungen finanziert wird, die dafür aber »krankheitswertige« Probleme voraussetzen, die auch so bezeichnet werden müssen. Lieb (2014) schlägt vor, in den Zuordnungen des Tetralemmas die Position des »Sowohl-als-auch« einzunehmen. Also sowohl mit Begriffen und Vorstellungen zu operieren, die aus systemischer Sicht fragwürdig sind, als auch diese zu dekonstruieren. Diese Haltung spiegelt sich auch in diesem Buch und speziell bei der Beschäftigung mit der Ätiologie psychischer Störungen wider.

Ein wenig kann man diese Vorgehensweise mit therapeutischer Arbeit vergleichen: Es geht darum, zunächst an Klient:innensysteme anzukoppeln (»pacing«, ▸ Kapitel 13), um dann deren Vor- und Nachteile zu sondieren beziehungsweise andere Wirklichkeitskonstruktionen anzubieten (»leading«, ▸ Kapitel 13).

Die ICD verzichtet seit der ICD-10 darauf, die Klassifikation psychischer Störungen auf Annahmen über die Ätiologie aufzubauen. Sie nimmt nicht explizit Bezug auf Annahmen zur Entstehung, denn für diese gab es keine ausreichenden empirischen Belege, und zudem waren diese Annahmen je nach Verfahren sehr unterschiedlich.

Wenn wir in der Systemischen Therapie über die Entstehung und Aufrechterhaltung von psychischen Störungen sprechen, sollten wir also mitdenken, welche Implikationen dieser Fokus für die Therapie mit sich bringt. Denn einerseits ist Störungswissen hilfreich, andererseits kann es die Aufmerksamkeit der Fachleute und damit potenziell auch die der Klient:innen einseitig auf Probleme und deren mögliche Ursachen richten und die Heilung damit eher erschweren oder verzögern, wenn aus dem Blick gerät, an welche gelungenen Problemlöseerfahrungen Menschen ankoppeln können (z. B. Borst, 2003; Schmidt, 2005).

Aus einer systemischen Perspektive sprechen folgende Bedenken gegen eine Suche nach eindeutigen Ursachen:

- Die Komplexität biopsychosozialer Verursachung von Störungen, deren zeitliche Erstreckung nicht nur zurück bis zum Lebensbeginn, sondern darüber hinaus bis zu Geschehnissen vorhergehender Generationen gedacht werden kann, ist so groß, dass es nicht sinnvoll wäre, einige wenige Faktoren als die für eine Störung ursächlichen zu identifizieren.
- Hypothesen zur Ätiologie von Störungen werden deshalb therapeut:innenseitig nicht mit dem Ziel angeboten, die wahre Ursache zu entdecken; sie messen sich allein an der Nützlichkeit für einen positiven Therapieprozess.

Neben den ätiologischen Vorstellungen, die ein Psychotherapieverfahren zur Verfügung stellen kann, ist in der Systemischen Therapie von besonderer Bedeutung, von welchen Annahmen über Entstehung und Aufrechterhaltung Klient:innen selbst ausgehen. Denn genau diese Vorstellungen können zur weiteren Aufrechterhaltung der Störung beitragen.

- Es geht nicht darum, Klient:innen von der Richtigkeit therapeut:innenseitiger theoretischer Annahmen über Entstehung und Aufrechterhaltung zu überzeugen.
- Menschen haben nicht nur eine, sondern etliche »Vergangenheiten«, auf die in der aktuellen Situation fokussiert werden kann. Neben z. B. der Reaktion mit einer Panikattacke wurden andere potenziell bedrohliche Situationen im Leben bereits unzählige Male auf andere Art gemeistert. Diese zu identifizieren und in andere Situationen zu übertragen kann einen entscheidenden Beitrag zum Therapieerfolg leisten.
- Man könnte sich in der Therapie also genauso gut mit der Frage der Entstehung und Aufrechterhaltung von Lösungen beschäftigen.

Warum lohnt sich die Beschäftigung mit der Entstehung und Aufrechterhaltung von Störungen trotzdem?

- Auch wenn Ursachen für Störungen nicht objektiv erkennbar sind, erzeugen Annahmen darüber Sinn (für Klient:innen und Therapeut:innen). Diese »sinnstiftenden Narrative« (Wagner u. Russinger, 2016, S. 162) können ein wichtiges Mittel sein, um Störungen zu überwinden.
- Es kann zu Selbstakzeptanz führen, wenn leidvoll Erlebtes gewürdigt und in die damaligen Kontexte eingebettet wird.
- Theoretische Vorstellungen zur Ätiologie können (müssen aber nicht) einen Hinweis auf Lösungsmöglichkeiten geben.
- Vorstellungen über aufrechterhaltende Faktoren erleichtern es, genau an diesen Stellen Angebote zur Musterveränderung zu machen.
- Sie geben Hinweise zur Prävention psychischer Störungen.

Die »veränderungsoptimistische« (Wagner, 2020, S. 46) Sichtweise der Systemischen Therapie schafft eine besondere Wahrnehmungsgrundlage für bereits bewältigte Krisen und Lösungen, denn wonach man (theoriegeleitet) sucht, das findet man auch mit großer Wahrscheinlichkeit.

10.1.2 Die Begriffe »Störung« und »Krankheit«

Wie bereits beschrieben, hat die Systemische Therapie eine ganz eigene Vorstellung davon, wie grundlegende Begriffe der Psychotherapie einzuordnen sind. Konzepte wie Störung, Krankheit und Diagnose bedürfen deshalb einer besonderen Betrachtung. Lieb (2014) beschreibt ausführlich, wie die Begriffe systemisch rekonstruiert und ohne Verlust der systemischen Identität nutzbar gemacht werden können. Kurz gesagt geht es darum, Polykontexturalitätskompetenz zu erlangen: Während Begriffe in einem Kontext eine bestimmte Bedeutung haben, haben sie in einem anderen Kontext eine andere. Es ist wichtig zu unterscheiden, was z. B. der Begriff »Krankheit« bedeutet, wenn es um den Zugang zu einer kassenfinanzierten Leistung (Psychotherapie) geht, und was im Kontext des konkreten psychotherapeutischen Gesprächs, bei dem die Implikationen eines Krankheitsbegriffs dem Therapieerfolg gegebenenfalls entgegenstehen können (siehe unten).

Störung: Der Begriff »Störung« ist problematisch, da er normative Vorstellungen von »ungestörten« (Er-)Lebensweisen impliziert. Wenn Störungen ausschließlich als dysfunktionale Verhaltens-, Denk- und Gefühlsweisen beschrieben werden, so handelt es sich aus einer systemischen Perspektive nur um die eine Seite der Medaille. Denn auf der anderen Seite können »Störungen« hochfunktional sein, etwa wenn die unkontrollierbare Antriebslosigkeit vor der Trennung des Partners bewahrt oder sie sich zu stark aufopfernde Menschen daran hindert, weitere zwischenmenschliche Verlustgeschäfte einzugehen (Meiss, 2016).

In den Ohren von Systemiker:innen hat »Störung« also einen eher schlechten Ruf. Störungen als Beschreibungen einer Mehrzahl von zusammengehörigen und kovariierenden Symptomen können aus einer systemisch ressourcenorientierten Perspektive, so belastend sie auch sein mögen, als nicht willentlich gesteuerte Aktionen eines Systems im Dienste bestimmter lebenswichtiger Bedürfnisse gesehen werden (Schmidt, 2004). Etwa wenn der Organismus keine Energie mehr zur Verfügung stellt, weil es die Erfahrung gibt, dass es nicht bei dem einen Arbeitstelefonat bleiben wird, sondern dieses den Auftakt für eine ganze Serie weiterer aufgehalster Aufgaben darstellt.

Auf einen weiteren Aspekt weisen Watzlawick, Beavin und Jackson (1969/2011) hin: Störungen können durch immer wieder gleichartige, aber erfolglose Problemlösestrategien aufrechterhalten werden. Die Problemlöseversuche selbst werden zum Teil des Problems, etwa wenn Angstsymptome immer wieder bekämpft und (erfolglos) kontrolliert statt integriert werden. Eine »chronische psychische Störung« kann also dadurch gekennzeichnet sein, dass Menschen in der gewohnten Problemlösestrategie verbleiben und dieselbe erfolglose Strategie immer weiter benutzen. Ein wichtiges Element Systemischer Therapie ist dementsprechend, bisherige Problemlösemuster zu hinterfragen und zu »stören«. Nicht weil sie »an sich« unpassend wären, sondern sich als symptomaufrechterhaltend gezeigt haben.

Deshalb erscheint es uns angemessener, jedes Mal neu zu entscheiden, ob die Bewertung von Symptomen als Zeichen einer Störung oder Krankheit gerade hilfreich für einen positiven Therapieverlauf ist oder nicht. Der Umgang mit Symptomen ist also flexibler als sonst in der Medizin üblich, wo Symptome als Zeichen eines »Morbus« aufgefasst werden. Vielleicht sollten wir deshalb auch besser von »Phänomenen« sprechen.

Im Sinne des oben beschriebenen Sowohl-als-auch denkt die Systemische Therapie den »Krankheitswert« aber gelegentlich ganz explizit mit: Dass die Bewertung von Phänomenen als Störung oder Krankheit auch hilfreich sein kann, zeigt das Beispiel einer Klientin, die, nachdem sie die Diagnose »Panikstörung« von ihrem Hausarzt erhalten hatte, sehr erleichtert war:

»Ich wusste dann, das gibt es wirklich, ich bilde mir das nicht nur ein, ich bin also nicht verrückt!«

Diagnosen können demnach paradoxerweise Beweis dafür sein, gerade nicht »verrückt« zu sein, weil es nun eine »Krankheit gibt«, die alles erklärt.

Krankheit: Psychotherapie ist definiert als die Heilung oder Linderung von krankheitswertigen Störungen (► Kapitel 10.1.3). Aber welche Implikationen hat es, wenn Psychotherapeut:innen die Phänomene, mit denen Menschen zu ihnen ambulant oder stationär kommen, als Krankheit begreifen?

Mit dem Krankheitskonzept einher gehen Vorstellungen von nicht oder nur teilweiser Steuerbarkeit von eigenen Gedanken, Gefühlen und Verhalten, die unter anderem zur Folge haben, für ein bestimmtes Verhalten nicht schuldig beziehungsweise nicht verantwortlich zu sein. Während übermäßiger Alkoholkonsum früher ein Zeichen von Disziplinlosigkeit war, wird er heute als Ausdruck einer Krankheit gedeutet. Besonders in der Akutpsychiatrie lässt sich beobachten, wie das Verhalten von Patient:innen mal als krank, mal als boshaft gedeutet wird (»mad or bad«). Die Leitunterscheidung »krank/gesund« hat also mannigfaltige und sehr konkrete Konsequenzen. Vor Gericht etwa entscheidet sie darüber, ob Menschen als schuldfähig eingestuft werden und damit ins Gefängnis oder andernfalls in die forensische Psychiatrie müssen. In manchen Ländern hängt davon sogar die Entscheidung ab, ob an Menschen die Todesstrafe vollstreckt wird (zugespitzt: bei einem IQ von 69 nicht, bei 70 schon).

Männer scheinen der Unterscheidung von krank und gesund größere Bedeutung beizumessen, indem sie bei gleicher Symptomlage lieber zum Coaching gehen, bei dem sie weiter als gesund gelten können, als zur Psychotherapie, für die sie die Schwelle zur Krankheit überschreiten müssten.

Eine Klientin, deren Mann seit Jahren unter Depressionen litt und deswegen den gemeinsamen Sohn nicht mitversorgt hatte, beschwerte sich in der zweiten Sitzung bitterlich bei ihrem Mann, der nach der ersten Sitzung erstmalig den Sohn selbst ins Bett brachte, warum das jetzt möglich gewesen sei und nicht schon vor drei Jahren. Dann könne er die letzten Jahre ja doch nicht krank gewesen sein, wenn sich das durch ein Gespräch beseitigen lasse. Sie fühle sich von ihm nun noch mehr im Stich gelassen.

Die Leitunterscheidung gesund/krank ist vor allem für die Entscheidung von Bedeutung, wer bei begrenzten Ressourcen eine solidarfinanzierte Psychotherapie als Krankenbehandlung in Anspruch nehmen darf. Sie fördert soziale Gerechtigkeit, indem sie wahrscheinlicher macht, dass auch Menschen mit stärkeren Beeinträchtigungen und geringeren finanziellen Ressourcen einen Zugang zur »psychotherapeutischen Versorgung« finden. Allerdings birgt sie das Risiko, dass normale menschliche Entwicklungskrisen und Reaktionen auf subjektiv erlebte Belastungen damit pathologisiert und intrapsychischen Defekten zugeschrieben werden.

Welche nicht gewollten Konsequenzen diese Leitunterscheidung für die Entstehung und Aufrechterhaltung von »Störungen« haben kann, zeigt das Beispiel der neuen DSM-5-Diagnose »Psychoserisikosyndrom«. Allen Frances, der Vorsitzende der Kommission, die das DSM-IV ausarbeitete, ist dabei einer der prominentesten Kritiker:innen des DSM-5 geworden. Immer neue Diagnosen werden in die Klassifikationssysteme hinzugenommen, ohne dass wir bei einer Vielzahl von Phänomenen genau sagen könnten, ab wann sie »nicht mehr normal sind«, weil die Definition von »normal« immer eine Entscheidung von jemandem ist und dessen Kriterien dafür recht unklar sein können. Am Beispiel der Aufnahme der Diagnose »Psychoserisikosyndrom« in das DSM-5 zeigt Frances, dass sie vermutlich mehr schaden als nutzen wird. Während die Befürworter:innen dieser neuen Diagnose argumentieren, dass eine frühe Erfassung, Diagnosestellung und Behandlung vorteilhaft seien, begründet Frances (2013, S. 17) seine Skepsis in fünf Punkten:

1. Die allermeisten der so Diagnostizierten werden niemals eine Psychose erleben, während die kommunikativen Wirkungen dieser Störung, die die Psychose im Namen trägt und diese immerhin als eine der »schwersten« Störungen gilt, die es gibt, erheblich sind.

2. Eine Prävention von Psychosen, deren Wirksamkeit belegt wäre, gibt es nicht.
3. Die Einnahme von Psychopharmaka, für die allermeisten Personen ja nicht indiziert (siehe 1), kann zu erheblichen Nebenwirkungen führen, z. B. Adipositas, Diabetes, Herzerkrankungen und generell zu einer reduzierten Lebenserwartung.
4. Die Stigmatisierung und Belastung für die Betroffenen ist immens, weil die neue Diagnose fälschlicherweise suggeriert, eine Psychose stehe »unmittelbar bevor«.
5. Ein Risiko für etwas ist nicht gleichbedeutend mit seiner Erscheinung.

Dass es das Psychoserisikosyndrom trotzdem ins DSM-5 »geschafft hat«, sollte zu denken geben. Es zeigt, wie in Kommunikations- und sozialen Konstruktionsprozessen ausgehandelte Klassifikationssysteme selbst zur Entstehung und Aufrechterhaltung psychischer Störungen beitragen können – trotz gegenteiliger Intention. Ein Beispiel mit umgekehrtem Vorzeichen ist die Streichung der Homosexualität aus dem Kanon der psychischen Störungen mit dem Wechsel von der ICD-9 auf die ICD-10 im Jahre 1991. Quasi über Nacht waren Millionen von Menschen »geheilt« und konnten wieder als »gesund« bezeichnet werden.

Für Therapeut:innen wirkt der Krankheitsbegriff unter Umständen entlastend, etwa wenn sie bei ausbleibenden Therapiefortschritten oder Verschlechterungen auf die besonders fortgeschrittene Krankheit der Patient:innen verweisen können. Dies kann aber auch zur Belastung werden, sollte die Nichtveränderung einer als krank bezeichneten Patientin auf eine krankheitsbezogen unzureichende psychotherapeutische Behandlung zurückgeführt werden.

10.1.3 Systemische Therapie im Kontext der Psychotherapierichtlinie

Die Psychotherapierichtlinien definieren die Voraussetzungen für Psychotherapie als Leistung der gesetzlichen Krankenversicherung (GKV). Die Systemische Therapie muss diese berücksichtigen, ohne dabei ihre konzeptuellen Grundlagen aufzugeben.

Logik der Psychotherapierichtlinien: Nach § 1–5 ist Psychotherapie »keine Leistung der GKV […], wenn sie nicht dazu dient, eine Krankheit zu erkennen, zu heilen, ihre Verschlimmerung zu verhüten oder Krankheitsbeschwerden zu lindern«. Nach § 2 wird eine Störung dann als eine krankhafte angesehen, wenn sie »der willentlichen Steuerung durch die Patientin oder den Patienten nicht mehr oder nur zum Teil zugänglich« ist, durch seelische, körperliche oder soziale Faktoren verursacht ist und in »seelischen und körperlichen Symptomen und in krankhaften Verhaltensweisen« erkennbar wird. Mit der Aufnahme der

Systemischen Therapie wurden zu den verursachenden Faktoren explizit auch »soziale Faktoren« hinzugefügt (§ 2–2) und die Veränderung von bedeutsamen Beziehungen und Interaktionen zum Bestandteil therapeutischer Interventionen, »sofern diese für die Entstehung, Aufrechterhaltung oder Behandlung der psychischen Störung von Krankheitswert relevant sind« (§ 4–4-3).

Unterschiede zwischen der kausal-ätiologischen Logik der Richtlinien und systemischen Grundannahmen:

- Im Konstruktivismus in seinen verschiedenen Varianten (▸ Kapitel 2) ist das Konstrukt einer zu behandelnden Krankheit keine Wirklichkeit, die auf eine »objektive« seelische Krankheit verweist, sondern die Konstruktion von Beobachtern (vgl. z. B. Simon, 2018).
- Lösungsorientierte Ansätze, die in allen Denk- oder Verhaltensweisen Lösungsversuche und Ressourcen eines Systems sehen, kommen damit gegebenenfalls in Konflikt mit pathologieorientierten Konzepten.

Mit solchen unterschiedlichen Logiken und damit einhergehenden Differenzen kann und muss in Theorie und Praxis konstruktiv umgegangen werden (vgl. etwa den Ansatz der *Polykontexturalität;* Günther, 1978; Schimank, 1998; Jansen, 2014).

10.1.4 Fallkonzeptionen: störungsübergreifend, störungsspezifisch, störungsrelevant

Zu den *störungsübergreifenden Ansätzen* zählt z. B. die »allgemeine Psychotherapie« nach Klaus Grawe (1998; 1999), die auf Befunden der Psychotherapieforschung zu »allgemeinen Wirkfaktoren« der Therapie (▸ Kapitel 4 sowie Wampold, Imel u. Flückiger, 2018) aufbaut. Störungsspezifische Ansätze beziehen sich explizit auf bestimmte Störungen und diesbezügliche Wissensbestände. Störungsrelevant werden Therapien unabhängig von ihren jeweiligen Konzeptionen dadurch, dass sie zu relevanten Veränderungen bei von Patient:innen berichteten Störungen beitragen.

Eine 35-jährige Klientin, in Trennung lebend, Mutter eines vierjährigen Sohnes, berichtet von ihrem Leid an heftigen Streitereien mit dem Vater ihres Kindes, von Angstzuständen, Schlafstörungen und einer Ungewissheit, wie es beruflich weitergehen soll. Mit ihrer Mutter hat sie heftige Konflikte, zum leiblichen Vater seit Jahren keinen Kontakt mehr. Unter ICD-Perspektive könnte man verschiedene Zuordnungen erwägen und bei Erfüllung entsprechender Kriterien hierzu störungsspezifisch vorgehen: agoraphobische Ängste? Depressive Entwicklung? Schlafstörung? Anpassungsstörung im Rahmen einer Lebenskrise?

Historie der Störungsspezifität in der Systemischen Therapie: In der Phase der Kybernetik erster Ordnung (▶ Kapitel 3) wurde nach störungsspezifischen Mustern in den betroffenen Familien gesucht, etwa bei psychosomatischen Störungen, Essstörungen oder bei Schizophrenien. In der Phase der Kybernetik zweiter Ordnung und der konstruktivistischen Kritik an Diagnosen wurde davon eher Abstand genommen. Im letzten Jahrzehnt gab es Bemühungen, störungsspezifische Perspektiven wieder aufzugreifen und weiterzuentwickeln, unter anderem deswegen, weil das Fachwissen zu bestimmten »Störungen« immens gewachsen ist (Borst, 2003; zu störungsspezifischen Aspekten und Methoden vgl. Schweitzer u. von Schlippe, 2006; Ruf, 2012; von Sydow u. Borst, 2018, die Reihe »Störungen Systemisch Behandeln« im Carl-Auer-Verlag).

Die Systemische Therapie hat ihre *Störungsrelevanz* für etliche Störungsbereiche empirisch nachgewiesen (von Sydow, Beher, Retzlaff u. Schweitzer, 2007; Retzlaff, von Sydow, Beher, Haun u. Schweitzer, 2013; Retzlaff et al., 2013; Pinquart et al., 2016; IQWiG, 2017). Manchmal kann sie gerade deshalb störungsrelevant sein, weil sie in Therapieprozessen gezielt von einer »Fixierung« auf Symptome oder Störungen absieht.

Störungsrelevanz therapeutischer Fallkonzeptionen in der Richtlinienpsychotherapie: Die Logik der Psychotherapierichtlinien erfordert eine störungsrelevante Ausrichtung von Fallkonzeptionen hinsichtlich Erklärung und Veränderung der von den Klient:innen berichteten »krankheitswertigen« Symptome. Sie gibt nicht vor, in welchem Ausmaß das störungsspezifisch beziehungsweise störungsübergreifend geschehen soll. Auch wenn es im Einzelfall schwierig ist, Veränderungen bei Klient:innen eindeutig auf therapeutische Interventionen zurückzuführen, sollte im Therapieprozess geprüft werden, ob diese nebst anderen Effekten auch mit Veränderungen im Symptombereich einhergehen.

Störungsspezifische Wissensbestände: Systemtherapeutische Fallkonzeptionen können und sollen systemische und allgemeine Wissensbestände zu einzelnen Störungsbereichen berücksichtigen. Für solche Wissensbestände seien beispielhaft genannt (vgl. z. B. Herpertz, Caspar u. Mundt, 2008; Herpertz, Caspar u. Lieb, 2017): bei Essstörungen die Rolle eines niedrigen Selbstwertgefühls, eines Perfektionismus, psychobiologische Aspekte der Ernährung und gesellschaftliche Schlankheitsnormen (vgl. Fichter u. Herpertz, 2008, S. 527 f.; Zwaan u. Zeeck, 2017, S. 453 f.); bei Psychosen die Einflüsse von psychosozialen Bedingungen, traumatischen Erfahrungen und neurochemischen Prozessen (vgl. Borst u. Aderhold, 2018b); bei Depressionen die enge Verbindung mit Partnerschaftsproblemen (Bodenmann, 2009). *Systemisches Wissen* über einzelne Störungsbilder besteht zu spezifischen Mustern beziehungsweise Genese- und Behandlungsmodellen (siehe Schweitzer u. von Schlippe, 2006; Ruf, 2012; Tschacher u. Junghan, 2009; Kornberger, 2017a; Perlmutter, 1996), wobei eine Interaktion oder – eher – Co-Evolution von störungstypischen interaktionellen Mustern in einem System und den jeweiligen Symptomatiken angenommen wird (für psychotische Störungen z. B. schon bei Simon u. Retzer, 1998, für depressive Störungen z. B. schon seit Reiter, 1997). Zurück zum Fallbeispiel:

Was die Angstzustände betrifft, könnte man störungsspezifisch an die in der Literatur beschriebenen typischen Angstkreisläufe »Angst – Bekämpfen der Angst – Vermeidungsverhalten – dadurch bedingte Aufrechterhaltung der Angst« denken und therapeutisch damit arbeiten (siehe Voigt, 2021). Aus systemischer Sicht könnte man zusätzlich die mehrgenerationale Perspektive einnehmen, indem man die aktuelle Situation der Patientin (Trennung, Einsamkeit, existenzielle Ungewissheit) in den Kontext ihrer Biografie und der Erfahrungen in der Herkunftsfamilie stellt.

10.2 Systemische Erklärungen von Entstehung und Aufrechterhaltung psychischer Störungen

Nach grundsätzlichen systemischen Überlegungen zum Begriff der Kausalität und zum biopsychosozialen Modell werden sechs systemtheoretische Erklärungsansätze zu psychischen Störungen vorgestellt: die Rolle von Mustern und Ordnungsbildungen, die Perspektive von Sinn und Bedeutung, die Rolle der Kommunikation, die Rolle von Krisen und Entwicklungsaufgaben, die Perspektive generationenübergreifender Muster sowie funktionale Erklärungen mit Symptomen und Störungen als Lösungen.

10.2.1 Kausalität in der Entwicklung von selbstorganisierten Systemen

Monokausalität, Multikausalität, Zirkularität, Vulnerabilitäts- und Diathese-Stresskonzepte: Systemtheoretische Erklärungsformen orientieren sich an komplexen nicht-linearen Modellen im Unterschied zu linear-kausalen Ursache-Wirkungs-Konzeptionen (▸ Kapitel 3), die Symptome oder Störungen auf bestimmte Ursachen zurückführen. In komplexeren Vulnerabilitäts- oder Diathese-Stresskonzepten werden verschiedene potenziell wirksame ätiologische Faktoren benannt (genetische, biologische, belastende frühere und aktuelle Erfahrungen, individuelle Prädispositionen usw.), die entweder im Sinne einer Addition oder einer zirkulären Interaktion wirken (vgl. Kriz, 2017, S. 125 f.).

Entscheidend für das Zusammenwirken solcher Faktoren ist aus systemischer Sicht die jeweilige aktuelle Selbstorganisation eines Systems.

Ein 55-jähriger Mann, der aufgrund chronischer körperlicher Leidenszustände berentet ist und sehr unter dem Kontaktabbruch seiner beiden Kinder aus erster Ehe leidet, berichtet, er könne sich an nichts mehr erfreuen und ziehe sich zurück.

Biologische linear-kausale Konzepte könnten im depressiven Geschehen den Ausdruck einer neurobiologischen Transmitterdysbalance, psychologisch linear-kausale die Ursache in früheren Traumatisierungen des Patienten sehen. Vulnerabilitätskonzepte würden personale Prädispositionen, aktuelle Belastungen und aktuelle Umgangsformen damit annehmen. Systemische Therapeut:innen legen den Fokus wahrscheinlich auf aktuelle überstabile interaktionelle Muster, die den depressiven Zustand zwar nicht »als Ursache« erzeugt haben, aber gegenwärtig stabilisieren: z. B. Rückzug des Patienten und Übernahme von Alltagsverrichtungen durch seine aktuelle Familie mit Festschreibung damit einhergehender familiärer Rollen.

Integration allgemeiner und störungsspezifischer Wissensbestände in systemtherapeutische Erklärungen: Erstere können und müssen von zweiteren aufgegriffen und unter systemischen Modellannahmen integriert werden, deren wichtigste die Zirkularität und die Rekursivität in der Selbstorganisation von (Funktions-) Systemen sind (▸ Kapitel 3). Das betrifft auch die potenzielle Berücksichtigung in der Literatur genannter neurobiologischer störungsspezifischer Wissensbestände bei der Genese verschiedener Störungsbilder wie z. B. eine Dysfunktion der serotonergen Neurotransmissionen bei Zwangsstörungen (Poppe, 2008, S. 328) oder die Rolle der Amygdala bei Angststörungen (Hüther, 2012).

Auf der Basis *explizit systemisch ausgerichteter Ansätze* verweisen Borst und Aderhold (2018b) für den Bereich der Psychosen auf die Interdependenz von genetischen und neurobiologischen Faktoren, spezifischen Umwelteinflüssen mit spezifischen Sensibilisierungen dafür, psychosozialen Risikofaktoren, familiären Interaktionen und aktuellen Belastungs- und Schwellenphasen (»Wege in die Psychose«).

Entstehung versus Aufrechterhaltung von Störungen: Aus systemischer Sicht sollte zwischen beidem unterschieden werden, auch wenn sie ineinander übergehen. Aus synergetischer Sicht sind bei der ursprünglichen Entstehung einer Symptomatik die gesamten belastenden Umgebungsbedingungen (»Kontrollparameter«) relevant – z. B. organische Erkrankungen, eine biologische Veränderung, Verlusterfahrungen und Deprivationen, belastende Life-Events, Drogenkonsum usw. (siehe Kornberger, 2017a). Dabei werden bis dato stabile Systemprozesse destabilisiert, was unmittelbar mit Symptomatiken einhergehen kann. Für deren Bewältigung muss das System dann Muster entwickeln, die selbst wiederum Teil der Symptomatik oder der Problemlage werden (vgl. Stabilität und Überstabilität in ▸ Kapitel 3). Dabei können störungsspezifische interaktionelle und intrapersonelle Muster entstehen, die man mit Grawe »Störungsattraktoren« nennen kann (Grawe, 1998, S. 502 f.; Kornberger, 2017b).

Chronifizierung: Die geschilderten Prozesse und Muster können bei deren Überstabilität mit einer Chronifizierung der Störung einhergehen. Dazu gehört gegebenenfalls auch die »Behandlungsgeschichte« der Störung mit den von bisherigen Behandler:innen unterlegten und den Patient:innen direkt oder indirekt vermittelten Erklärungskonzepten und Rollenverteilungen zwischen Expert:in und Klient:in (von Schlippe u. Schweitzer, 2012, S. 168, und den Begriff der Medikalisierung bei Kriz, 2014c, 2021; ▸ Kapitel 14).

Im Fallbeispiel könnten sich im ungünstigen Fall lange anhaltende und sich primär um das Leid des Mannes herum organisierende Formen des Zusammenlebens herauskristallisieren: Er verbleibt dann gegebenenfalls in der Rolle des sich selbst Abwertenden und sich zurückziehenden; bei sozialen Treffen geht es viel und lange um sein Leid und um Ratschläge, die er nicht umsetzen kann. Der Psychiater diagnostiziert eventuell eine »schwere Depression« und alle glauben schließlich, dass ihn nur Expert:innen von dieser Krankheit befreien können. Ein Ausweg könnten dann – bei expliziter Würdigung all dieser bisherigen Muster und Rollen – neue kontext-, ressourcen- und gegebenenfalls funktional orientierte Hypothesen und Wirklichkeitskonstruktionen sein mit entsprechend hypothetisch durchgespielten alternativen »Zukunftsszenarien« (vgl. zur diesbezüglichen Methodik ▸ Kapitel 13; zu funktionalen Perspektiven Abschnitt 10.2.8).

10.2.2 Das biopsychosoziale Modell aus systemischer Perspektive

Wie viele medizinische und psychotherapeutische Erklärungs- und Behandlungsmodelle beziehen sich auch systemische Ansätze auf das von George L. Engel (1977) formulierte biopsychosoziale Modell, allerdings mit systemischen Besonderheiten in Umsetzung und Anwendung. Das betrifft vor allem die Konzeption von Interaktion und Zirkularität in der Kopplung von Körper, Psyche und sozialer Welt auf der Basis ihrer jeweiligen Selbstorganisationen im Unterschied zu einer hierarchischen Anordnung von Systemebenen und die besondere Rolle der sinnerzeugenden beziehungsweise -verarbeitenden Ebenen. Hierzu gibt es auch Unterschiede innerhalb systemischer Ansätze etwa zur Frage, ob diese drei Bereiche als jeweils »operational geschlossen« angesehen werden mit den jeweils anderen Bereichen als deren Umwelten oder ob ihnen ein gemeinsamer Sinn-, Energie- oder Operationsraum zugesprochen wird (vgl. dazu die Darstellung der soziologischen Systemtheorie und des damit korrelierenden Menschenbildes von Luhmann sowie die der Personzentrierten Systemtheorie in ▸ Kapitel 3 und 4; Kriz u. Simon, 2019; Eder, 2007, 2018; Kriz, 2017; Simon, 2012, 2018). Einig sind sich alle systemischen Ansätze, dass keine dieser funktionalen Einheiten monokausal ursächlich für Vorgänge in einem anderen ist.

Erklärung von Symptomen und Störungen im Rahmen des biopsychosozialen Modells: Dafür sind zum einen Prozesse innerhalb der drei Systeme Körper, Psyche und Interaktion beziehungsweise Kommunikation relevant und zum anderen Aspekte der Kopplungen dieser Bereiche miteinander. Keines dieser Systeme kann für sich allein ohne die anderen überleben. Alle Formen der Bedeutungsgebung und der Symbolverwendung (Sprache) in der Psyche ruhen auf deren Kopplung an sozial-kulturelle Systeme und sind unauflöslich von dieser gesellschaftlich-kulturellen Ebene geprägt (siehe Kriz, 2017). Eine Gemeinsamkeit von Psyche und sozialer Welt/Interaktion/Kommunikation besteht darin, dass beide Bereiche mit »Sinn operieren« und Dingen, Ereignissen, Symptomen und Störungen Bedeutungen verleihen und sich darin gegenseitig beeinflussen oder modifizieren (siehe sinnverarbeitende Systeme in ▸ Kapitel 3; Emlein, 2012, S. 192 f.; von Schlippe u. Schweitzer, 2019; Simon, 2018).

Bei verschiedenen Störungen können unterschiedliche Systeme oder Varianten der Kopplung im Vordergrund stehen, bei der Hypochondrie und bei Panikzuständen beispielsweise die zwischen Psyche und Körper. Das Konzept der jeweiligen Selbstorganisation dieser drei Systeme schließt ein, dass die »Operationsräume« eines Systems durch seine eigenen Strukturen oder durch Einschränkungen von einem anderen System begrenzt werden im Sinne von »constraints« bei Haken und Schiepek (2010). Beispielsweise kann das Spektrum psychischer Zustände begrenzt oder verändert sein durch eine körperliche Versehrtheit, durch den Konsum psychotroper Substanzen oder durch soziale Deprivationen beziehungsweise Freiheitsbeschränkungen.

Verschiedene systemische Ansätze legten und legen unterschiedliche Schwerpunkte hinsichtlich der Bedeutung der Funktionssysteme (Luhmann) oder Prozessebenen (Kriz). In den letzten Jahren wird den intrapsychischen Prozessen vermehrt Bedeutung zugemessen, etwa bei der Personzentrierten Systemtherapie (Kriz, 2017; ▸ Kapitel 3 und 4; Wagner u. Russinger, 2016; Baumann,

2018), oft mit Bezug auf das Konzept der Affektlogik von Luc Ciompi (1982). Bei manchen Störungsbildern kann somatisch-biologischen Prozessen eine besondere Relevanz zugeschrieben werden – bei posttraumatischen Belastungsstörungen z. B. dem sogenannten Körpergedächtnis (van der Kolk, 2015) oder bei Psychosen bestimmten Transmittern (Howes, McCutcheon, Owen u. Murray, 2017; Schmitt, Machow, Keeser, Falkai u. Hasan, 2015; Borst u. Aderhold, 2018b).

10.2.3 Erklärungen 1: Muster und Ordnungsbildung

Zirkularität und Rekursivität (zu diesen Begriffen siehe ▸ Kapitel 3) bedeuten, dass in einem Netzwerk aus interagierenden Wirkgrößen (beziehungsweise »Variablen«) sich jede Veränderung an einer Stelle durch das System fortpflanzt und so letztlich auf die »einwirkende« Stelle zurückwirkt. Wiederholen sich dabei bestimmte Verhaltensweisen, bilden sich Muster oder »Ordnungen« heraus, die dann zur gleichen Zeit zu diesen Verhaltensweisen führen, wie sie selbst von diesen gebildet werden (Top-down- versus Bottom-up-Prozesse; Kriz, 2017, S. 106). Solche Wiederholungen können zu jeweils ähnlichen bis gleichen Systemzuständen, sogenannten Attraktoren, führen (Strunk u. Schiepek, 2006; Haken u. Schiepek, 2010). Es lassen sich allgemeine oder störungsspezifische intrapsychische Muster zwischen Wahrnehmung, Kognition, Emotion und Verhalten beziehungsweise zwischen verschiedenen »Anteilen« einer Person identifizieren und solche in den Prozessen zwischen Personen, Subsystemen, verschiedenen Systemen sowie System und Umwelt.

Emergenz: Unabhängig von der Frage, wann und unter welchen Bedingungen bestimmte Verhaltensweisen erstmals auftraten, kann man entdecken, dass sich im biopsychosozialen Zusammenspiel mit der Zeit Wiederholungen ergeben und darin Muster bilden. Voraussetzung dafür ist, dass das System über die hierfür notwendigen zugrunde liegenden Fertigkeiten verfügt und die Umweltbedingungen dafür gegeben sind. Diesen Prozess bezeichnet man als »Emergenz«. Von Schlippe und Schweitzer (2019) illustrieren dieses Phänomen an einem Beispiel, das hier erweitert wird und das der Leserschaft bekannt sein dürfte: An einem Ausbildungsseminar nehmen alle einen Platz nach eigener Wahl ein, und obwohl es nicht abgesprochen ist oder zur expliziten Regel gemacht wurde, kehren alle auch nach der Snackpause dorthin zurück. Über die Seminarblöcke hinweg gibt es vielleicht sogar Stammplätze und wenn sich jemand auf »meinen Stuhl« setzt, gibt es Protest: »Es ist mein Stuhl, ›weil‹ ich hier immer sitze.« Auch bei problematischen, komplexen Verhaltensweisen lassen sich solche Wiederholungen erkennen, die bei deren Einbettung ins soziale Geschehen zu einem Muster geworden sind, das die Verhaltensoptionen der daran Beteiligten stark limitiert.

Relevanz von Zirkularität/Muster/Ordnungsbildung für Entstehung und Aufrechterhaltung von Symptomen und Störungen: Die Identifikation von Mustern, Ordnungsparametern, Zirkularitäten und dazugehörenden Systemregeln ist zunächst nur beschreibend (▸ Kapitel 3). Sie können auch für eine systemische Erklärung von Entstehung und Aufrechterhaltung von Symptomen oder Störungen genutzt werden, wobei Faktoren der Entstehung und Aufrechterhaltung oft ineinander übergehen.

Entstehung: Zur Entstehung einer Störung gehört aus dieser Sicht vor allem eine Dysbalance zwischen Morphogenese (Veränderungspotenziale) und Morpho- beziehungsweise Homöostase (Bewahrungspotenziale) mit einer »Überstabilität« der Bewahrungspotenziale. Damit geht eine Unflexibilität gegenüber »Ordnungs-Ordnungs-Übergängen« einher, die wegen systeminterner oder -externer Veränderungen anstehen (▸ Kapitel 3). Hier spielen gegebenenfalls belastende und vom System nur schwer zu bewältigende Kontextfaktoren eine besondere Rolle (Krankheit, Arbeitslosigkeit, Verluste und Trennungen oder Schwellensituationen eines Systems).

Wenn sich in einem System dominante Muster in Verhalten, Denken und Fühlen herausgebildet haben und diese die weitere Dynamik steuern und dabei die Einzelelemente beziehungsweise Personen »versklaven«, hat das Konsequenzen für den Zustand des Systems und den der Systemmitglieder. Symptome können hier auch kreative Wege sein, die bisherigen Muster und die dazugehörenden Regeln gleichzeitig zu brechen und sie einzuhalten – man kann sich z. B. aufgrund einer »diagnostizierten Depression« sonst geltenden Leistungsnormen entziehen. Bei anhaltenden Störungen oder Leidenszuständen (z. B. anhaltende Frustrationen von personalen Bedürfnissen, Freiheitseinschränkungen oder Erschöpfungszustände aufgrund dabei verbrauchter psychophysischer Energien) müssen zu deren Bewältigung dann wiederum auf personaler oder interaktionaler Ebene »Kompensations- oder Anpassungsleistungen« erbracht werden. Das kann gegebenenfalls zu einem neuen Systemzustand (Attraktor) führen, für den die Störung eines Systemmitgliedes dann eine wenngleich mit Leid verbundene Funktion erlangen kann – was unter Umständen auch den Übergang von der Entstehung in die Aufrechterhaltung einer Störung markiert.

Aufrechterhaltung: Im Umgang mit einer Symptomatik können sich zirkuläre Muster etablieren, in denen ein System dann »gefangen« ist. Der Umgang mit einer anorektischen Symptomatik in einer Familie kann z. B. geprägt sein von zirkulär-rekursiven Prozessen wohlgemeinter elterlicher Versuche, das Essverhalten einer Person zu beeinflussen, und deren Festhalten an einem restriktiven Essstil als Form der Bewahrung ihrer Autonomie, wie in Abbildung 12 dargestellt. Die dabei generierten Systemzustände (Attraktoren) können im Sinne der Synergetik zu neuen »Ordnungsparametern« werden (▸ Kapitel 2). Musterwiederholungen sind für ein System mitunter auch selbst identitätsstiftend. Im kollektiven Umgang mit einer Angst-, Zwangs- oder Depressionssymptomatik bilden sich beim »Tanz um das Symptom« z. B. neue und dann vertraute familiäre interaktionelle Muster der Fürsorge, der Abgrenzung oder des Zusammenschlusses gegen als Verursachung angesehene Umweltinstanzen heraus (zur Beschreibung störungsspezifischer Muster vgl. allgemein Schweitzer u. von Schlippe, 2006; Ruf, 2012; exemplarisch bei Depression: Asen, 2013; Borst, 2019, 2020a). Dann kann einer Störung trotz des Leidens daran gegebenenfalls auch eine positive Funktion für den Erhalt dieser Muster zugeschrieben werden. Für die Aufrechterhaltung von Symptomen und Störungen spielen auch vom System oder von professionellen Helfer:innen gewählte Erklärungen und Bewertungen der Störung – z. B. biologische, individualpsychologische oder soziale »Landkarten« – eine Rolle, wenn damit eine Einengung individueller oder kollektiver Options- und Freiheitsgrade einhergeht (vgl. zur Rolle solcher »Realitätskonstruktionen« ▸ Kapitel 3 und hier Abschnitt 10.2.4). Ein System kann in solchen selbsterzeugten Mustern und Prozessen trotz aller darin enthaltenen Ressourcen und positiven Intentionen so gefangen sein, dass es therapeutischer Hilfe bedarf, um aus dieser Einengung wieder herauszufinden.

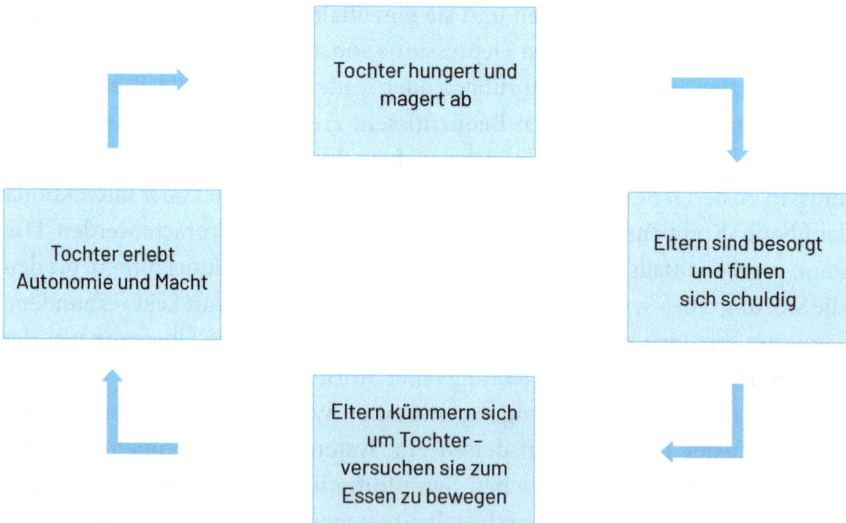

Abbildung 12: Interaktionelles Muster in einer Familie mit einer anorektischen Tochter (in Anlehnung an Ruf, 2012, S. 240)

In der Partnerschaft von Maria und Walter schätzen beide aneinander die jeweilige Eigenständigkeit des anderen. So können sie sich gut auseinandersetzen und gemeinsam Probleme lösen im Sinne eines positiv erlebten symmetrischen Musters mit sich wiederholenden gegenseitig autonomen Äußerungen.

Das subjektive Erleben dessen ändert sich, als eine Seite - gegebenenfalls unter veränderten Umweltbedingungen - die andere Seite öfter in einer komplementären Rolle erleben will: Walter will etwa, dass Marta ihm bei seinen Berichten über seine Arbeitsplatzbelastungen nur zuhört, sich in ihn einfühlt und seinen Lösungsansätzen zustimmt, statt ihm primär ihre Sichtweisen dazu zu »präsentieren«. Maria hat Schwierigkeiten, wenn er für ihren Geschmack zu lange redet, dabei zu viel Raum einnimmt und sich für ihre familiären und auch beruflichen Belastungen nicht hinreichend interessiert. Nun treffen zwei von eigenen Bedürfnissen getränkte Komplementärerwartungen aufeinander, die bei Überstabilität des bisherigen symmetrischen Musters (»Selbstpositionierung trifft auf Selbstpositionierung«) unbefriedigt bleiben. Marta könnte sich immer mehr zurückziehen und würde dabei von Walter und anderen als »depressiv« beschrieben. Walter verbringt seine Abende nun lieber mit seinen Freunden. Die schließlich als Krankheit diagnostizierte »Depression« von Marta kann hier zu einer Musterunterbrechung führen und komplementäre Prozesse ermöglichen, wenn Walter ihr angesichts ihrer »Erkrankung« mehr und mehr seine fürsorgliche Seite zeigt und beide sich so wieder näherkommen.

Therapeutische Relevanz: Die Identifikation von zirkulären Prozessen, Mustern, Attraktoren, Ordnungsparametern und dafür relevanten Umgebungsbedingungen ist eine Form des »systemischen Diagnostizierens« (»relationale Diagnostik«; Levold u. Wirsching, 2014, S. 143; ▸ Kapitel 4 und 9), die vielfältig genutzt werden kann (z. B. ressourcenorientierte Umdeutungen, hypothetisches Spiel mit potenziellen Musterunterbrechungen, Veränderung relevanter Umgebungsbedingen, transparente therapeutische Präsentation einer »Systemdiagnose« mit dialogischer Prüfung ihrer Nützlichkeit für das System (▸ Kapitel 5 und 13 zu Rahmung und Interventionen).

10

10.2.4 Erklärungen 2: Konstruktionen – die Perspektive von Sinn und Bedeutung

In ▸ Kapitel 2 wurde dargestellt, dass Wahrnehmung eigentlich Wahrbildung oder Wahrgebung ist und kein Abbild der Realität liefert, sondern eine Konstruktion aus Sinnesreizen und (emotionaler) Gedächtnisleistung eines Individuums darstellt (Konstruktivismus). Was wir als »wahr« empfinden, hängt auch davon ab, was andere für wahr halten, Realität wird also in gesellschaftlichen Prozessen ausgehandelt (sozialer Konstruktionismus). Das Konzept der Autopoiese lehrt uns, dass lebende Systeme die Elemente, aus denen sie bestehen, mithilfe der Elemente, aus denen sie bestehen, reproduzieren (▸ Kapitel 3). Der Erkennende erschafft sich in seinem Erkennen selbst die Bedingungen seines Erkennens. Diese »Megatheorien« können als sehr umfassende Hintergrundfolien für das Verständnis von Phänomenen, die mit somatisch-psychischem Leid in Verbindung stehen, genutzt werden.

Ein 35-jähriger Mann leidet unter einer Erektionsstörung. In seiner Erinnerung »entstand« sie am Ende einer durchzechten Nacht, in der die spontanen sexuellen Aktivitäten mit seiner Freundin nicht zur sonst üblichen Penetration führen konnten, weil die Erektion ausblieb. Er ist sehr leistungsorientiert und es irritiert ihn extrem, dass er mit seiner Partnerin nicht schlafen kann. Wenn er sich selbst befriedigt, klappt alles wunderbar. Sie hingegen stört weniger die fehlende Erektion als vielmehr seine Konzentration, sie nennt es »Fixierung« darauf. Der Mann stimmt dem Termin in der Praxis erst nach langem Bitten und Drängen der Freundin zu.

Entstehung: Eine Möglichkeit, wie sich die Entstehung deuten ließe, ist die Versklavung der gesamten kognitiv-emotionalen Wahrnehmung durch den Attraktor Scham. Obgleich anderes potenziell wahrnehmbar wäre, ist die Scham, keine Erektion zu bekommen – selbst wenn das biologisch durch übermäßigen Alkoholkonsum bedingt wäre – so übermächtig, dass z. B. die Reaktion der Freundin (»Das macht nichts; es stört mich nicht«) nicht im Bewusstsein registriert wird. Autopoietisch ausgedrückt war es nicht möglich, mit systemfremden Strukturen (seiner Partnerin) zu operieren. Selbstreferenziell wird auf die eigene Bedeutungsgebung als Versagen rekurriert.

Die Konzentration auf die Erektion als die einzige Ausdrucksform sexuellen Erlebens erhöht den Druck, hier performen zu müssen. Während früher die gemeinsame Konstruktion darin bestand, beglückende Sexualität als Momente von Begegnung, Aufeinander-Reagieren und Verschmelzung zu sehen, reiht er sich jetzt in die andernorts geteilte Konstruktion ein, ein Mann müsse es »bringen«, und das sei nur mit einer Erektion möglich. Wiederum autopoietisch beschrieben: Menschen operieren mit systemeigenen Unterscheidungen, die intern erzeugt werden.

Aufrechterhaltung: In zirkulären Prozessen trifft die zunehmende Fokussierung auf eigene körperliche Prozesse auf ein Erleben von Hilflosigkeit, Einsamkeit und geringer Attraktivität aufseiten der Frau. Letzteres deutet der Mann nicht als eigenes Thema der Frau, sondern als Konsequenz auf seine Unfähigkeit, sie zu befriedigen. Selbst auftretende Ausnahmen von diesem Muster werden auf beiden Seiten nicht mehr wahrgenommen. Mit der Zeit verfestigt sich das Bild, sexuell laufe es nicht mehr gut, mit Auswirkungen auf die Wahrnehmung von anderen Partnerschaftsbereichen, auf die nun mit anderen, negativer gefärbten Brillen geschaut wird. Sexuelle Begegnungen werden seltener, was den Druck, es bei den wenigen Malen aber auch besonders gut zu machen, erhöht und die Wahrnehmung des Partners:der Partnerin verringert. Mit der Zeit werden gemeinsame sexuelle Handlungen ganz eingestellt und obwohl es infolgedessen gar nicht mehr zu Erektionsproblemen kommt (da sie ohne Sex nicht aufkommen), entsteht eine beklemmende Stimmung, wenn im Fernsehen Liebesszenen zu sehen sind, die von der Tochter intuitiv wahrgenommen und als altmodische Verklemmtheit ihrer Eltern gedeutet werden.

Aber natürlich ist auch dieser angenommene Verlauf nur eine Konstruktion, die sich verändert, als sich herausstellt, dass die Frau in jener Nacht von ihrer flüchtigen und schnell beendeten Affäre nach Hause gekommen war. Diese neue Information könnte dem Symptom eine veränderte (Entstehungs-)Geschichte geben und zu neuen Hypothesen führen; z. B. den olfaktorischen, in der Nacht unbewusst wahrgenommenen Hinweis auf das Parfum eines anderen Mannes und die unwillentliche Reaktion des Organismus mit Erektionsverweigerung.

Therapeutische Konsequenz: Wie in ► Kapitel 13 dargestellt wird, basiert eine Reihe von Interventionen in der Systemischen Therapie auf dem Angebot beziehungsweise dem »Spiel« mit neuen Wirklichkeitskonstruktionen. Zum Glück (und manchmal zur Verzweiflung von Therapeut:innen) sind Menschen dabei auch autonom und nichtdirektiv instruierbar, sondern entscheiden selbst, welche Wirklichkeitskonstruktionen für sie (neuen) Sinn ergeben und an welche therapeutischen Angebote sie ankoppeln. Im Beispiel könnte es beim Mann etwa um die Verflüssigung der eindeutigen Zuschreibung »Leistungserfolg gleich Erektion« gehen, hin zu »Leistung gleich Begegnung« beziehungsweise »Leistung ist in anderen Bereichen wichtiger« beziehungsweise »Verletzlichkeit stiftet Beziehung« beziehungsweise »die Erektionsstörung ist ein kompetentes Zeichen des Organismus, dass sich eine bestimmte Form der Paarsexualität überholt hat«. Von Schmidt (2011) stammt die passende Analogie von Therapeut:innen als Realitätenkellner:innen, die weitere Wirklichkeitskonstruktionen anbieten, über deren Passung Klient:innen entscheiden.

10.2.5 Erklärungen 3: die Rolle der Kommunikation

Tom ist acht Jahre alt und geht in die zweite Klasse. Er hat sehr viele Ideen, einen starken Bewegungsdrang und ist sehr temperamentvoll. Nach einer Schulung über ADHS stellt die neue Klassenlehrerin auch bei Tom einige Symptome fest und informiert die Eltern. Der Vater findet, man solle daraus kein Problem machen, er sei auch zappelig gewesen. Die Mutter möchte die Beobachtung der Lehrerin ernst nehmen. Beide achten sie nun besonders auf diese Verhaltensaspekte und versuchen, Tom mehr einzugrenzen. In der Familie und im Umfeld gibt es geteilte Meinungen zur Verdachtsdiagnose; sie ist häufiges Gesprächsthema, wenn über Tom gesprochen wird.

Diese Beschreibung der »Entstehung« einer psychischen Störung folgt der Logik, dass die Kommunikation um ein Problem dieses mitbedingt und zum Zentrum nicht nur der Aufmerksamkeit, sondern auch der Gespräche, schriftlichen Äußerungen und nonverbalen Kommunikation wird (etwa, wenn sich Mutter und Vater einen vielsagenden Blick zuwerfen, wenn sie Tom mit seinen Freunden über einen Tisch springen sehen). Die kommunikative Anziehungskraft, die Probleme auf ein System, wie z. B. eine erweiterte Familie (aber ebenso ein Kollegium) haben, ist Teil dessen, was Anderson und Goolishian (1988) ein problemdeterminierendes System nennen. Alles dreht sich ums Problem, problemwidersprechende Verhaltensweisen werden nicht mehr wahrgenommen (▸ Kapitel 4).

Neben dieser Anziehungskraft können Probleme aber auch eine kommunikative Abstoßungskraft entwickeln, etwa wenn über ein von Beobachter:innen als offensichtlich beschriebenes Thema überhaupt nicht gesprochen wird und diese Vermeidung zur Aufrechterhaltung der Störung beiträgt. Diese Erklärung wird z. B. für die »Ex-Kommunikation« psychotischer Familienmitglieder herangezogen (z. B. bei Weber u. Retzer, 1991): Es ist in Familien häufig zu beobachten, dass mit der Zeit nur noch über den und nicht mehr mit dem psychoseerfahrenen Menschen gesprochen wird. Die Interaktionen scheinen sich so zu entwickeln, dass zunächst keine »sinnvolle Kommunikation« über konflikthafte Themen möglich scheint, weswegen entsprechende Gespräche zunächst mit aggressiven Emotionen einhergehen und mit der Zeit so weit als möglich vermieden werden, der:die Klient:in also sich selbst und von Angehörigen »exkommuniziert« (wird). Die Dramatik, die dieser Vorgang für alle Betroffenen hat, ist nicht zu unterschätzen. Dieses Phänomen kann als ein Beispiel dafür gesehen werden, wie Lösungsversuche für ein Problem selbst zum Problem werden.

Aus der Forschung zu Kommunikationsstilen in Familien entstand der Begriff der *»Expressed Emotion«:* Dabei wurden familiäre Interaktionen mit psychoseerfahrenen Menschen daraufhin untersucht, wie häufig im direkten

Gespräch mit den Patient:innen oder beim Sprechen über sie kritische Kommentare oder abfällige/feindselige Haltungen erkennbar waren. Es stellte sich dabei immer wieder heraus, dass diese Interaktionen der gezeigten negativen Emotionen mit einer Aufrechterhaltung der Störung nicht nur mit Schizophrenie, sondern auch mit Depressionen und Essstörungen in Zusammenhang standen (z. B. Butzlaff u. Hooley, 1998).

Sowohl auf der Ebene der Klient:innen und ihres Umfeldes als auch auf der Ebene zwischen Therapeut:in und Klient:in gibt es dabei eine generelle kommunikative Herausforderung: die »doppelte Kontingenz«. Sie bedeutet allgemein das Nicht-Wissen oder die Nicht-Vorhersagbarkeit, wie der:die andere reagieren wird. Eine Konsequenz daraus entsteht durch die Tatsache, dass wir nicht direkt an das Bewusstsein anderer ankoppeln können: Unsere Wahrnehmung und unsere Kommunikation sind von ständigen Mutmaßungen über andere und daher von potenziellen »Messfehlern« begleitet, die, das kommt erschwerend hinzu, meist nicht auffallen. Kontingenz bedeutet: Es könnte auch alles ganz anders sein.

Wenn etwa ein Vater in einem stationären Familiengespräch mit der lebensbedrohlich anorektischen Tochter seine Sorge äußert, sie würde in dieser Zeit zu wenig für ihr Studium tun, können Tochter und Therapeutin hören: Selbst in dieser Situation interessiert er sich nur für ihre Leistungen, was sich eher ungünstig auf den weiteren Anorexieverlauf auswirken dürfte. Behutsame Nachfragen ergaben aber, dass die Angst vor dem Tod der Tochter so stark war, dass es dem Vater nicht möglich gewesen ist, von diesen Ängsten zu sprechen, sondern nur über das »gewohnte Terrain« der Leistung.

Was jemand »wirklich« meint, können wir also nur ahnen und da es dem anderen mit uns genau so geht, kann man dabei von einem Aspekt von doppelter Kontingenz sprechen.

Neben der Kommunikation mit anderen haben auch »intrapsychische Kommunikationsmuster« (vgl. den Leitfaden zum Erstellen des Berichtes an die Gutachterin oder den Gutachter – Formblatt PTV 3) eine große Bedeutung. Wie Menschen mit sich selbst sprechen (auch Gedanken äußern sich unter anderem sprachlich), beeinflusst, wie sie mit belastenden Situationen umgehen. Diese innere Kommunikation zeichnet sich häufig durch großen Druck aus und wird im Duktus wenig freundlich oder unterstützend vorgetragen, in meist automatischen, impliziten Prozessen, die eher zur Aufrechterhaltung als zur Veränderung von Störungen führen. Diese Form des Selbstgesprächs kann wiederum als Wechselwirkung zwischen inter- und intrapsychischer Kommunikation gesehen werden: Wie Menschen mit sich selbst umgehen, kann auch als Ausdruck davon gesehen werden, wie mit ihnen bereits interagiert wurde; wie Menschen mit sich selbst sprechen, beeinflusst wiederum, wie sie mit anderen und diese dann mit ihnen interagieren. Ein Fallbeispiel:

Wenn Frau L. auf Fehler hingewiesen wird, z. B. durch ihre Tochter, beschäftigt sie das die nächsten Tage sehr. Während der Therapie fällt ihr auf, wie sie in solchen Momenten mit sich selbst spricht: »Warum ist dir das denn nicht selbst aufgefallen? Du bist so dumm! Sie muss es jetzt ausbaden!«

Kommunikationstheoretische Ansätze und Erklärungen (prominent vertreten durch z. B. Gregory Bateson und Paul Watzlawick) sind auch deswegen für die Psychotherapie so interessant, weil ja Psychotherapie selbst Kommunikation ist.

10.2.6 Erklärungen 4: Krisen und Entwicklungsaufgaben

Seitdem Herr G. in Rente gegangen ist, hat sich sein Leben grundlegend verändert. Was ihm früher Freude bereitete, wo er sich sicher fühlte und andere beeindrucken konnte, ist nun weggefallen. Seine Frau, die früher seine Angestellte war, erhebt den Anspruch auf Gleichberechtigung, mit dem er nicht zurechtkommt. Viele berufliche Kontakte sind weggebrochen. Somatische Beschwerden (Bluthochdruck und Herzprobleme) haben zugenommen und werden von ihm sehr viel stärker beobachtet. Er fühlt sich oft antriebslos. Häufiger werdende Wutausbrüche reißen ihn zwar aus seiner Lethargie, verstärken aber das Gefühl von Einsamkeit.

Der Zusammenhang zwischen kritischen Lebensereignissen (z. B. schwere Erkrankung/Unfall, Tod des Partners oder Kindes, [sexuelle] Gewalterfahrung, Trennung/Scheidung, Arbeitsplatzverlust) und der Entstehung und Aufrechterhaltung psychischer Syndrome ist gut belegt, wenngleich deren Einfluss geringer ist, als dies früher vermutet wurde (Filipp u. Aymanns, 2018), mit Ausnahme der posttraumatischen Belastungsstörung, die eine häufige Begleiterscheinung vor allem nach (sexueller) Gewalterfahrung darstellt (z. B. Maercker, Forstmeier, Wagner, Glaesmer u. Brähler, 2008; Kessler, Sonnega, Bromet, Hughes u. Nelson, 1995). Die kritischen Lebensereignisse sind in etwa das, was im Vulnerabilitäts-Stress-Modell als Stressoren bezeichnet wird. Konzepte zu kritischen Lebensereignissen sind eng verbunden mit denen der Krisen (z. B. Lieb, 2020; ▸ Kapitel 4 und 8).

Legt man den Einfluss von biografischen Belastungen auf die Ätiologie psychischer Störungen zugrunde, können Störungen als eine Option bei der Verarbeitung von Entwicklungsanforderungen konzipiert werden (vgl. Wagner,

2020, S. 81 f.). Geht man also davon aus, dass es Entwicklungsaufgaben gibt, die im Leben zu bewältigen sind und an denen man auch (zwischenzeitlich) scheitern kann, erhalten psychische Störungen eine bewältigungsorientiertere, auf Ziele ausgerichtete Konnotation und verlieren ihren Charakter von tief verwurzelten Pathologien, deren Heilung nur über einen schweren und steinigen Weg zu erreichen ist, was sich wiederum direkt auf eine lösungsorientierte psychotherapeutische Haltung auswirkt, die Symptomen z. B. eine wichtige Hinweisfunktion für unerfüllte Bedürfnisse gibt.

Ein Beispiel für eine Zusammenstellung von Entwicklungsanforderungen aus familiärer Perspektive ist der Familienlebenszyklus (z. B. McGoldrick, Giordano u. Petri, 2009; Frevert, Cierpka u. Joraschky, 2008). Es werden typische Phasen beschrieben (z. B. Loslösung vom Elternhaus, Geburt von Kindern, Eintritt ins Rentenalter), die mit Entwicklungsaufgaben und Herausforderungen einhergehen, deren nicht gelungene Bewältigung mit psychischen Störungen assoziiert sind. Wobei dieselben (noch) nicht bewältigten Entwicklungsherausforderungen mit unterschiedlichen Symptomen verarbeitet werden können, ebenso wie dieselben Symptome mitunter auf unterschiedliche Entwicklungsaufgaben hinweisen.

Was beeinflusst nun, wie Menschen mit ihren Entwicklungsaufgaben umgehen? Über die Verfahrensgrenzen hinweg wird frühen Bindungserfahrungen vor allem zu den Hauptbeziehungspersonen ein großer Stellenwert dafür beigemessen, welche Fühl-, Denk- und Verhaltensprogramme (Konzept der Affektlogik; Ciompi, 1982; Wagner, 2020) vorrangig entwickelt werden. Das kann sich z. B. darauf auswirken, ob in späteren Krisenzeiten von nahen Bezugspersonen Hilfe erwartet und angefragt wird oder die Bewältigung nur ohne Unterstützung von außen gedacht und gefühlt werden kann, beziehungsweise ebenso, ob ein eigener Einfluss auf die Bewältigung angenommen wird oder man sich einzig vom Hilfeverhalten anderer abhängig sieht. Diese durch Psychotherapie veränderbaren Programme oder Schemata prägen das Beziehungsverhalten und haben Auswirkungen auf die Stressregulation. Sie beeinflussen damit, wie Belastungen verarbeitet werden und ob es zu Symptombildungen kommt. Bei von Sydow (2008) findet sich eine detaillierte Darstellung der Bindungstheorie für die Systemische Therapie.

10.2.7 Erklärungen 5: generationenübergreifende Muster

Ein Mann Anfang dreißig hat erhebliche Suchtprobleme, mehrere Stunden am Tag spielt er online Poker mit recht hohen Geldeinsätzen und inzwischen Verlusten. Eigentlich soll er die elterliche Firma übernehmen, der Vater hat aber inzwischen Bedenken, während der Sohn seinem Vater vorwirft, die Firma nicht loslassen zu können. In einer gemeinsamen Familiensitzung mit den Eltern beginnt der Vater zu weinen, als er sich in diesem Kontext daran erinnert, wie er die Firma vor vierzig Jahren übernommen hat. Sein Vater (also der Großvater des Klienten) wollte ihm eigentlich alles zeigen, verstarb dann aber ganz plötzlich. Er habe sich dann alles selbst beibringen müssen. Ein wichtiger Aspekt für die Spielsucht des Sohnes könnte also sein, dass beim Vater durch den plötzlichen Tod seines Vaters ein Fühl-, Denk- und Verhaltensprogramm entstanden ist, das bei beruflichen Herausforderungen keine Hilfe von anderen erwartet und diese auch nicht anbietet. Der Klient könnte dieses Verhalten als Misstrauen ihm gegenüber deuten, was ihn in Bezug auf seine Rolle in der Firma unsicher macht, weshalb er die Auseinandersetzung damit vermeidet und spielen geht (was sein Vater durch die sehr frühe Verantwortung für die Firma nicht machen konnte und diese »Auszeiten« einen ungelebten Teil von ihm darstellen könnten, den jetzt sein Sohn auslebt).

Die Bedeutung von Symptomen, Beziehungserfahrungen und -mustern, die in der Eltern- und Großelterngeneration gemacht wurden, für die Therapie der aktuellen Symptomatik von Klient:innen zu nutzen, weist auf die klassisch-familientherapeutischen Wurzeln dieses Zweiges der Systemischen Therapie hin. Es dürfte deutlich geworden sein, dass es sich auch bei dieser Perspektive nicht um eine monokausal-lineare Ursachenzuschreibung handelt, aber um einen nicht zu unterschätzenden Aspekt. Eine der Standardtechniken ist dementsprechend das Genogramm (▸ Kapitel 13), mit dessen Hilfe Symptome, Konflikte, aber auch Stärken und bewältigte Krisen aus der Vorgängergeneration (re)konstruiert werden können.

Das obige Beispiel greift die klinische Beobachtung auf, dass manche Kinder erfolgreicher Eltern (vgl. Meiss, 2016), gerade wenn diese sich etwas »aus dem Nichts« aufgebaut haben, sich durch Süchte, Antriebslosigkeit oder extremes Kümmern um bedürftige Freunde als vermeintlich »unnütze« Kinder ihrer erfolgreichen Eltern zeigen. Etwa weil die Erwartung der Eltern bestand, in ihre Fußstapfen zu treten und ein eigener Weg der Kinder als Kränkung und Ablehnung dessen empfunden wird, was die Eltern aufgebaut haben; oder weil es eine Möglichkeit für die Kinder ist, dem immensen Erfolgsdruck aus dem Weg zu gehen; oder als Trotzreaktion, weil eine Begleiterscheinung des Berufserfolgs gewesen ist, wenig Zeit für die Kinder zu haben.

Mit psychischen Störungen könnten demnach unsichtbar wirkende Verstrickungen mit der Eltern-/Großelterngeneration verbunden sein. So z. B.

- die Annahme von familiären Verdienstkonten, deren Dysbalance im Nehmen und Geben zu Auseinandersetzungen um Beziehungsgerechtigkeit führt (Borszomenyi-Nagy u. Spark, 1981),
- die *Delegation* von eigenen ungelösten Konflikten, Wünschen und traumatischen Ereignissen in Form von Aufträgen an die nachfolgende(n) Generation(en) (Stierlin, 1982a),
- die Übernahme von zu viel Verantwortung gegenüber überlasteten Eltern bis hin zur »Parentifizierung«, einer Rollenumkehr zwischen Kindern und Eltern. Sie geht später häufig mit einer Überforderung, übergroßer Verantwortungsübernahme, aber auch einem großen Machtgefühl der Kinder einher (z. B. Simon, Clement u. Stierlin, 2004),
- die eng damit verwandte Dynamik, die dadurch entsteht, dass ein Kind zum Ersatzpartner des nach einer Trennung oder Tod verbliebenen Elternteils wird,
- der Loyalitätskonflikt, der nach konflikthafter Trennung der Eltern entstehen kann, indem das Kind das gute Verhältnis zu beiden Eltern nicht ausdrücken darf, weil das den jeweils anderen Elternteil kränken würde. Unter Vernachlässigung von eigenen Wünschen und Bedürfnissen kann so ein Verhalten entstehen, das davon geprägt ist, es anderen ständig recht machen zu müssen, mit hohem persönlichem Einsatz bis zur Erschöpfungsgrenze und darüber hinaus (z. B. Korittko u. Pleyer, 2016).

Eine besondere Rolle spielt bei dieser Perspektive auch das Entdecken von dramatisch-traumatischen Erfahrungen der Vorgängergenerationen in Zeiten von Krieg, Armut und repressiven politischen Systemen. Sie brachten eine massive Einschränkung/Verunmöglichung bei der Erfüllung elementarer Grundbedürfnisse, wie wir sie von anderen, z. B. (sexuellen) Gewalterfahrungen, kennen. Die Annahme ist hier, dass die »sinnvollen« Lehren dieser Erfahrungen, z. B. immer auf der Hut zu sein oder Männern gegenüber grundsätzlich misstrauisch, vorsichtig oder besonders angepasst zu sein, epigenetisch an die nachfolgenden Generationen weitergegeben werden und deren Verhalten ebenfalls bestimmen (z. B. Crone, 2018; Reddemann, 2018). Eine Familie, deren Eltern in der DDR von der Stasi überwacht wurden, wird vielleicht eine Form der Kommunikation, Beziehungsgestaltung und Hinweisen weitergeben, wie mit innerfamiliären Gesprächen im Außen umgegangen werden muss. Dies kann zu Fühl-, Denk- und Verhaltensprogrammen (Ciompi, 1982; siehe ▸ Kapitel 10.2.8) führen, die davon geprägt sein könnten, selbst bei freundlichen Beziehungsangeboten Verrat und Gefahr zu wittern, mit dem damit verbundenen emotionalen Stress, der in konflikthaften Lebenssituationen zu Verhaltensweisen führen kann, die als psychische Störungen klassifiziert werden.

Neben dem Blick auf Ereignisse aus der (Groß-)Elterngeneration, die mit aktuellen Symptomen in Verbindung gebracht werden können, lassen sich natürlich ebenso solche identifizieren, die man besonders gut für sich hat nutzen können. Etwa die Zähigkeit, mit der dort Krisen bewältigt wurden und die auch auf die heutige Situation wirken können. Den Ressourcen aus den Vorgängergenerationen auf die Spur zu kommen, ist deswegen auch ein Aspekt systemischer Selbsterfahrung.

Therapeutische Konsequenzen: Damit die Therapie nun nicht das berühmte Suchen nach den Ostereiern wird, die man sich selbst versteckt hat, geht es in der Systemischen Therapie darum, mit diesen Familienkonstruktionen konstruktiv umzugehen (vgl. z. B. den »Ressourcosaurus« bei Hanswille, 2018, S. 923). Das Erleben von Wut, Trauer oder Scham, die einen Blick in die Familiengeschichte auch begleiten können, zielt darauf ab, einen neuen, symptommindernden Umgang mit der potenziellen transgenerationalen Wirkung zu finden. Die Betrachtung und, wo möglich, Versöhnung mit dem Familienerbe kann dabei unterstützen, die prägende Kraft transgenerationaler Erfahrungen für eigene Entwicklungsschritte zu utilisieren (vgl. Röhrbein, 2019).

10.2.8 Erklärungen 6: funktionale Erklärungen – Symptome und Störungen als Lösungen

Die Ressourcenaktivierung ist als einer der fünf allgemeinen Wirkfaktoren der Psychotherapie nach Grawe (1998, S. 95; Grawe, Donati u. Bernauer, 1994; ▸ Kapitel 4) genuiner Teil der ressourcen- und lösungsorientierten Systemischen Therapie. Wissenschaftlich teleologische oder funktionale Wozu-Erklärungen passen zu diesem Ansatz – Konzepte der autopoietischen und synergetischen Selbstorganisation sind genuin teleologisch-funktionale Ansätze (zu funktionalen Erklärungen vgl. Heekerens, 2002, 2006, 2008b; Schleiffer, 2012, 2013, 2018; Luhmann, 1984, S. 83; Luhmann, 2002, S. 115).

Symptome und Störungen können eine positive Funktion für ein System erlangen (▸ Kapitel 10.2.3) – z. B. im Umgang mit spezifischen Konflikten und Ambivalenzen. Bei einem Konflikt zwischen Anpassung und Autonomie können sie z. B. dazu verhelfen, eine im System sonst eher sanktionierte Seite zu repräsentieren – etwa sich vom System zurückzuziehen oder Dinge zu tun, die sonst nicht erlaubt wären (vgl. hierzu die Arbeiten der Heidelberger Schule; Simon, 2012, S. 166 f., 176; Simon, Weber, Stierlin, Retzer u. Schmidt, 1989; Weber u. Retzer, 1991). Sie können auch zwei Seiten eines Konfliktes gleichzeitig repräsentieren wie die der Bewahrung alter Normen und Ordnungen und die eines Hinweises auf einen anstehenden Übergang in eine neue Systemphase (Ordnungs-Ordnungs-Übergänge, ▸ Kapitel 3). Weitere Beispiele zu funktionalen Erklärungen: Schleiffer beschreibt die Funktion von wahnhaftem Denken für die Autopoiese der Psyche (2012) und von dissozialem Verhalten Jugendlicher in der Kommunikation (2018) als sicheren Weg, jemand damit kommunikativ zu erreichen. Von Sydow (2018b) schreibt dem »sexsüchtigen« Verhalten einer Person die Bedeutung eines selbstfürsorglich sexuellen Eigenlebens zu (weitere störungsspezifische Beispiele bei Perlmutter, 1996). Die anthropologische Psychiatrie sucht in Zusammenarbeit mit Betroffenen von Anfang an nach Sinn und Bedeutung psychischer oder »psychopathologischer« Phänomene (z. B. Fuchs, 2000, 2010).

Symptome können schon bei deren *Entstehung* einen entsprechenden Sinn beziehungsweise eine positive Funktion haben (z. B. Angst als sensitives Erkennen und Abwehren einer Bedrohung; eine somatoforme Symptomatik als Hinweis auf eine sonst nicht zugestandene Überlastung). Hinsichtlich ihrer *Aufrechterhaltung* können Symptome dazu beitragen, jene interaktionellen Muster oder »Tänze« (»Systemattraktoren«, ▸ Kapitel 3) zu stabilisieren, die sich im Umgang damit herausgebildet und dabei eine positive systemstabilisierende Funktion erlangt haben (s. Schweitzer u. von Schlippe, 2006; Ruf, 2012; ▸ Kapitel 10.2.1 und 10.2.3).

Familie Schneider ist eine wohlhabende »Vorzeigefamilie«: Zwei zufriedene Kinder, er hat mit seiner Firma ein gutes, die Familie tragendes Einkommen, sie widmet sich den Kindern und kann ihrem Hobby, der Malerei, nachgehen. Eine spätere Symptomatik »zeigt an«, inwiefern das darum herum gelebte Leben »überstabil« geworden war: Die Ehefrau fängt »plötzlich« an, vermehrt Alkohol zu konsumieren, und geht eine Affäre mit einem anderen Mann ein. Der Mann entdeckt das, ist entsetzt und die Frau gerät in einen Zustand von Scham und fortbestehender Unzufriedenheit. Dieser Prozess könnte funktional so beschrieben werden: Das Leben der Familie war für die Frau zu einem »goldenen Käfig« geworden, in dem sie viele Interessen und Talente nicht leben konnte. Das zu äußern, war ihr im Rahmen der offiziellen familiären Landkarten (»Wir sind eine glückliche Familie«) nicht möglich. Die von ihr entwickelte Symptomatik bringt das zum Ausdruck und verweist auf einen anstehenden Schwellenübergang der ganzen Familie.

Therapeutische Konsequenz: Aus funktionalen Erklärungen können ressourcenorientierte Umdeutungen abgeleitet und Klient:innen gegebenenfalls als Hypothesen angeboten werden. Wenn passend, lassen sich dann neue funktionsäquivalente Lösungen mit weniger negativen Nebenwirkungen entwickeln – z. B.

neue Formen der Konfliktbewältigung oder der Gestaltung von Übergängen eines Systems in eine neue Phase.

Kontraindikation: Die Idee, dass Symptome Lösungen sind, passt nicht für Symptome und Krankheiten, die nicht als Lösungen rekonstruiert werden könnten oder sollten, wie z. B. organische Erkrankungen (z. B. Krebs oder Diabetes). Allerdings können auch bei organischen Krankheiten Verhaltensweisen, die zur Stabilisierung der Symptome beitragen oder mit Sekundärsymptomatiken verbunden sind, verändert werden, vor allem wenn ein damit korrelierender familiärer Stress als relevante Moderatorvariable angesehen werden kann mit Rückwirkung auf die organische Primärsymptomatik – z. B. bei einer Asthmaerkrankung (vgl. dazu Kriz, 1997, 2005).

10.3 Therapierelevanz der Erklärungsmodelle

Die hier dargestellten Erklärungskonzepte von Störungen und Symptomen haben Konsequenzen für die jeweiligen Therapiekonzeptionen. Das geht zum einen mit einer grundsätzlichen therapeutischen Haltung einher (z. B. Allparteilichkeit; Ressourcenorientierung oder Respekt vor der Autonomie eines Systems; ▸ Kapitel 5) und zum anderen mit spezifischen therapeutischen Interventionen und Techniken (z. B. Umdeutung und Reflecting Team, Lösungsorientierung, zirkuläre Fragen, Rituale und Verschreibungen oder Genogrammarbeit; ▸ Kapitel 13).

Inhaltlich betrifft das etwa die Rekonstruktion und Dekonstruktion der im jeweiligen Fall mit den Begriffen »Störung« und »Krankheit« verbundenen Erklärungsmodelle, die nach Möglichkeit konsensuelle Erarbeitung einer Fallkonzeption für die Veränderung konkreter Symptomatiken und dafür relevanter Systemvariablen, die Integration potenzieller störungsspezifischer Wissensbestände, die Identifikation und Veränderung interaktioneller oder intrapsychischer Muster, das allseitige Verstehen der jeweiligen subjektiven und kollektiven Erlebens- und Bedeutungsebenen, der interaktionellen und intrapsychischen Kommunikation oder der Bewältigung vergangener oder aktueller Krisen und Belastungen. Manchmal geht es um die Bedeutung der Erfahrungen und der Muster früherer Generationen. Bei all diesen Perspektiven können Symptome, Störungen und Verhaltensweisen immer auch dahingehend betrachtet werden, für welche Systeme und Probleme sie welche Art von Lösung darstellen.

Fragen zu Kapitel 10

Die folgenden Fragen haben jeweils zwei richtige Lösungen.

1. Welche Aussagen zur Behandlung psychischer Krankheiten kennzeichnen den systemischen Ansatz?
   a. Es wird logisch nicht zwischen Symptomen und ihnen zugrunde liegenden psychischen Krankheiten unterschieden.
   b. Eine angemessene Behandlung muss die zugrunde liegende psychische Erkrankung erkennen.
   c. Zum Heilungsprozess ist die Krankheitseinsicht der Patient:innen unabdingbar.
   d. Teil der Therapie ist die Rekonstruktion bisher vom System zu einer diagnostizierten psychischen Krankheit verwendeten Landkarten.
   e. Wenn Patient:innen davon überzeugt sind, an einer psychischen Krankheit zu leiden, ist es die Aufgabe der Therapeut:innen, sie von dieser Überzeugung abzubringen.

2. Welche Aussagen gelten für störungsspezifische Ansätze und Wissensbestände der Systemischen Therapie?
   a. Sie führt einzelne Störungsbilder auf sie kausal verursachende sozialinteraktionelle Faktoren zurück.
   b. Sie identifiziert relevante Störungsattraktoren im Sinne störungsspezifischer interaktioneller Muster.
   c. Sie klassifiziert zu Symptomen führende Pathologien und Dysfunktionalitäten in Systemen.
   d. Sie schreibt organischen Faktoren bei der Entstehung einer Störung keine Rolle zu.
   e. Sie integriert allgemeines klinisches Wissen auf der Basis systemischer Modellannahmen über Zirkularität und Rekursivität.

3. Die intra- und interpersonale Kommunikation spielt eine wichtige Rolle bei der Entstehung und Aufrechterhaltung von als psychische Störungen klassifizierten Problematiken. Welche Aussagen geben die systemische Perspektive dazu *nicht* wieder?
   a. Für die Entstehung einer psychischen Störung sind interpersonale Kommunikationen relevanter als intrapersonale Faktoren.
   b. In problemdeterminierten Systemen dominieren problemorientierte Kommunikationen und engen das Erleben der Beteiligten ein.

   c. Eine psychische Störung (z. B. Psychose) und im System dominierende kommunikative Muster bedingen sich gegenseitig.
   d. Kommunikative Probleme sind Ausdruck einer psychischen Krankheit und können erst dann verändert werden, wenn letztere hinreichend behandelt sind.
   e. Wegen der der sozialen Kommunikation innewohnenden »doppelten Kontingenz« kann das Verhalten anderer nicht vorhergesagt werden.

4. Welche Aussagen zur Mehrgenerationenperspektive charakterisieren den systemischen Ansatz?
   a. Spielen mehrgenerationale Aspekte störungsätiologisch eine Rolle, muss ein:e Patient:in sich gegenüber dafür relevanten früheren Generationen abgrenzen.
   b. Aus bestimmten Störungsbildern kann auf spezifische nicht verarbeitete mehrgenerationale frühere Traumata geschlossen werden.
   c. Spielen mehrgenerationale Aspekte symptomätiologisch eine größere Rolle, können diese erst nach Abbau der Aktualsymptomatik therapeutisch bearbeitet werden.
   d. Eine Standardtechnik bei der Bearbeitung generationsübergreifender Aspekte ist das Genogramm.
   e. Symptome können Varianten sein, sich aus früheren Generationen stammenden Delegationen oder Erwartungen zu entziehen.

5. Welche der folgenden mehrgenerationalen Prozesse werden in der Systemischen Therapie postuliert?
   a. Verdienstkonten mit Dysbalancen im Geben und Nehmen
   b. Modelllernen auf unbewusster Ebene
   c. Mehrgenerationale Suggestionen
   d. Delegation ungelöster Konflikte und Wünsche auf nachfolgende Generationen
   e. Mehrgenerational dominante Geschichtsschreibung

Die folgenden Fragen haben jeweils eine richtige Lösung.

6. Welche der folgenden Aussagen zur Entstehung und Aufrechterhaltung einer Störung gibt den systemischen Ansatz hierzu wieder?
   a. Symptome entstehen durch eine Dominanz der Morphogenese gegenüber der Morphostase (Homöostase).
   b. Über die Entstehung einer Störung kann der systemische Ansatz keine Aussagen machen.

c. Symptome können in Phasen einer Systemüberstabilität entstehen.
d. Für die Entstehung und Aufrechterhaltung spielen Umweltfaktoren eines Systems eine untergeordnete Rolle.
e. Die für die Entstehung und Aufrechterhaltung einer Störung relevanten krankhaften Prozesse sind von betroffenen Personen oder Systemen nicht beeinflussbar.

7. Welche Aussagen geben die Sicht der Systemischen Therapie zum biopsychosozialen Modell wieder?
   a. Entscheidend für die Reaktion einer Ebene im Modell auf die jeweils andere ist deren Selbstorganisation.
   b. Das biopsychosoziale Modell und der systemische Ansatz sind nicht kompatibel.
   c. Intrapsychische Prozesse spielen im systemischen Ansatz eine untergeordnete Rolle.
   d. Für relevante therapeutische Interventionen ist zu klären, welche der drei Ebenen die zu behandelnde Störung primär verursacht.
   e. Die sozial-kommunikative Ebene ist der biologischen und psychologischen hierarchisch übergeordnet.

8. Was ist im systemischen Ansatz mit Ordnungen und Ordnungs-Ordnungs-Übergängen gemeint?
   a. Zur Bewältigung bedrohlicher Ordnungs-Ordnungs-Übergänge gehört die Wiederherstellung einer bis dato stabilen Ordnung.
   b. In Ordnungs-Ordnungs-Übergängen ersetzt eine Subgruppe alte systemspezifische Normen durch neue.
   c. Ordnungen regeln das soziale Verhalten und beinhalten keine Hinweise zu systemkonformem intrapsychischem Fühlen und Denken.
   d. Ordnungen sind Muster, die sich in einem System im Verlauf der Zeit durch Wiederholungen herausbilden.
   e. Ordnungs-Ordnungs-Übergänge bezeichnen solche von funktional gesunden zu dysfunktionalen krankhaften Ordnungen.

9. Funktionale Erklärungen schreiben einem Symptom oder einer Störung eine positive Funktion beziehungsweise einen Sinn zu. Welche Aussagen kennzeichnen den systemischen Ansatz dazu *nicht?*
   a. Störungen können im Umgang mit einem Konflikt eine im System sonst sanktionierte Position repräsentieren.

b. Störungen können dazu verhelfen, im Umgang mit einem Konflikt zwei sonst konträr erscheinende Positionen einzunehmen.
c. Störungen können eine intrapsychische Funktion für die Aufrechterhaltung der Konsistenz einer Realitätskonstruktion haben.
d. Störungen können zur systemstabilisierenden Aufrechterhaltung eines Musters oder Attraktors beitragen.
e. Solange nicht klar ist, welchen Sinn ein Symptom hat, kann es auch nicht behandelt werden.

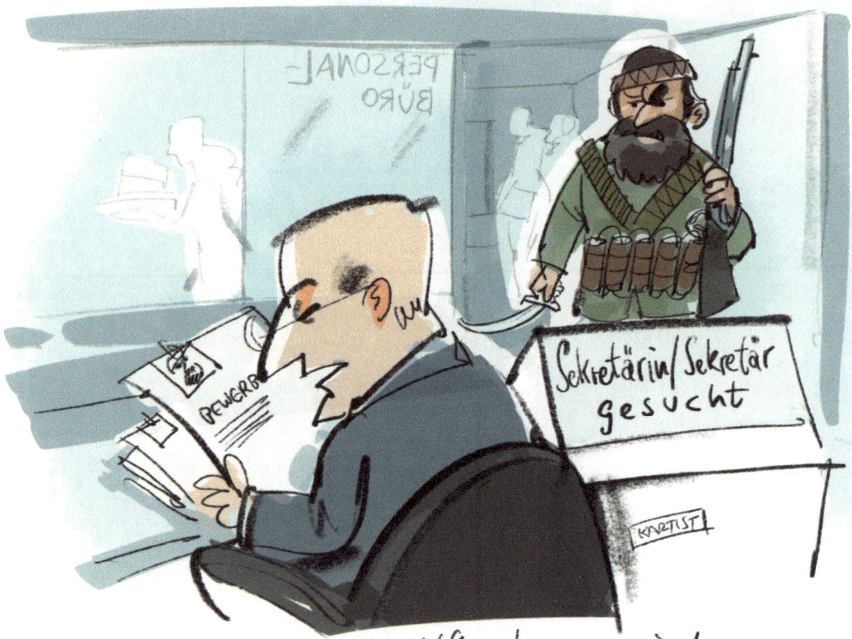

Auf wie viele Anschläge kommen Sie denn in der Minute?

11 Klassische Kernkonzepte intra- und interpersoneller Dynamiken in Paarbeziehungen, Familien und Gruppen

Jürgen Kriz

Dieses Kapitel stellt zentrale Konzepte vor, die in der Geschichte der Systemischen Therapie zu unterschiedlichen Zeitpunkten und an unterschiedlichen Orten eine wichtige Rolle spielten. Zwar werden sie heute in dieser reinen Form nicht mehr angewendet, gleichwohl ist der Grund für die Darstellung in diesem Buch keineswegs ein historischer. Vielmehr sind die aktuellen Konzepte und Vorgehensweisen durchdrungen von diesen frühen Ansätzen, die dort eine indirekte und mitunter explizit ausgewiesene Basis darstellen. Diese frühen Konzepte zu kennen, erleichtert deshalb den Zugang und das Verständnis heutiger Systemischer Therapie.

11.1 Frühe Konzepte der Familientherapie – zu eng und doch fundamental?

Die Systemische Therapie hat sich historisch ab den 1940er Jahren in den USA aus eher praktisch orientierten Vorgehensweisen unter der gemeinsamen Bezeichnung »Familientherapie« entwickelt. Die Basis dafür war den damals existierenden Konzepten für psychoanalytische und humanistische Therapie mit Einzelnen entlehnt und auf die Arbeit mit Paaren, Familien und Gruppen modifiziert worden.[1] Theoretisch allgemeine und übergreifende Konzepte entstanden erst in den 1950er und 1960er Jahren, wobei das Werk von Watzlawick, Beavin und Jackson (1967) über menschliche Kommunikation einen Meilenstein auf dem Wege der theoretischen Entwicklung von der »Familientherapie zur systemischen Perspektive« (so der Titel von Reiter, Brunner u. Reiter-Theil, 1997) darstellte.

1 Einzige Ausnahme: In dem humanistischen Ansatz von Moreno (1959), dem *Psychodrama*, steht die Arbeit mit Gruppen im Zentrum, wobei die Gruppe hier sogar dazu dient, das Anliegen der Patient:innen symbolisch darzustellen und zu inszenieren (Hutter u. Schwehm, 2009) – eine Vorgehensweise, die ebenfalls von Familientherapeut:innen in Form von *Skulpturen* oder *Aufstellungsarbeit* übernommen und modifiziert wurde (Kriz, 2014a; ▸ Kapitel 13.2.1).

Der in diesen ersten Jahrzehnten als revolutionär »neu« angesehene Beitrag der Systemischen Therapie zum Spektrum psychotherapeutischer Ansätze war der Umstand, nicht nur mit einem einzelnen Patienten zu arbeiten, sondern dessen (möglichst vollständige) Familie miteinzubeziehen. Dies machte vor allem vor dem Hintergrund Sinn, dass die psychotherapeutische Arbeit nach dem Zweiten Weltkrieg sich ganz überwiegend jugendlichen Patient:innen widmete, bei denen sowieso meist noch die Eltern eine wichtige Rolle im täglichen Leben spielten. Oft – so die ersten Berichte über das Aufflammen familientherapeutischer Arbeit an mehreren Orten in den USA, ohne dass diese Pioniere untereinander in Kontakt standen – war der Ausgangspunkt für die Entscheidung, die Familie miteinzubeziehen, ein scheinbarer »Boykott« des Behandlungsfortschrittes eines:einer Jugendlichen seitens der Eltern. Den Therapeut:innen wurde aber schnell klar, dass dieser »Boykott« sowohl aus der Verunsicherung entsprang, die Veränderung des:der Jugendlichen zu verstehen und zu erklären, als auch aus der Erfahrung, dass bisher solche Veränderungen ein frühes Anzeichen für eine gegebenenfalls psychiatrisch zu behandelnde Verschlimmerung der Symptome gewesen waren. Bei einer solchen Sicht liegt es in der Tat auf der Hand, die Eltern in das Geschehen miteinzubinden.

In diesem neuartigen Ansatz, Familienmitglieder in die Arbeit miteinzubeziehen, richtete sich das Augenmerk der Therapeut:innen erstmals auf die real stattfindenden[2] Interaktionen, was – entsprechend dem menschlichen Bestreben, Ordnung zu finden oder zu erfinden – zur Beobachtung von typischen Strukturen führte. Dabei offenbarten sich (aus heutiger Sicht!) allerdings auch die impliziten Vorannahmen und Vorurteile der Beobachter:innen. Ein typisches Beispiel dafür ist das Konzept der »schizophrenogenen Mutter« (Fromm-Reichmann, 1948), das Auffälligkeiten im Verhalten einer Mutter bei schizophrenen Kindern als »Ursache« dieser Krankheit deutet – ähnlich wie Levy (1943) mütterliche »Überbehütung« als »Ursache« für Störungen bei den Kindern beschrieb. Solche Konzepte sind reduktionistische, einseitige Kausalzuschreibungen, die der systemische Ansatz heute vermeidet. Dies nicht nur deshalb, weil die Zuschreibung von »Verursachung« einer Störung keine gute Einladung für eine kooperative Zusammenarbeit darstellt. Vielmehr wird dabei auch übersehen, dass eben bestimmte Verhaltensweisen eines Kindes auch eine spezifische Herausforderung für eine Mutter (oder andere) darstellen können, denen sie in spezifischer Weise vielleicht nicht gewachsen ist. Dieselbe Mutter würde bei einem anderen Kind oder dasselbe Kind bei einer anderen Mutter

---

2 Und nicht nur auf allgemein konzeptionelle Strukturen – wie z. B. »Geschwisterkonstellation« in Alfred Adlers »Individualpsychologie«.

keineswegs eine ungünstige Dynamik in Gang setzen, die dann gegebenenfalls zu einer solchen Störung des Kindes führt.

Double-Bind-Theorie: Ebenfalls zu einseitig konzipiert ist die »Double-Bind-Theorie« (Doppel-Bindungs-Theorie) der Gruppe um Bateson, Jackson, Haley und Weakland (1956). Diese beschreibt eine Struktur, bei der eine eher abhängige Person (ein Kind, ein Untergebener, eine Kranke) einer Kommunikation ausgesetzt wird, die *pragmatische Paradoxien* enthält. Pragmatische Paradoxien sind dadurch gekennzeichnet, dass zwischen dem Inhalt einer Aufforderung und deren handlungspraktischer Umsetzung ein Widerspruch besteht. Schon Aufforderungen wie »Sei spontan!« oder »Umarme mich doch mal aus eigenem Antrieb, ohne dass ich das sagen muss!« sind deswegen paradox, weil deren »Befolgen« ja nicht »aus eigenem Antrieb« geschehen kann, nachdem es gefordert wurde, das Nichtbefolgen aber den Wunsch ebenso nicht »respektiert«.

So wird beispielsweise ein junger, als schizophren hospitalisierter Mann von seiner Mutter in der Klinik besucht. Er geht auf sie zu, um sie zu umarmen – sieht aber, wie sie erstarrt. Sensibel, wie er ist, weicht er wieder zurück. Darauf sagt die Mutter: »Warum umarmst du mich nicht? Hast du mich denn nicht lieb?« Pragmatisch paradox ist hier, dass ganz gleich, was der Mann nun tut, es etwas »Falsches« ist. Gleichzeitig hat er nicht die Kompetenz, dies zu durchschauen und anzusprechen. Auch den Kontakt zu seiner Mutter kann er nicht einfach abbrechen, der ist ihm trotz allem zu wichtig. Er ist quasi »gefangen« – und kann dem am ehesten durch »verrücktes« Verhalten ausweichen. Die doppelte Bindung besteht also zum einen in der Abhängigkeit, welche eine Metakommunikation – also das Gespräch über die Art der Kommunikation – verunmöglicht (oder offene Flucht nicht zulässt), zum anderen in der Unausweichlichkeit der paradoxen Forderung.

»Überbehütung«, »schizophrenogene Mutter« oder »double bind« sind durchaus wichtige Hinweise zur Schärfung der Beobachtung problematischer Beziehungsmuster; sie sind aber nicht als »Ursachen« tauglich. Wenn beispielsweise Watzlawick et al. (1967, S. 49) Schizophrenie als »die einzig mögliche Reaktion auf einen absurden und unhaltbaren zwischenmenschlichen Kontext« bezeichnen, so wird aus einem interessanten Hinweis auf die strukturelle Umgebung von »Schizophrenie« eine unzulässige Reduktion der komplexen, multikausalen Zusammenhänge auf einen einzigen, »ursächlichen« Aspekt. Ein weiteres Problem ist, dass die Double-Bind-Theorie aufgrund der Arbeit mit nur einer einzigen Familie entwickelt wurde.

Wenn man sich auf den bescheideneren Anspruch von bemerkenswerten Hinweisen einlässt – statt von »Ursachen«, »Erklärungen« oder gar »Theorien« zu reden – so sind die klassischen Ansätze der Familientherapie auch für die heutige Arbeit mit Paaren, Familien und Gruppen sehr wertvoll. Denn sie stellen strukturell kondensiertes Wissen von Menschen dar, die sich über Jahrzehnte mit dem leidvollen Geschehen und dessen Veränderungsmöglichkeiten in diesen mikrosozialen Gebilden auseinandergesetzt haben.

11.2 Beiträge der Familientherapie für die heutige Systemische Therapie

Es lohnt sich, zentrale »klassische« Konzepte der Familientherapie zu kennen, weil diese auch heute noch eine relevante Rolle spielen: Sie beeinflussen in Form von »inneren Bildern« das Verständnis und das Handeln systemischer Therapeut:innen. Darüber hinaus werden viele Vorgehensweisen – allerdings vielfältig abgewandelt – weiterhin angewendet. Typischerweise werden vier Entwicklungslinien dieser klassischen Konzepte unterschieden.

11.2.1 Psychoanalytisch orientierte Grundkonzepte

Besonders in den Anfängen der Familientherapie standen für die Entwicklung der praktischen Vorgehensweisen Vorstellungen aus der Psychoanalyse Pate, denn es waren zu jener Zeit die einzigen ausgearbeiteten und verbreiteten theoretischen Konzepte von Psychotherapie überhaupt. Unter »psychoanalytisch orientiert« ist aber selten zu verstehen, dass psychoanalytische Konzepte, die ja aufs Individuum bezogen sind, in direkter Form auf die Familienebene übertragen wurden (wie z. B. die familiäre »Verdrängung« – entsprechend zu Freuds Konzept – von »ungelösten Trauervorgängen«, die aufgedeckt und durchgearbeitet werden müssen). Sondern vorwiegend wurde die Beziehung zwischen den Familienmitgliedern in das Zentrum der Betrachtung gerückt und direkt thematisiert.

Viele psychoanalytisch orientierte Familientherapeut:innen erweiterten die Perspektive zudem nicht nur vom Individuum auf die gegenwärtige Kernfamilie, sondern darüber hinaus auf die Multigenerationenfamilie. Dabei wurden Großeltern oder noch weiter zurückliegende Generationen in die Therapie miteinbezogen: Sie wurden entweder gebeten, persönlich an den Sitzungen teilzunehmen, oder (was meist der Fall war) es wurde zumindest der Beziehung der Kernfamilie zu diesen Personen ein besonderer Stellenwert eingeräumt (was auch heute z. B. im Rahmen der Vorgehensweise mit dem Genogramm, ▸ Kapitel 13.7.1, realisiert wird). Entsprechend wurden auch Begrifflichkeiten gebildet: So verwendete Ivan Boszormenyi-Nagy als Metapher gern ein über mehrere Generationen hinweg geführtes »Konto-Buch« angefallener »Schuldverschreibungen« mit genauen Aufzeichnungen über Schuld und Sühne (Boszormenyi-Nagy u. Framo, 1975). Pathologische Symptome sah er im Zusammenhang mit einer zu großen Anhäufung von Ungerechtigkeit auf dem »Konto« der identifizierten Klient:innen.

Ähnlich hob Lyman Wynne mit dem Begriff »Pseudogegenseitigkeit« hervor, dass die individuellen Interessen dem Überleben der Gruppe beziehungsweise Familie geopfert werden können – etwa wenn das heranwachsende Kind durch Festhalten an der Mutter-Kind-Symbiose die Mutter vor dem Zusammenbruch bewahrt oder wenn das Kind Symptome produziert, »damit« die Eltern, statt zu streiten, sich gemeinsam um es kümmern (was unter der Bezeichnung »Triangulation« noch heute ein wichtiges Konzept ist – siehe unten). Ein wesentlicher Aspekt der Therapie lag für Boszormenyi-Nagy daher in der Vergebung. Diese könne durch die Einsicht ermöglicht werden, dass Eltern, Großeltern usw. ihrerseits, eingebettet in ihre Familien, in bestimmter Weise handeln »mussten« (was heute in »Familienaufstellungen« durchaus Thema werden kann; ▸ Kapitel 13.2.1). Symptome können dabei meist in einen positiven Kontext gestellt werden, indem herausgearbeitet wird, was sie für das familiäre Gleichgewicht und die Intergenerationsdynamik bedeuten (etwas, was man heute »Reframing« nennt; ▸ Kapitel 13.3.3).

Psychoanalytische Konzepte der Familientherapie in Deutschland: Im deutschen Sprachraum hat Horst-Eberhard Richter sehr früh Aspekte der Eltern-Kind-Beziehung in seine familientherapeutische Analyse miteinbezogen. Er entwickelte eine Rollentheorie (Richter, 1963), die sich auch zur Beschreibung von Paarverhältnissen unter Erwachsenen eignet. Diese Rollen sind durch die unbewussten und bewussten gegenseitigen Erwartungen der Partner:innen charakterisiert. Oft wird dabei ein:e Partner:in manipuliert, als Ersatzobjekt zu fungieren – etwa wenn ein Sohn die Rolle des verstorbenen oder geschiedenen Ehemannes einnimmt.

Noch bedeutsamer für die familientherapeutische Entwicklung in Deutschland war Helm Stierlin (1982b) mit seiner »Dynamischen Familientherapie«. Dieser Ansatz umfasst »horizontale« und »vertikale« Aspekte: Bei den ersteren geht es um die Beziehungen zwischen Mitgliedern der gleichen Generation, bei den letzteren unter anderem um die Frage, wie sich eine ungelöste Bindung an die eigenen Eltern auf die Beziehung zum:zur Ehepartner:in auswirkt. Dabei werden fünf Hauptgesichtspunkte unterschieden:

- *Bezogene Individuation* meint die systemisch-wechselseitige Bedingtheit der Familienmitglieder in ihrer Entwicklung (besonders mit Blick auf Kinder und Jugendliche). Es geht dabei um »Co-Individuation«, bei der ein höheres Niveau an Individuation – das heißt Entfaltung einer individuellen Identität und die Ausbildung von psychischen Grenzen der Familienmitglieder – auch jeweils ein höheres Niveau an Bezogenheit auf andere sowohl verlangt als auch ermöglicht.

- *Interaktionsmodi von Bindung und Ausstoßung* beziehen sich auf die Trennungsdynamik zwischen den Generationen, das heißt den Prozess der Ablösung im Jugendalter. Überwiegt der Bindungsmodus, so bleibt der:die Jugendliche im Familiengetto gefangen, was zu psychosomatischen und psychotischen Symptomen führen kann. Hingegen überwiegt in vielen Familien mit verwahrlosten, delinquenten Kindern der Ausstoßungsmodus.
- *Status der Gegenseitigkeit:* Bei positiver Gegenseitigkeit bestätigen und anerkennen sich die Partner:innen einander dialogisch; bei negativer Gegenseitigkeit disqualifizieren die Beteiligten die eigenen und fremden Kommunikationen, was oft zu einer »symmetrischen Eskalation« (siehe unten) in Form eines »malignen Clinches« führt.
- *Delegation* meint Aufträge und Vermächtnisse, die oft über Generationen hinweg wirksam werden. Aspekte wie Fairness, Loyalität, Ausbeutung, Verdienst, Verpflichtung, Rechenschaft, Opferbereitschaft, Gerechtigkeit, Vertrauen und Korruption sind dabei zentral.
- *Vermächtnis und Verdienst* thematisieren, dass bei der Delegation Aufgaben und Ziele oft von einer Generation an die folgende weitergegeben werden. Andersherum wird bei der Übernahme solcher Vermächtnisse von unterschiedlichen Familienmitgliedern Unterschiedliches geleistet, das heißt, unterschiedliche »Verdienste« werden erworben (analog zum oben erwähnten »Konto-Buch« von Boszormenyi-Nagy).

Stierlin (1982b) hebt als allgemeine Grundlagen therapeutischer Intervention in der Familientherapie folgende vier Aspekte hervor, die – ebenso wie die eben genannten Konzepte – auch heute noch wichtige Gesichtspunkte für die Arbeit in der Systemischen Therapie darstellen:

- *Allparteilichkeit:* Bemühen und Fähigkeit, sich aktiv in die Position eines jeden Familienmitgliedes einzufühlen.
- *Aktivität:* Notwendigkeit für häufiges therapeutisches Eingreifen, da sonst leicht der maligne Clinch, die Abwehrstrategien oder die Pathologie des Systems verstärkt werden.
- *Betonung des Positiven:* Statt pathologisch-dysfunktionaler Aspekte sollen die Funktionalität der Symptome und deren Beitrag für die Familie in den Vordergrund gestellt werden.
- *Mobilisierung der Ressourcen der Familie:* Mit der Betonung des Positiven einhergehende Tendenz der Intervention, vorhandene Ressourcen, wie Ein-

satzbereitschaft und -freudigkeit, Opferbereitschaft usw., zu entdecken und zu fördern, was oft tief greifende Veränderungen in kurzer Zeit ermöglicht.

11.2.2 Struktureller Ansatz

Die Bezeichnung »strukturelle Familientherapie« wurde von Salvador Minuchin geprägt, dessen Arbeit in den 1960er Jahren – erst in New York, später in Philadelphia – sehr einflussreich war (Minuchin, 1977; Minuchin u. Fishman, 1983). Der Begriff »Struktur« bezieht sich hier insbesondere auf die Gliederung der Familie in Subsysteme (einzelne Personen, Kinder/Eltern usw.), auf das Ausmaß an Starrheit beziehungsweise Flexibilität dieser Subsysteme, auf die Transaktionen zwischen ihnen sowie auf Aspekte der Abgrenzung und der Durchlässigkeit solcher Subsysteme.

Wichtig im normativen strukturellen Familienmodell sind klare Grenzen zwischen den Subsystemen, denn sie haben die Funktion, die Differenzierung des Systems (in Subsysteme) zu bewahren, wodurch das Familiensystem seine Funktionen erfüllt (z. B. die einzelnen Mitglieder zu schützen, sich Veränderungen anzupassen, Kontinuität zu gewährleisten usw.). Klarheit bedeutet in diesem Zusammenhang, dass die Grenzen weder unangemessen starr noch diffus sind. Im ersten Fall wären die Subsysteme voneinander losgelöst beziehungsweise isoliert, im zweiten Fall spricht Minuchin von »Verstrickung«.

Triangulation: Ein auch heute noch wichtiges strukturelles Konzept ist die sogenannte *Triangulation* (Dreiecksbildung). Gemeint ist damit die Erweiterung einer konflikthaften Zweierbeziehung um eine dritte Person (Kind, Therapeut:in), die den Konflikt verdeckt beziehungsweise entschärft. Allgemein wird von Konfliktumleitung gesprochen. So kann beispielsweise bei zerstrittenen Eltern das problematische Verhalten eines Kindes die Eltern fordern, statt wie Kampfhähne Auge in Auge den Streit zu fixieren, nun Seite an Seite den »Problemfall Kind« zu lösen. Das kann für das Kind allerdings so viel Entlastung in der Angst um den Zerfall der Familie und Ertragen des Streitklimas bringen, dass dies weit mehr als positiver Verstärker des auffälligen Verhaltens wirkt als gegebenenfalls eine Bestrafung oder Vorwürfe dieses Verhaltens reduzieren würden. Eine solche Konstellation mit einer Triangulationsdynamik kann sogar psychosomatische Symptome stabilisieren – so etwa die Häufigkeit und verhaltensmäßige Dramatik eines Asthmageschehens, auch wenn das Asthma selbst aus medizinischer Sicht rein somatische Ursachen hat (Kriz, 1994).

Stellt man nicht nur die klinischen Befunde, sondern auch die subjektiven Befindlichkeiten in Rechnung (▸ Kapitel 3.4.2), so ist zu beachten, dass es sich nicht unbedingt um einen »objektiven« Konflikt handeln muss, der entschärft wird. Sondern es kann etwas in der Wahrnehmungs- und Lebenswelt des Kindes in Bezug auf die Reaktion der Eltern (und/oder anderer Familienangehöriger) sein, was dieses Verhalten eher aufrechterhält.

11.2.3 Entwicklungsorientierter Ansatz

Personen, die sich diesem Ansatz zuordnen lassen, der auch »erfahrungszentriert« genannt wird, sind unter anderem Virginia Satir, Peggy Papp, Carl Whitaker, Martin Kirschenbaum und Walter Kempler. Diese stehen mit ihren Konzepten in deutlicher Nähe zur humanistischen Psychologie, weshalb hier Themen wie Autonomie, Wachstum, Begegnung, Ganzheit, Einzigartigkeit eine große Rolle spielen. Die Übergänge zu verschiedenen Richtungen, die auf dieser Basis Einzeltherapie durchführen – besonders Gestalttherapie, klientenzentrierte Therapie und Psychodrama – sind oft fließend. Allerdings werden in der Familientherapie stärker der Kontext der Symptome und die systemische Vernetzung von Kommunikationen (im weitesten Sinne) berücksichtigt.

Im Zentrum der Vorgehensweisen steht Erfahrung im doppelten Sinne: Erstens geht es um die gegenseitige Erfahrung der Familienmitglieder hinsichtlich ihrer emotionalen Äußerungen in ihren Aktionen, Reaktionen und Interaktionen im Hier und Jetzt. Zweitens geht es um die bisherige Erfahrung (individuell wie familiär) als kontextuellen Hintergrund für das jetzige Geschehen und die weiteren Entwicklungsmöglichkeiten.

Entwicklungszentrierte Familientherapie hat trotz der systemischen Perspektive auch die Änderung (besser: das Wachstum) der *einzelnen* Personen im Auge. Dem humanistischen Menschenbild entsprechend wird eine Person unter natürlichen, nicht behindernden Bedingungen als grundsätzlich gesund angesehen: als kreativ, produktiv und liebenswert. Allerdings geraten Personen in ihrer Entwicklung oft in einen Loyalitätskonflikt, weil sie bereits von ihren Ursprungsfamilien bestimmte Aufgaben (beziehungsweise Lebenspläne, Skripts) delegiert bekamen, die es zu erfüllen gilt. Der Konflikt ist dann Loyalität gegenüber der (Ursprungs-)Familie versus Loyalität gegenüber sich selbst.

Whitaker und Keith (1981) formulierten dies so, dass in pathologisch-dysfunktionalen Familien oft nicht die Heirat am Beginn steht, sondern dass zwei Sündenböcke (»scapegoats«) von ihren Familien ausgesandt wurden. Diese setzen nun ihre Rollen in den neuen Familien fort – was ihre Beziehungen dann durch Sicherheitsstreben statt Erfahrung, Begegnung und Wachstum bestimmt. In der engen Umklammerung, in der Bewegungslosigkeit, in der Angst, den anderen und dessen Liebe/Zuwendung zu verlieren, wird gerade diese Liebe erstickt – der emotionale Tod der Familie. Die Autoren betonen, dass Liebe,

Zuwendung, gute Kommunikation usw. nicht wie »Perlen« sind, die man festhalten und sichern müsste oder könnte, sondern wie »Pflanzen«, die ständiger Erneuerung im Wachstum bedürfen, um nicht einzugehen. Dies sind Aspekte, auf die auch viele andere Familien- und Paartherapeut:innen hinweisen.

Der Selbstwert im Zentrum: Für Virginia Satir hat der »Selbstwert« der einzelnen Personen in Verbindung mit Wachstum eine besondere Bedeutung für die Kommunikationsstrukturen in der Familie. Kommunikation ist der »Maßstab, mit dem zwei Menschen gegenseitig den Grad ihres Selbstwertes messen, und sie ist auch das Werkzeug, mit dem dieser Grad für beide geändert werden kann« (Satir, 1975, S. 49). Ein geringer Selbstwert führt zu dysfunktionaler Kommunikation, weil dann auf bestimmte starre Reaktionsmuster (siehe im Folgenden) zurückgegriffen werden muss, um den Selbstwert zu schützen.

Satir beschrieb vier »universelle Reaktionsmuster« beziehungsweise Kommunikationsformen, die Menschen verwenden, um einer Minderung ihres Selbstwertes vorzubeugen: *Beschwichtigen, Anklagen, Rationalisieren* und *Ablenken.* Diese Kommunikationsmuster sind nach Satir oft in gestörten Familien vorzufinden und als Abwehr eines zu schwachen Selbstwertes gegen (vermeintliche) Bedrohung zu verstehen. Die Muster betreffen vor allem die Beziehung der Personen untereinander. Diesen Mustern *gestörter* Kommunikation – zur Verbergung der (vermeintlichen) Schwäche des Selbstwertes – stellt Satir eine *kongruente* Kommunikationsform gegenüber: Der Mensch, der sich in Kontakt zu sich selbst befindet, sendet auf allen Ebenen übereinstimmende Botschaften. Diskrepanzen bei anderen können wahrgenommen und angesprochen werden. Die Interaktion beruht auf Wertschätzung, Selbstwert, klaren Regeln, Realitätsbezogenheit, Zuverlässigkeit und Zuversichtlichkeit.

Satir hat sehr viele Ausbildungsprogramme geleitet – auch in Deutschland –, weshalb heutiges systemisches Vorgehen stark von ihren Ideen durchzogen ist. Sie hat die Bedeutsamkeit von Emotionen, die Beachtung von Ressourcen und die Einbeziehung von Metaphern in die therapeutische Arbeit gefördert. Neben der Entwicklung von Skulpturarbeit und Konzeption der Familienrekonstruktion (Selbsterfahrung) hat sie mit der »Parts-Party« und dem inneren Theater erste Grundlagen für heutiges Arbeiten mit inneren Systembetrachtungen gelegt (Näheres in ▸ Kapitel 12.4.4).

11.2.4 Strategischer Ansatz

Die familientherapeutische Entwicklung und ihre Diskurse wurden ab den 1970er Jahren bis weit in die 1990er Jahre besonders stark von den Konzepten des strategischen Ansatzes beeinflusst. Hier steht die Dynamik der gesamten

Familie als kommunikatives System im Zentrum der Betrachtung und Interventionen. Das heißt, es wurden weitgehend alle psychischen Phänomene, wie individuelle Konflikte, Bedürfnisse, Schicksale, Motivationen, körperliche Dispositionen usw., vernachlässigt – unabhängig davon, dass und wie diese Manifestationen und Repräsentanten der Familienstrukturen sind.

Die zugrunde liegende Überlegung des strategischen Ansatzes ist dabei folgende: Wenn die Probleme, mit denen die Familie in die Therapie kommt, wesentlich als Erscheinungsbild der familiären Interaktionsstrukturen verstanden werden können (oder zumindest durch diese Strukturen aufrechterhalten werden), müsste eine Störung oder gar Zerstörung dieser Strukturen eine Veränderung zur Folge haben. Dabei müsste man sich noch nicht einmal die Mühe machen, die Struktur, die man zerstörte, genauer analytisch zu erfassen. Allerdings lagen der Praxis strategischer Arbeit durchaus Beobachtungen und Ideen über die Struktur der Familie zugrunde – sonst wären z. B. »paradoxe Interventionen« gar nicht möglich.

Gregory Bateson und Milton Erickson leisteten in den USA die konzeptionelle Pionierarbeit für das Mental Research Institute (MRI) in Palo Alto. Zwei Bände über Kommunikation, deren pathogene Wirkung (Watzlawick et al., 1967) und ihre verändernden Lösungen (Watzlawick, Weakland u. Fisch, 1974) sind als Meilensteine eines strategisch-systemischen Vorgehens zu sehen (▸ Kapitel 12.3). Auf Erickson gehen zudem die in ▸ Kapitel 13.3. beschriebenen Konzepte der hypnosystemischen Therapie zurück.

Das Setting des Mailänder Teams: Am radikalsten wurde der strategische Ansatz in Europa vom Mailänder Team um Mara Selvini Palazzoli vertreten (Selvini Palazzoli et al., 1993). Dieses Team hatte ein spezielles Setting entwickelt: Zwei Therapeut:innen arbeiten mit der Familie, zwei weitere beobachten den Prozess durch einen Einwegspiegel. Zwischen den beiden Teilteams besteht reger Kontakt, da über ein Telefon zwischen beiden Räumen kommuniziert werden kann. Ein Effekt dieses Vorgehens besteht aus Sicht dieses Teams darin, dass die Familie solche Therapeut:innen, die ganz offensichtlich von außen »beherrscht« werden, nicht in ihr »Spiel« einbeziehen kann: Der Versuch, diese Therapeut:innen selbst zu beherrschen, ist offenbar zwecklos. Gegen Ende der Sitzung bespricht sich das gesamte Team in einem Nebenraum und verkündet dann eine paradoxe Definition der Familiensituation oder eine Aufgabe, deren wichtigster Aspekt darin liegt, die Interaktionsstruktur der Familie zu verbeziehungsweise zu zerstören. Kern der paradoxen Intervention ist meist eine Symptomverschreibung – das heißt eine Deutung der Situation mit der Aufforderung, »so weiterzumachen«. Sofern gegen diese Aufforderung dann in der Folgezeit »rebelliert« wird, machen die Mitglieder eben nicht so weiter, und die

Struktur ändert sich. Aber auch einfach »Weitermachen« ist unmöglich, denn dann wird ja »bewusst« beziehungsweise »gezielt« so weitergemacht – damit ist man der Symptomatik aber nicht mehr einfach unterworfen, sondern hat zumindest teilweise die Handlungsautonomie wieder zurückgewonnen.

Obwohl schon in den 1990er Jahren niemand mehr so arbeitete – auch das (zerfallene) Mailänder Team selbst nicht –, entstanden in diesem Kontext viele auch heute noch relevante Konzepte (z. B. Technik der zirkulären Fragen; ▸ Kapitel 13.1.1) beziehungsweise wurden weiterentwickelt (z. B. das »Reflecting Team«; ▸ Kapitel 13.5.1).

11.3 Die Verschränkung von intra- und interpersonellen Prozessen

Wie eingangs betont wurde, sah man lange Zeit den besonderen Beitrag der Systemischen Therapie zum Spektrum von psychotherapeutischen Verfahren und Methoden darin, dass die Familienmitglieder mit in die Behandlung einbezogen wurden und somit »*Familien*therapie« stattfand. Im weiteren Verlauf wurden unter diesem Fokus vor allem die Interaktionsstrukturen zwischen diesen Mitgliedern herausgearbeitet und ein entsprechendes therapeutisches Vorgehen entwickelt. Bald wurde auch deutlich, dass diese Strukturen sich nicht unbedingt nur real, anhand der beobachtbaren familiären Interaktionen im Therapieraum, zeigen müssen, sondern dass »Familie« primär etwas in den Köpfen der Beteiligten ist. Die vielfältigen inneren und äußeren Interaktionsdynamiken werden daher auch auf den jeweils subjektiven symbolischen Ebenen der Familienmitglieder (und der Therapeut:innen) deutlich und lassen sich therapeutisch bearbeiten – etwa in Aufstellungen (▸ Kapitel 13.2.1) oder in der Genogrammarbeit (▸ Kapitel 13.7.1). Während also noch das oben angesprochene Mailänder Team eine angereiste Familie wieder nach Hause schickte, wenn z. B. der Großvater nicht mitgekommen war – ein gegenständliches, naiv-realistisches Konzept von »Familie«, das sich als gegenständlicher Körper im Euklidischen Raum (Kriz, 2008b) kritisieren lässt – machten Titel wie »Familientherapie ohne Familie« (Weiss u. Haertel-Weiss, 1995) diesen Wandel von den Körpern zu den Konzepten deutlich.

Von den Interaktionen zur systemischen Vernetzung mehrerer Prozessebenen: Gleichwohl verführte die Herkunft der Systemischen Therapie aus der *Familien*therapie lange dazu, den Fokus primär auf die Interaktionen (beziehungsweise deren Muster) zwischen den Personen zu richten (Paar, Kernfamilie, erweiterte Familie – und gegebenenfalls deren Interaktionen mit weiteren interpersonellen

Systemen). Dieser Fokus lag auch noch der Definition zugrunde, die 2006 im Antrag an den deutschen Wissenschaftlichen Beirat Psychotherapie (WBP) zur Prüfung der Anerkennung der Wirksamkeit von »Systemischer Therapie/Familientherapie« stand (von Sydow et al., 2007, S. 15 f.). Zwar wurden dort sowohl die »Auswirkungen der Interaktionen […] auf die Symptome eines Familienmitgliedes als auch umgekehrt die Auswirkungen von Symptomen auf (andere) Familienmitglieder und deren Interaktionen« betont. Aber »sozialer Kontext« wurde primär auf Interaktionen reduziert. Da war es ein deutlicher Fortschritt, dass die Definition von Systemischer Therapie, die dann letztlich vom WBP 2008 verabschiedet wurde, ein weiteres Verständnis hat, indem betont wird: »Die Systemische Therapie betrachtet wechselseitige intrapsychische (kognitiv-emotive) und biologisch-somatische Prozesse sowie interpersonelle Zusammenhänge von Individuen und Gruppen als wesentliche Aspekte von Systemen« (Deutsches Ärzteblatt, 2009, S. 208 f.), wobei zuvor von »Interaktionen zwischen Mitgliedern der Familie oder des Systems und deren weiterer sozialer Umwelt« gesprochen wird. Damit sind neben den interpersonellen (z. B. familiären) Prozessen auch die »intrapsychischen (kognitiv-emotiven)« und die »biologisch-somatischen« Prozessebenen als ebenso essenziell aufgeführt. Und die Formulierung »weitere soziale Umwelt« muss nicht auf Personen reduziert werden, sondern kann auch als Kultur verstanden werden – also jene sozialen Einflüsse, die über Sprache mit ihrer Grammatik, ihren Begriffen, Metaphern, Erklärungsprinzipien, Narrationen etc. menschliche Lebensprozesse in hohem Maße mitbestimmen und die kognitiven »Landkarten« für das »Land« bereitstellen (Kapitel ▸ 2.2), in dem die Akteur:innen handeln. Es sind hier somit die vier zentralen Prozessebenen aufgeführt, die z. B. auch in ▸ Kapitel 3.4.2 als essenziell für das Verständnis von klinischen und therapeutischen Prozessen gesehen werden. Diese Aspekte haben in unterschiedlichem Ausmaß auch Eingang in die heute stark vertretenen narrativen Ansätze der Systemischen Therapie gefunden (z. B. lösungsorientierter Ansatz, ▸ Kapitel 12.2.1 oder Reflecting Team, ▸ Kapitel 13.5.1).

In der Tat ist es so, dass schon die oben referierten »klassischen« Ansätze der Familientherapie bei einer genaueren Betrachtung stets eine Verschränkung von interaktionellen Mustern mit psychischen Prozessen zeigen. Das liegt bei den psychoanalytischen Konzepten ohnedies nah: Stets gehen die Interaktionen durch das Nadelöhr der auch von der Psychoanalyse betonten bewussten und unbewussten Sinndeutungen und deren Psychodynamik (Kriz u. Simon, 2019). Auch bei den entwicklungsorientierten Ansätzen zeigt das zentrale Konzept des »Selbstwertes« – dessen Erhalt die familiären Interaktionen unter anderem dienen – das Zusammenspiel psychischer und interpersoneller Prozesse. Aber auch der strukturelle Ansatz betont eben nicht nur Interaktionsmuster. Sondern deren Erklärungen – etwa die »Entlastung« von erlebten Spannungen bei der Triangulation – gehen nicht nur bei den Beobachter:innen, Forscher:innen und Therapeut:innen von einem (stets psychisch stattfindenden) *Verstehen* der Phänomene aus. Auch im Hinblick auf die beteiligten Familienmitglieder wäre die Annahme unrealistisch, dass sich diese über das Geschehen nicht ihre eigenen Gedanken machen, die wiederum für die Struktur der Interaktionen bedeutsam sind. Die strukturellen Interventionen können so verstanden werden, dass sie bei den Mitgliedern über eine Veränderung der Interpretation des Geschehens etwas bewirken – indem etwas verdeutlicht, umgedeutet, strukturell dargestellt wird etc. Auch wenn den Mitgliedern vieles an Bedeutung nicht explizit bewusst ist, resultiert eine Veränderung letztlich in der Umdeutung des Geschehens. Genau das steht auch im Zentrum der Interventionen des strategischen Ansatzes. Hier wird zwar betont, dass niemand die »Regeln« wirklich durchschaut. Aber dennoch werden deren Deutungen und Verstehensweisen verändert und können in »neuem Licht erscheinen« (das erwünschte Ergebnis jedes Reframings; ▸ Kapitel 13.3.3).

11.4 Kollusion – ein Prototypus systemischer Ebenenverschränkung

Diese Verschränkungen unterschiedlicher Prozessebenen lassen sich gut anhand des – ebenfalls bereits »klassischen« – Konzeptes der Kollusion (Willi, 1975) konkretisieren und veranschaulichen. Zwar wird das »Kollusionskonzept« heute nicht mehr *explizit* vertreten. Es stellt aber einen Prototypus für das Zusammenwirken von interaktionellen, allgemein-psychischen und psychoanalytischen – und damit auch organismischen Bedürfnissen – Prozessen dar. Daher lohnt es sich im Rahmen dieses Kapitelthemas, das Kollusionskonzept auch für das Verständnis heutiger Arbeit etwas genauer zu betrachten.

Grundmuster von Kollusionen: Mit »Kollusion« bezeichnet Willi das (nicht bewusste) Zusammenspiel zweier Partner:innen hinsichtlich derselben Grundthematik. Diese Grundthematiken beinhalten bei Willi klassisch-psychoanalytisch formulierte Bedürfnisse – »oral«, »anal«, »genital« und »narzisstisch«. Diese lassen sich aber allgemeiner auch als Fragen von »Umsorgen versus Umsorgtwerden«, »Machtausübung versus -unterwerfung«, »Identifikation mit einer männlichen versus weiblichen Geschlechtsrolle« und »Bewunderung versus Bewundertwerden« verstehen – also als jene großen Themen, denen sich alle in ihrer Entwicklung stellen müssen. Während idealerweise in einer Beziehung alle Themen und Positionen je nach Situation hochflexibel gehandhabt werden (sollten), kann es eben auch vorkommen, dass eine Thematik eine besondere Wertigkeit aufgrund früherer Erfahrungen besitzt.

Scheinbar zusammenpassende Wertigkeiten beider Partner:innen haben großen Einfluss auf die Partner:innenwahl. So könnte beispielsweise Ute, für die es sehr wichtig ist, dass sie einen fürsorglichen Partner hat, auf Ernst treffen, der gern für jemand sorgt (weil er dafür gegebenenfalls früher als Kind seine Zuwendung und Beachtung erhalten hat). Für beide ist somit die »orale« Thematik wichtig – bei Ute in der regressiven und bei Ernst in der progressiven Position. Unter vielen Alternativen scheinen somit Ute und Ernst »füreinander geschaffen« zu sein, was sich in Abbildung 13 als (scheinbar) ideale Partnerschaft darstellt.

Die Einseitigkeit einer Kollusion führt zum Umkippen in Destruktion: Da beide das gegenseitige Verhalten mit Begeisterung verstärken und belohnen, wird sich dieses kollusive Muster im unbewussten Zusammenspiel zunehmend deutlich ausprägen. Damit ist absehbar, dass die anfänglich für beide Partner:innen so beglückende Kollusion in der weiteren Entwicklungsdynamik zu einem massiven Konflikt umschlagen kann. Denn eine Kollusion ist systemtheoretisch als ein Attraktor zu beschreiben, der die Eigenschaft hat, top-down die gesamte weitere Mikrodynamik in seine Ordnung zu ziehen (Kriz, 2017; ▸ Kapitel 3.4.2). Konkret bedeutet dies hier, dass diese Ordnung quasi »übermächtig« wird und die vielen kleinen Verhaltenssequenzen entsprechend ausrichtet. So toll es für Ute auch war, umsorgt zu werden: Zu viel »des Guten« ist dann eben zu viel und nimmt ihr die eigenen Initiativen. Zudem merkt sie zunehmend, dass es Ernst gar nicht nur – vielleicht nicht einmal primär – um *sie* geht, sondern um *sein* Bedürfnis nach Anerkennung, Lob und Zuwendung. Also wird Ute anfangen, dieses Muster zu torpedieren – mit abfälligen Bemerkungen, mit Verweigerung überschwänglichen Lobes etc. Und auch Ernst fühlt sich von der Rigidität des eingeschliffenen Musters überfordert: Fürsorglich zu sein ist ja schön – aber irgendwo muss das auch seine Grenzen haben. Wo bleibt sein eigenes (bisher weitgehend verdrängtes) Bedürfnis, auch mal umsorgt zu werden? Also wird er vielleicht zwar zunächst weiterhin auf Handlungsebene die vielen eingeschliffenen »Fürsorgeakte« für Ute ausführen – dies aber zunehmend mit deutlich erkennbarer Unlust, eben rein aus Pflichtbewusstsein. Umso ärgerlicher ist es da, wenn Ute dann auch zunehmend stichelt und weniger Dankbarkeit zeigt. Die scheinbar ideale Partnerschaft ist nun in einen massiven Paarkonflikt umgeschlagen (siehe Abbildung 13, unten).

Das Kollusionskonzept ist ein gutes Beispiel dafür, dass in der Systemischen Therapie keineswegs unterschiedliche Betrachtungsperspektiven gegeneinander ausgespielt werden müssen. Im Verständnis der »Kollusion« kommen psychodynamische (Wertigkeiten für bestimmte »Lebensthemen« aus frühkindlicher

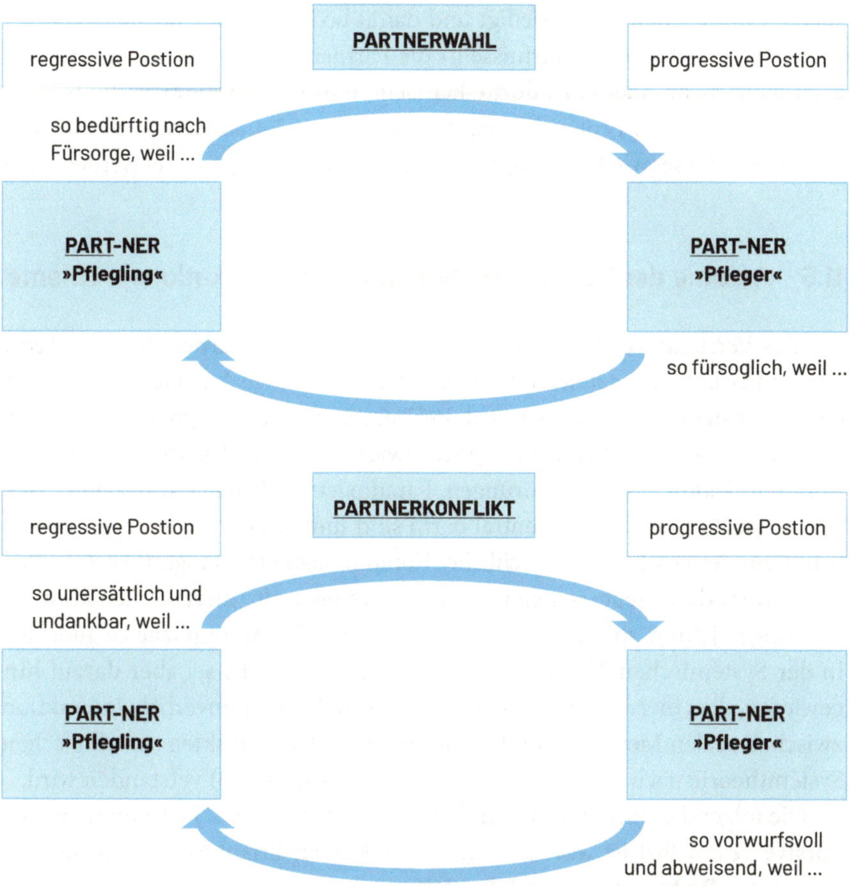

Abbildung 13: Scheinbar ideale Partnerschaft (oben), deren Dynamik zum Paarkonflikt führt (unten; nach Willi, 1975)

Erfahrung), lerntheoretische (gegenseitige Verstärkung der Verhaltensweisen) und systemtheoretische (Attraktorbildung und Ordnungs-Ordnungs-Übergänge, ▸ Kapitel 3.4.1) fruchtbar zusammen. Es zeigt sich auch, dass Konzepte wie »Teufelskreise« (z. B. für den Paarkonflikt) oder »Engelskreise« (für die »ideale« Partnerschaft) zu kurz greifen: Es geht ja gerade um die Entwicklungsdynamik, wie solche angeblichen »Kreise« überhaupt als Attraktoren entstehen, sich stabilisieren und dann aber auch in Ordnungs-Ordnungs-Übergängen verändern. So wird der Ordnungs-Ordnungs-Übergang von »idealer« zu »konflikthafter« Partnerschaft dadurch bewirkt, dass sich die Umgebungsbedingungen der Interaktionen ändern: Die zunächst eher unwichtigen weiteren Bedürfnisse der Partner:innen werden durch die Übermächtigkeit der Attraktoren – die allen Spielraum für anderes versperrt – immer weniger befriedigt und damit bedeutsamer. Und angesichts solcher nun bedeutsamer Bedürfnisse ist die Partnerschaft in Abbildung 13 unten eben nicht mehr »ideal«. Es dürfte klar sein, dass dieses prototypische Beispiel nicht nur auf weitere Lebensthemen (wie bei Willi, 1975), sondern auch auf Mehrpersonensysteme (wie Familien, Teams, Gruppen etc.) angewendet werden kann.

11.5 Axiome der Kommunikation und Kommunikationsprobleme

Für das Verständnis der systemischen Dynamiken in Paarbeziehungen, Familien und Gruppen bietet deren Kommunikation wichtige Aspekte. Daher war es ein Meilenstein, als Watzlawick et al. 1967 ein Buch über »Pragmatics of Human Communication« veröffentlichten (Watzlawick et al., 1967, deutsch: »Menschliche Kommunikation. Formen, Störungen, Paradoxien«; Watzlawick, Beavin u. Jackson, 1969/2011). Besonders zentral darin sind fünf »Axiome«, in denen wesentliche Grundeigenschaften menschlicher Kommunikation herausgearbeitet wurden.

Obwohl diese heute in expliziter Form weniger oft zitiert werden als noch vor einigen Jahren, spielen sie nach wie vor zumindest als implizite Grundlagen in der Systemischen Therapie eine essenzielle Rolle. Es sei aber darauf hingewiesen, dass hier »Kommunikation« als verbale und nonverbale Interaktion zwischen realen Menschen und nicht im Sinne der abstrakten soziologischen Systemtheorie nach Niklas Luhmann (1985; ▸ Kapitel 3.3) verstanden wird.

Die folgenden fünf Axiome sind Watzlawick et al. (1967) entnommen. Der kursive Text selbst ist wörtlich zitiert, die kurzen Erläuterungen heben den Aspekt von Problemen bei und durch Kommunikation hervor.

Axiom 1: *»Man kann nicht nicht kommunizieren.«*

Da der Mensch in soziale Beziehungen eingebettet ist, gibt es kein Gegenteil zum Verhalten. Denn auch »wie tot dasitzen« ist Verhalten und Schweigen auf eine Frage kann sehr beredt sein. Manche Kommunikationsstörungen lassen sich so verstehen, dass versucht wird, *nicht* zu kommunizieren. Einer bedrängenden Situation, in der man sich z. B. ausgefragt oder angegriffen fühlt, kann man sich dadurch entziehen, dass man fortgeht, explizit sagt, man wolle nicht weiterreden, oder einfach verstummt. Oft wird aber auch von der Möglichkeit Gebrauch gemacht, die Aussagen zu entwerten und absichtlich Unklarheiten, Missverständnisse, Widersprüche etc. zu schaffen.

Axiom 2: »Jede Kommunikation hat einen Inhalts- und einen Beziehungsaspekt, derart, dass letzterer den ersteren bestimmt und daher eine Metakommunikation ist.«

Sprache teilt nicht nur Sachverhalte mit, sondern stellt vor allem Beziehung her. So kann der Satz »Hast du ein Auto?« je nach Betonung und Kontext sehr Unterschiedliches bedeuten – etwa bei Betonung des »du« ausdrücken, dass man das dem anderen nicht zugetraut hätte. Schulz von Thun (1981) hat neben den Aspekten »Sachinhalt« und »Beziehung« auch noch die beiden Aspekte »Selbstoffenbarung des Senders« und »Appell an den Empfänger« in die Analyse von Kommunikation eingebracht.

Kommunikationsstörungen resultieren oft aus einer Vermengung von Inhalts- und Beziehungsebene. Um z. B. eine sachliche Kontroverse austragen zu können, muss man sich auf der Beziehungsebene weitgehend einig sein, das heißt, man muss einig darin sein, unterschiedliche Standpunkte zu haben. Wird dies von einer Seite bestritten, so kann daraus erhebliche Konfusion folgen. Störungen ergeben sich auch dann, wenn Beziehungsdefinitionen, die mit jeder Aussage implizit gemacht werden, gegenseitig nicht bestätigt werden – etwa, indem man dem:der Partner:in andere Motive unterstellt.

Axiom 3: »Die Natur einer Beziehung ist durch die Interpunktionsabläufe seitens der Partner bedingt.«

Dies ist systemtheoretisch das zentrale Axiom, da zirkuläre Dynamiken – besonders wenn sie leidvoll sind, wie z. B. in Abbildung 14 rechts – von den Beteiligten einseitig kausal verstanden werden. Interpunktion liegt vor, wenn eine Abfolge von Verhalten in Teile zerlegt und damit in bestimmter Weise strukturiert wird. Nach Watzlawick et al. (1967) lässt sich die zirkuläre Dynamik zwischen einem Partner, der nörgelt, und dem anderen, der sich zurückzieht, wie folgt als Abfolge darstellen und (unterschiedlich) interpunktieren (siehe Abbildung 14):

M = »zieht sich zurück« F = »nörgelt«	
… → M → F → M → F → M → F → …	Beobachter sieht **Abfolge**
… → (M ➡ F) → (M ➡ F) → (M ➡ F) → …	F sieht M als »Täter« und meint: »**weil M** sich so absondert, kritisiere ich das.«
… M → (F ➡ M) → (F ➡ M) → (F ➡ M) → …	M sieht F als »Täter« und meint: »**weil F** so herumkritisiert, ziehe ich mich zurück.«

Abbildung 14: Die zirkuläre Dynamik des Nörgelns und Zurückziehens (»Opfer-Narrationen«)

Die Autoren haben – ebenso wie viele, die dieses Beispiel in Lehrbücher übernahmen – allerdings die Interpunktionen einseitig auf »Opfer-Narrationen« fokussiert. Diese lassen sich aber um folgende »Täter:innen-Narrationen« ergänzen (siehe Abbildung 15; Kriz, 1995):

M = »zieht sich zurück« F = »nörgelt«	
… → M → F → M → F → M → F → …	Beobachter sieht **Abfolge**
… → (M ➡ F) → (M ➡ F) → (M ➡ F) → …	M sieht auch seinen »Täter«-Aspekt, der lautet: »**damit F** so herumkritisiert, ziehe ich mich zurück.«
… M → (F ➡ M) → (F ➡ M) → (F ➡ M) → …	F sieht auch ihren »Täter«-Aspekt, der lautet: »**damit M** sich zurückzieht, kritisiere ich ihn.«

Abbildung 15: Die zirkuläre Dynamik des Nörgelns und Zurückziehens (»Täter:innen-Narrationen«)

Die zweite Interpunktionsvariante mag zunächst ungewöhnlich erscheinen. In unserer Kultur sind für ungute Situationen Opfer-Narrationen typisch: Wenn wir zu spät kommen, war es die Bahn oder sonst wer, aber (in unserem Empfinden) selten unsere mangelnde Planung. Die Alltagserfahrung (und noch viel mehr klinische Erfahrung) lässt aber leicht Motive auch für die Täter:innen-Narrationen finden: So könnte dem Mann z. B. das Nörgeln als willkommener Vorwand dienen, zu seinen Freunden ins Wirtshaus zu gehen, oder die Frau könnte durchaus Nutzen daraus ziehen, sich in ihrem sozialen Umfeld für ihren »rücksichtslosen Partner« bedauern zu lassen oder eine Distanz zu ihrem Mann und dessen Wünschen an sie schaffen (um nur wenige mögliche Aspekte zu nennen).

Man beachte, dass sich in diesem Beispiel alle vier Interpunktionen auf dieselbe Abfolge von kommunikativen Handlungen beziehen – weshalb die bloße Konstatierung der Abfolge oder Interaktionsstruktur jene wesentlichen Aspekte unbeachtet ließe, die nur durch Einbeziehung der (Be-)Deutungen auf interpersoneller Ebene sichtbar werden. Die Täter:innen-Narrationen sind natürlich auch nicht »wahrer« als die Opfer-Narrationen – alle vier sind mögliche Deutungen der Abfolge. Allerdings würden Systemiker:innen dort, wo der »Täter:innen«-Anteil gegenüber dem »Opfer«-Anteil in der zirkulären Dynamik erkannt wird, mehr Veränderungspotenzial ausmachen. Denn subjektiv intentionale Handlungen sind leichter veränderbar als subjektive »Reaktionen«.

Axiom 4: *»Menschliche Kommunikation bedient sich digitaler und analoger Modalitäten. Digitale Kommunikationen haben eine komplexe und vielseitige logische Syntax, aber eine auf dem Gebiet der Beziehungen unzulängliche Semantik. Analoge Kommunikationen dagegen besitzen dieses semantische Potential, ermangeln aber die für eindeutige Kommunikationen erforderliche logische Syntax.«*

Dieses – zumindest in der deutschen Übersetzung schwierig und holprig ausgedrückte – Axiom unterscheidet zwischen digitaler und analoger Kommunikation: Mit »digital« ist hier die per Konvention erlernte Zuordnung von Zeichen zu Inhalten gemeint – z. B. die der Zeichenfolge K-a-t-z-e zum Tier *Katze*. »Analog« hingegen ist eine Zuordnung dann, wenn eine »grundsätzliche Ähnlichkeitsbeziehung« zwischen dem Inhalt und dem (Kenn-)Zeichen besteht (z. B. zwischen dem Bild einer Katze und dem Tier Katze).

Der Inhaltsaspekt einer Kommunikation wird vorwiegend digital – z. B. in Form von Wörtern – der Beziehungsaspekt hingegen vorwiegend analog übermittelt – z. B. durch Mimik, Gestik, Tonfall etc. Mit Worten lässt sich z. B. recht präzise argumentieren, dass und warum man seine:n Partner:in liebt; für die Beziehung ist es einfacher, klarer und überzeugender, man nimmt sie:ihn einfach in den Arm. Hingegen kann man durch Mimik, Gestik etc. kaum vermitteln, dass es von Hamburg nach Osnabrück neunzig Kilometer weiter ist als von Hamburg nach Hannover. Logische Operatoren fehlen der analogen Modalität weitgehend. Sie sind ein Hauptmerkmal digitaler Modalität zur Konstruktion komplexer, vom Hier und Jetzt unabhängiger Kommunikationsgegenstände.

Axiom 5: *»Zwischenmenschliche Kommunikationsabläufe sind entweder symmetrisch oder komplementär, je nachdem, ob die Beziehung zwischen den Partnern auf Gleichheit oder Unterschiedlichkeit beruht.«*

Ein symmetrischer Kommunikationsablauf liegt z. B. vor, wenn der:die Partner:in auf Anschreien ebenfalls mit Anschreien reagiert. Gleiches finden wir häufig bei Anrempeln, Angeben, Kämpfen etc. Bei einem komplementären Kommunikationsablauf würde sich der:die andere hingegen immer leiser, zurückgezogener oder defensiver verhalten. In beiden Fällen wirken die Verhaltensweisen gegenseitig verstärkend aufeinander – wie auch in Abbildung 15. Symmetrische oder komplementäre Interaktionen führen besonders dann zu

Problemen, wenn sie mit einer starren, *ausschließlichen* Wahl einer der beiden Möglichkeiten verbunden sind. In gut funktionierenden Beziehungen kommen hingegen bei den Beteiligten jeweils beide Formen vor und können durchaus flexibel gewechselt werden.

? Fragen zu Kapitel 11

1. Warum schlägt im Kollusionskonzept die zunächst befriedigende Lösung irgendwann in einen Konflikt um?

2. Was bedeutet »Metakommunikation«?

3. Wo und wie (und: in welchem Ansatz der Familientherapie) spielt das Selbstwertgefühl eine besondere Rolle – und wie drückt sich das aus?

4. Was ist mit »Interpunktion« gemeint? Warum ist dies ein zentrales Konzept der Systemischen Therapie?

5. Was thematisiert das Konzept der »bezogenen Individuation«?

6. Was steht im Zentrum des strukturellen Ansatzes? Was ist das Problem dieser Perspektive?

7. In einer ersten Sitzung bei einer Kinder- und Jugendlichenpsychotherapeutin berichtet die Mutter über ihren 10-jährigen Sohn. Er sei ein Wunschkind gewesen und hätte sich in den ersten Jahren wunderbar entwickelt. Jetzt in der Schule würde es zusehends schwieriger. Er käme beim Lernstoff nicht mit und würde nur sehr schlechte Leistungen zeigen. Dadurch käme nach Aussage der Schule ein Wechsel zum Gymnasium nicht infrage. Damit sei das von ihrem Mann für den Sohn angestrebte Betriebswirtschaftsstudium nicht möglich, aber das würde er benötigen, um wie vorgesehen den Familienbetrieb in der vierten Generation zu übernehmen. Welche Beschreibungen und Konzepte würde ein:e systemische Therapeut:in am ehesten nutzen? Wählen Sie zwei Antworten aus:
   a. Delegationskonzept
   b. Familiäre Charakterneurose
   c. Rollenumkehr
   d. Mehrgenerationale Perspektive

e. Konzept von Bindung und Ausstoßung
f. Kollusionsmuster

8. In einer Systemischen Therapie im Mehrpersonensetting spricht die Therapeutin mit der Indexpatientin, deren Ehemann und den drei Geschwistern der Indexpatientin. Das Thema ist das Erbe der kürzlich verstorbenen Mutter. Die Indexpatientin hat die Mutter in den vergangenen sechs Jahren bis zu deren Tod gepflegt, sie war ihrer Mutter sehr verbunden. Sie vertritt immer wieder die Glaubenssätze der Mutter, wie die Geschwister miteinander umgehen sollen. Gleichzeitig klagt sie ihre Geschwister an, dass sie sich zu wenig um die Pflege der Mutter gekümmert haben und die Mutter ihr deshalb einen größeren Erbteil zugesagt habe als den Geschwistern. Wie würde man in der Systemischen Therapie nach den Konzepten von Boszormenyi-Nagy am ehesten diese Familiendynamik bzw. das Muster beschreiben? Wählen Sie zwei Antworten:
   a. Modi von Bindung und Ausstoßung
   b. Muster von Schuld- und Verdienstkonten
   c. Objektbeziehungstheorie
   d. Loyalitätsbindungen in der Familie
   e. Bindungstheoretische Konzepte
   f. Wiederkehrende Konfliktmuster

9. Helm Stierlin postulierte bereits im Jahr 1982 allgemeine Grundlagen therapeutischer Interventionen in der Familientherapie. Welcher Aspekt geht *nicht* auf Stierlin zurück?
   a. Allparteilichkeit
   b. Aktivität
   c. Betonung des Positiven
   d. Mobilisierung der Ressourcen der Familie
   e. Orientierung an den Symptomen

10. In der strukturellen Familientherapie von Minuchin gibt es das Konzept der Triangulation. Welcher der folgenden Beschreibungen ist damit am ehesten gemeint?
   a. Sie bezeichnet eine systemische Fragetechnik, bei der mindestens drei Familienmitglieder beteiligt sind und die zur Mustererkennung in Familien dient.
   b. Die ist ein Konzept aus der Mehrgenerationalen Familientherapie, bei der immer drei Generationen beteiligt sein müssen.

c. Sie bezeichnet die Erweiterung einer konflikthaften Zweierbeziehung um eine dritte Person (Kind, Therapeut:in), die den Konflikt verdeckt beziehungsweise entschärft.
d. Sie ist eine besondere Form der Aufstellungsarbeit, bei der die Lösungssuche im Mittelpunkt steht.
e. Sie ist ein Konzept, bei dem der Ausgleich von Schuld- und Verdienstkonten zwischen den Generationen verhandelt wird.

11. In der entwicklungsorientierten Familientherapie von Satir werden unterschiedliche Kommunikationsformen oder Kommunikationsstile beschrieben. Welcher der unten aufgeführten Kommunikationsformen gehört *nicht* dazu?
    a. Anklagen
    b. Beschwichtigen
    c. Rationalisieren
    d. Harmonisieren
    e. Ablenken

12. Wie bezeichnet die Systemische Therapie das Konzept von Jürg Willi, das mit dem (nicht bewussten) Zusammenspiel zweier Partner:Innen hinsichtlich derselben Grundthematik beschrieben wird?

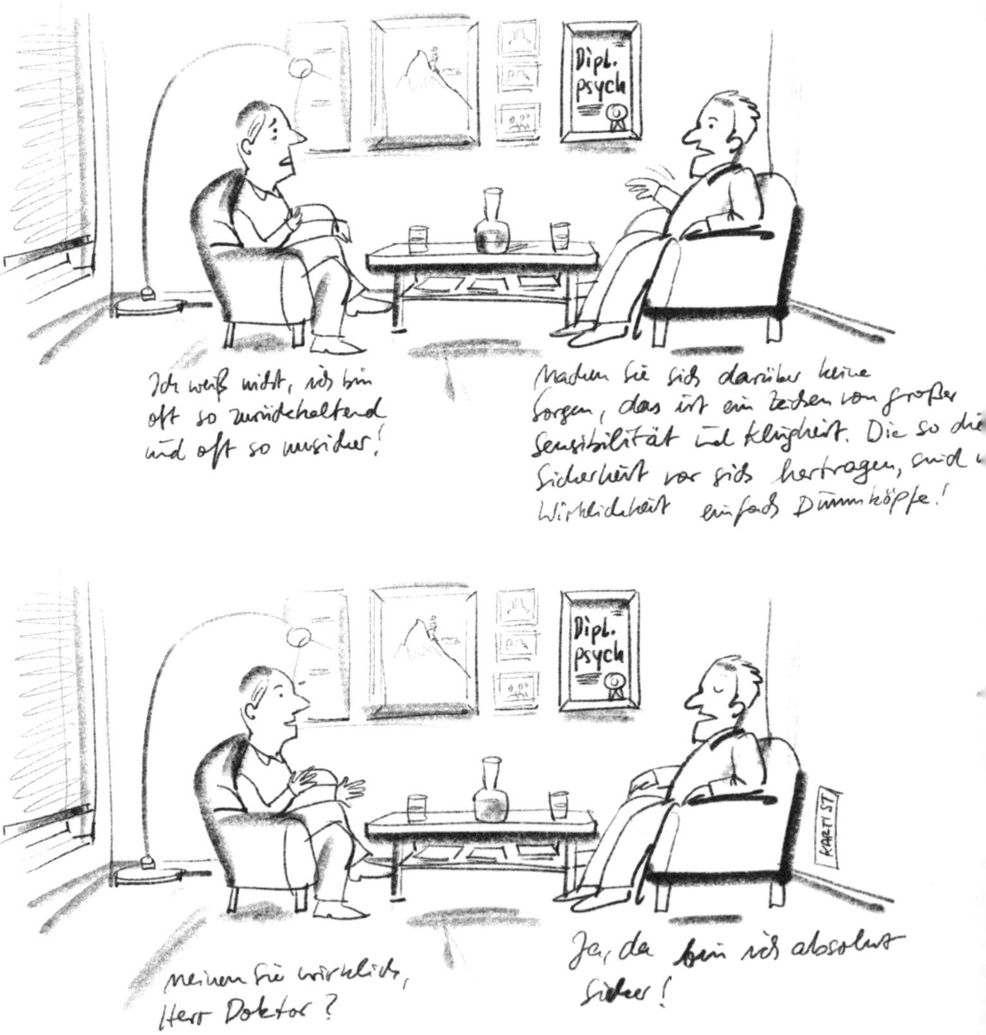
Dipl. psych
Ich weiß nicht, ich bin oft so zurückhaltend und oft so unsicher!
Machen Sie sich darüber keine Sorgen, das ist ein Zeichen von großer Sensibilität und Klugheit. Die so die Sicherheit vor sich hertragen, sind Wirklichkeit einfach Dummköpfe!
Dipl. psych
Meinen Sie wirklich, Herr Doktor?
Ja, da bin ich absolut sicher!

12 Varianten der Systemischen Therapie und manualisierte/integrative Therapien

Reinert Hanswille

In diesem Kapitel werden unterschiedliche Konzepte oder Formen der Systemischen Therapie vorgestellt. Viele konnten in Studien ihre Wirksamkeit zeigen und haben dazu beigetragen, dass die Systemische Therapie sozialrechtlich anerkannt wurde.

12.1 Einordnung: Was steckt hinter den Begriffen »Verfahren«, »Methode« und »Technik«?

Eine klare Unterscheidung von Verfahren, Methoden und Techniken findet sich in der Fachliteratur nicht. Wir nutzen hier die Unterscheidung, wie sie in der Psychotherapierichtlinie zu finden ist:

- Ein *Psychotherapieverfahren* ist gekennzeichnet durch eine theoretische Grundannahme zur Begründung, Entstehung, Aufrechterhaltung und Behandlung von Krankheiten; entsprechende Behandlungsstrategien für ein breites Spektrum an psychischen Erkrankungen und entsprechende Behandlungsmethoden; entsprechende Konzepte zur Indikationsstellung, Behandlungsplanung und zur therapeutischen Beziehungsgestaltung (vgl. G-BA, 2021, S. 7).
- Eine *Psychotherapiemethode* ist gekennzeichnet durch eine theoretische Annahme zur Entstehung, Aufrechterhaltung und Behandlung einer Störung; Möglichkeiten zur diagnostischen Erfassung, die Beschreibung der Vorgehensweise und der angestrebten Behandlungseffekte (G-BA, 2021, S. 7). Als (einzelne) Methode(n) sind durch den G-BA anerkannt: interpersonelle Therapie, EMDR-Therapie und Hypnotherapie.
- Eine *psychotherapeutische Technik* ist eine konkrete Vorgehensweise im Rahmen von Psychotherapieverfahren oder Methoden, um angestrebte Ziele zu erreichen (G-BA, 2021, S. 7).

Die in diesem Kapitel vorgestellten Varianten und manualisierten beziehungsweise integrativen Vorgehensweisen würden nach diesen Definitionen am ehesten unter »Methoden« zu fassen sein. Bei den dargestellten Varianten wird eine jeweils spezifische Methodik (lösungsorientiert, dialogisch, hypnosystemisch) oder ein spezifisches Setting (aufsuchend, im Netzwerk) beschrieben, deren Wirksamkeit in bestimmten Konstellationen und für bestimmte Störungsbilder nachgewiesen wurde.

Stellenwert von Manualen in der Systemischen Therapie: Die Arbeit mit Manualen steht ganz offensichtlich im Gegensatz zu dem idiografischen, sehr spezifisch auf die Klient:innen zugeschnittenen Vorgehen, welches vielfach, auch in diesem Buch (▸ Kapitel 4 und 10), gefordert wird. Fragwürdig ist vor allem, ob es angemessen ist, die Therapie auf diese Weise zu standardisieren. Wem dient das?

- In der experimentellen Psychotherapieforschung (RCT-Studien), die eine Methode für die höchste Evidenzstufe qualifizieren soll, dient ein Manual dazu, die »unabhängige Variable« möglichst genau zu definieren, aber selbst das ist höchst umstritten, da sie nie unabhängig von Therpapeut:innen und der Interpretation der Klient:innen ist (▸ Kapitel 14).
- Für Therapeut:innen, die eine neue Methode lernen wollen, kann ein Manual eine wichtige Hilfe darstellen; dieses didaktische Ziel verfolgt z. B. das »Leeds-Manual für Systemische Familientherapie« ganz explizit (Stratton u. Hanks, 2018; ▸ Kapitel 12.4.3).
- Für Klient:innen kann von Nutzen sein, dass kein wichtiger Schritt und keine bewährte Technik vergessen wird; so betonen z. B. Jones und Asen (2002), dass ihr »Londoner Manual« zur Paartherapie bei Depressionen wichtige Elemente enthält, die aber in Dauer und Reihenfolge durchaus variabel eingesetzt werden können.

Integrative Konzepte: Mit integrativen Konzepten sind hier Ansätze gemeint, die nicht nur auf systemische Theorien zurückgreifen, sondern auch Ideen und Theorien aus anderen Therapieverfahren integrieren. In angelsächsischen Ländern ist das bereits seit vielen Jahren üblich. In Deutschland sind diese integrativen Konzepte eher selten vertreten, was unterschiedlichste Gründe hat. Neben den hohen Kosten zum Lizenzerwerb ist es das seit vielen Jahren explizit ausgesprochene Verbot des G-BA, Richtlinienverfahren »zu mischen«.

12.2 Varianten der Systemischen Therapie

In diesem Abschnitt werden unterschiedliche systemische Konzepte vorgestellt, die spezifische Wurzeln haben und sich im systemischen Feld großer Wertschätzung erfreuen.

12.2.1 Reden über Lösungen, lösungsorientierte Kurzzeittherapie

Entwicklung und Geschichte: Die lösungsorientierte Therapie geht auf Steve de Shazer zurück, der vor allem durch Milton Erickson geprägt war. Die Brief Solution Focused Therapie (BSFT) wurde am Brief Family Therapy Center (BFTC) in Milwaukee durch de Shazer, Insoo Kim Berg und andere entwickelt. Anfänglich noch durch die Arbeiten des Mental Research Institutes (MRI) in Palo Alto beeinflusst, wandten sie sich schnell den Arbeiten von Milton Erickson zu. Ein Zitat von de Shazer, das wohl zu seinen bekanntesten gehört, zeigt in seiner Kürze die Essenz seines Ansatzes: »Problem talk creates problems, solution talk creates solutions!«

Klinische Praxis: Die grundsätzliche Annahme der lösungsorientierten Therapie ist ein Paradigmenwechsel gegenüber den bisherigen Therapieverfahren. Der Fokus wurde weg von der Entstehungsgeschichte von Problemen und des »Verstehens« der Probleme aus Sicht der Klient:innen (und gegebenenfalls Therapeut:innen) hin auf die Ressourcen für Lösungen und Veränderungen ausgerichtet. Sie »fokussiert aktiv auf die therapeutische Situation, die sowohl die Therapeuten als auch den Klienten beinhaltet, das heißt, die methodische Grenze wird um die Therapiesituation als System gezogen und damit der Subjekt-Objekt-Gegensatz verneint [...]. [Sie] entwickelten eine interaktionelle, konstruktivistische poststrukturalistische Konzeption, die sie als Kooperation bezeichnen« (de Shazer, 1992, S. 79).

Die Bedeutung der Kooperation wird unter anderem im Beziehungsmuster zwischen Therapeut:in und Klient:in deutlich. Im Gespräch zwischen Therapeut:in und Klient:in lassen sich drei Gruppen unterteilen: »Der allgemeine Begriff ›Klient‹ wird gleichermaßen verwendet für ›Besucher‹ (›visitors‹), ›Klagende‹ (›complainants‹) und ›Kunden‹ (›customers‹). Man würde diese Unterscheidung falsch verstehen, würde man sie mit ›Motivation‹ oder ›Bereitschaft zur Therapie‹ oder mit irgendwelchen Eigenschaften der Klienten gleichsetzen« (de Shazer, 2002, S. 103 f.; ▸ Kapitel 5.3).

Besucher:innen kommen oft nicht freiwillig, haben keine explizite Beschwerde und auch keine Veränderungserwartung. Klagende haben eine Beschwerde, die Veränderung wird von anderen erwartet. Kunden haben eine Beschwerde und bringen die Vorstellung mit, aktiv etwas dagegen tun zu können. Mit ihnen wird ein Veränderungskontrakt geschlossen (vgl. de Shazer, 2002, S. 106 f.).

Zu den *therapeutischen Prinzipien* gehören eine positive, kollegiale, auf eine Lösung gerichtete Einstellung. Es wird nach Lösungen gesucht, die die Klient:innen bereits früher einmal gefunden hatten. Die therapeutische Person fragt, wann das Problem nicht besteht, wann es Ausnahmen gibt. Im Mittelpunkt des therapeutischen Gesprächs stehen Fragen statt Direktiven oder Deutungen. Die Fragen richten sich auf die Gegenwart und Zukunft und nicht auf die Vergangenheit.

Komplimente und Anerkennung werden gestreut und sanfte Anstöße zu Handlungen, die schon funktioniert haben, gegeben (de Shazer u. Dolan, 2007, S. 27 ff.).

Zentrale Technik der lösungsorientierten Therapie sind die Fragetechniken (wie z. B. Fragen nach Ausnahmen oder Veränderungen vor Beginn der Therapie), die Wunderfrage, Arbeit mit Zielen, Skalierungen, Hausaufgaben und Komplimente (▸ Kapitel 13). Grundüberzeugungen sind unter anderem (Walter u. Peller, 1999, S. 53 f.):

- Eine Ausrichtung auf das Positive, auf die Lösung und auf die Zukunft.
- Ausnahmen gibt es immer und sie werden zur Konstruktion von Lösungen genutzt.
- Systeme verändern sich immer (weil auch die Kontexte nie konstant bleiben).
- Bereits kleine Änderungen können zu größeren (Ver-)Änderungen führen.
- Kooperation ist unvermeidlich.
- In den Menschen ist bereits vieles angelegt, was sie für ihre Veränderungen benötigen.
- Handlungen und Beschreibungen sind zirkulär.
- Therapie ist ziel- und lösungsorientiert.
- Klient:innen sind die Expert:innen für Inhalte und Therapeut:innen die Expert:innen für die Prozesse der Veränderung.
- Die Bedeutung einer Botschaft ist in der Antwort enthalten.

Zwei Grundsätze der lösungsorientierten Therapie lauten wie folgt: »Wenn etwas funktioniert, tu mehr davon« und »Wenn etwas nicht funktioniert, hör auf damit und tu etwas anderes.«

Empirische Befunde: Die Wirksamkeitsforschung hatte für die Arbeitsgruppe immer eine hohe Bedeutung. In neueren RCT-Studien konnte die Wirksamkeit ebenfalls gezeigt werden. Schmit, Schmit und Lenz (2016) konnten dies in einer Metaanalyse belegen, ebenso Knekt et al. (2008) für Depressionen und Angststörungen.

12.2.2 Reden über Probleme, narrative Therapieansätze

Entwicklung und Geschichte: Narrative Ansätze innerhalb der Systemischen Therapie wurden stark durch Harold A. Goolishian und Harlene Anderson (University of Galveston) beeinflusst. Nach Goolishian und Anderson (1987) sind Systeme Gemeinschaften, die Bedeutungen erzeugen. Sie tun dies durch sprachlichen und kommunikativen Austausch, vor allem wenn sie zusammenkommen, um über ein bestimmtes Problem zu reden. Dann sind es das Problem und die spezifischen Kommunikationen und Verhaltensweisen in Bezug auf das Problem, was ein System definiert: das Problemsystem (▸ Kapitel 4 und 9). Wenn dieses sehr stabil ist und eine Problemlösung nicht in Reichweite ist, reicht es in der Therapie oft nicht aus, allein lösungsorientiert vorzugehen. Ein zielführender Weg ist dann eher, Problem und Persönlichkeit wieder besser zu unterscheiden sowie alternative Geschichten zu erzählen, um dem Problem damit die Macht über das Leben der Klient:innen und ihre Beziehungen zu nehmen.

Klinische Praxis: Narrative Therapieansätze zielen darauf ab, die vorherrschenden, auf Defizite fokussierten (Selbst-)Erzählungen des Klient:innensystems zu verändern, indem diese hinterfragt und durch ressourcenorientierte Erzählungen ersetzt werden (White, 2010; White u. Epston, 2006). Hierzu eignen sich im Wesentlichen zwei Ansatzpunkte: das sogenannte Externalisieren des Problems sowie das Anregen neuer Selbsterzählungen.

1. Externalisieren

Für White galt: »Die Person ist nicht das Problem. Das Problem ist das Problem« (White, 1988). White schlägt vier Fragearten vor, die die Trennung von Problem und Selbstwahrnehmung anregen sollen:

- Fragen, die eine möglichst detaillierte Beschreibung des Problems aus der Erlebenswelt und in der Sprache der Klient:innen hervorrufen, etwa, indem das Problem personifiziert wird (»Wie würden Sie den Charakter des Problems beschreiben?«; »Gibt es einen Namen für das Problem, den Sie für passend halten?«; »Wie ist es, unter der Herrschaft von … zu leben?«),
- Fragen, die die Auswirkungen des Problems, als Tätigkeit formuliert, erfassen (»Ich würde mir den Einfluss von … auf Ihr Leben gern besser vorstellen können. Können Sie mir dazu noch etwas erzählen? Wie macht es …, dass sie:er das Leben in der Familie, am Arbeitsplatz, in der Schule, mit den Freunden beeinflussen kann?«),
- Fragen, wie diese Einflussnahmen des Problems beurteilt werden (»Wie finden Sie das, wenn … das Zepter übernimmt? Wollen Sie das?«),
- Fragen, wie diese Beurteilung begründet wird (»Was wären gute Gründe für Sie, … auch mal in die Schranken zu weisen?«).

Auf diese Weise kommt es zu einer Transformation: Die Klient:innen, die eingangs das Problem als Teil ihrer selbst und als Beleg ihrer eigenen Unzulänglichkeit verstanden, nehmen dem Problem gegenüber nun eine distinkte Position ein. Gleichzeitig verbinden sie sich mit ihren Werten, um von dort aus neue Wege im Umgang mit dem Problem zu finden. Diese Prozesse können mittels symbolischer und/oder körperorientierter Aktionsmethoden unterstützt werden.

2. Anregen neuer Erzählungen

Geschichten sind versprachlichte Erinnerungen an Erfahrungen, die wir gemacht haben. Sie sind selektiv, indem sie Gedächtnisinhalte im Dienste der Kohärenz und Geschlossenheit der Geschichte aus- oder einschließen. Manchmal hat man die Geschichten, die man von sich selbst erzählt, sogar gar nicht selbst erlebt. Die Verdichtung von Ereignissen und Erfahrungen im »Plot« der Erzählung bringt es mit sich, dass andere bedeutsame Ereignisse und Erfahrungen im Leben der Klient:innen, die »Ausnahmen«, mit der Zeit in Vergessenheit geraten. Damit diese »Ausnahmen« wieder erinnert werden und Kraft annehmen, schlägt White eine Exploration vor, die die Handlungen und die Auswirkungen auf die Identität zunächst als getrennte Landschaften entstehen lassen:

- Das positive Ereignis innerhalb der Handlungslandschaft, die »Ausnahme«, wird auf seinen Stellenwert für die Identität hin hinterfragt (»Was könnte das über Sie als Person aussagen, dieses …?«).
- Dann werden Geschichten gesucht, die in eine ähnliche Richtung gehen und die Identität deutlicher werden lassen (»Gibt es vielleicht eine Geschichte aus Ihrem Leben, die mir helfen würde, das noch besser zu verstehen, was damit für Sie verbunden ist?«).
- Dieses Wechselspiel zwischen Handlungs- und Identitätslandschaft wird mehrere Male in jüngerer und älterer Vergangenheit durchlaufen.
- Diese Art der Befragung bewirkt, dass die positive Eigenschaft, die in der Ausnahme aufscheint, an Festigkeit gewinnt. White nennt dies ein »Gerüst bauen« (White, 2010, S. 241). Wenn dieser Prozess gelingt, spiegelt sich das auch in einem bestimmteren Auftreten, in Ausdruck und Stimme der Klient:innen wider. Nun kann ein Ausblick auf die nahe Zukunft gewagt werden: »Wenn das für Sie entscheidend ist, was könnte das für die nächsten Wochen bedeuten?«.

Empirische Befunde: Die Ideen von Goolishian, Anderson und White werden im Reflecting Team (▸ Kapitel 13.5.1) und im Rahmen von Studien zu offenen Dialogen (▸ Kapitel 12.2.5) genutzt.

12.2.3 Aufsuchende Familientherapie, Home Treatment, Home Visiting

Entwicklung und Geschichte: Aufsuchende Hilfen mit einem systemtherapeutischen Hintergrund gibt es viele: z. B. Aufsuchende Familientherapie (AFT), Video Home Training, Funktionale Familientherapie (FFT; ▸ Kapitel 12.3.6), Multisystemische Therapie (MST; ▸ Kapitel 12.3.3), Marte Meo, Familie im Mittelpunkt (FiM), Familienaktivierungsmanagement (FAM) etc. Sie sind ein expandierender Bereich im Sozial- und Gesundheitssystem. Gemeinsam ist den unterschiedlichen aufsuchenden familienbezogenen Hilfen das Setting der Familie in deren Lebensmittelpunkt. Neben den aufsuchenden Arbeitsformen, die in Deutschland eher im Bereich der Jugend- und Sozialhilfe zu finden sind, existieren in den angelsächsischen und nordeuropäischen Ländern auch Hilfen, die als integrierter Bestandteil der psychiatrischen Akutversorgung verstanden werden. Dieses sogenannte Home Treatment setzt sich in Deutschland erst langsam und zögerlich durch.

Klinische Praxis: Hier soll es folgend primär um die Aufsuchende Familientherapie (AFT) gehen, die in Deutschland vor allem im Rahmen der Jugendhilfe beheimatet ist und eine erfolgreiche Hilfeform für Multiproblemfamilien darstellt, die von den klassischen Therapie- und Beratungsformen nicht erreicht werden (siehe dazu Conen, 2002). Aufsuchende Familientherapie ist in Deutschland eine anerkannte Hilfe zur Erziehung im Rahmen des SGB VIII. Bei der Aufsuchenden Familientherapie handelt es sich in der Regel um ein Hilfsangebot über sechs bis zwölf Monate, bei dem die Einbeziehung des Kontextes (Herkunftsfamilien der Eltern, Schule, Freund:innen, Nachbar:innen und andere Helfer:innensysteme wie Lehrer:innen, Erzieher:innen, Jugendgerichtshilfe, Allgemeiner Sozialer Dienst – ASD, Sportvereine, Jugendfreizeiteinrichtungen etc.) eine besondere Bedeutung hat.

Die beiden systemischen Dachverbände in Deutschland Systemische Gesellschaft (SG) und Deutsche Gesellschafft für Systemische Therapie, Beratung und Familientherapie (DGSF) haben sich folgende Qualitätskriterien für aufsuchende Familientherapie gegeben (DGSF, o. D.):

- Aufsuchend: Es handelt sich um ein niederschwelliges therapeutisches Angebot, bei dem unter anderem mit der Familie zu Hause unter Einbeziehung des Umfeldes gearbeitet wird.
- Co-Therapie: Es wird mit zwei Therapeut:innen gearbeitet, was unter anderem die Arbeitsweise des Reflecting Teams ermöglicht.
- Dauer der AFT: 26 bis 52 Wochen. Eigenverantwortung und Ressourcen der Familie werden durch die zeitliche Begrenzung gefördert und sie schafft Verbindlichkeit bei der Familie und den Therapeut:innen.
- Qualifikation: Die Mitarbeiter:innen verfügen neben einem psychosozialen Universitäts- beziehungsweise Fachhochschulabschluss über eine Zertifizierung als Systemische (Familien-)Therapeut:innen SG/DGSF.
- Supervision: Regelmäßige Supervision ist ein unabdingbarer Bestandteil.

Empirische Befunde: Mehrere evaluierte Studien über unterschiedliche US-Programme wie z. B. das »Hawaii's-Healthy-Start-Programm« (HSP), das »Healthy-Families-America-Programm« (HFA) und das »Nurse-Family-Partnership-

Programm« (NFP; Bräutigam u. Müller, 2014, S. 436) zeigen Wirkweisen und Wirksamkeit. Alle Programme sind präventiv angelegt und sollen Eltern darin unterstützen, für ihre Kinder bessere Entwicklungsräume zu schaffen. Funktionale Familientherapie (FFT) und Multisystemische Therapie (MST) sind ebenfalls durch ein aufsuchendes Setting gekennzeichnet. Zahlreiche RCT-Studien konnten die Wirksamkeit dieser Ansätze zeigen.

12.2.4 Hypnosystemische Therapie

Entwicklung und Geschichte: Die hypnosystemische Therapie (Gunther Schmidt) ist wie die lösungsorientierte Kurzzeittherapie von de Shazer stark durch die Arbeit von Milton Erickson (Erickson u. Rossi, 2016) beeinflusst. Schmidt bevorzugt dabei aber einen anderen Umgang mit Problemen: »Die Annahme, dass Problem Talk ein Problem sei und vermieden werden sollte, schafft ernste Probleme, die ohne diese Annahme nicht da wären. Sie macht die Neigung von Menschen über ihre Probleme reden zu wollen, zu potentieller Inkompetenz und trägt so indirekt zu deren Schwächung bei. […] Die in Problemen meist leicht zu findenden Kompetenzen und wertvollen Bedürfnisse werden dadurch destruktiv abgewertet. […] Problem Talk sollte vielmehr sehr wertgeschätzt werden, permanent als Information über wichtige Bedürfnisse utilisiert werden« (Schmidt, 2004, S. 83 f.).

Klinische Praxis: Der hypnosystemische Ansatz versteht sich als lösungsfokussiertes und kompetenzaktivierendes Konzept. Schmidt bezieht sich vor allem auf die Systemische und hypnotherapeutische Therapie, integriert aber auch Psychodrama, Körpertherapie, Energiepsychologie, achtsamkeitsbasierte Psychotherapie sowie Priming- und Embodimentforschung (siehe dazu Schmidt, 2014, S. 78 f.). Neben den eher psychologischen und psychotherapeutischen Quellen ist die Neurobiologie eine zentrale Bezugstheorie.

Grundlagen der hypnosystemischen Therapie sind:

- Das Therapiesystem als zielfokussierendes System, das mit seinen Kompetenzen gesehen wird und zu einer Kooperationsbeziehung eingeladen wird.
- Pacing mit dem Klient:innensystem, das heißt Ankoppeln an Sprachrhythmus, Körperhaltung etc., um Klient:innen in eine »Ja-Haltung« zu bringen. Dann werden erste unterschiedsbildende Fragen gestellt.
- Imagination als wirksame Veränderungskraft nutzen. Das kann durch Metaphern, das Erzählen von Anekdoten, Rituale, symbolische Interventionen etc. geschehen.
- Utilisation als Haltung der Therapeut:innen. Jedes »Phänomen, welches von den Klienten angeboten wird, sollte […] jeweils so beschrieben, bewertet

und es soll damit so umgegangen werden, dass dies alles als Kompetenz für Bedürfnisse behandelt werden kann, die für die Zielverwirklichung zu berücksichtigen sind und genutzt werden sollten. Dies wird im Erickson'schen Konzept ›Utilisation‹ genannt« (Schmidt, 2005, S. 93).
- Optimale Beobachter:innenposition und das Beratungssystem als rituelles System der Kraftentfaltung: Klient:innen werden unterstützt, eine sichere Beobachter:innenperspektive aufzubauen, von der aus sie geschützt, sicher und mit Kraft über ihre Probleme reden können (siehe dazu Schmidt, 2005, S. 80 ff.).

Typische Phasen einer hypnosystemischen Therapie sind (Schmidt, 2005, S. 100 ff.):
- Klärung des Kontextes und der Ideen, die zur Therapie führten,
- Auftragsklärung und Entwicklung von imaginationsfähigen Zielvisionen,
- Ausnahmen beziehungsweise Fokussierung auf »Lösungserleben« bisher – Aufbau von Hoffnung und Selbstwert,
- Vergleiche von Problem- und Lösungsmustern,
- Bewusst-unbewusst-Dissoziationen, Fokussierung auf intuitives Wissen und körperorientierte Interventionen,
- Probleme und Symptome als kompetente Lösungssuche mit Preis (Kosten-Nutzen-Analysen) – dialektische Hypnosystemik,
- Ambivalenzcoaching und neue Zielentwicklung,
- Arten der Musterinterventionen,
- Auswertungsschritte,
- Abschluss.

Empirische Befunde: RCTs zur Wirksamkeit von Hypnose in der Behandlung von psychischen Störungen oder Problemen sowie von somatischen Beschwerden beziehungsweise als Maßnahme bei medizinischen Eingriffen, in denen Hypnose als adjuvantes Verfahren eingesetzt wurde, oder im Verbund mit anderen Interventionsmethoden liegen vor (siehe Hagl, 2017). Zur Behandlung bei Depressionen siehe Fuhr et al. (2021).

12.2.5 Bedürfnisangepasste Behandlung und Offene Dialoge

Entwicklung und Geschichte: Das 1975 in Finnland entwickelte Konzept (»need-adapted treatment«) entstand im Rahmen der Behandlung von Menschen mit psychotischen Ersterkrankungen. Inzwischen gehört es in den skandinavischen Ländern zur Routineversorgung (siehe Aderhold u. Greve, 2010, S. 258 f.). Angeregt durch Tom Andersen (► Kapitel 13.5.1) entwickelte Jaakko Seikkula die Methode des »Offenen Dialogs« für die Region Westlappland (Seikkula

u. Arnikil, 2007). Sie richtet sich an die sozialen Netzwerke und fördert vielstimmige Dialoge, um einen sicheren Rahmen für die Patient:innen in einem gemeinsamen offenen Prozess zu entwickeln.

Klinische Praxis: Die Therapieversammlung ist die zentrale Intervention und das bedeutsamste Setting. Hier treffen sich alle Bezugspersonen (persönliche wie professionelle) als eine professionelle Reaktion auf eine Krise. »In psychotischen Krisen von Ersterkrankten ist dies in den ersten 7 bis 10 Tagen oft täglich, später sehr viel weniger« (Aderhold u. Greve, 2010, S. 258).

Zentrale therapeutische Prinzipien sind nach Seikkula und Alakare (2007):

- Sofortige Hilfe: Innerhalb von 24 Stunden soll die Therapieversammlung stattfinden.
- Einbeziehung des sozialen Netzwerkes, auch dann, wenn der:die Patient:in akut psychotisch ist. Es wird als zentrale Ressource gesehen und genutzt.
- Gemeinsame Verantwortung: Das Behandlungsteam ist Teil des Problemsystems und bleibt für die gesamte Behandlung verantwortlich. Themen und Behandlungssetting werden gemeinsam entwickelt.
- Psychologische Kontinuität: Therapeut:innenwechsel sollten vermieden werden. Unterschiedliche Therapiemethoden werden integriert.
- Aushalten von Unsicherheit: »Das Ertragen von Unsicherheit und von unterschiedlichen Sichtweisen auf beiden Seiten wird durch eine als sicher erlebte Situation erleichtert« (Aderhold u. Greve, 2010, S. 259). Sicherheit entsteht durch regelmäßige Treffen und die Möglichkeit, dass jede:r gehört wird.
- Förderung des Dialogs: Therapeutischer Mittelpunkt ist die Förderung offener Dialoge mit allen Beteiligten (siehe dazu ausführlich Aderhold u. Greve 2010; Seikkula u. Arnkil, 2007, S. 80 ff.)

Es werden unterschiedliche systemische Techniken genutzt, z. B. respektvolles, allparteiliches, empathisches Zuhören und erweiternde Fragen, Reflecting Team, Wertschätzung, Spiegeln, vielperspektivische weiterführende Fragen und Ideen, Beobachtungen, selbstkritische Kommunikation (siehe Borst u. Aderhold, 2018a, S. 399).

Empirische Befunde: Die Evaluation durch vergleichbare Studien zeigte »signifikant bessere symptomatische und funktionale Ergebnisse im Vergleich zur Standardbehandlung, insbesondere eine geringere Hospitalisierungsrate und hohe Integration in bezahlte Arbeit und Bildung« (Aderhold u. Greve, 2010, S. 258). In vier naturalistischen Kohortenstudien an Patient:innen mit nichtaffektiven Psychosen konnten die Ergebnisse bestätigt werden. Oft wird begleitend Einzeltherapie in Anspruch genommen.

12.2.6 Multifamilientherapie (MFT) (▸ Kapitel 7)

Entwicklung und Geschichte: Die Multifamilientherapie (MFT) hat in den vergangenen Jahren im deutschsprachigen Raum an Bedeutung und Beliebtheit gewonnen. Ihre Ursprünge liegen in einer Mischung aus psychodynamischer Gruppentherapie, Selbsthilfegruppen und systemischer Familientherapie. Peter Laqueur (1972) wird als Begründer angesehen. Das »Marlborough-Modell« (Asen, Dawson u. McHugh, 2001), das in den 1980er Jahren in London entstand, sorgte dann für eine Verbreitung der MFT in vielen Ländern Europas.

Klinische Praxis: Multifamilientherapiegruppen finden sich in Deutschland in vielen Arbeitskontexten. In unterschiedlichsten Jugendhilfeformen, Kinder- und Jugendpsychiatrie, Schulen, Kindergärten, Ambulanzen hat sich MFT inzwischen etabliert.

Häufig bestehen die Gruppen aus sechs bis acht Familien, die meist ähnliche Themen oder Probleme beschreiben. Dauer, Häufigkeit, Anzahl der Therapeut:innen etc. hängen von vielen Faktoren der Familien und institutionellen Bedingungen ab. Im Konzept der MFT wird der Perspektivwechsel der Systemischen Therapie im Bereich der Kinder- und Jugendlichenpsychotherapie, von der Kinderorientierten Therapie auf die Familienorientierte Therapie, besonders deutlich. In der MFT sollen sich die Familien gegenseitig unterstützen. Die Familien werden miteinander ins Gespräch gebracht und die Therapeut:innen fungieren als Animateure für diesen Prozess. Sie haben den Prozess der Gesamtgruppe im Auge und sind dabei weniger auf einzelne Personen und Familien fokussiert. Sie gestalten den Prozess in einem Wechselspiel zwischen Nähe und Distanz und nach und nach übergeben sie der Gruppe mehr Verantwortung. Um Familien mit sich und anderen Familien in Kontakt zu bringen, wendet die MFT zahlreiche systemische Techniken und kreative Weiterentwicklungen an, z. B. das Goldfischaquarium, die magische Fernbedienung, Erinnerungströdelmarkt, Familienskulpturen, Pausentaste, Pressekonferenz und viele andere kreative Ideen. MFT lässt sich gut mit Einzel-, Paar- oder Familientherapie kombinieren.

Empirische Befunde: Zahlreiche Studien mit unterschiedlichsten Problemen und Störungsbildern (depressive Erkrankungen, Essstörungen, Kindesmisshandlung und Vernachlässigung, Schul- und Lernstörungen, Paarprobleme, Alkohol- und Substanzmissbrauch, Traumafolgestörungen, Störungen des Sozialverhaltens etc.) konnten die Wirksamkeit und Effektivität von MFT zeigen. Die Beliebtheit des Verfahrens liegt auch an den wirtschaftlichen Faktoren, die in der Möglichkeit stecken, gleichzeitig mit mehreren Familien und Menschen mit psychischen Erkrankungen zu arbeiten und sie simultan zu behandeln (siehe dazu Asen u. Scholz, 2017).

12.3 Manualisierte und integrative Therapien für Kinder, Jugendliche und ihre Familien

Die folgenden Konzepte für Kinder, Jugendliche und ihre Familien definieren sich durch den manualisierten Aufbau. Viele konnten in RCT-Studien ihre Wirksamkeit zeigen.

12.3.1 Attachment-Based Family Therapy (ABFT)

Entwicklung und Geschichte: Die ABFT ist ein Behandlungsansatz, der sich an der Bindungstheorie orientiert. Seine Wurzeln liegen in der strukturellen Familientherapie (Minuchin), der Multidimensionalen Familientherapie (MDFT, Liddle), der Emotionsfokussierten Therapie (EFT, Johnson), den Arbeiten von Boszormenyi-Nagy und der Bindungstheorie (Bowlby). Die ABFT ist eine entwicklungsorientierte, halbstrukturierte, manualisierte Kurzzeittherapie. Das Verfahren ist ein vertrauensstärkendes, bindungsförderndes und emotionsorientiertes Psychotherapieverfahren mit dem Ziel, vertrauensvolle und gerechte Beziehungen aufzubauen, zwischenmenschliche Brüche zu reparieren und emotionale, sichere Beziehungen zu den Kindern und Jugendlichen aufzubauen (siehe dazu Diamond, 2018).

Klinische Praxis: Die ABFT geht davon aus, dass ein zentraler Faktor für die Verarbeitung von belastenden Erfahrungen durch Familienmitglieder direkte Gespräche miteinander sind, in denen die schwierigen Bindungserfahrungen angesprochen werden. Das soll unter anderem dazu führen, dass sich ein neuer, sicherer Bindungsstil entwickeln kann.

Der Behandlungsprozess führt über fünf Behandlungsschritte, die einem bestimmten Ablauf folgen und nacheinander abzuarbeiten sind. Jeder dieser Schritte ist ein eigenständiger Abschnitt mit festgelegten Vorgehensweisen und fokussiert auf spezifische Probleme. Die Abschnitte können sich über mehrere Sitzungen erstrecken.

- *Schritt 1 – Umdeutung der Beziehung:* In dieser Phase ist es zentral, den Fokus von dem:der Symptomträger:in auf das gesamte System und vom Symptom auf die Bindungen und Beziehungen in der Familie zu lenken. Es wird betont, dass eine Stärkung der Beziehungen in Zukunft das Gefühl von Geborgenheit und Bindung verstärken wird, was wiederum das Auftreten suizidaler Gedanken oder depressiver Phasen vermeiden kann.
- *Schritt 2 – Herstellen einer Beziehung zum:zur Jugendlichen:* In diesem Schritt wird die Symptomatik von einem intrapersonellen zu einem interpersonellen Geschehen umgedeutet. Die Therapeut:innen stellen eine Verbindung

zwischen dem interpersonellen Geschehen und der Erkrankung des:der Jugendlichen her, um dann von diesem:dieser die Erlaubnis zu erhalten, diese Probleme offen und direkt mit den Eltern zu diskutieren.

- *Schritt 3 – Herstellen einer Beziehung zu den Eltern:* Hier arbeiten die Therapeut:innen mit den Eltern oder einem Elternteil, je nach Lebensform der Familie. Sie versuchen, eine Beziehung zu den Eltern aufzubauen, um sie unterstützen zu können, wieder eine Beziehung zu ihrem Kind herzustellen. Dabei hören die Therapeut:innen auch die Geschichte und die Probleme der Eltern.
- *Schritt 4 – Wiederherstellung der Bindung:* Dieser Abschnitt ist gekennzeichnet durch Gespräche zwischen dem:der Jugendlichen und den Eltern, die durch die Therapeut:innen begleitet werden. Sie helfen dabei, das Gespräch in einer strukturierten, emotional nicht verletzenden Form zu gestalten. Sie versuchen, Verständnis zu fördern, Zuhören zu ermöglichen und Entschuldigungen anzuregen.
- *Schritt 5 – Formung von Kompetenzen:* Der letzte Schritt befasst sich mit dem Aufbau von Selbstwert, Kompetenz und dem Zugewinn von Autonomie z. B. durch das Finden einer Arbeitsstelle, die Steigerung der Schulleistungen und den neuen Aufbau von sozialen Beziehungen (siehe dazu Diamond, Diamond u. Levy, 2014).

Empirische Befunde: »Eine Reihe von Studien belegt die Wirksamkeit von ABFT bei jugendlichen Indexpatienten der Altersgruppe 12 bis 18 Jahre. Sie zeigen, dass ABFT wirksamer ist, Depressionen und Suizidalität zu verringern, als Wartelisten-Kontrollgruppen oder ›treatment as usual‹-Arbeit mit suizidalen LGB (Lesbian-Gay-Bisexual) Jugendlichen« (Diamond, 2018, S. 848). Es liegen RCTs zu Depressionen, Suizidalität und Angststörungen vor. In der Sekundäranalyse konnte die Wirksamkeit für die Behandlung sowohl von schwer depressiven als auch von Jugendlichen mit sexuellen Missbrauchserfahrungen gezeigt werden. Die ABFT wird aktuell im »National Registry of Evidence-based Programs and Practices (NREPP)« der USA gelistet.

12.3.2 Multidimensionale Familientherapie (MDFT)

Entwicklung und Geschichte: Die MDFT wurde 1985 von einer Arbeitsgruppe um Howard Liddle am Center for Treatment Research on Adolescent Drug Abuse in Miami entwickelt. Die Wurzeln des Verfahrens liegen in der strukturellen Familientherapie (Salvador Minuchin) und in der direktiv-strategischen Familientherapie (Jay Haley). Davon werden unterschiedliche Ideen genutzt wie z. B. die Bedeutung und Funktion der Eltern, die Bedeutung des Symptoms für die Beziehungsgestaltung, familiäre Grenzen und Strukturen, transaktionale und zirkuläre Beziehungsmuster und die ziel- und lösungsorientierte Gestaltung des Therapieprozesses. Bereichert wird das Verfahren durch die ökologische Sichtweise, Ideen aus der klientenzentrierten Gesprächspsychotherapie, der kognitiven Verhaltenstherapie und der motivierenden Gesprächsführung (vgl. Spohr, Gantner, Bobbink u. Liddle, 2011, S. 25 f.).

Klinische Praxis: »Die Indikationen für eine erfolgreiche Durchführung der multidimensionalen Familientherapie lauten wie folgt:

- Jugendliche und junge Erwachsene (12–25 Jahre) mit Substanzstörungen, Verhaltenssüchten und/oder Verhaltensauffälligkeiten
- Mitwirkung mindestens eines Elternteils oder einer anderen relevanten Bezugsperson.

Kontraindikationen sind akute Suizidalität, akute psychotische Symptome oder Substanzabhängigkeit, die eine stationäre Behandlung erfordern« (Ganter u. Liddle, 2018, S. 856 f.)

Der therapeutische Prozess erfolgt in den jeweiligen Subsystemen und beschäftigt sich mit individuellen Themen der Jugendlichen (wie z. B. Kognitionen, Emotionen) und der Eltern (z. B. Erziehungsverhalten, Belastungen). Außerdem werden Merkmale bedeutsamer Familienmitglieder, die familiären Interaktionsmuster und außerfamiliäre Kontexte wie z. B. Schule, Arbeitsplatz, Peers etc. berücksichtigt, die mit der Entwicklung der Jugendlichen und ihrem Problemverhalten in Verbindung stehen. Der therapeutische Prozess ist komplementär ausgerichtet zwischen Einzeltherapie (Verbesserung der Situation der einzelnen Familienmitglieder) und Familientherapie (Verbesserung der familiären Kommunikation und Interaktion). Er ähnelt einer Art »Pendeldiplomatie« zwischen den Subsystemen, in deren Mittelpunkt die Wiederherstellung einer guten emotionalen Beziehung zwischen Eltern und Kindern steht. Das wird als Basis für die elterliche Erziehungskompetenz gesehen und bildet den Rahmen für sinnvolle Problemlösungen: »Ein Grundsatz lautet: Emotionen beeinflussen Kognitionen und Verhalten wesentlich. Solange gravierende emotionale Störungen zwischen den Familienmitgliedern nicht geklärt sind, können praktische Problemlösungsstrategien auf der Verhaltensebene, zum Beispiel eine Veränderung von erzieherischen Maßnahmen, nicht greifen« (Spohr et al., 2011, S. 26).

Die Therapie gliedert sich in drei Phasen:

1. Motivation und Aufbau von therapeutischen Arbeitsbündnissen,
2. Arbeit mit den zentralen Themen und an der Problemlösung,
3. Konsolidierung und Abschied.

Empirische Befunde: Die MDFT wurde in vielen randomisierten klinischen Studien erfolgreich evaluiert: »MDFT gilt international als das wirksamste Behandlungsangebot für Jugendliche mit Cannabisstörungen und hat zahlreiche ›best practice‹-Auszeichnungen erhalten« (Ganter u. Liddle, 2018, S. 861).

12.3.3 Multisystemische Therapie (MST)

Entwicklung und Geschichte: Die MST wurde von Scott W. Henggeler und seinen Mitarbeiter:innen entwickelt und versteht sich als ein systemisches Therapieverfahren, auf der Grundlage einer allgemein Systemtheorie, strategischen und strukturellen Konzepten sowie der sozialökologischen Entwicklungstheorie (vgl. Retzlaff, 2014, S. 92). Daneben finden sich kognitiv-verhaltenstherapeutische Ideen, die ein strukturiertes, zeitlich begrenztes und in aufsuchenden Settings arbeitendes Verfahren bilden, die den gesamten Kontext einbeziehen: »Eine zentrale Grundannahme der MST ist, dass die Kernproblematik […] aus einer systemischen Sicht als multideterminiert betrachtet werden muss. Um eine anhaltende Verhaltensänderung in diesen Familien zu erreichen, müssen demnach therapeutisch alle Faktoren aus den Systemen Familie, Schule, Peers und Umgebung miteinbezogen werden« (Rhiner, 2018, S. 862). Als wesentlich wird die Orientierung an den Ressourcen der Familie gesehen.

Klinische Praxis: Die MST geht davon aus, dass die Störungen im Kontext der Familien entstehen z. B. durch Allianzen zwischen den Symptomträger:innen und einem Elternteil oder auch durch ein Zusammenspiel mit anderen Systemen und Systemmitgliedern. Entsprechend greifen die genutzten Interventionen auch auf die Familie oder den bedeutsamen Kontext zurück.

Neun Kernelemente von MST (vgl. Eigenheer, Rhiner, Schmid u. Schramm, 2016, S. 67 ff.):

- *Das aufsuchende Setting:* Die Arbeit mit und in den betroffenen Systemen, da, wo sich das Problemverhalten zeigt, in der Familie, der Schule, in der Peergruppe, der Nachbarschaft etc., ist das »Wahrzeichen« des Ansatzes.
- *Hohe Behandlungsintensität:* Durchschnittlich gibt es drei Behandlungseinheiten in der Woche, die noch durch telefonische oder elektronische Interventionen ergänzt werden können. Diese Behandlungsintensität ist auf fünf Monate begrenzt.
- *Geringe Fallzahl:* Die Behandler:innen sind parallel in vier bis fünf anderen Familien tätig, was dafür sorgt, dass die Intensität der Therapie hoch bleibt.
- *Rund-um-die-Uhr-Erreichbarkeit des Teams:* Es werden eine 24-stündige Erreichbarkeit des Teams für telefonische Beratung oder Kriseneinsätze vor Ort gewährleistet.

- *Hoch strukturierte Behandlungsplanung und -ablauf:* Beides sorgt für einen klaren Behandlungsfokus und zielgerichtetes Arbeiten, gleichzeitig schützt es vor Ablenkung und Verwicklungen.
- *Engmaschige und verbindliche Qualitätskontrolle auf jeder Ebene der Behandlung:* Um die Behandlungserfolge in unterschiedlichen Ländern und Sprachen replizieren zu können, gibt es ein umfangreiches Qualitätssicherungssystem.
- *Kontinuierliche Unterstützung durch eine:n MST-Expert:in:* Mit ihm:ihr werden die Strategie und die Arbeitsweise aller Therapeut:innen in wöchentlichen Konsultationen besprochen.
- *Verwendung von Therapietechniken mit hoher Qualität und Evidenz:* Im MST-Programm werden evidenzbasierte Techniken aus Verhaltenstherapie und Systemischer Therapie miteinander kombiniert.
- *Kontinuierliche Weiterbildung:* Durch ein Einführungstraining der MST-Expert:innen (siehe oben), die wöchentliche Konsultation und durch jährlich zirka sechs bis acht Tage Fortbildung mit den MST-Expert:innen findet eine kontinuierliche Weiterbildung der Therapeut:innen statt.

Empirische Befunde: Die MST wurde für Störungen des Sozialverhaltens entwickelt. Adaptationen gibt es für Substanzmissbrauch (MST-SA) und für Vernachlässigung und Misshandlung (MST-CAN; siehe dazu Eigenherr, Rhiner, Schmid u. Schramm, 2016, S. 238 ff.). Mehr als dreißig RCT-Studien zeigen die Wirksamkeit. Die MST wurde in »mehreren Metaanalysen (Fonagy et al., 2002; Bachmann et al., 2010; Nice, 2012) und in zahlreichen Leitlinien als eine der wirkungsvollsten Interventionsformen bei delinquenten Jugendlichen empfohlen« (Rhiner, 2018, S. 870).

12.3.4 Mentalisierungsbasierte Therapie (MBFT oder MBT-F)

Entwicklung und Geschichte: Dieses Konzept entstand aus der psychodynamischen Therapie von Borderlinepatient:innen (Bateman u. Fonagy, 2006) – ursprünglich als mentalisierungsbasierte Einzeltherapie (MBT; Fonagy, Gergely, Jurist u. Target, 2002). Durch die Zusammenarbeit von Peter Fonagy mit Eia Asen (Asen u. Fonagy, 2014) in London wurde es zu einem Konzept im Mehrpersonensetting weiterentwickelt. Die MBFT weist einige Gemeinsamkeiten mit anderen familientherapeutischen Ansätzen auf, die die Bindungstheorie betonen, wie z. B. ABFT und EFT.

Klinische Praxis: Fonagy definiert Mentalisieren als »den mentalen Prozess, durch den ein Individuum eigenen und fremden Verhaltensweisen implizit und explizit Bedeutungen zuschreibt, und zwar bezogen auf intentionale mentale

Zustände wie persönliche Wünsche, Bedürfnisse, Gefühle, Überzeugungen und andere Beweggründe« (Batemann u. Fonagy, 2008, S. 24). Der Begriff »Mentalisieren« beschreibt die Fertigkeit beziehungsweise Ressource, innere mentale und Gefühlszustände anderer Menschen und von sich selbst zu verstehen und in passende Worte zu fassen. Damit werden z. B. das Konzept des »Symbolisierens« und auch des »Focusings« des personzentrierten Ansatzes (»Gesprächspsychotherapie«) von Rogers beziehungsweise Gendlin erweitert, das sich im Wesentlichen auf die eigenen inneren Prozesse richtet.

Die MBFT bringt damit einige interessante Ergänzungen in die Systemische Therapie. Zentral geht es der MBFT um folgende Punkte:

- Familien sollen unterstützt werden, sodass Kommunikationsmuster, die von Zwang, Druck und Nichtberücksichtigung der eigenen Gefühle geprägt waren, sich verändern können. Zukünftig sollen sie innere Zustände berücksichtigen, eine Vertrauensbasis aufbauen und die Bindung zwischen Kindern und Eltern stärken.
- Die Eltern sollen in die Lage versetzt werden, ihre Kinder in der Fähigkeit des Mentalisierens zu unterstützen.
- Die Kompetenz des Mentalisierens soll trainiert werden, um die familiäre Kommunikation zu verbessern und das Problemlösen zu erleichtern.
- Die Mentalisierungsfähigkeit soll auch in emotional hoch aufgeladenen Situationen in den Familien erhalten bleiben, um Eskalationen und Gewalt zu vermeiden.
- Auch in anderen Kontexten – wie im Zusammensein mit Gleichaltrigen, in der Schule etc. – soll die mentalisierende Kommunikationsfähigkeit entwickelt werden, um leichter gemeinsam Probleme lösen zu können (siehe dazu Asen u. Fonagy, 2010).

Zentrale Mentalisierungstechniken sind: individuelles Mitschwingen, Infragestellen des Personalpronomens »wir«, Neugier im »Inspektor-Columbo-Stil«, Anheizen und Monitoring der Erregung, Herunterkochen, Aufblähen und Übersteigern, Modell-Sein. Aus der MBTF sind auch einige Spiele bekannt geworden wie z. B. der Rollentausch zwischen den Familienmitgliedern; das Gefühlsfinderspiel, bei dem ein Familienmitglied eine Geschichte erzählt und die anderen das Gefühl erraten müssen; der Gedankenpause-Knopf kommt in Problemszenarien zum Einsatz, um Handlungsalternativen zu bedenken oder zu erfühlen; das Gedankenscannen soll die Familienmitglieder anregen, mithilfe eines Gehirnquerschnittes zu spekulieren, welche Gefühle und Gedanken die anderen Familienmitglieder in einer bestimmten Situation haben (siehe ausführlich dazu: Asen u. Weinblatt, 2018, S. 896 ff.).

Empirische Befunde: In einer RCT-Studie konnte die MBT ihre Wirksamkeit bei Erwachsenen mit emotional-instabiler Persönlichkeitsstörung des Borderlinetyps nachweisen. In weiteren Studien haben sich diese Ergebnisse bestätigt. Auch ein Modul für Menschen mit Selbstverletzung wurde in einer RCT-Studie überprüft (Rossouw u. Fonagy, 2012). Zur MBTF liegt eine RCT-Studie vor (Midgley et al., 2019). Weitere sind in Durchführung. In einer Studie von Keaveny et al. (2012) wurden Behandlungseffekte untersucht und gefunden.

12.3.5 Familienbasierte Therapie für Jugendliche mit Essstörungen (Familiy-Based Treatment for Adolescent Eating Disorders; FBT)

Entwicklung und Geschichte: Die FBT ist die ambulante Konzeptualisierung der Maudsley Approach Therapy (MAFT), die von Christopher Dare unter anderem im Maudsley Hopital für die Behandlung von Jugendlichen mit Essstörungen entwickelt wurde. Sie orientiert sich an der strukturellen Familientherapie und am Mailänder Ansatz. Das Manual wurde von James Lock und Daniel Le Grange 2013 veröffentlicht.

Klinische Praxis: Bei der FBT sind die Eltern der Klient:innen mit Anorexia nervosa aktiv in die Sitzungen integriert. Sie übernehmen, unterstützt durch die Therapeut:innen, wieder die Verantwortung für die Ernährung ihrer Kinder: »Das Externalisieren der Störung ist eine zentrale Komponente der Therapie. Der Therapeut externalisiert die Krankheit indem er betont, dass nicht die Patienten verantwortlich für die Essstörung sind, sondern dass die Essstörung den Patienten kontrolliert. Die Eltern sollen also die Krankheit von der Person ihres Kindes trennen« (Hopf, Lock u. Le Grange, 2018, S. 851).

Die Therapie gliedert sich in drei Phasen, die sich auf circa 20 bis 30 Sitzungen verteilen:

- *Phase 1* (erstreckt sich über circa 50 % der Behandlungsdauer): In dieser Phase sollen alle Familienmitglieder zu den Sitzungen kommen. Die Eltern werden durch die Therapeut:innen unterstützt, einen Weg zu finden, dass das Kind wieder an Gewicht zunimmt, und ermuntert, wieder die Verantwortung zu übernehmen. Die Geschwister werden miteinbezogen und sollen den Klient:innen ihre Verbundenheit zeigen. Um Erfolg mit der FBT zu haben, ist es wichtig, dass Eltern erfahren, wie wichtig es ist, an einem Strang zu ziehen und keine unterschiedlichen Ideen zu haben, wie das Problem gelöst werden kann. Sie bilden faktisch eine Front, zeigen nicht die kleinsten Differenzen, wenn es um die Ernährung ihres Kindes geht.
- *Phase 2:* Diese beginnt, wenn die Patient:innen stetig zunehmen und akzeptieren, dass sie Hilfe von ihren Eltern benötigen, um die Krankheit zu besiegen.

In diesem Abschnitt wird den Klient:innen langsam und Schritt für Schritt die Verantwortung für ihr Essverhalten wieder zurückgegeben.
- *Phase 3:* Die Abschlussphase der Therapie beginnt, wenn die Klient:innen 95 % ihres Idealgewichts über einen längeren Zeitraum halten können. Dann wird das zentrale Thema der Aufbau einer jugendlichen Identität angesprochen, die Autonomie und Selbstständigkeit werden gestärkt und die Beziehung zwischen Eltern und Jugendlichen und deren Geschwistern wird altersadäquat entwickelt.

Empirische Befunde: Zahlreiche Studien konnten die Wirksamkeit der FBT bei Anorexia nervosa bei Jugendlichen nachweisen. In einer RCT-Studie (Lock et al., 2010) der Universität Chicago konnte die Überlegenheit der FBT gegenüber der Behandlung im Einzelsetting gezeigt werden.

12.3.6 Funktionale Familientherapie (FFT)

Entwicklung und Geschichte: Die FFT geht im Wesentlichen auf die strategische Familientherapie der Palo-Alto-Gruppe und die Arbeiten von Jay Haley und Salvador Minuchin zurück, mit Einflüssen aus der sozialen Lerntheorie und der behavioralen Therapie. In der jüngeren Vergangenheit finden sich auch sozialkonstruktivistische Konzepte. Die FFT wurde für die Behandlung von sozialen Verhaltensstörungen und Substanzstörungen entwickelt. Thomas L. Sexton und James F. Alexander (2003) gelten als die Hauptvertreter des Ansatzes, der sich seit den frühen 1980er Jahren entwickelt hat. Je nach Autor:innen wird er als integrativ familientherapeutische/systemische oder als kognitiv-behaviorale Familientherapie bezeichnet.

Klinische Praxis: Störungen werden in der FFT als Beziehungsprobleme verstanden, die innerhalb und außerhalb der Familie Bedeutung und Ausdruck erhalten. Die Interventionen sind den strukturellen und strategischen Konzepten und der Verhaltenstherapie entnommen.

Die FFT durchläuft drei Behandlungsphasen, die sich zirkulär bedingen und nicht voneinander abgeschlossen sind. Jede Phase hat unterschiedliche Ziele, jeweils unterschiedliche Risiken und Schutzfaktoren und fordert besondere Fähigkeiten und Interventionen der Therapeut:innen. Hier ein Auszug (Sexton u. Alexander, 2000):

1. *Die frühe Phase (Beziehungsaufbau und Motivation)*
   Ziele: Arbeitsbündnis entwickeln, Kooperation erzeugen, Kommunikation verbessern, Hilflosigkeit minimieren, Familienfokus verstärken, Veränderungsmotivation erhöhen. *Risiken:* Schuldzuweisungen, negative Kommunikation, Hoffnungslosigkeit, geringe Motivation.

Schutzfaktoren: Glaubwürdigkeit, Allianzen, Veränderungswille.
Therapeut:in: Beziehungsfähigkeit, Reframing, Struktur, Verfügbarkeit.

2. *Mittlere Phase (Verhaltensänderung)*
   Ziele: individuelle Ziele entwickeln, Veränderungspläne implementieren, an der Symptomatik arbeiten und diese verändern, Beziehungskompetenzen aufbauen und erhöhen.
   Risiken: schlechte Erziehungsfähigkeit, problematische und negative Kommunikation, Gewalt, Schuldzuweisungen.
   Schutzfaktoren: unterstützende Kommunikation, gute erzieherische Fähigkeiten/elterliche Beziehung. *Kontextabhängig:* elterliche Pathologie, schlechte Beziehungen, kognitiver und emotionaler Entwicklungsstand.
   Therapeut:in: strukturgebend, regelbildend, modellierend, Vorbild, fokussierend, Training und Ausbildung, Ressourcenorientierung, Rollenspiele, Zielorientierung.
3. *Späte Phase (Generalisierung)*
   Ziele: Veränderungen stabilisieren und generalisieren, Ressourcen im Gemeinwesen aktivieren, um Veränderungen zu stabilisieren, Abschluss der Therapie vorbereiten.
   Risiken: schlechte Beziehungen zu Schule und/oder Gemeinwesen, geringe soziale Unterstützung, geringe Selbstwirksamkeit.
   Schutzfaktoren: gute Beziehungen zu Schule und/oder Gemeinwesen, Vereine, Glaubensgemeinschaften, stabiles Selbstbewusstsein der Familie.
   Therapeut:in: Ressourcenorientierung, Aufrechterhaltung der Veränderung, Rückfallprophylaxe etc.

Empirische Befunde: Es existieren drei RCTs bei Störungen des Sozialverhaltens, Substanzstörungen und jugendlicher Delinquenz. Außerdem lassen sich experimentelle Feldstudien und Evaluationsstudien finden in Sexton, Alexander und Mease (2004). Die FFT ist in Deutschland nicht sehr gebräuchlich. In den USA, Schweden, Norwegen und den Niederlanden wird sie in psychiatrischen Tageskliniken und im aufsuchenden und nicht aufsuchenden Setting durchgeführt. Außerhalb des lizenzierten Bereichs der FFT findet sich das Verfahren auch als Home-based Behavioral Systems Family Therapy (siehe dazu Heekerens, 2008a).

12.3.7 Elterncoaching, elterliche Präsenz, gewaltloser Widerstand

Entwicklung und Geschichte: Das Konzept des gewaltlosen Widerstands ist vor allem durch Mahatma Gandhi, Martin Luther King, Jean Goss und Hildegard Goss Mayrs in der politischen Arbeit bekannt geworden. Der israelische Psychologe Haim Omer entwickelte dann in den 1990er Jahren sein Konzept, Eltern und Familien zu unterstützen, um aus dem Teufelskreis zwischen der Eskalation von Gewalt oder der zunehmenden Nachgiebigkeit aussteigen zu können. Im Mittelpunkt seines Konzepts steht die elterliche Präsenz. Das Konzept wollte eine Alternative zur Verhaltensmodifikation sein, die darauf beruht, über Verstärkung und Bestrafung das kindliche Verhalten zu beeinflussen.

Klinische Praxis: Während sich das Elterncoaching primär an Eltern mit kleinen und heranwachsenden Kindern richtet und diese in ihrem Verhalten zu Schlaf- und Fütterstörungen und Erziehungsfragen unterstützt, wurde der Ansatz des gewaltlosen Widerstands ursprünglich für das Zusammenleben zwischen Eltern/Erziehern mit Kindern und Jugendlichen entwickelt, die schwierigste Verhaltensweisen zeigen. Elterliche Hilflosigkeit ist in der fachlichen Diskussion erst in den 2000er Jahren aufgetaucht.

Aus dem Ansatz sind viele Interventionen entstanden mit dem Ziel, die Präsenz der Eltern zu aktivieren. Indem »destruktive Machtkämpfe vermieden werden, steigt die Wahrscheinlichkeit, dass eine beschädigte Bindungsbeziehung wieder repariert werden kann – während die Konzentration auf Kontrolle dagegen die Beziehung meist noch mehr verschlechtern würde« (von Schlippe u. Schweitzer, 2012, S. 364).

Das Konzept hat vier Hauptkategorien von Interventionen mit unterschiedlichen Zielrichtungen entwickelt (siehe dazu ausführlich Weinblatt, 2018, S. 883 f.):

- Die Demonstration elterlicher Präsenz dient dazu, das Problemverhalten der Kinder durch die Präsenz der Eltern infrage zu stellen.
- Die Erhöhung der Selbstkontrolle und das Erlernen von Deeskalation zielen auf die Reduktion und Prävention der Eskalationen.
- Die Unterstützung durch Öffentlichkeit soll helfen, ein soziales Netzwerk aufzubauen, um die Eltern zu unterstützen.
- Versöhnungsgesten sollen die positive Interaktion zwischen Eltern und Kindern fördern.

Einige konkrete Interventionen sind: konsequente Deeskalation, die Ankündigung, das Sit-in, das Siegel der Geheimhaltung, die Telefonrunde, Nachgehen und Aufsuchen, Befehle verweigern und verlängerter Sitzstreik, Gesten der Wertschätzung (siehe dazu ausführlich Omer u. von Schlippe, 2004, S. 229 ff.).

Kritisch muss an dem Konzept gesehen werden, dass es dazu verführen kann, die Idee und die Instrumente des gewaltlosen Widerstands nur als Technik zu sehen, ohne die zentralen Momente der Haltungsänderung zu vollziehen. Exemplarisch siehe dazu Gandhi und King, die diesen Aspekt besonders betonen. Außerdem ist manchmal eine therapeutische Verkürzung zu beobachten, wenn die Techniken losgelöst von einer beraterischen/therapeutischen Konzeption genutzt werden.

Empirische Belege: Eine Evaluationsstudie konnte die Reduktion elterlicher Hilflosigkeit und einen Anstieg an sozialer Unterstützung nachweisen (Weinblatt u. Omer, 2008). Andere Evaluations- und vergleichende Studien zeigen positive Ergebnisse (Levavi, 2010; Ollefs, von Schlippe, Omer u. Kriz, 2009). Teile des Konzepts finden sich in ähnlicher Form auch in der MST (▸ Kapitel 12.3.3).

12.4 Manualisierte und integrative Therapien für Erwachsene

Die folgenden Konzepte finden überwiegend in der Psychotherapie mit Erwachsenen Anwendung. Sie werden sowohl mit Einzelnen, Paaren und im Mehrpersonensetting angeboten.

12.4.1 Behavioral Couple Therapy for Alcohol and Drug Abuse (BCT)

Entwicklung und Geschichte: Die BCT ist Mitte der 1980er Jahre entwickelt und inzwischen vielfältig weitergeführt worden. Heute zeichnet sie sich durch eine Kombination von Elementen der Verhaltenstherapie und Prinzipien der Systemischen Therapie aus. Sie ist ein Ansatz zur Behandlung von Alkoholabhängigkeit. Die BCT ist eines der am besten evaluierten Therapieverfahren für Substanzabhängigkeit.

Klinische Praxis: Die BCT ist ein manualisierter, hochstrukturierter Behandlungsansatz mit zehn bis zwanzig Sitzungen (anfänglich wöchentlich) mit einer Dauer von jeweils fünfzig bis sechzig Minuten. Voraussetzung ist, dass beide Partner:innen bereit sind, ihr Verhalten in der Beziehung/Familie selbstverantwortlich zu verändern. Der Ansatz beinhaltet unterschiedliche Elemente wie einen Recoveryvertrag, kleinschrittige Tagesziele, Hausaufgaben zwischen den Sitzungen, Verhaltensaufgaben, Rollenspiele etc. Zwischen den Sitzungen sollen die Partner:innen vermeiden, über Alkoholprobleme zu sprechen, und Konflikte umgehen (Fals-Stewart, O'Farrell u. Birchler, 2004).

Ziele sind:

- Reduktion des Konsums (Alkohol/Drogen),
- Befähigung des Paares/der Familie, die Motivation der Abhängigen zur Abstinenz zu unterstützen,
- Veränderung der Interaktion des Paares/der Familie untereinander, zur Herbeiführung einer besseren Beziehungsqualität.

Im Prozess geben sich die Partner:innen vier Versprechen, die in den Paartherapiesitzungen erarbeitet werden:

1. Keine Drohungen mit Trennung.
2. Keine Gewalt und keine Androhung von Gewalt.
3. Der Fokus liegt auf Gegenwart und Zukunft (keine Diskussionen über die Vergangenheit).
4. Aktive Teilnahme in allen Therapiestunden und Arbeit mit den »Hausaufgaben«.

Der Therapieprozess erstreckt sich über vier zentrale Module:

1. Gewinnen des Paares und Vorbereitung (Motivation schaffen, Ziele entwickeln, Risiken beschreiben, einen Überblick über die Behandlung geben)
2. Abstinenzunterstützung (Erarbeitung und Protokoll der Vertrauensgespräche, bei Bedarf Medikation, partnerschaftliche Krisenintervention etc.)
3. Stärkung der Paarbeziehung (Beziehungsintensivierung, gemeinsame Aktionen, Kommunikationstraining, Konfliktbearbeitung, Beziehungskohäsion verstärken etc.)
4. Rückfallprophylaxe (Notfallplan, Stabilisierung neuer Muster, Identifizieren von »Hochrisikosituationen« etc.)

Die typische Sitzungsstruktur (mäßig bis stark strukturiert) sieht wie folgt aus:

Fragen nach Konsum, Rückblick auf Einhaltung des »Behandlungsvertrags« (Vertrauensritual; gegebenenfalls diesen üben; erfassen anderer Teile des Vertrages), Rückblick auf die letzte Stunde und Hausaufgabe – Prozess zwischen den Sitzungen, Umgang mit aktuellen Problemen (Lösungsansätze finden), Vermittlung und Training (Erklärung, Modelllernen, Rollenspiele), Hausaufgaben.

Empirische Befunde: Die BCT hat sich in ambulanten Settings gegenüber einzeltherapeutischen Interventionsformen als eindeutig überlegen erwiesen (Powers et al., 2008). Die AWMF (2015) hat für die BCT in ihren Behandlungsleitlinien den stärksten Empfehlungsgrad vergeben.

12.4.2 Emotionsfokussierte Therapie und Emotionsfokussierte Paar- und Familientherapie (EFT und EFFT)

Entwicklung und Geschichte: Die EFT ist in der Einzeltherapie ein Kernbestandteil des personzentrierten Ansatzes (in Deutschland: »Gesprächspsychotherapie«) und der Humanistischen Psychotherapie. Im Kontext und Verfahren der Systemischen Therapie verbindet die EFT erlebnisorientierte Ansätze mit Konzepten der strukturellen/strategischen Familientherapie, dem Mailänder Ansatz, interaktiven Konzepten der Familientherapie, der Gesprächspsychotherapie, psychodynamischer Psychotherapie, dem Enactment und der Bindungstheorie (siehe dazu Greenberg, 2006, S. 10 ff.). Überwiegend wird die EFT im Bereich der Paartherapie genutzt, aber auch in anderen Kontexten – z. B. in der Arbeit mit Kindern, die belastende Erfahrungen erlebt haben. »EFT analysiert bindungstheoretisch, versteht systemisch und interveniert mit Methoden der humanistischen Psychotherapie« (Holzberg u. Seifert, 2018, S. 784).

Klinische Praxis: Zentral ist in der EFT der Fokus auf die emotionale Beziehung zwischen den Menschen. Bei Verletzungen der Beziehung wird das als eine Verletzung der Bindungsbeziehung verstanden. Die EFT versucht, die Bindungsbedürfnisse hinter dem Konfliktverhalten zugänglich zu machen, und unterstützt die Paare darin, diese Bedürfnisse wieder aufeinander zu beziehen. Gelingt dies, kommt es nicht mehr zur konflikthaften Eskalation und die Zufriedenheit mit der Paarbeziehung steigt.

Die Therapie durchschreitet einen Prozess von neun Schritten, die sich in drei Phasen aufteilen lassen und nicht als starres Raster zu verstehen sind, sondern als zirkulärer dynamischer Prozess.

- Die *erste Phase* umfasst die Schritte 1–4 und dient der Deeskalation im Beziehungsgeschehen und dem Unterbrechen negativer Interaktionszyklen. Ziele sind die Identifikation negativer Interaktionszyklen, Zugang zu bindungsbedeutsamen Emotionen und Umdeutung des Problems auf dem Hintergrund des Bindungsmusters.
- Die *zweite Phase* besteht aus Schritt 5–7. Dort kommt es sowohl zu tief greifenden Veränderungsprozessen der Erlebens- und Beziehungsdynamik als auch zur Neustrukturierung der emotionalen Verbindung. Ziele sind, Zugang zu verleugneten oder implizierten Bedürfnissen und Selbstkonzepten zu finden sowie die gegenseitige Akzeptanz zu erhöhen.
- Die *dritte Phase* mit den Schritten 8 und 9 dient der Konsolidierung. Neue Lösungen zu bekannten Beziehungsproblemen werden gefördert und neue Muster und Narrative der Bindungsbeziehung werden gefestigt und weiter trainiert (siehe dazu ausführlich Johnson, 2009, S. 29 ff.).

Die systemische Orientierung von EFT und EFFT zeigt sich in der Wichtigkeit, die dem Kontext zugesprochen wird, sowie seiner Macht auf die Interaktion und die Emotionen im Klientensystem. Auch die Fokussierung auf zirkuläre Muster, wie einzelne Elemente einander beeinflussen und die grundsätzliche Musterorientierung von EFT und EFFT im Verstehen von Interaktionen, sowohl bei der Aufrechterhaltung von Konflikten und Problemen als auch in der Regulation dieser im therapeutischen Prozess, verweisen auf systemische Grundannahmen (siehe Johnson, 2009, S. 28).

Ähnlich wie die ABFT (▸ Kapitel 12.3.1) geht die EFFT davon aus, mit zentralen Interventionen die Bindungsqualität in den Familien zu verbessern, um zu einer strukturellen Veränderung im Familiensystem zu kommen. Kritisch wird das Konzept aus unterschiedlichen Richtungen (Sexualtherapie, Soziologie und Systemischer Therapie) diskutiert. So sind sexuelle Vielfalt, diverse Lebensformen, kulturelle Einflüsse oder nicht monogame Lebensstrukturen beispielsweise nur schwer integrierbar.

Empirische Befunde: Mit mehr als dreißig Wirksamkeitsstudien gehört die EFT zu den effizientesten und empirisch gesichertsten Konzepten in der Paartherapie. Verbesserungen konnten auch bei Depressionen und anderen Störungen gezeigt werden. Metastudien bestätigen, dass vor allem bei konfliktbelasteten Paaren deutliche Entlastungen zu beobachten sind.

12.4.3 Leeds Manual für Systemische Therapie

Entwicklung und Geschichte: Ursprünglich für die Outcomeforschung zur Wirksamkeit Systemischer Therapie entwickelt, wird das Leeds Manual inzwischen häufig in der Aus- und Weiterbildung von systemischen Therapeuten genutzt und bei der Definition systemischer Kompetenzen; siehe Stratton u. Hanks, 2018, S. 790). Die Autor:innen des Manuals sind historisch gesehen stark durch die Mailänder Gruppe beeinflusst und würden ihre Praxis jetzt eher als eine Weiterentwicklung der Mailänder Ideen verstehen, mit einem starken Einfluss durch die narrative Therapie. Es wurde am Leeds Family Therapy and Research Center (LFTRC) konzipiert (siehe Pote, Stratton, Cottrell, Shapiro u. Boston, 2003).

Klinische Praxis: Die Grundsätze des Manuals werden in Leitlinien oder Richtlinien beschrieben. Die Therapeut:innen sollen mit folgenden elf Punkten vertraut sein und diese flexibel nutzen (siehe dazu ausführlich Pote et al., 2000, S. 9 ff.; Stratton u. Hanks, 2018):

1. Systemfokus: Probleme und Schwierigkeiten werden im System betrachtet.
2. Zirkularität: Muster entwickeln sich im System, sie sind zirkulär und in ständiger Entwicklung.
3. Zusammenhänge (Verbindungen) und Muster: Verbindungen zwischen zirkulären Mustern, Überzeugungen, Glaubenssätzen und Verhaltensweisen werden angestrebt.
4. Narrative und Sprache: Verhaltensweisen und Überzeugungen sind die Basis der Geschichten, die in einem System konstruiert werden.

5. Konstruktivismus: Individuen entwickeln autonome Bedeutungssysteme, indem sie verstehen und interpretieren.
6. Sozialer Konstruktionismus: Sinn wird in sozialen Systemen zwischen den Interaktionspartner:innen erzeugt, ist kontextabhängig und wird immer neu gebildet.
7. Kultureller Kontext: Kultur- und Kontextsensibilität schließt Geschlecht, Rasse, soziale Schicht etc. mit ein. Sie prägen die Narrative und den therapeutischen Prozess.
8. Macht: Die Machtverhältnisse im Therapiesystem und in der Familie sollten kritisch reflektiert werden.
9. Co-konstruierte Praxis: Die therapeutische Wirklichkeit wird zwischen Therapeut:innen, ihrem Team und mit dem Klient:innensystem ständig neu konstruiert.
10. Selbstreflexion: Die Therapeut:innen sind Teil des Behandlungssystems und deshalb wirkt ihr Denken über die Familie auf die Therapeut:innen selbst zurück. Sie sollten kritisch zu ihren eigenen Konstrukten, Vorurteilen, Einschätzungen etc. bleiben.
11. Stärken und Lösungen: Eine nicht pathologisierende, ressourcenorientierte, positive Sicht auf die Familie und ihre Probleme ist hilfreich, um leichter die Lösungen in den Narrativen der Familie zu entdecken.

Empirische Befunde: Das Manual wurde ursprünglich für die Ausbildung und Forschung konzipiert. Es kann aber darüber hinaus auch verwendet werden, um systemische Therapeut:innen und Institutionen zu unterstützen, und als Basis für Weiterbildungsprogramme dienen (Stratton u. Hanks, 2018, S. 797 f.). Das Manual wird gegenwärtig in einer groß angelegten RCT-Studie über Jugendliche mit selbstverletzendem Verhalten genutzt.

12.4.4 Internal Family Systems (IFS) und Ego-State-Therapie (EST)

Entwicklung und Geschichte: Die Arbeit mit verschiedenen Persönlichkeitsanteilen (Teilearbeit) ist so alt wie die Psychotherapie. Auch in der Beratungsarbeit ist dieser Ansatz sehr prominent – z. B. durch das »Innere Team« von Friedemann Schulz von Thun. In den meisten Therapieverfahren gibt es inzwischen unterschiedliche Formen von Teilearbeit. In der Systemischen Therapie sind die Konzepte Internal Family Systems (IFS) von Richard Schwartz und Ego-State-Therapie (EST) von John und Helen Watkins die beiden verbreitetsten Formen. Schwartz versuchte, ähnlich der äußeren Familie, einen Ansatz zu entwickeln, der systemisch mit inneren Persönlichkeitsanteilen arbeitet, die mit einem Kernselbst kooperieren. Die EST ist stark durch die Hypnotherapie Milton Ericksons geprägt und versteht die inneren Anteile eher als ein selbstorganisiertes inneres System.

Klinische Praxis: Konzepte gibt es für die Arbeit mit Erwachsenen und für Kinder und Jugendliche. Beide Verfahren nutzen die innere Dynamik im therapeutischen Prozess, um Entwicklungsprozesse anzustoßen. Sie gehen davon aus, dass jeder innere Teil wenigstens in seiner Entstehung eine positive Absicht hatte, auch wenn das Verhalten und die Aktionen des Anteils in der Gegenwart destruktiv erscheinen und er Veränderungen verunmöglichen will. Sie verstehen die innere Welt der Klient:innen als ein System, das ähnlich funktioniert wie äußere Systeme. Die innere Welt wird durch Handlungen, Reaktionen etc. der äußeren Welt unter anderem angeregt und innere Anteile werden aktiv. Beide Verfahren unterscheiden sich neben vielen Ähnlichkeiten auch in einigen Merkmalen. Dabei besonders hervorzuheben sind die Konstruktion des Selbst, die »Entstehung der Anteile« und die nicht pathologische Bedeutung der Anteile.

Lange hat sich die Systemische Therapie mit intrapsychischen Konzepten schwergetan, in den letzten Jahren finden sich aber immer stärker inter- und intrapersonelle Betrachtungsweisen. Dabei werden Ideen, Methoden, Konzepte aus der Systemischen Therapie und der Arbeit im Mehrpersonensetting auf die Arbeit mit dem Innensystem übertragen (wie z. B. Arbeit mit dem Familienbrett, Externalisierungen, Arbeit mit Metaphern, Fragetechniken).

Zu den Überzeugungen einer systemischen Arbeit mit inneren Anteilen gehören:

- Innere Anteile sind Wirklichkeitskonstruktionen.
- Menschen sind multipel und ihre inneren Anteile verfolgen unterschiedliche Ziele.
- Innere Kooperation und Kommunikation sind zu stärken.
- Auch wenn sie in der Gegenwart anders erlebt werden, sind innere Anteile meist in guter, unterstützender Absicht entstanden.
- Die inneren Anteile agieren, zeigen und erleben sich kontextabhängig.
- Innere und äußere Dynamiken reagieren aufeinander.

Empirische Befunde: Die IFS ist in den USA seit 2015 als evidenzbasiertes Verfahren anerkannt. Für die EST gibt es bisher keine RCT-Studien. Wenn, dann finden sich Hinweise auf die EST in Studien zur Wirksamkeit von Hypnotherapie.

12.4.5 Systemische Paartherapie bei Depression

Entwicklung und Geschichte: Dieser systemische Ansatz wird speziell bei Depression eingesetzt und wurde in der Londoner Depressions-Interventionsstudie erprobt, in der die Effektivität von Antidepressiva, individueller kognitiver Verhaltenstherapie (IKV) und systemischer Paartherapie verglichen wurde. Die IKV wurde dabei früh aus der Studie genommen, weil die Ausfallrate sehr hoch war (acht von elf Fällen). 88 Personen nahmen an der Studie teil, die auf die beiden Untersuchungsgruppen aufgeteilt wurden. Das Manual der Studie wurde von Elsa Jones und Eia Asen entwickelt (Jones u. Asen, 2002). Die beiden Autor:innen sind beeinflusst durch sozialkonstruktionistische, feministische, strukturelle, strategische und »Post-Milan-Ideen« (Jones u. Asen, 2002, S. 22).

Klinische Praxis: Der Therapieprozess erstreckt sich zwischen zwölf und zwanzig Sitzungen, verteilt auf ein Jahr. Das Manual ist in drei Phasen unterteilt:

- Phase 1: die ersten Sitzungen (Joining, Vertrauensaufbau etc.)
- Phase 2: die mittleren Sitzungen (Problembearbeitung, Settingveränderungen, Veränderungsarbeit etc.)
- Phase 3: abschließende Sitzungen (Festigung, Rückfälle, Abschluss etc.).

Folgende technische Aspekte der systemischen Paartherapie werden in den drei Phasen genutzt: Hypothesen aufstellen (z. B. Depression im familiären Kontext, ihre Bedeutung), Joining, Engagement fördern, zirkuläres Befragen, hypothetisches Befragen, Feedforwardfragen, Infragestellen von Glaubenssystemen, Rollenspiele des Paares, auf Stärken fokussieren, Ressourcenaktivierung, Arbeit mit Ausnahmen, Problemlösung, Lösungsaktivierung, Techniken des familiären Lebensraumes, Genogrammarbeit, Muster aus der Vergangenheit bearbeiten, Umdeutungen, Familienkreis, Hausaufgaben, Genderaspekte, Humor (Jones u. Asen, 2002, S. 34 ff.)

Obwohl es sich um ein manualgestütztes Konzept handelt, bemühen sich die Autor:innen sehr um eine Orientierung am Therapieprozess und an der Individualität der Therapeut:innenpersönlichkeit: »Jede TherapeutIn wird wahrscheinlich die meisten dieser Techniken im Verlauf der Therapie mit jedem Paar anwenden, obwohl individuelle Unterschiede zwischen den TherapeutenInnen vermutlich dazu führen, dass einige Techniken häufiger als andere verwendet werden« (Jones u. Asen, 2002, S. 34).

Empirische Befunde: Die RCT-Studie von Leff et al. (2000) zeigte, dass in beiden Studiengruppen (Medikamente und systemische Paartherapie) das Ausmaß an Depressivität gesenkt wurde. Systemische Paartherapie war im Bereich der depressiven Kernsymptomatik signifikant wirksamer. Ferner entwickelte sich die Paarbeziehung positiv, die Therapiekosten in beiden Gruppen unterschieden sich nicht.

Fragen zu Kapitel 12

1. Im Rahmen einer Therapie im Mehrpersonensetting möchte die Therapeutin mit dem Ehepaar einige Sitzungen arbeiten. Zwischen den Eheleuten haben sich in den vergangenen Jahren zahlreiche Verletzungen ereignet, die in der Gegenwart zu einem starken Vertrauensverlust und gegenseitiger Skepsis geführt haben. Jetzt möchte sich das Paar damit beschäftigen und wieder eine kraft- und liebevolle Beziehung erleben. Die Therapeutin möchte das Paar mit der Emotionsfokussierten Therapie (EFT) begleiten. Auf welches andere Therapieverfahren stützt sich das Konzept neben unterschiedlichen Quellen aus der Systemischen Therapie und den psychodynamischen Verfahren besonders?
   a. Psychoanalyse
   b. Psychodrama
   c. Gesprächspsychotherapie
   d. Kognitive Verhaltenstherapie
   e. EMDR

2. Attachment-Based Family Therapy (ABFT) ist ein systemisches Therapiekonzept, das sich in Studien besonders bei Depression und Suizidalität bewährt hat. Dabei steht im Mittelpunkt, wieder emotionale sichere Beziehungen zwischen den Jugendlichen und ihren Eltern aufzubauen. Neben einzeltherapeutischen Sitzungen wird dabei auch mit der gesamten Familie gearbeitet. Wie wird das Setting genannt, das die Psychotherapierichtlinie seit 2019 nur für die Systemische Therapie vorsieht?
   a. Einzelsetting
   b. Gruppensetting
   c. Paarsetting
   d. Mehrpersonensetting
   e. Onlinesetting

3. Haim Omer hat das Konzept der elterlichen Präsenz entwickelt. Welche der folgenden Interventionskategorien wird eher *nicht* dazu gezählt?
   a. Die Demonstration elterlicher Präsenz dient dazu, das Problemverhalten der Kinder durch die Präsenz der Eltern infrage zu stellen.
   b. Die Erhöhung der Selbstkontrolle und das Erlernen von Deeskalation zielen auf die Reduktion und Prävention der Eskalationen.
   c. Die Androhung einer externen Unterbringung soll die Initiativen der Kinder stärken und die Macht der Eltern demonstrieren.

   d. Die Unterstützung durch Öffentlichkeit soll helfen, ein soziales Netzwerk aufzubauen, um die Eltern zu unterstützen.
   e. Versöhnungsgesten sollen die positive Interaktion zwischen Eltern und Kindern fördern.

4. Die Multisystemische Therapie (MST) ist ein Konzept, das sich zentral auf verhaltenstherapeutische und systemische Ideen beruft. Es hat sich besonders bei Störungen des Sozialverhaltens bewährt. Es nutzt neun Grundelemente. Welches der folgenden gehört *nicht* dazu?
   a. Das aufsuchende Setting: Die Arbeit mit und in den betroffenen Systemen, da wo sich das Problemverhalten zeigt, in der Familie, der Schule, in der Peergruppe, der Nachbarschaft etc. ist das »Wahrzeichen« des Ansatzes.
   b. Hohe Behandlungsintensität: Durchschnittlich gibt es drei Behandlungseinheiten in der Woche, die noch durch telefonische oder elektronische Interventionen ergänzt werden können. Diese Behandlungsintensität ist auf fünf Monate begrenzt.
   c. Rund-um-die-Uhr-Erreichbarkeit des Teams: Es wird eine 24-stündige Erreichbarkeit des Teams für telefonische Beratung oder Kriseneinsätze vor Ort gewährleistet.
   d. Die klare diagnostische Festlegung: Sie sorgt für eine strikte therapeutische Orientierung und zeigt schnell Veränderungen in der Symptomatik.
   e. Hochstrukturierte Behandlungsplanung und -ablauf: Beides sorgt für einen klaren Behandlungsfokus und zielgerichtetes Arbeiten, gleichzeitig schützt er vor Ablenkung und Verwicklungen.

5. Die Attachment-Based Family Therapy (ABFT) ist ein modularisierter Ansatz in der Systemischen Therapie. Besonders bewährt hat er sich bei Depression und Suizidalität bei Jugendlichen. Welcher Behandlungsschritt gehört in der Regel *nicht* zu diesem Konzept?
   a. Umdeutung der Beziehung
   b. Herstellen einer Beziehung zum:zur Jugendlichen
   c. Herstellen einer Beziehung zu den Eltern
   d. Wiederherstellung der Bindung
   e. Herstellen der kognitiven Einsicht

6. In fast allen Psychotherapieverfahren werden spezifische Konzepte oder Methoden genutzt, um mit innerpsychischen Prozessen zu arbeiten. Häufig werden sie zusammengefasst unter dem Stichwort »Teilearbeit«. Welche Konzepte werden in der Systemischen Therapie gern genutzt?

7. Durch die lösungsorientierte Kurzzeittherapie von Steve de Shazer ist eine Aufteilung von Klient:innen bekannt geworden, die inzwischen in vielen systemischen Orientierungen genutzt wird. Welche zwei Kategorien von Patient:innen gehören nicht dazu?
   a. Kund:innen
   b. Klient:innen
   c. Klagende
   d. Besucher:innen
   e. Expert:innen

8. Die narrative systemische Therapie gehört zu den zentralen Grundrichtungen in der systemischen Landschaft. Sie geht auf Harold A. Goolishian und Harlene Anderson zurück und wurde in der Praxis vor allem von Michael White und David Epston beeinflusst. Welche der nachfolgenden Techniken wird vor allem der narrativen Schule zugerechnet?
   a. Dissoziationstechniken
   b. Externalisieren
   c. Genogrammarbeit
   d. Timelinearbeit
   e. Marte Meo

9. Was kennzeichnet im Sinne des G-BA (Gemeinsamen Bundesausschusses) unter anderem ein Psychotherapieverfahren?
   a. Es muss von vielen Menschen in Beratung und Therapie erlebt worden sein, in vielen Ländern und in mehreren Kontinenten genutzt werden.
   b. Es muss eine theoretische Grundannahme zur Begründung, Entstehung, Aufrechterhaltung und Behandlung von Krankheiten, entsprechende Behandlungsstrategien für ein breites Spektrum an psychischen Erkrankungen vorliegen.
   c. Es müssen wissenschaftliche Veröffentlichungen vorliegen, das Therapieverfahren muss an unterschiedlichen Hochschulen vertreten sein und viele Praktiker:innen sollten das Verfahren anwenden können.
   d. Die Therapieschule muss sich auf eine der Grundrichtungen der Psychotherapie berufen und ihre zentralen Paradigmen nutzen.

e. Eine ausreichende Zahl von Patient:innen muss ihre Zufriedenheit mit der Behandlung in dem Verfahren bekunden. Außerdem muss eine Wirtschaftlichkeitsstudie den Vorteil des Verfahrens gegenüber den anderen Psychotherapieverfahren belegen.

10. Wie könnte man am ehesten das Ziel der narrativen systemischen Therapie kurz beschreiben?
    a. Sie orientiert sich an den generischen Prinzipien und streng an ihren acht Stufen, um tiefgreifende Veränderungsprozesse anstoßen zu können.
    b. Sie fußt in ihren Wurzeln auf Carl Rogers Ideen und versucht, die Axiome der Gesprächspsychotherapie in ihrer Arbeitsweise zu berücksichtigen.
    c. Sie zielt darauf ab, die vorherrschenden, auf Defizite fokussierten Selbsterzählungen des Klient:innensystems zu verändern, indem diese hinterfragt und durch ressourcenorientierte Erzählungen ersetzt werden.
    d. Sie zielt darauf ab, die negativen Interaktionsmuster der Klient:innen durch unterschiedliche, teilweise paradoxe Interventionen, zu verändern, um bessere Entwicklungsprozesse der Klient:innen zu ermöglichen.
    e. Sie orientiert sich am Konzept der Autopoiese und versucht die Klient:innen, zu unterstützen, Veränderungsprozesse durch Ressourcenaktivierung anzuregen.

11. In der Systemischen Therapie wird gern von »Utilisation« gesprochen. Was wird darunter am ehesten verstanden?
    a. Utilisation ist ein Begriff aus der Synergetik und meint das Zusammenspiel von Mikro- und Makroebene und versucht, die sich dabei abspielenden Entwicklungsprozesse zu verstehen.
    b. Utilisation meint das Muster in einer Familie, wenn Kinder zu einem Partnerersatz werden und wesentlich zur emotionalen Stabilisierung eines Elternteils beitragen.
    c. Utilisation meint das Phänomen, dass alles, was der:die Klient:in anbietet, so verstanden und mit ihm so umgegangen wird, dass dies alles als Kompetenzen für Bedürfnisse verstanden werden kann, die für die Zielerreichung genutzt werden können.

d. Utilisation meint den Prozess des Rollentausches in einer Aufstellung, wenn der:die Protagonist:in in die Rolle einer Person geht, die er:sie aufgestellt hat.
e. Utilisation meint die Phänomene in Systemen, das alles, was von »außen« auf das System wirkt, für die Interaktion eines Systems von Bedeutung ist und sich auf die psychischen und physischen Zustände auswirkt.

12. Attachment-Based Family Therapy (ABFT) ist ein manualisiertes Verfahren für die Therapie mit Familien. Es nutzt vor allem die Systemische Therapie und zeigt sich wirksam bei Depressionen und Suizidalität. Das Verfahren gliedert sich in fünf Schritte. Welcher Schritt gehört *nicht* zum Vorgehen von ABFT?
    a. Umdeutung der Beziehung
    b. Herstellen einer Beziehung zum:r Jugendlichen
    c. Herstellen einer Beziehung zu den Eltern
    d. Konfrontation mit Ereignissen aus der Vergangenheit
    e. Wiederherstellung der Bindung
    f. Formung von Kompetenzen

13. Wie heißt die Methode der Systemischen Therapie, die aufsuchend, mit hoher Behandlungsintensität, einer hoch strukturierten Behandlungsplanung, bei geringer Fallzahl der Behandler:innen und »rund um die Uhr«-Erreichbarkeit arbeitet?

14. Behavioral Couple Therapy for Alcohol and Drug Abuse (BCT) ist ein systemisches Therapiekonzept für Erwachsene bei Alkoholabhängigkeit. Darin geben sich die Partner:innen vier Versprechen für den Beginn einer Paartherapie. Welches wird in der Regel *nicht* dazu gezählt?
    a. Keine Verweigerung gegenüber einzelnen Interventionen.
    b. Keine Drohungen mit Trennung.
    c. Keine Gewalt und keine Androhung von Gewalt.
    d. Der Fokus liegt auf Gegenwart und Zukunft (keine Diskussionen über die Vergangenheit).
    e. Aktive Teilnahme an allen Therapiestunden und Arbeit mit den »Hausaufgaben«.

15. In der Systemischen Therapie beruht die Arbeit mit inneren Anteilen auf einigen Grundideen. Welche gehört *nicht* dazu?
    a. Innere Anteile sind Wirklichkeitskonstruktionen.
    b. Menschen sind multipel und die Anteile verfolgen unterschiedliche Ziele.
    c. Innere Kooperation und Kommunikation sind zu stärken.
    d. Auch wenn sie in der Gegenwart anders erlebt werden, sind innere Anteile meist in guter, unterstützender Absicht entstanden.
    e. Inneren Anteile sind Anzeichen von psychischen Störungen des Klienten.
    f. Innere und äußere Dynamiken reagieren aufeinander.

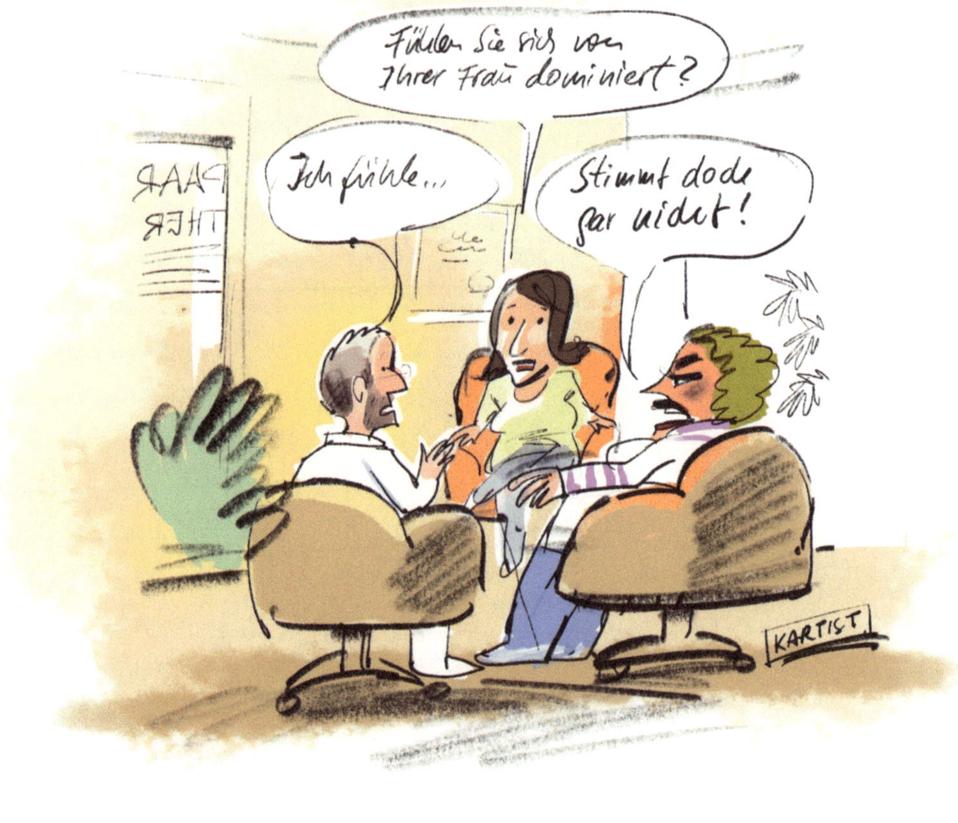
Fühlen Sie sich von Ihrer Frau dominiert?
Ich fühle...
Stimmt doch gar nicht!
KARTIST

13 Techniken und Interventionen in der Systemischen Therapie – ein Überblick

Reinert Hanswille

Die Systemische Therapie verfügt über eine Vielzahl an Techniken und Interventionen. Einige von ihnen wurden von systemisch arbeitenden Therapeut:innen und Berater:innen entwickelt, weitere stammen aus der Tradition anderer Therapieverfahren und wurden von Systemiker:innen adaptiert. Dabei sind es nicht allein die Interventionen, die die Systemische Therapie kennzeichnen, vielmehr sind sie eingebettet in einen theoretischen Zusammenhang und werden im Prozess durch die Anregungsfunktion der systemischen Hypothese (▸ Kapitel 5) entwickelt.

In der Praxis finden sich inzwischen zahlreiche Weiterentwicklungen, Abwandlungen, neue Zusammensetzungen einzelner Techniken (z. B. Skalierungen mit bestimmten Fragetechniken, Zeitlinie mit körperorientierten Techniken etc.) oder auch altbekannte Techniken, die mit einem moderneren Namen versehen wurden. Wir haben uns an dieser Stelle für eine Auswahl an Techniken entschieden, die einerseits von jeher der Systemischen Therapie zugeschrieben werden, und andererseits einige neuere Weiterentwicklungen darstellen. Hier kann nur ein Grundgerüst an Techniken vorgestellt werden.

13.1 Fragetechniken

In der einschlägigen systemischen Fachliteratur werden systemische Fragen zwar als eine zentrale Technik oder Intervention beschrieben, aber fast immer unterschiedlich benannt und gruppiert. Die Systemische Therapie hat das therapeutische Fragen zweifelsohne verändert. Man könnte kurzgefasst sagen: Aus der Informationsfrage wurde die Interventionsfrage. Fragen wurden zu einer Intervention, die hilft, Unterschiede zu bilden, und Klient:innen dazu anregt, andere Gedanken zu denken, Gefühle in Worte zu fassen, Veränderungen auszusprechen usw. Systemische Fragen sollen unterschiedlichste Wechselwirkungen und Bedingungen miteinander in Verbindung bringen und lineare

Beschreibungen (Ursache ▸ Wirkung) zugunsten von zirkulären (Netzwerk von interagierenden Einflüssen) verändern. Wenn systemische Therapeut:innen also Fragen stellen, sind diese nie nur »unschuldige« Fragen, weil man etwas erfahren möchte, sondern Interventionen, um Veränderungen anzuregen.

Systemische Fragen lassen sich in unterschiedlichste Kategorien gruppieren, von denen einige hier beispielhaft vorgestellt werden. Denn die Fragen müssen auch zu den Therapeut:innen passen, die von ihnen genutzten Worte müssen ihre sein und sie werden sich verändern, wie sich eben auch die Therapeut:innen im Laufe des Lebens verändern. Sie müssen auch zur jeweiligen Situation passen, in der unter anderem die diagnostizierte »Störung«, der bisherige Therapieprozess, die aktuellen Befindlichkeiten wichtige Aspekte bzw. Einflussgrößen sind.

Sie müssen sich mit einer Frage »wohlfühlen« wie in einem gut sitzenden Kleidungsstück – der eine mag es sportlich, die andere eher elegant. So ist es auch mit Fragen – die einen mögen es eher frech, manchmal provokant und in einem hohen Tempo, andere eher einfühlsam und bedächtiger (siehe Hanswille, 2015a).

13.1.1 Zirkuläre Fragen

Zirkuläres Verstehen und »Beobachten« als Basis: Zirkuläre Fragen standen am Anfang der Systemischen Therapie und gehen auf das Mailänder Team um Mara Selvini Palazzoli zurück (Selvini Palazzoli, Boscolo, Cecchin u. Prata, 1981). Sie beschreiben Beziehungen in einer Triade und zeigen in sich bereits die grundlegende systemische Überlegung, »dass in einem sozialen System alles gezeigte Verhalten immer (auch) als kommunikatives Angebot verstanden werden kann« (von Schlippe u. Schweitzer, 2012, S. 251). Zirkuläre Fragen untersuchen Wechselwirkungen zwischen unterschiedlichen Systemmitgliedern. Mit ihnen können Beziehungen, Sichtweisen zu einem Problem, Konstrukte über Ereignisse, Erfahrungen in Vergangenheit, Gegenwart und Zukunft, Einstellungen zu Lösungen, Bewertungen und Meinungen des Kontextes (z. B. der Schule), Reaktionen aufeinander und vieles mehr erfragt werden: »Die bestimmenden Vorannahmen sind interaktionell und systemisch. Hierbei wird unterstellt, dass alles irgendwie mit etwas anderem verknüpft ist. Die gestellten Fragen dienen dazu, die Muster freizulegen, die Personen, Objekte, Ereignisse, Werte, Kontexte und so weiter in wiederkehrenden oder kybernetischen Kreisläufen miteinander zu verknüpfen« (Tomm, 2001, S. 181). Zirkuläre Fragen konstruieren sich über die Beobachtung von Triaden: A wird nach Einschätzungen/Gedanken/Gefühlen gefragt, von denen er:sie denkt, dass B diese hat, wenn B etwas oder eine Interaktion von C beobachtet. Also z. B.: »Peter (A), was denkst du, wie sich deine Mutter (B) fühlt, wenn sie beobachtet, wie Claudia (C) ihr Essen verweigert?«

Über die Antworten werden Muster und Beziehungen deutlich und prozesshaft beschrieben. So werden Informationen ausgetauscht, Beziehungen verdeutlicht, Einschätzungen abgeglichen, Unterschiede angesprochen und Symptome »verflüssigt«, das heißt die reduzierten und starren (oft kategoriellen) Beschreibungen in die Vielfalt der zugrunde liegenden Szenen aufgelöst, die ein größeres Deutungs- (und damit Verhaltens-) Spektrum ermöglichen.

Bei *Spekulationsfragen* handelt es sich um »kleine« zirkuläre Fragen in einer Dyade. Hier wird dazu eingeladen, darüber zu spekulieren, was ein anderes Familienmitglied oder ein:e Freund:in denkt, fühlt oder tut; »Markus, was glaubst du denkt deine Mutter, wenn sie sieht, wie friedlich du hier mit den anderen Kindern spielst?«, »Wenn ich Ihren Mann fragen würde, welche Veränderungen er bei Ihnen wahrgenommen hat, was würde er mir sagen?«.

Zirkuläre Fragen können sich auch an das innere System (die innere Bühne) richten. Auch hier können mit ihrer Hilfe Beziehungen verdeutlicht, Koalitionen angebahnt und bedeutsame Unterschiede thematisiert werden. Mögliche Fragen sind dann z. B. »Was glaubst du, Peter, wie sich dein Freiheitskämpfer (Name eines Anteils) fühlt, wenn er beobachtet, wie sich dein innerer Streber bemüht, mehr Aufmerksamkeit von den anderen zu bekommen?«

13.1.2 Fragen nach Ausnahmen, in denen das Symptom/Problem nicht auftritt

Ausnahmen gibt es immer – sie wollen nur gefunden werden: Die Fragen nach Ausnahmen werden genutzt, um die Zeiten oder Lebensbereiche zu erweitern, in denen die Beschwerden, das Symptom oder Problem nicht auftreten, und dienen dazu, genauer zu untersuchen, welche Interaktion oder Kommunikation mit dazu beiträgt, dass die Symptome auftreten, und welche dazu führt, dass sie nicht auftreten. Sie können das Gefühl vermitteln, dass die Klient:innen es selbst in der Hand haben, wann Symptome spürbar sind und wann nicht. Hierdurch wird das Gefühl von Selbstwirksamkeit gestärkt.

Mögliche Ausnahmefragen:

- »Wie erklären Sie es sich, dass das Problem in den Situationen, die Sie gerade beschrieben haben, nicht auftritt?«
- »Wie geht es Ihnen, wenn Sie Ihr Problem nicht bemerken?«
- »Wie reagiert dann Ihre Frau/Ihr Vater?«
- »Was könnten Sie tun, damit die Zeiten, in denen das Problem verschwunden ist, länger werden?«
- »Was haben Sie genau getan, damit das Problem gestern zwei Stunden lang nicht spürbar war?«

13.1.3 Fragen zur Möglichkeitskonstruktion, hypothetische Fragen, Was-wäre-wenn-Fragen, Fragen nach wünschbaren Alternativen, Futur-II-Fragen

Fragen dieser Kategorie sollen durch gesetzte Annahmen und Möglichkeiten (z. B. wenn ein Symptom nicht mehr vorhanden wäre oder sich ein Familienmitglied anders verhielte etc.) dazu anzuregen, über Veränderungen und Unterschiede nachzudenken und so neue Wirklichkeitskonstruktionen zuzulassen und den Möglichkeitsraum der Klient:innen zu erweitern: »Mit ihnen können zirkulär kreative neue Möglichkeiten eingeführt werden. Da man ein System nicht zu neuen Lösungen zwingen kann, ist die Form der Frage auch ein Mittel, um spielerisch neue Wege anzubieten« (von Schlippe u. Schweitzer, 2012, S. 264). Sie spielen mit der Als-ob-Realität. Diese Fragen eignen sich auch, um weit in die Zukunft reichende Szenarien zu untersuchen: »Wie stellen Sie sich vor, wird Ihr Leben aussehen, wenn Ihr Sohn volljährig ist und das Haus verlassen hat? Was werden Sie dann anders machen?«

Natürlich können hypothetische Fragen auch in die Vergangenheit gerichtet sein, um z. B. Annahmen oder Festlegungen aufzuweichen: »Angenommen, du würdest den Gedanken, dass dein leiblicher Vater dich nicht geliebt hat, für eine kurze Zeit in Urlaub schicken und stattdessen den Gedanken zulassen, dass er dich schon geliebt hat, aber keine Möglichkeit gefunden hat, dir das zu zeigen – was würde das für dich ändern?«

Die Futur-II-Fragen betten die Symptome und aktuellen Krisen in die Biografie ein. Die Fragen klingen dann z. B. so: »Wozu wird die Krise einmal gut gewesen sein?«, »Was werden Sie in fünf Jahren sagen, was Ihnen besonders geholfen hat, die Probleme heute zu überwinden?« (siehe dazu Borst, 2013, S. 63 f.).

13.1.4 Bewältigungsfragen, Verbesserungsfragen, Verschlimmerungsfragen

Diese Fragen gehen davon aus, dass Probleme oder Symptome nicht immer in der gleichen Art vorhanden oder gleich stark sind, sondern dass es Unterschiede (siehe Ausnahmefragen) gibt. Auf diese »Ausreißer« legen Fragen dieser Art ihren Fokus. Klient:innen erhalten durch Bewältigungs- und Verbesserungsfragen das Gefühl, dass ihnen bereits einiges gelungen ist auf dem Weg, ihre Probleme zu lösen, was wiederum die Selbstwirksamkeit stärkt und Selbstvertrauen gibt: »Wie hast du es geschafft, heute in der Schule deine ruhige und bedächtige Seite zu zeigen?«, »Was machst du anders, wenn deine Kopfschmerzen dich weniger beeinträchtigen?«. Auf der anderen Seite gibt es Verschlimmerungsfragen, die manchmal mehr Energie mobilisieren und nicht selten interessante Einsichten in Lösungen bieten. Sie leben von der Überraschung, denn die Klient:innen erwarten eher Fragen, die zur Verbesserung beitragen. Beispiele: »Jenny, was ist deine Idee, was du unternehmen kannst, damit deine Probleme noch größer werden?« oder: »Angenommen du würdest dich entscheiden, ab heute dafür zu sorgen, dass deine Mitschüler dich noch weniger mögen – was müsstest du dann machen?«.

13.1.5 Skalierungsfragen

Skalierungsfragen verdeutlichen Unterschiede, indem sie erzählte, erlebte Prozesse auf einer Skala abbilden, zu der dann relevante Unterschiede gebildet werden. Eine Skalierungsfrage könnte z. B. lauten: »Klaus, wenn null bedeutet, du fühlst dich heute total ausgeruht und ausgeglichen, und zehn bedeutet, du fühlst dich total unausgeglichen und gestresst, wo bist du auf dieser Skala im Moment?«, »Welchen Unterschied würde es machen, wenn du um einen Punkt näher an der Null wärst?« etc. Natürlich können auch Kombinationen von anderen Fragetypen als Skalierungsfrage genutzt werden wie z. B. »Was glauben Sie denkt Ihre Frau, wo Sie auf dieser Skala stehen?«.

Skalierungen helfen, innere Prozesse wie Gefühle, Einschätzungen, Wahrnehmungen etc. zu visualisieren und damit zu externalisieren, sie über die Zahl zu konkretisieren und ihnen eine Struktur zu geben. Dadurch entstehen auf der einen Seite Orientierung und Sicherheit, auf der anderen Seite werden Unterschiede deutlich und Wirklichkeitskonstruktionen aufgeweicht.

Skalierungsfragen können als aktivierende Technik mithilfe eines Seils oder von Karten im Raum abgebildet werden. So können die Einschätzungen und Skalenwerte auch körperlich erlebt und visuell wahrgenommen werden.

Mit Skalierungen lassen sich unter anderem:

- die Einschätzungen einzelner Personen oder Persönlichkeitsanteile abbilden und vergleichen,
- Selbstbeobachtungen durchführen,
- Rangreihen herstellen, z. B. über Zufriedenheit, Glück etc.,
- Regeln, Probleme und Symptome beurteilen,
- die Qualität von Beziehungen erfassen,
- die Motivation einzelner Familienmitglieder oder innerer Anteile messen,
- die Entfernung zum Problem/Symptom zeigen,
- die Bereitschaft einzelner innerer Anteile abbilden.

13.1.6 Wunderfragen

Wunderfragen, wie sie in der Systemischen Therapie genutzt werden, gehen auf Steve de Shazer und Insoo Kim Berg und ihre lösungsorientierte Kurzzeittherapie zurück (de Shazer, 1992, 2002; De Jong u. Berg, 2010). Um die Kraft einer Wunderfrage zur Entfaltung bringen zu können, scheint es sinnvoll zu sein, Klient:innen möglichst lange in der »Wunderwirklichkeit« zu halten, um neuronale Bahnungen zu ermöglichen. Sie erlauben, eine Zukunft ohne Symptome und Probleme möglichst genau zu imaginieren und die Veränderungen genau zu beschreiben und auch die langsameren affektiven Prozesse, welche für die neuronalen Bahnungen wesentlich sind, zu unterstützen.

Für die »Entfaltung« der Wunderfrage gibt es viele Formen und Möglichkeiten. Wichtig ist dabei, dass der Veränderungsvorgang, also das Wunder, außerhalb des Kontrollbereichs der Klient:innen liegt (z. B. während sie schliefen etc.) und dass die Instanz, die das Wunder bewirkt, eine externe Figur ist, der die Macht zugeschrieben wird, das Wunder zu bewirken. Danach wird die Wunderrealität mithilfe von Fragen erarbeitet, indem Verhalten, Gefühle, Gedanken erfragt und in ihren zirkulären Auswirkungen bedacht werden. Dabei ist das Ziel, die Klient:innen möglichst lange in der Wunderrealität zu halten und die Veränderungen möglichst detailreich zu beschreiben. Die Wunderveränderungen können auch mit Bewegungen, Handlungen oder Tönen unterstützt werden, damit sie in den Klient:innen besser verankert werden können. So entsteht im Therapieprozess nach und nach eine »Wunderchoreographie« (siehe Hanswille, 2015 a). Der Prozess kann dann noch mit einer Intervention für die Zeit bis zur nächsten Sitzung komplettiert werden, die z. B. heißen könnte: »Beobachten Sie bitte bis zur nächsten Sitzung, welche Teile des Wunders sich bereits jetzt ereignen.«

13.2 Symbolisch-handlungsanregende Interventionen

Die folgenden Interventionen sind bereits in der wachstumsorientierten Familientherapie genutzt und dann auch in den anderen familientherapeutischen Schulen übernommen worden. Heute gehören sie zum Standardinventar in der Systemischen Therapie.

13.2.1 Skulpturen und Aufstellungen

Physisches Erleben von Systemdynamiken und Mustern: Skulpturen sind eine erlebnisaktivierende Standardintervention der Systemischen Therapie, die in den 1970er Jahren in den USA entwickelt und vor allem durch die Arbeit von

Virginia Satir, Peggy Papp, Jacob Levy Moreno und anderen bekannt wurde. Heute werden die Begriffe »Skulptur« und »Aufstellung« häufig synonym verwendet. Wir finden sie in den unterschiedlichsten Formen und Ausprägungen als klassische Skulptur, als Aufstellungsarbeit mit Stellvertreter:innen oder als Aufstellung mit Symbolen (Stühlen, Tieren, Figuren etc.).

Die Skulptur- und Aufstellungsarbeit vereinigt unterschiedliche Vorgehensweisen und deren theoretische Begründungen: Körperarbeit, Tiefenpsychologie, Psychodrama, Systemtherapie und phänomenologische Ansätze. Sie schafft eine symbolische Repräsentation der Familienbeziehung, bei der nicht die realen Beziehungen, sondern innere »Landkarten« der Menschen und ihrer sozialen Kontexte abgebildet werden (vgl. von Schlippe u. Schweitzer, 2012, S. 280 f.; von Sydow, 2018c, S. 217 f.). Ihr Vorteil liegt darin, dass es gelingt, unübersichtliche Systeme, Dynamiken und Beziehungen bildlich darzustellen. Skulpturen und Aufstellungen fokussieren schnell, umgehen Rationalisierungen und sind in fast allen Altersstufen und Schichten einsetzbar. Da die Sprache nicht im Mittelpunkt steht, schafft die Technik eine hohe Beziehungsdichte, führt schnell zu den bedeutsamen Themen und ermöglicht ein breites Lösungsspektrum. Sie werden als verkörperte evolutionäre Repräsentationen von Beziehungen verstanden. Familien- und Organisationsaufstellungen, Strukturaufstellungen, Tetralemmaarbeit etc. sind Weiterentwicklungen oder Spezifizierungen dieser Technik (siehe auch Schwing u. Fryszer, 2006, S. 197 ff.).

In der Literatur finden sich folgende Grundelemente für die Skulpturarbeit und Aufstellungen:

- Räumliche Abstände werden als verkörperte Repräsentationen von Beziehungen verstanden. Wer steht wem wie nah oder fern, wer fühlt sich wie in wessen Nähe, wer erlebt sich in besonderer Distanz? …
- Neben der »biologischen« Größe kann die Größe zum Beispiel Macht und Einfluss oder die hierarchische Strukturierung verdeutlichen.
- Mimik und Gestik können feinere und differenziertere Strukturmerkmale und Gefühle andeuten. Wohin soll geschaut werden? Wie sollen die Füße stehen? Was machen die Hände? Wie ist die Haltung des Kopfes? …
- Häufig ist es sinnvoll (gerade auch für die Lösungssuche), wenn das Symptom/das Problem etc. mit aufgestellt wird, aber auch das Haustier, die Arbeit etc. Alles, was in Beziehung steht, hat Bedeutung und kann die Skulptur bereichern.
- Die Skulptur kann durch eines, mehrere oder alle Familienmitglieder gleichzeitig gestellt werden, aber auch die Therapeut:innen können die Skulptur stellen.

Weitere Formen der Aufstellungsarbeit haben sich in Kombination mit anderen Techniken (z. B. mit Skalierungsfragen, Timelinearbeit, mit Seilen und Tüchern etc.) entwickelt. So lässt sich beispielsweise die Aufstellungsarbeit mit Skalierungen gut verknüpfen in Form von lebenden Statistiken. Ein Beispiel dazu wäre die Frage: »Was denken Sie, in wie viel Monaten wird sich das Problem in Ihrer Familie nicht mehr zeigen?« (Die Klient:innen stellen sich dazu einen Kalender vor, auf dem sie sich positionieren. Von dort berichten sie, wie es ihnen geht und wie sie sich in Kontakt zu den anderen Familienmitgliedern fühlen.)

13.2.2 Arbeit mit Figuren, Tieren, Stühlen, Familienbrett etc.

Systemdarstellungen sind nicht von der leibhaftigen Anwesenheit der Familienmitglieder abhängig. Systemische Aufstellungen können auch mit Figuren, Holzklötzen, Symbolen, Playmobil-Figuren, Stofftieren, Stühlen etc. gemacht werden (vgl. von Schlippe u. Schweitzer, 2012, S. 285). Standardisierte Testverfahren sind das Familienbrett (Ludewig, Pflieger, Wilken u. Jakobskötter, 1983; Ludewig u. Wilken, 2000), der Familiensystemtest (FAST; Gehring, 1998), der Familienskulptur-Test (FST; Wille, 1982) etc. Der technische Ablauf ist ähnlich wie oben beschrieben. Die Klient:innen sollen bestimmte Aspekte der Beziehungen zwischen den Beteiligten des Systems mithilfe der Figuren aufstellen, meist zunächst als Ist- oder Problem-, später als Soll- oder Lösungsdarstellung. Der räumliche Abstand, die Blickrichtung, der Platz »im Raum«, die Höhe/Größe der Figuren stellen jeweils die Variablen dar, die anschließend gemessen, aber vor allem in die Nachbesprechung einfließen können.

13.2.3 Timeline, Zeitlinienarbeit, Zeitstrahl, Lebensstrom, Lebensflussmodell

Das Leben ist eine Linie oder ein Fluss: Hierbei handelt es sich um eine Technik aus dem Neurolinguistischen Programmieren (NLP) von Richard Bandler und John Grinder (Bandler, Grinder u. Satir, 1976), die dann durch Robert Dilts (1993) weiterentwickelt und in der Systemischen Therapie unter anderem durch Schindler (2014), Nemetschek (2011), Lindner (2015), Nicolai (2018) und andere weitergeführt und entfaltet wurde. Gemeinsam ist allen Formen, dass eine Zeitlinie symbolisch dargestellt wird, auf der Gegenwart, Vergangenheit und Zukunft abgebildet werden. In der Systemischen Therapie verbindet die Technik Überlegungen des Konstruktivismus mit erlebnis- und entwicklungsorientierten Ideen. Wirklichkeitskonstruktionen beziehen sich auf Ereignisse in Vergangenheit, Gegenwart und Zukunft der Menschen, und diese Narrative besitzen meist eine emotionale Intensität und Färbung (vgl. Schindler, 2014, S. 246). Die Verbindung wird in dieser Technik genutzt, indem bedeutsame Erfahrungen, Situationen des Lebens oder eines Lebensabschnittes auf einer Zeitlinie abgebildet werden: »Ein Ziel der Zeitlinienarbeit besteht darin, Gegenwart, Zukunft und Vergangenheit miteinander zu verknüpfen, so dass Ressourcen genutzt werden können und hinderliche Selbstsuggestionen verflüssigt werden können« (Nicolai, 2018, S. 246). Die Technik kann sowohl in der Einzeltherapie wie im Mehrpersonensetting genutzt werden.

13.3 Verbale und vorwiegend intrapersonelle Techniken

In diesem Abschnitt sind Techniken zusammengefasst, die sich auch für intrapsychische Prozesse eignen und bevorzugt in der systemischen Einzeltherapie genutzt werden. Aber auch im Mehrpersonensetting bieten sie interessante Anregungen für die Klient:innensysteme.

13.3.1 Metaphernarbeit

Metaphern prägen unsere Sprache. George Lakoff und Mark Johnson (1998) sprechen sogar davon, dass wir »in Metaphern leben«. Unser Denken benötigt sie, um die unterschiedlichsten Erfahrungs- und Lebensbereiche zu beschreiben, sie sind eingebettet in Geschichten und Narrationen von Individuen, Familien und Gesellschaften. Die Metapher ist eine Form bildhafter Sprache, die seit Jahrhunderten in vielen Bereichen verwendet wurde wie z. B. in den Gleichnissen des Alten und Neuen Testaments, in den heiligen Schriften der Kabbala, des Korans und des Zen-Buddhismus, in den Allegorien der Literatur, in der Dichtkunst, in den darstellenden Künsten, den Märchen etc. (Mills u. Crowley, 2006, S. 24 f.). Sie geben die Möglichkeit, auch komplexe und zirkuläre Zusammenhänge, Affekte, physiologische Erfahrungen, Leiderfahrungen, Ressourcenerlebnisse etc. kurz und verständlich auszudrücken. Damit schlagen sie eine Brücke zwischen dem Problem- und Lösungserleben und dem späteren Narrativ.

Die Arbeit mit Metaphern findet sich in vielen therapeutischen Verfahren. Zu einem festen Bestandteil in der Systemischen Therapie ist sie vor allem auch durch die Arbeit von Milton Erickson geworden. Zu den Hauptformen zählen das Erzählen von Geschichten, Skulpturtechniken, die Aufforderung zur Metaphorik, um Beziehungen, Konflikte, Personen etc. zu beschreiben, das Aufgreifen unwillkürlich auftretender Metaphern in Formulierungen der Klient:innen, die Idee, Filme vor dem geistigen Auge zu entwickeln, der gespielte Dialog mit Puppen, metaphorisches Malen (z. B. Familie in Tieren, Ressourcosaurus etc.), das Erzählen von Witzen, das Betrachten von Filmszenen und Comics etc. Die Bildhaftigkeit der Metaphern erlaubt es auch, die Metaphern in Aktion und Handlung zu setzen und so Szenen zu entwickeln, die den therapeutischen Prozess unterstützen.

13.3.2 Externalisierung

Ein Symptom bekommt eine Gestalt und wird zu einen Gegenüber: Die Externalisierung ist eine Technik, die auf Michael White und David Epston zurückgeht (White, 2010; White u. Epston, 1990/2006). Dabei wird das »Problem«/ein »Symptom« wie ein äußerer Gegenstand oder eine weitere Person betrachtet, »außerhalb« der Klient:innen verortet. Externalisieren ist keine originär therapeutische Technik. In unserer Alltagssprache nutzen wir Sprachbilder, wie z. B. »Angst, die im Nacken sitzt«, oder Trauer, die »auf eine Reise geschickt wird« oder die Depression, die »zum Teufel gehen« soll. Aber auch in Geschichten, Märchen und Filmen wird die Externalisierung gern als dramaturgisches Element genutzt. Die Externalisierung steht in der Tradition des narrativen systemischen Ansatzes. Die Person wird dabei vom Problem getrennt, um andere Geschichten zu erzählen. »Wir setzen diese Art, Probleme zu betrachten, ganz gezielt ein, um andere Erzählungen als die problembehafteten zutage zu fördern. Der distanzierte Blick erlaubt eine andere Perspektive auf das Problem« (Unterholzer, 2018, S. 302). Durch diese sprachliche Unterscheidung wird zum einen die Gleichsetzung eines Problems mit der Eigenschaft einer Person aufgehoben, zum anderen richtet sich der Fokus auf die Beziehung aller Systembeteiligten zum Problem und ihren Umgang mit ihm.

Grundlage der Externalisierung ist, dass nicht die Klient:innen oder ihre Beziehungen das Problem sind, sondern das Problem das Problem ist. Das Problem lebt von seinen Auswirkungen, die es benötigt, um Bestand zu haben. Therapeutisch soll die Externalisierung Klient:innen dabei unterstützen, sich von den problemhaften Beschreibungen und Geschichten ihres Lebens zu lösen und neuartige Geschichten zu erzählen. Eine Schwierigkeit bei der Externalisierung liegt manchmal darin, »dass sie dem Problem nicht neutral gegenübersteht, sondern es einseitig negativ konnotiert. Zwar wird das Problem von der Person abgelöst. Aber das Problem selbst wird als etwas nur Negatives, Schlechtes, Böses, zu überwindendes beschrieben – es soll eben beseitigt werden« (von Schlippe u. Schweitzer, 2012, S. 273). Allerdings können auch schwierig erscheinende Externalisierungen im Sinne einer »Problemneutralität« in der Arbeit genutzt werden. Wenn z. B. »die Depression« als »Schwarze Dame« externalisiert wird, kann sie als Unterstützerin bei Überbelastung näher herangeholt werden, oder die Klient:innen können sie auch »wegschicken«, wenn sie sie nicht benötigen. So kann die Externalisierung in einem System als sinnvoll für dessen Selbstorganisation verstanden werden.

13.3.3 Reframing und Umdeutung

Verhaltensweisen aus einer neuen Perspektive sehen: Das Reframing und die Umdeutung gehören zu den zentralen systemischen Interventionen. Die Technik wird Paul Watzlawick, John Weakland und Richard Fisch (1974, S. 116 f.) zugeschrieben. Bekannt wurde sie weiter durch die Arbeiten von Virginia Satir, Milton H. Erickson, Richard Bandler und John Grinder. »Ein Reframing ist eine Neubewertung einzelner, bislang als negativ bewerteter, störender Verhaltensweisen, Erlebnisweisen oder größerer Interaktionsmuster (Probleme, Störungen, Symptome) vor dem Hintergrund eines systemischen Bezugsrahmens« (von Schlippe u. Schweitzer, 2012, S. 312).

Beim Reframing wird dem Geschehenen oder Erlebten ein anderer Sinn gegeben, indem es in einen anderen Kontext gestellt wird. Durch die Umdeutung wird ein Verhalten oder Symptom in seiner positiven Bedeutung für die Klient:innen beschrieben und so eine neue Sichtweise eingeführt, um eine andere Geschichte zu erzählen. Dem liegt die Annahme zugrunde, dass Sinn und Bedeutung jedes Verhaltens vom spezifischen Kontext abhängen.

Gregory Bateson hat darauf hingewiesen, dass die Bedeutung einer Information von ihren Kontextmarkierungen bedingt ist. Sie machen erst klar, wie eine Aussage zu verstehen und sinnvoll ist (siehe auch »Rahmen« in ▸ Kapitel 5).

»Eine Umdeutung besteht also darin, den begrifflichen und gefühlsmäßigen Rahmen, in dem eine Sachlage erlebt und beurteilt wird, durch einen anderen zu ersetzen, der den ›Tatsachen‹ der Situation ebenso gut oder sogar besser gerecht wird und dadurch ihre Gesamtbedeutung ändert« (Watzlawick et al., 1974, S. 118). Eine Umdeutung verändert nicht die Sachlage, die Gegebenheiten oder das Problem an sich, sondern deren Bedeutung.

Viele Autor:innen unterscheiden drei Arten des Reframings (siehe z. B. von Schlippe u. Schweitzer, 2012, S. 312 ff.):

1. *Bedeutungsreframing* – dabei wird die zugeschriebene Bedeutung verändert. So wird z. B. »Hans ist ängstlich und traut sich nichts« zu »Hans achtet auf seine Grenzen«.
2. *Kontextreframing* – dabei wird ein anderer Kontext gefunden, in dem das gezeigte Verhalten sinnvoll ist oder eine positive Bedeutung erhält. So wird die ADHS-Störung von Hans, die in der Schule für Probleme sorgt, möglicherweise in seinem Fußballverein zu einer Ressource.
3. *Inhaltsreframing* – dabei werden Intention und Verhalten getrennt und man fragt nach der guten beziehungsweise positiven Intention, die dem Handeln zugrunde liegt, oder nach den positiven Auswirkungen, die das vermeintlich negative Handeln hat: »Das auffällige Verhalten von Frieda sorgt offenbar dafür, dass es in Ihrer Familie nicht langweilig wird und Sie sich mehr

um Ihre Tochter bemühen. Möglicherweise gibt es aber auch andere Möglichkeiten, das zu erreichen, ohne dass Frieda deshalb mit einem Schulverweis rechnen muss?«

13.3.4 Wertschätzende/positive Konnotation, Komplimente, Anerkennungen

Wertschätzung ist eine grundlegende Haltung der Systemischen Therapie (▸ Kapitel 5.4.9). Die wertschätzende oder positive Konnotation ist unter anderem durch die Mailänder Gruppe in die Systemische Therapie eingeführt worden. Sie soll der sprachlichen Gewohnheit linearer Ursache-Wirkungs-Beschreibungen und entsprechender Bewertungen eine andere Beschreibung entgegensetzen. Die Mitglieder der Mailänder Gruppe schlagen vor, alle Verhaltensweisen in einem System positiv zu beschreiben. »Die Kunst liegt darin, der Versuchung zu widerstehen, das Problem mit dem Verhalten oder gar den Persönlichkeitseigenschaften anderer Familienmitglieder linear zu verknüpfen (›der eine verhält sich so, weil der andere so stark gestört ist‹)« (von Schlippe u. Schweitzer, 2012, S. 310). Die positive Konnotation bietet so irritierende und verflüssigende Beschreibungen an, sodass hinter jedem Problemverhalten oder Symptom Ressourcen und positive Motive gesehen werden können.

13.3.5 Mentalisieren

Das Mentalisieren ist durch die Arbeiten von Fonagy und Asen in die Systemische Therapie gekommen und von dort heute nicht mehr wegzudenken. Durch das Mentalisieren sind Ideen der Systemischen Therapie, wie Kommunikation funktioniert und sich Beziehungen gestalten, konzeptualisiert worden. Auch wenn die Technik inzwischen in fast allen Psychotherapieverfahren beheimatet ist, haben wir uns entschieden, sie zusätzlich als eine systemische Technik zu erwähnen (siehe ▸ Kapitel 12.3.4).

13.3.6 Arbeit mit inneren Anteilen, Ego-State, IFS (Schwartz)

Die Arbeit mit inneren Anteilen hatte in der Geschichte der Systemischen Therapie schon immer einen festen Platz. Virginia Satir hat hier wertvolle Vorarbeiten geliefert (Satir, 1988, 1995). Sie zeigte eindrucksvoll, wie stark die Arbeit mit dem inneren System die Arbeit mit dem äußeren System beeinflusst und ergänzt. Neben den Ideen von Satir finden heute in der Praxis der Systemischen Therapie vor allem das IFS-Modell von Richard Schwartz (1997) und das Ego-State-Modell (EST) von John und Helen Watkins (2003) Anwendung. Praxiskonzepte finden sich bei Schmidt (2014) sowie Hanswille und Kissenbeck (2014; siehe ▸ Kapitel 12.4.4).

13.4 Hausaufgaben, Schlussinterventionen, »Intersession Tasks«

Die Zeit zwischen den Sitzungen ist entscheidend: Dieser Absatz beschäftigt sich mit Interventionen, die zwischen den Sitzungen gegeben werden. Diese Interventionen haben eine lange Tradition in der Systemischen Therapie. In den klassischen Schulen der Familientherapie gehörten sie zu den zentralen Merkmalen. Heute werden vielfältige Kommentare und Interventionen genutzt, um den therapeutischen Prozess zwischen den Sitzungen zu intensivieren.

13.4.1 Einführung in die Schlussintervention

Hausaufgaben sowie Schluss- oder Abschlussinterventionen beziehen sich nicht auf den Abschluss einer Therapie, sondern nur auf den Abschluss einer Sitzung. Die Idee dahinter ist, dass entscheidende Prozesse nicht nur in der therapeutischen Sitzung, sondern auch zwischen den Sitzungen stattfinden, und dass Selbstorganisationsprozesse zu bedeutsamen Entwicklungen führen. Diese Interventionen verlängern die therapeutische Arbeit vom Therapieraum in das alltägliche Leben der Klient:innen. Sie zeigen, ob das, was in den Sitzungen erarbeitet, erkannt oder erfahren wurde, alltagstauglich ist.

Eine erste Blüte erlebte dieser Arbeitsansatz mit dem Mailänder Team und in den Konzepten des MRI. Deren Idee, man könne die »richtige« oder die »passende« Intervention finden, um die Familie zu den gewünschten Zielen zu bringen, wird heute nicht mehr geteilt. Heute sollen solche Interventionen Ressourcen aktivieren, Selbstorganisationsprozesse anregen und Selbstwirksamkeit stärken. Sie helfen den Klient:innen, eingefahrene Muster, starre Attraktoren, chronifizierte Probleme, fixierte Wahrnehmungen etc. zu verändern.

Schlussinterventionen sind in der Systemischen Therapie nicht unumstritten. Die autoritäre Kommunikationsstruktur, die teilweise sehr provokanten Interventionen, die Struktur der wissenden Position der Therapeut:innen etc. haben zu einer kritischen Diskussion geführt, aus der dann auch die Entwicklung des Reflecting Teams angeregt wurde (von Schlippe u. Schweitzer, 2012, S. 322). Diese Auseinandersetzung hat bewirkt, dass die Schlussinterventionen auf Augenhöhe gegeben werden und »dass die Intervention als respektvoll und keinesfalls als zu deutend und top-down wahrgenommen wird« (Hermans, 2018, S. 240).

Die beste Abschlussintervention nützt nichts, wenn sie nicht vom Klient:innensystem angenommen wird, deshalb ist die Kooperation zwischen Klient:innensystem und Therapeut:in von zentraler Bedeutung. Je besser die Kooperation, umso wahrscheinlicher, dass die Aufgabe als eine sinnvolle, unterstützende Maßnahme verstanden wird und die Klient:innen sich auf sie einlassen (vgl. Hanswille, 2015a, S. 410f.).

13.4.2 Der Kommentar

Wertschätzung und Kooperation stärken: Dem Kommentar kommt eine zentrale Funktion zu. Der wertschätzende Kommentar am Ende der Sitzung wird ähnlich verstanden wie der wertschätzende Kommentar in der Sitzung und findet sich auch im Reflecting Team.

Der Kommentar ist nicht nur der Türöffner für die Intervention, er soll den Klient:innen auch die Wertschätzung und Achtung der Therapeut:innen zeigen: »Die Wirksamkeit von Kommentaren ist nicht allein von deren Inhalt abhängig, sondern setzt vielmehr einen passenden Beziehungskontext inklusive eines entsprechenden Joinings voraus« (Hermans, 2018, S. 239). Manchmal ist der Kommentar auch die gesamte Intervention und bietet genügend Anstöße oder Verstörungen für die kognitiven und interaktiven »Muster« der Klient:innen. Durch wertschätzende Kommentare sollen die Entwicklungen und das problematische Verhalten als Lösungsversuche gewürdigt werden. »Der Kommentar will die Kooperationsbereitschaft des Klienten fördern und eine ›Ja‹ Haltung zu den Aufgaben erzeugen« (Hanswille, 2015a, S. 412). Im Kommentar können viele andere systemische Techniken genutzt werden, wie z. B. Reframing, Metaphern, die wertschätzende Konnotation, zirkuläre Aspekte und bei Co-Therapie das Splitting. Dabei sollte er so gefasst sein, dass er von den Klient:innen (Kind, Jugendliche:r, Familie etc.) angenommen werden kann, anschlussfähig an die Wirklichkeitskonstrukte ist und gleichzeitig auch Verstörendes, Herausforderndes und Fremdes enthält.

Der Kommentar sollte im Idealfall auch die Kooperationsbereitschaft aller Ego-States aktivieren. Nicht selten sind einzelne Persönlichkeitsanteile nicht kooperationsbereit oder verängstigt und erleben sich bedroht durch eine Aufgabe und boykottieren dann die Zusammenarbeit.

13.4.3 Die Handlungsvorschläge

Handlungen anregen: Handlungsvorschläge werden angeboten, um in der Zeit zwischen den Sitzungen etwas auszuprobieren, was die Klient:innen in ihrem Veränderungsprozess hält und ihnen Erfahrungen ermöglicht, die einen Unterschied zum problematisch erlebten Verhalten machen.

Handlungsvorschläge können sein:

- narrative Ideen (wie Geschichten, Märchen, Bilder, Witze, Cartoons, Metaphern etc.),
- Beobachtungs- oder Fokussierungsaufgaben (»Beobachten Sie doch bitte bis zur nächsten Sitzung …«),
- Umdeutungen wie z. B. Reframing, positive Konnotationen und Symptombewertungen, Umetikettierungen (»Lassen Sie diesen vielleicht verstörenden Gedanken doch bis zur nächsten Sitzung einmal auf sich wirken und beobachten Sie bitte, was sich verändert …«),
- Symptomverschreibungen (wie z. B. »Zeige die Symptomatik nur an jedem zweiten Tag« etc.),
- Verhaltensbeschreibungen (z. B. »Schätzen Sie jeden Morgen, wie oft Sie an diesem Tag ein bestimmtes Verhalten zeigen wollen«),
- Rituale (zum Thema Trauer, zur Verabschiedung von erlittener Ungerechtigkeit etc.),
- übende Aufgaben (»Immer, wenn Sie bemerken …, empfehle ich Ihnen …«), imaginative Anregungen (Geborgenheitsort, positive Vorstellungen entwickeln, ideale Eltern vorstellen) etc.

Für Anregungen von Handlungsvorschlägen kann die Abbildung 16 dienen:

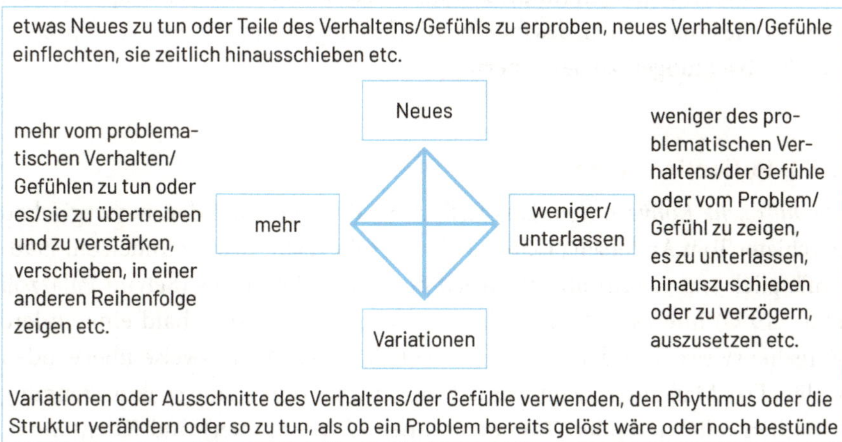

Abbildung 16: Anregungen für Handlungsvorschläge

13.4.4 In den Sitzungen danach

Wer mit Interventionen zwischen den Sitzungen arbeitet, sollte in der kommenden Sitzung genug Zeit einplanen, um über die Erfahrungen der Klient:innen mit der Aufgabe zu sprechen. Die Art und Weise, wie Klient:innensysteme mit den Schlussinterventionen umgehen, gibt Hinweise auf die Kooperationsbereitschaft und sollte im weiteren Verlauf genutzt werden.

In der Sitzung danach können die Therapeut:innen z. B.:

- nach den Erfahrungen fragen, um das Bemühen positiv zu konnotieren, auf Musterveränderungen eingehen zu können, die Hypothese überprüfen zu können etc.,
- die gelungenen Anteile hervorheben, auch wenn nur Teile der Intervention umgesetzt wurden (z. B. »Sie sind sehr selbstständig und wissen, was gut für Sie ist«),
- auf Ausnahmen und Veränderungen achten und die Umstände untersuchen,
- den Entwicklungen folgen, Kritik vermeiden und Fortschritte positiv bewerten, aber auch skeptisch bleiben,
- Rückfälle durchspielen,
- sich erklären lassen, was die Klient:innen dafür getan haben, dass ein Symptom/Problem nicht mehr auftritt und wie z. B. die Familie damit umgegangen ist.

13.5 Reflexive Interventionen

Die Betonung der Metaposition, offene Dialoge und reflexive Positionen sind bedeutsame Anregungen für die Kommunikation und für den therapeutischen Prozess. Sie ermöglichen, das therapeutische Gespräch mit anderen Sichtweisen und Beobachtungen zu bereichern.

13.5.1 Reflecting Team

Die hilfreiche Konversation: Das Reflecting Team geht auf den norwegischen Psychiater Tom Andersen (1936–2007) und sein Team zurück (Andersen, 1990). Anfänglich war er sehr an der Arbeit des Mailänder Teams (Selvini Palazzoli et al., 1993) interessiert. Allerdings entwickelte Andersen bald eine andere Vorgehensweise, mit der er einige Nachteile dieser Arbeitsweise überwinden wollte. Das Mailänder Team war gekennzeichnet durch eine strikte Trennung zwischen reflektierenden Therapeut:innen (Expert:innen) und Klient:innen, aus Sorge, die Klient:innen könnten die Fachsprache nicht verstehen und sich durch die Gespräche verletzt fühlen. Andersen dagegen veränderte den Prozess des Reflektierens vom Expert:innengespräch hinter dem Spiegel in ein (für alle) transparentes gemeinsames Nachdenken von zwei oder mehreren Personen vor dem Spiegel, bei dem die individuelle Integrität aller gesichert ist (siehe Andersen, 1990, S. 45 f.). Es wird zu einer hilfreichen Konversation eingeladen, die sich in einem Kontext von Kooperation ereignet und in der Lösungsideen zusammengetragen, Komplexität angeboten, Verstehen ermöglicht, unterschiedliche Bedeutungen angeregt, Ressourcen angesprochen etc. werden. Diese Kommunikation ist bewusst assoziativ gehalten.

Der Prozess läuft in drei Phasen:

- Phase 1: Beratungsgespräch, circa dreißig bis vierzig Minuten
  Nachdem alle Beteiligten ihre Einwilligung in das Vorgehen gegeben haben, beginnt der:die Therapeut:in ein systemisches Interview mit der Familie. Während dieser Zeit ist das Reflecting Team nur in der zuhörenden Position.
- Phase 2: Reflexionsgespräch, circa fünf bis zehn Minuten
  Das Team beginnt dann in Anwesenheit des Beratungssystems (Therapeut:in und Klient:innensystem) mit dem Metadialog, dem Gespräch über das Gespräch. Empfindungen, Gefühle, Gedanken der Teammitglieder werden in einer wertschätzenden, respektvollen Sprache zusammengetragen. In dieser Phase ist das Beratungssystem in der Position des Zuhörers.
- Phase 3: Beratungsgespräch über die Reflexion, zwanzig bis dreißig Minuten
  Danach beginnt das Beratungssystem (Therapeut:in mit Klient:innensystem), über die Reflexion des Teams zu sprechen. Dabei liegt der Fokus darauf, was Neues und Anregendes etc. gehört wurde.

Schritt 2 und 3 können dann ein weiteres Mal wiederholt werden, was dann meist kürzer ist. Die Klient:innen behalten in diesem Format »das letzte Wort« (siehe dazu von Schlippe u. Schweitzer, 2012, S. 336 f.; Andersen, 1990, S. 71 ff.). Der Prozess ist für die Klient:innen vollkommen transparent: »Die Klienten erfahren dadurch, was die Fachleute über sie denken und können deren gedanklichen Prozess verfolgen. In den Worten des symbolischen Interaktionismus gesprochen, bekommen sie zurückgespiegelt, was sie an ›Erwartungs-Erwartungen‹ – das was sie dachten, was andere von ihnen erwarten – hatten. Zudem hören sie neue Ideen über sich selbst« (Borst, 2018, S. 70).

Inzwischen lassen sich viele Varianten des Reflecting Teams in der Praxis finden. Dabei können die Therapeut:innen ins Reflecting Team gehen, das Klient:innensystem wird selbst zum Reflecting Team, andere Familien oder andere Klient:innengruppen bilden das Reflecting Team, innere Anteile oder die Herkunftsfamilie werden zum Reflecting Team etc. Bei allen Variationen ist es hilfreich, die Grundsätze des Reflecting Teams zu beachten.

13.5.2 Metakommunikation der Therapeut:innen

Metakommunikation als eine Variante des Reflektierens: Im Beisein der Klient:innen wird nicht über das Klient:innensystem laut nachgedacht, wie im Reflecting Team, sondern über den therapeutischen Prozess und dessen mögliche Verbesserung. Dabei unterhalten sich die Therapeut:innen miteinander oder der:die Therapeut:in allein, quasi mit sich selbst, als offenes Selbstgespräch oder mithilfe imaginierter Kolleg:innen (»Wenn jetzt meine Kollegin Frau … hier wäre, würde diese mich wahrscheinlich fragen …«) über den therapeutischen Prozess, die Einlassungen der Klient:innen, die Kooperation mit dem Klient:innensystem oder die Weiterführung der Sitzung. Dabei handelt es sich oft um Fragen, die sich der:die Therapeut:in selbst oder im Gespräch mit einem:einer Co-Therapeut:in stellt, wie z. B. »Ich frage mich gerade, ob sich Frau Müller genau so gesehen fühlt in unserer Sitzung wie Herr Müller?«, »Mir ist noch unklar, was Herrn Meier bewegt, heute das Thema anzusprechen, und was er damit erreichen möchte.«, »Ich frage mich, ob es hilfreich war, heute nur das Ehepaar ohne die Kinder einzuladen und welche möglichen Themen dadurch zur Sprache kommen können, die sonst keinen Platz haben«. Danach werden dann die Klient:innen eingeladen, sich zu beteiligen, z. B. durch Aufforderungen wie »Was halten Sie von dem, was wir gerade besprochen haben?« oder »Welche anderen Fragen wären für Sie noch wichtig?«, »Sehen Sie noch andere Aspekte, die für unsere Zusammenarbeit bedeutsam sein könnten?«.

13.5.3 Bedürfnisangepasste Behandlung und offene Dialoge

Der *offene Dialog* basiert auf den erkenntnistheoretischen Hintergründen des sozialen Konstruktionismus und dem Dialogismus in der Philosophie von Michail Bachtin (1981). Er wurde in Verbindung mit der aufsuchenden, netzwerkorientierten »bedürfnisangepassten Behandlung« in Finnland seit 1975 zunächst für Menschen mit einer ersten schizophrenen Episode entwickelt (Aderhold, Alanen, Hess u. Hohn, 2003). »In diesem Konzept wurde seit 1984 die ›Therapieversammlung‹ zur Hauptsache des gesamten Therapieprozesses. Damit wurden systemische Konzepte – neben der Einzelpsychotherapie – in das öffentliche psychiatrische Versorgungssystem integriert« (Borst u. Aderhold, 2018, S. 397).

Nach Alanen (2003) sind zentrale Prinzipien der bedürfnisangepassten Behandlung unter anderem:

- Individuelle Planung der therapeutischen Aktivitäten.
- Die Patient:innen sind in allen Situationen und Phasen der Behandlung, die sie betreffen, anwesend. Sie gelten als Expert:innen für ihre Lebenssituation.
- Die Therapieversammlungen (Mitarbeiter:innen, Familienangehörige, wichtige Netzwerkpersonen) werden regelmäßig einberufen und gelten als zentrales Element der Behandlung.
- Integrative Behandlungsideen (Therapieformen, rehabilitative Maßnahmen, Medikamente) werden in einem übergreifenden Behandlungsplan genutzt.
- Ein multidisziplinäres Psychoseteam sollte den Prozess begleiten.

Der *offene Dialog* kommt besonders in der Therapieversammlung zum Einsatz. Seine therapeutische Wirkung wird vor allem als Indikator für die Wirksamkeit dieser Technik gesehen: »Im Mittelpunkt der systemischen Praxis steht die Förderung einer Atmosphäre von Offenheit und Spontaneität, in der ein wahrhaftiger dialogischer Austausch über alle von den Anwesenden für bedeutsam erachteten Themen möglich wird« (Borst u. Aderhold, 2018, S. 267).

13.6 Prozessorientierte Interventionen

In diesem Abschnitt finden sich Interventionen, die in einem therapeutischen Prozess periodisch immer wieder genutzt werden, wenn sich die Notwendigkeit ergibt, z. B. die Kooperation im Therapiesystem zu stärken oder die Klient:innen zu unterstützen, ihre Kompetenzen besser zu spüren.

13.6.1 Joining

Das Joining ist eine Technik aus der Familientherapie und geht auf Salvador Minuchin (1977) zurück. Es bezeichnet den Prozess, sich an das Klient:innensystem anzukoppeln. Dabei geht es darum, »äußere und innere Sicherheit als Voraussetzung für Wandel und Veränderung in sich selbst organisierenden Systemen herzustellen« (Schwing, 2014, S. 160). Das Joining (Verbindung, Kontakt herstellen) benennt den aktiven Versuch der Therapeut:innen, mit den Klient:innen in Kontakt zu kommen, ohne zu sehr über das Problem oder den Anlass der Therapie zu sprechen. Es geht dabei darum, den Klienten »abzuholen, wo er steht«, miteinander warm zu werden, einen Zugang zu finden (Schwing u. Fryszer, 2010, S. 33).

Joining dient dem gegenseitigen Kennenlernen und Sich-vertraut-Machen, es soll Sicherheit herstellen. Gesprächsinhalt kann dabei jedes naheliegende Thema sein, das es erleichtert, den Kontakt aufzubauen. Das Joining geschieht emotional, inhaltlich, verbal (durch interessierte Fragen, die von der Anreise über beruflichen Stress bis zu Urlaubsplänen reichen können), aber auch para- und nonverbal. Auch wertschätzende Kommentare, Spiegeln, Resonanz erzeugen, Verständnisfragen etc. gehören dazu. Neben den verbalen Formen des Joinings sind die nonverbalen Formen wie z. B. Spiegeln der Körperhaltung, Ankopplung an den Sprachstil und die Lautstärke, symmetrische Atmung, Spielen mit Distanz und Nähe, Aufnahme von Augenkontakt, einladende Gesten, Übernahme des Tempos der Familie etc. von großer Bedeutung. Dabei ist das Instrument nicht auf die Anfangsphase begrenzt. Im Therapieverlauf kann es immer wieder notwendig sein, durch Joining die Kooperation mit dem Klient:innensystem zu stärken.

13.6.2 Ressourcenaktivierung

Die Arbeit mit Ressourcen ist wichtiger Bestandteil der Systemischen Therapie. Die Ressourcen werden im therapeutischen Prozess betont, gestärkt, aktiviert, geschaffen etc. Ressourcen sind für die Stärkung des Selbstwertes, Musterveränderungen, der Anregung von Selbstorganisation, der Aktivierung von Lösungen etc. bedeutsam. Ressourcen sind immer vorhanden, häufig geht es eher darum, sie spürbar und sichtbar zu machen. Dafür werden Ressourcen im Problemverhalten oder in Problemmustern gesucht und verdeutlicht. Sie zeigen sich in Verhaltensmustern, Gefühlen und Handlungen bei den bisherigen Lösungsversuchen der Patient:innen und in anderen Fähigkeiten von ihnen, die bisher noch nicht für die Problemlösung genutzt wurden. Es können aber auch Ressourcen durch mentale Prozesse entwickelt werden, die für die Patient:innen vorher noch nicht erlebbar waren. Im systemischen Denken wird dabei davon ausgegangen, dass die Systemressourcen stärker sind als die Summe der Ressourcen jedes einzelnen Systemmitglieds. Zahlreiche Interventionen und Techniken versuchen die Potenziale, Stärken und Ressourcen zu betonen. Ressourcengenogramme, Ressourcenskulpturen, ressourcenorientiertes Fragen, Ressourcen-Zeitlinien sind klassische systemische Techniken der Ressourcenarbeit (siehe dazu ▸ Kapitel 5.4.6).

Tabelle 11 zeigt einige Interventionen, unterteilt in unterschiedliche Interventionskategorien:

Tabelle 11: Überblick über unterschiedliche Arten von Hausaufgaben, Interventionen und Imaginationen im systemtherapeutischen Prozess

Hausaufgaben	Verbale Interventionen	Schriftliche Interventionen	Körperliche Interventionen	Imaginationen
Freudebiografie	Zukunftsorientierte Fragetechniken	Ressourcenbiografie schreiben	Wahrnehmungsschulung – Atmung, Körpergefühl	Gute innere Bilder vorstellen und anregen
Freudetagebuch	Wunderfrage	Ressourcengeschichten schreiben	Ressourcenskulpturen	Alltagerfahrungen, wahrnehmen wie die Sonne aufgeht etc.
Ressourcentagebuch	Ausnahmefragen	Märchen schreiben	Ressourcenzeitlinie	Ressourcenimplantate
Gute Situationen sammeln		Ressourcenlandkarte malen	Ressourcenteam	Ressourcenort
Dankbarkeitsübungen		Ressourcenkoffer	Ressourcengymnastik	Ressourcenbilder entwickeln
		Ressourcentapete erstellen	Achtsamkeitsübungen	

13.6.3 Rituale

Rituale finden sich in vielen Kontexten des Lebens: Religion, Gesellschaft, Kulturen, Politik, Sport etc. – eigentlich überall, wo sich Menschen in Gemeinschaft erleben. Deshalb lässt sich auch keine umfassende, einheitliche Definition finden. In Beratung und Therapie wird gern auf Rituale und Riten zurückgegriffen. Riten beziehen sich dabei eher auf sich wiederholende, eher kurze und alltägliche Handlungen, wie z. B. das gemeinsame Frühstück, das Tischgebet, die Form des Zubettgehens, die Verabschiedung vor dem Verlassen des Hauses etc. All das trägt zu Stabilisierung, Sicherheit, Geborgenheit, Verlässlichkeit bei und zur Vergewisserung in der Gemeinschaft. Rituale sind eine Verdichtung von Abläufen oder Erfahrungen, die sich im Sinn einer komprimierten, kollektiven und symbolischen Handlung wiederholen. Sie haben eine kulturell stabilisierende Funktion, die durch symbolische Handlungen für bestimmte Anlässe Verhaltenssequenzen und Verhaltenssicherheit anbieten. Hochzeitsrituale, Trauerrituale, Kindstaufen, Verabschiedungsrituale, Rituale bei Schuleintritt, -wechsel oder -abschluss etc. sind nur einige der gesellschaftlich akzeptierten Rituale. Sie haben auch die Funktion, Übergänge zu markieren, um so Veränderungsprozesse zu ermöglichen.

Janine Roberts (1993, S. 21) definiert sechs Aspekte eines Rituals:

1. die *Wiederholung* – nicht unbedingt ausschließlich bezüglich der Handlung, sondern auch hinsichtlich des Inhalts und Form,
2. das *Tun* – nicht nur etwas sagen oder denken, sondern auch etwas tun,
3. das besondere *Verhalten* und die *Stilisierung* – wobei Verhalten und Symbole von ihrer gewöhnlichen Verwendung abgehoben werden,
4. die *Ordnung* – ein Anfang und ein Ende und ein Rahmen für Spontaneität,
5. der *sinnträchtige Präsentationsstil,* wobei durch Inszenierung und Fokussierung ein »aufmerksamer Bewusstseinszustand« geschaffen wird,
6. die *kollektive Dimension,* die soziale Bedeutungen erzeugt.

13.7 Darstellende Techniken

Das Genogramm ist eine der Interventionen, die von vielen direkt mit der Systemischen Therapie in Verbindung gebracht werden. Aber auch andere Visualisierungen wie Netzwerkkarten oder die Systemzeichnung werden im therapeutischen Prozess vielfach genutzt.

13.7.1 Genogrammarbeit

Übersicht schaffen im Dickicht der Generationen: Die Genogrammarbeit geht auf Murray Bowen in den 1950er Jahren zurück und wurde dann durch Monica McGoldrick und Randy Gerson bekannt. Vor allem in der analytisch orientierten Familientherapie und unter den Vertreter:innen der Mehrgenerationenperspektive (unter anderem Stierlin, 2001; Boszormenyi-Nagy u. Spark, 1981) gewann das Genogramm zusehends Bedeutung. Das Genogramm ist eine grafische Darstellung familiärer Beziehungen über mehrere Generationen: »Die Zeichnung enthält verschiedene Symbole, die die Familienmitglieder repräsentieren, sowie Linien, die ihre Beziehungen zueinander beschreiben« (McGoldrick u. Gerson, 2005, S. 21). Heute wird meist auf die Symbolik von McGoldrick und Gerson zurückgegriffen. Kritisch ist anzumerken (siehe auch Hildenbrand, 2005), dass die Beschreibung einer Beziehung durch die Klient:innen als »eng« oder »konflikthaft« sich relativ schnell ändern kann und deswegen nicht durch die Dokumentation »festgeschrieben« werden sollte.

Ein *Genogramm* bildet also zwei bis drei Arten von Informationen über eine Familie ab (vgl. McGoldrick, 2003, S. 34 f.):

- objektive Daten zur Familie (wer zum Haushalt gehört, Geburtsdaten, Heirat, Trennungen/Scheidungen, Zusammenziehen, Umzüge etc.),

- Informationen im Hinblick auf besonders wichtige Merkmale verschiedener Familienmitglieder (Beruf, Ausbildung, Vereinsmitgliedschaften, Erkrankungen, Erfolge, Misserfolge, ethnischer Hintergrund, Religion etc.) und eventuell
- Beziehungsmuster in der Familie (Konflikte, Trennungen, Ausgestoßensein, Nähe etc.).

Weitere Informationen, die die Aussagefähigkeit erhöhen, sind z. B. Hinweise zur Gesundheit (schwere oder chronische Erkrankungen, Todesdaten und -ursachen, Fehlgeburten und Schwangerschaftsabbrüche etc.), geografische Daten (Wohnort, Umzüge) und politische Hinweise (Zeiten beim Militär oder Zivildienst, Flucht und Vertreibung, Auslandseinsätze, politisches Engagement etc.). Genogramme sollten mindesten drei Generationen umfassen (gern auch mehr, wenn die Klient:innen Interesse gewonnen haben an ihrer Familiengeschichte) und können entweder in der Sitzung mit den Klient:innen zusammen erstellt werden oder als eine Art »Hausaufgabe« von den Klient:innen zu Hause allein, um dann in der Sitzung besprochen zu werden. Grundsätzlich gilt, dass ein Genogramm seine Aussagefähigkeit mit der Anzahl an Daten und Informationen steigert.

Grob lassen sich zwei Arten der Genogrammarbeit unterscheiden:

1. *Genogrammarbeit* in Anlehnung an McGoldrick und Gerson (2005). Die Entwicklungsgeschichte der Familie wird mehrgenerational erhoben und grafisch dargestellt. Möglichst dialogisch werden Narrative über die Familie gebildet, Hypothesen untersucht, Geschichten erzählt und vielleicht auch verändert. Die Geschichten sind die Hintergrundfolie für die Chance eines neuen Verstehens in der Gegenwart.
2. Die *sequenzielle Genogrammarbeit* von Bruno Hildenbrand (2005) geht chronologisch in Generationsschritten vor. Der Fokus liegt auf den objektiven Daten, die weitgehend interpretationsfrei beschrieben werden können, wie z. B. Heirats-, Geburts- und Todesdaten. Hinzu kommen Wohnorte und Umzüge in andere Regionen. Im Sinne der »objektiven Hermeneutik« wird daraus abgeleitet und verstanden, welche Möglichkeiten die einzelnen Familienmitglieder zu welcher Zeit in welcher Gegend hatten, welche davon sie realisiert haben und wie sich das auf das aktuelle Klient:innensystem ausgewirkt haben könnte (siehe dazu Hildenbrand, 2005, S. 21).

13.7.2 Systemzeichnungen

Eine Landkarte über das System: Die Systemzeichnung (auch Map, Familienmap oder Familienlandkarte etc. genannt) stammt aus der strukturellen Familientherapie (Minuchin, 1977). Salvador Minuchin hat dafür bestimmte Zeichen und Symbole vorgeschlagen, mit deren Hilfe eine Skizze über die wahrgenommene Familiendynamik erstellt werden und unabhängig von der Familienbiografie und den aktuellen Geschichten ein Bild von der Struktur der Familie entstehen kann. Die Map ist eine Reduzierung der Komplexität auf zentrale Strukturelemente.

Sie kann dann in die Hypothesenbildung einfließen. Diese Wirklichkeitskonstruktion der Therapeut:innen über die Familie ist keine »Systemdiagnose«, sondern gibt Auskunft über die Beziehungsstruktur der Familie. Dabei sollte die Landkarte der Systemzeichnung nicht mit der Landschaft, also der Familienwirklichkeit, verwechselt werden. Sie stellt lediglich eine Momentaufnahme dar, die sich auf einige Dimensionen einer Familie bezieht und die keine Aussagen darüber trifft, wie das Familiensystem »wirklich« ist, oder sich gar über einen längeren Zeitraum zeigt. Häufig werden dazu die Familienbeziehungen, Allianzen, verdeckten und offenen Konflikte, Koalitionen und Generationsgrenzen beschrieben. Im Gegensatz zum Genogramm wird die Systemzeichnung nur von den Therapeut:innen erstellt.

13.7.3 Familien-Helfer-Landkarte, Familien-Helfer-Map, Auftragskarussell, Netzwerkkarte

Diese Techniken sollen Orientierung geben über die systemischen Zusammenhänge zwischen den Familienmitgliedern (anwesenden und nicht anwesenden, Lebenden und Verstorbenen), den informellen Helfer:innen (Freund:innen, Nachbar:innen, Kolleg:innen, Haustiere etc.) und den professionellen oder formellen Helfer:innen (Ärztinnen und Ärzte, Jugendamt, Gericht, Polizei, Schule, Klinik etc.; Schwing u. Fryszer, 2006, S. 78 f.). Die Klient:innen empfinden dieses Dickicht an Beteiligten oft als ein Wirrwarr an offenen und verdeckten Aufträgen. Hier kann die Vorgehensweise des Auftragskarussells zur Klärung beitragen (von Schlippe, 2006, 2014). Es bietet eine gute Möglichkeit, einen Überblick über (empfundene) Aufträge von realen und fiktiven Personen sowie von inneren Stimmen zu bekommen. Vor allem in festgefahrenen und unübersichtlichen Prozessen hilft es, wieder handlungsfähig zu werden. Eine Familien-Helfer-Map (Schwing u. Fryszer, 2010) und das Auftragskarussell (von Schlippe, 2006) zeigen vor allem bei komplexen Helfer:innensystemen – z. B. durch Kontrollsysteme – die Landschaft von formellen und informellen Helfenden wie Polizei, Nachbarn, Kliniken, Schulen, Jugendamt etc. Das Auftragskarussell offenbart in solchen Konstellationen zudem offene oder vermutete offene und verdeckte Aufträge. Dabei können auch die »inneren« Auftraggeber (▸ Kapitel 12.4.4) aufgenommen werden. Eine grafische Darstellung, bei der die Klientin oder das Klient:innensystem den Mittelpunkt bildet und die Helfer:innensysteme um das Klient:innensystem angeordnet werden, kann dafür sorgen, den Überblick im Sammelsurium der Aufträge zu behalten.

Die Netzwerkkarte ist eine weitere Visualisierungsform, mit der natürliche und professionelle Netzwerke (Herwig-Lempp, 2007) zu erfassen sind. Der Schwerpunkt liegt dabei auf der Suche nach Ressourcen, die dem Klient:innensystem die passendste Unterstützung geben können.

13.8 Video- und bildgestützte Interventionen

Seit circa 25 Jahren gehören diese Techniken für viele systemische Therapeut:innen zu ihrem alltäglichen Werkzeug. Ursprünglich auf die Arbeit mit Kindern und ihren Eltern bezogen, werden diese Techniken inzwischen auch in der Paartherapie, dem Coaching, im Führungskräftetraining etc. genutzt.

13.8.1 Marte Meo

Marte Meo ist ein *videogestütztes Verfahren,* das von vielen systemischen Therapeut:innen gern genutzt wird. Ursprünglich für die entwicklungsunterstützende Arbeit in der Mutter-Kind-Interaktion entwickelt, wird es inzwischen auch für Schulkinder, Jugendliche, Paarberatung, Altenpflege, Coaching etc. eingesetzt. Die Technik wurde in den 1970er Jahren durch Maria Aarts (2002) ursprünglich für die Arbeit mit autistischen Kindern entwickelt und erfreut sich inzwischen weltweit großer Beliebtheit. Der Name ist dem Lateinischen entliehen und bedeutet »aus eigener Kraft«, was auch das Motto dieser Technik ist. Sie soll entwicklungsfördernde Anregungen geben, um dysfunktionale Interaktions- und Kommunikationsmuster zu verändern.

Marte Meo ist auf die Anliegen und Aufträge der Eltern ausgerichtet. Grundidee ist dabei, das Verhalten eines Kindes nicht als Fehlverhalten zu verstehen, sondern die »Entwicklungsbotschaft hinter den Problemen zu lesen« (Aarts, 2002, S. 67). Das Kind benötigt Unterstützung, um eine bestimmte Fähigkeit noch zu entwickeln: »Ein kindliches Verhaltensproblem wird so als ein (noch) nicht vollzogener Entwicklungsschritt betrachtet« (Hawellek, 2012, S. 88).

13.8.2 Video-Home-Training

Wie die Marte-Meo-Technik entstammt auch das Video-Home-Training dem Orion-Projekt aus Holland. Das Video-Home-Training wurde ursprünglich ebenfalls für die Eltern-Kind-Interaktion entwickelt, wird aber inzwischen ebenso bei der Arbeit mit älteren Kindern, in Paarberatung, in Teamkonstellationen etc. eingesetzt. Das zentrale Medium ist ein Video, das in der häuslichen Umgebung erstellt wurde. Im Fokus steht die Bewusstwerdung von Interaktionsprozessen und deren Aktivierung, um die positiven Ansätze zu verstärken. Dabei geht es nicht darum, was das Kind für Defizite zeigt, sondern die Interaktionsbemühungen in den Mittelpunkt zu rücken. Problematische Sequenzen werden entweder über unterstützende Fragen für weiteres Lernen nutzbar gemacht oder weggelassen, gelungene Interaktionen besonders beachtet und analysiert.

Zum Abschluss des Trainings findet ein Auswertungsgespräch statt. Mithilfe der Videobilder werden die positiven Veränderungen dokumentiert und die Eltern erhalten das aufgenommene Bildmaterial.

13.8.3 Videounterstützte Interventionen

Für videounterstützte Interventionen gibt es unterschiedliche Zugänge und Möglichkeiten, hier soll beispielhaft kurz die Video-Interventions-Therapie (VIT; Downing, Wortmann-Fleischer, von Einsiedel, Jordan u. Reck, 2014) erläutert werden. Das Verfahren wurde ursprünglich für den psychiatrischen Kontext entwickelt und dann ebenfalls in anderen ambulanten Settings genutzt.

Die Videosequenzen, die aufgenommen werden sollen, werden dazu vorher in einer Therapiesitzung besprochen, ebenso, wer in der Sitzung anwesend sein soll, in der das Videomaterial bearbeitet wird. Die Sequenzen stammen aus dem Alltag der Familie. Dazu wird eine Kamera aufgestellt, die dann bestimmte Situationen, wie ein gemeinsames Essen oder ein Gespräch, aufnimmt. Die meisten Klient:innen vergessen schon nach kurzer Zeit, dass die Kamera läuft. So werden Interaktionsprozesse gefilmt, die den Alltag gut wiedergeben (siehe Gammer, 2018).

13.8.4 Kinderorientierte Familientherapie (KOF)

Aktive Einbindung von Kindern: KOF wurde vom norwegischen Psychologen und Kindertherapeuten Martin Soltvedt (2005) entwickelt. Sie vereint Aspekte aus der Systemischen Therapie und der Spieltherapie. In der KOF wird versucht, aus der Sicht des Kindes Lösungen und Probleme zu verstehen. Das Spiel ist das zentrale Medium dieses Ansatzes und es wird mit den Eltern gemeinsam interpretiert. Dabei richtet sich wie in der Systemischen Therapie der Fokus der Beobachtung, wie auch der Veränderungen, auf die familiären Interaktionen und die Kontextbedingungen (siehe dazu Reiners, 2013). Durch die KOF gelingt es, den Beteiligungsgrad von Kindern in der Therapie deutlich zu erhöhen und die Aktivierung der Eltern zu fördern.

Die KOF erfolgt in folgenden Schritten (siehe dazu Reiners, 2013, S. 17):

1. Das Vorgespräch und die Auftragsklärung mit den Eltern. In dieser Phase wird außerdem das Setting geklärt und die Videoaufzeichnung besprochen.
2. Erste Spielsequenz zwischen Therapeut:in und Kind mit Videoaufzeichnung (circa 15 Minuten), während die Eltern zuschauen. Der:die Therapeut:in nutzt dazu seine:ihre Alter-Ego-Figur.
3. Nachgespräch mit den Eltern (circa sechzig Minuten), das Gespräch wird in der Regel nur mit den Eltern durchgeführt.
4. Zweite Spielsequenz mit Videoaufzeichnung (circa 15 Minuten) – Familie und Therapeut:in spielen gemeinsam, die therapeutische Spielfigur nimmt aktiv am Spiel teil.
5. Nachgespräch zwischen Eltern und Therapeut:in (circa sechzig Minuten).
6. Weitere Wiederholungen sind möglich.

Das Vorgehen wird dabei ausdrücklich nicht als Manual verstanden, sondern lediglich als ein Gerüst für die Sitzungs- und Prozessgestaltung.

13.9 Techniken aus anderen therapeutischen Richtungen

Die Systemische Therapie nutzt viele Techniken oder Interventionsideen. Einige dieser Techniken (z. B. das Spiegeln, Resonanzen mitteilen, Ressourcenaktivierung) werden anderen Psychotherapieverfahren zugeschrieben, weitere kommen eher aus der Pädagogik, der Gruppendynamik etc.

Malen, künstlerisches Gestalten, die Arbeit mit Puppen oder Stofftieren, Sandspiel und Spieltherapie, Rollenspiele und andere Ideen aus dem Psychodrama, hypnotherapeutische Ideen, körpertherapeutische Ideen, Psychoedukation und Techniken aus der Verhaltenstherapie etc. finden Anwendung in systemischen Therapieprozessen.

Bedeutung erhalten Techniken und Interventionen erst durch die Einbindung in ein Verfahren, in die spezifischen Haltungen und jeweiligen Erkenntnistheorien. Techniken und Interventionen sind losgelöst aus ihren Entstehungsgeschichten »neutral«. Wenn sie in einem systemischen Kontext genutzt werden, durchlaufen sie eine »systemische Adaption«, was auch Veränderungen in der Technik mit sich bringt.

Systemisch wird die Technik oder Intervention dadurch, dass:

- der Fokus mehr auf den Interaktionen, den Mustern, dem Miteinander an Deutungen und Verstehensweisen, der affektiven Beteiligung aller systemrelevanten Personen liegt,
- der Kontext einbezogen und bedacht wird,
- Interesse für die Wirklichkeitskonstruktionen und Bedeutungsgebungen der Klienten vorliegt,
- die systemischen Haltungen wie Neutralität, Wertschätzung, Ressourcenorientierung, Augenhöhe, systemische Hypothesen, Kund:innenorientierung etc. berücksichtigt werden,
- sie auf der Basis einer systemischen Erkenntnistheorie gedacht werden,
- eine systemische Veränderungs- und Entwicklungstheorie zugrunde liegt.

Fragen zu Kapitel 13

1. In einem Interview mit einer Familie möchte die Therapeutin zirkuläre Fragen nutzen. Welche der folgenden Fragen ist am ehesten eine zirkuläre Frage?
   a. Wann treten die Symptome in Ihrem Leben weniger auf und was tun Sie dafür?
   b. Angenommen, die Probleme, die Sie belasten, würden morgen auf einmal verschwinden, woran würden Sie das zuerst bemerken?
   c. Was glauben Sie, wie fühlt sich Ihr Mann, wenn er sieht, dass Ihre Tochter wieder einmal ihr Abendessen nicht anrührt?
   d. Wie wird sich Ihre Diagnose zukünftig auf Ihr Erleben am Arbeitsplatz auswirken?
   e. Was ist Ihre Idee, warum sich Ihr Mann so zu Ihnen verhält?

2. Wie wird die systemische Intervention bezeichnet, bei der die Therapeutin die Klientin bittet, anhand von festgelegten Symbolen ihre Herkunftsfamilie aufzumalen?

3. Das Genogramm ist eine der bekanntesten Techniken der Systemischen Therapie. Wozu dient der Einsatz eines Genogramms in der Systemischen Therapie am ehesten?

a. Das Genogramm dient dazu, eine Diagnose im Klient:innensystem zu festigen, dazu sucht die Therapeutin nach bedeutsamen Hinweisen.
b. Mit dem Genogramm versucht die Therapeutin, mehrgenerationale Muster zu erarbeiten und für die Therapie nutzbar zu machen.
c. Das Genogramm dient dazu, die Familiendynamik im Gegenwartssystem zu analysieren und so Interaktionsprozesse zu beeinflussen.
d. Das Genogramm ist ein Hilfsmittel, um in der Familie herauszufinden, wer der Verursacher für die Symptomatik ist.
e. Das Genogramm wird eingesetzt, wenn die Therapeutin die zirkulären Muster der Eltern-Kind-Interaktion sichtbar machen will.

4. In der systemischen Literatur werden drei Formen des Reframings unterschieden. Welche gehört *nicht* dazu?
   a. Kontextreframing
   b. Bedeutungsreframing
   c. Ressourcenreframing
   d. Inhaltsreframing

5. Eine systemische Kinder- und Jugendlichenpsychotherapeutin bittet eine vierköpfige Familie, aufzustehen und sich so im Raum zu verteilen, wie sie im Moment ihre Beziehungen erlebt. Dabei sollen das emotionale Erleben der Beziehung sowie Nähe und Distanz dargestellt werden. Wie wird diese Technik genannt?

6. Das Reflecting Team ist eine Intervention, die durch Tom Andersen in die Systemische Therapie eingeführt und bekanntgemacht wurde. Welche der folgenden Äußerungen beschreibt die Idee des Reflecting Teams am ehesten?
   a. Das Refecting Team versucht, die Therapeutin bei der Bestimmung einer Diagnose zu unterstützen.
   b. Das Reflecting Team wird von der Therapeutin genutzt, wenn sie sich abstimmen will, ob ihre Intervention passend ist.
   c. Das Reflecting Team ist eine Intervention der strukturellen systemischen Familientherapie, die normative Überzeugungen betont.
   d. Das Reflecting Team will die Vielfalt der Sichtweisen deutlich machen und zu einer hilfreichen Konversation einladen.
   e. Das Reflecting Team ist ein Expert:innengespräch hinter einem Einwegspiegel, das dazu dient, einen fachlichen Expert:innendialog zu führen.

7. Ein Patient schildert, dass er das Problem habe, sich nicht klarer für seine Bedürfnisse einsetzen zu können. Der Therapeut will nun nicht das geschilderte Problem verändern, sondern zunächst die vorgenommene Bewertung. Denn der Patient verurteilt und wertet sich stark ab. Hierzu gibt der Therapeut dem Problem einen anderen Sinn und stellt es in ein anderes Licht, sodass durch den Patienten eine Neubewertung erfolgen kann. Wie bezeichnet man am ehesten diese systemische Intervention, bei der das Problem des Patienten in einen anderen Kontext gestellt wird?

8. In einer Fallsupervision wird von einer Kollegin per Video ein Fall vorgestellt. Sie arbeitet mit der Familie. Die Indexpatientin ist die ältere Tochter, die eine Anorexie entwickelt hat. In der vorgestellten Sitzung hat die Familie ein Bild von sich und der Symptomatik gemalt. Welche der folgenden Interventionen deuten am ehesten auf einen Supervisor mit einem systemischen Hintergrund?
   a. Der Supervisor lädt die Supervisionsgruppe zu einer freien Assoziation zur Fallbeschreibung ein.
   b. Der Supervisor bittet die Therapeutin und die Gruppenmitglieder, die Richtigkeit der Diagnose zu diskutieren, sich auf eine passende zu einigen und die Auswirkung auf den Therapieprozess zu bedenken.
   c. Der Supervisor bittet die Gruppe, das gemalte Bild zu interpretieren, die Symbole und verwendeten Farben zu deuten und Rückschlüsse auf die Emotionalität der Indexpatientin zu ziehen.
   d. Der Supervisor bittet die Therapeutin, mit Figuren eine Aufstellung der Familie zu machen. Die Supervisionsgruppe soll parallel dazu ein Reflecting Team bilden.
   e. In der Supervision wird ein Unterstützungsplan für die Patientin erarbeitet.

9. Die Skulpturtechnik und Aufstellungsarbeit ist eine Intervention, die unter anderem Satir bekannt gemacht hat. Welche der folgenden Aussagen trifft auf diese Techniken am ehesten *nicht* zu?
   a. Sie lassen sich mit den anwesenden Familienmitgliedern und mit Gegenständen durchführen.
   b. In einer Skulptur können u. a. Personen, Haustiere und Symptome aufgestellt werden.

c. Sie helfen, die unterschiedlichen Sichtweisen der Familienmitglieder zu verdeutlichen.
d. Sie wollen die Veränderungsmöglichkeiten der Symptomatik zeigen.
e. Sie wollen durch die Visualisierung die Sichtweise der Eltern in der Familie festigen.

10. Familie Müller ist mit Tochter Feli (17 Jahre) in Therapie. Feli zeigt seit circa einem Jahr unterschiedliche Zwänge. Im Laufe des Therapieprozesses gibt die Therapeutin Feli eine Interventionsaufgabe für die Zeit bis zur nächsten Sitzung mit: Feli soll in den 14 Tagen bis zum nächsten Therapietermin, jeden zweiten Tag willentlich ihre Symptomatik zeigen und dabei das Symptomverhalten etwas übertreiben. Wie nennt man in der Systemischen Therapie die Kategorie dieser Intervention?
   a. Symptomverschreibung
   b. Relabeling
   c. Reframing
   d. Beobachtungsaufgaben
   e. Skalierungstechnik

11. Familie Schmidt ist mit Sohn Paul in Therapie. Im Behandlungsverlauf versucht der Therapeut der Familie das Interaktionsmuster zu verdeutlichen, das aktiviert wird, wenn Paul ein Verhalten zeigt, das die Familie als »Wutausbruch« beschreibt. Der Therapeut hofft durch die Bewusstwerdung des Musters, die Familie zu Veränderungen anzuregen. Welche Intervention würde man in der Systemischen Therapie am ehesten dazu nutzen?
   a. IFS – innere Familie
   b. Genogrammarbeit
   c. Zirkuläre Fragen
   d. Externalisierung
   e. Marte Meo

12. Im späteren Verlauf der Therapie erhalten die Eltern den Auftrag, in der Zeit bis zur nächsten Sitzung darauf zu achten, wann es Paul schon jetzt gelingt, seine Emotionen zu regulieren. Zudem sollen sie überlegen, welche Interaktionen in der Familie Paul am ehesten dazu anregen könnten, noch einmal das Verhalten eines »Wutausbruchs« zu zeigen. Wie nennt man in der Systemischen Therapie diese Interventionsform?

a. Reframing
b. Beobachtungsaufgabe
c. Symptomverschreibung
d. Verhaltensanalyse
e. Ritual

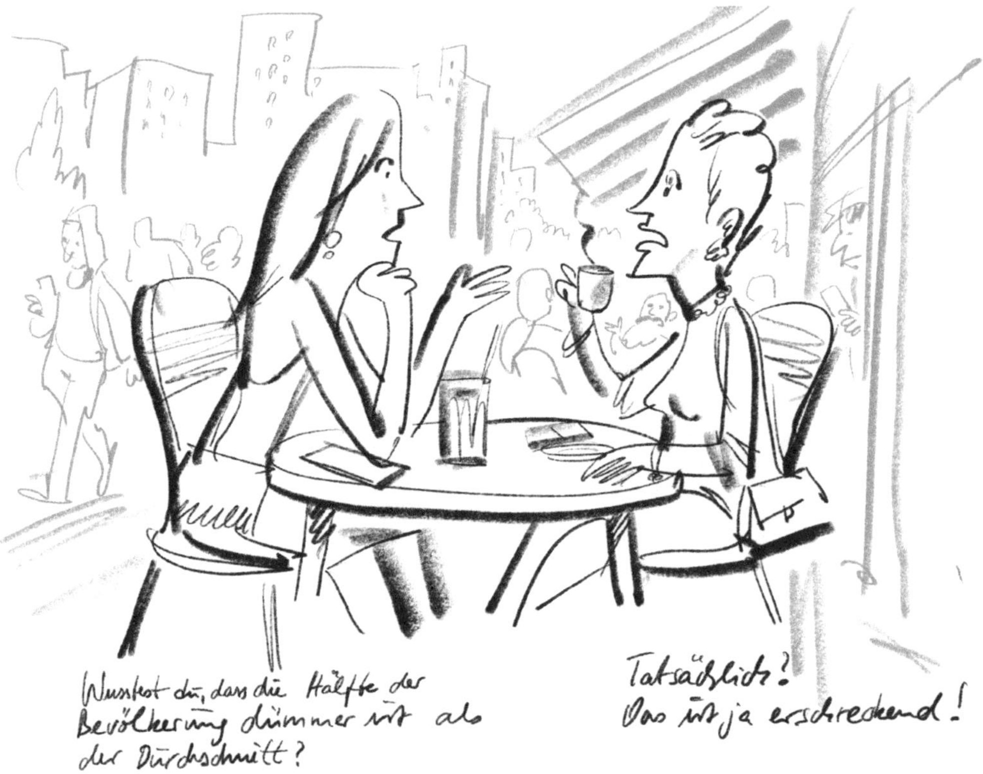
Wusstest du, dass die Hälfte der Bevölkerung dümmer ist als der Durchschnitt?
Tatsächlich? Das ist ja erschreckend!

14 Systemische (Psychotherapie-)Forschung

Matthias Ochs und Jürgen Kriz

In den akademischen, wissenschafts- und gesundheitspolitischen Diskursen wird dem Nachweis der wissenschaftlichen Begründetheit ein zentraler Stellenwert beigemessen. Systemische Therapie verweist dabei auf a) ihre empirische Evidenz (siehe weiter unten), auf b) ihre erkenntnistheoretischen Grundlagen (▸ Kapitel 2 und 3) sowie auf c) die Potenz ihrer Theorien, Konzepte und Ansätze, die als relevant angesehenen (klinischen) Phänomene untersuchen und erklären zu können.

Psychotherapeutengesetz und Medikalisierungstendenzen: Mit dem Psychotherapeutengesetz (PsychThG) 1999 hat die psychologische und Kinder- und Jugendlichenpsychotherapie, aufbauend auf Psychologie, Erziehungswissenschaften und Sozialpädagogik/Sozialer Abeit, einerseits einen deutlich höheren Stellenwert im bis dahin von der Medizin beherrschten Bereich der gesetzlichen Krankenversicherung (GKV) errungen, und mit der sozialrechtlichen Anerkennung der Systemischen Therapie 2018 ist auch diese nun als Richtlinienverfahren dazugestoßen (Schmidt u. Ochs, 2021). Andererseits bedeutet dieser Wandel auch, dass sich die Systemische Therapie in Deutschland notwendig im Bereich ambulanter Psychotherapie den Erfordernissen und Vorgaben anpassen muss, in einem Bereich, dessen Strukturen stark von medikalisierten Vorstellungen über Wirksamkeit und deren Nachweismethodiken sowie durch ein entsprechendes Menschen- und Weltbild bestimmt sind (z. B. Kriz, 2014c; Buchholz, 2018). Unter »Medikalisierung« wird die weitgehende Betrachtung und Erklärung für Phänomene im Zusammenhang mit Gesundheit und Krankheit aus einer naturwissenschaftlichen, auf den Körper gerichteten Perspektive verstanden.[1] Hierbei passiert nolens volens eine Reduktion der hochkomplexen Wechselwirkungen zwischen somatischen, psychischen, interpersonellen und

1 Medikalisierung ist nicht gleichzusetzen mit Störungsspezifität; diese ist durchaus mit systemisch-heilkundlichem Vorgehen vereinbar (siehe hierzu die entsprechende Buchreihe: https://www.carl-auer.de/programm/storungen-systemisch-behandeln).

kulturellen Prozessen auf das Paradigma einer rein somatisch verstandenen Schulmedizin. Der Psychotherapieforscher Bruce Wampold weist auf Grundlage von Metaanalysen darauf hin, dass das medizinische Modell der Psychotherapie nicht nur schadet, sondern die Psychotherapie insgesamt »zerstören« würde (Buchholz, 2021). Diese Sichtweise dient wiederum als Begründung, um daraus entsprechende medizinische Interventionen (Medikamente, Operationen) abzuleiten – oder um zumindest medizinanaloge Behandlungen dieser »Krankheiten« zu fordern (das heißt störungsspezifische Interventionen, deren Effizienz nach dem Modell evidenzbasierter Medizin; EbM, siehe unten) »bewiesen« wurde (vgl. Fydrich, 2018; Kriz, 2018; Lange, 2018). Gleichzeitig begünstigt eine solche Sichtweise die rasante Ausweitung medizintechnischer Apparaturen und pharmakologischer Produkte für die Behandlung isolierter Symptome – und damit entsprechender kapitalkräftiger Unternehmen. Beispiele sind die Senkung der Richtwerte für Bluthochdruck in den USA, was über Nacht Millionen neue Kranke und Milliarden Gewinne erzeugte, oder der Diagnose- und Behandlungsboom von ADHS mit Methylphenidat, welcher sich in einer Zunahme der Tagesdosen in Deutschland von rund 400.000 für 1991 auf 52,3 Millionen für 2008 ausdrückt (Hulpke-Wette u. Paul, 2010). Für die Systemische Therapie bedeutet das im Umgang mit den Menschen, die in der gegenwärtigen Kultur der Medikalisierung leben und um professionelle Hilfe von systemischen Psychotherapeut:innen bitten, die unterschiedlichen Erwartungsstrukturen der Klient:innen zu beachten – die eben nicht selten den kulturellen Hintergrund der Medikalisierung beinhalten (wobei die extensive Exploration subjektiver Wirklichkeitskonstruktionen bezüglich Entstehung, Aufrechterhaltung und Bewältigung aller am psychotherapeutischen Diskurs beteiligten Akteur:innen eine der vornehmsten Aufgaben systemischer Psychotherapeut:innen ist; ▸ Kapitel 2). Denn die Allgemeinheit hat medikalisierte Vorstellungen und Reparaturmodelle für psychosoziale Prozesse in hohem Ausmaß übernommen – ein schönes Beispiel hierfür sind etwa Rücken- und Nackenschmerzen, die vermehrt einer kaputten Wirbelsäule (z. B. Bandscheibenvorfälle, »eingeklemmte« Nerven) oder zu schwachen Muskeln medikalistisch zuattribuiert werden (Sarno, 1981). Da Systemische Therapie aber ohnehin zentral mit der Dekonstruktion pathogener, einengender und destruktiver »Wahrheiten«, also zur »Landschaft« nicht passender »Landkarten« (▸ Kapitel 2), arbeitet, sollte dies kein besonderes Hindernis für konstruktives Arbeiten sein, wenn diese Unterschiede in den Erwartungsstrukturen den Psychotherapeut:innen bewusst sind und sie diese in ihrer Arbeit beachten.

14.1 Evidenzbasierte Medizin

Systemische Therapie und Evidenzbasierung: Was die empirische Evidenz zur Wirksamkeit der Systemischen Therapie betrifft, so ist diese mittels diverser umfangreicher Metaanalysen und Übersichtsarbeiten, die in der Regel randomisiert kontrollierte Studien (RCT-Studien) statistisch oder inhaltlich zusammenfassen, seit inzwischen fast einem halben Jahrhundert sehr gut dokumentiert (z. B. Hazelrigg, Cooper u. Borduin, 1987; Shadish et al., 1993; Pinsof u. Wynne, 1995; Ochs, von Schlippe u. Schweitzer, 1997; Retzlaff, von Sydow, Beher, Haun u. Schweitzer, 2013; von Sydow, Beher, Schweitzer u. Retzlaff, 2010; von Sydow, Retzlaff, Beher, Haun u. Schweitzer, 2013; von Sydow, 2012; Stratton, 2016; Sprenkle, 2012; Carr 2014a, 2014b; Pinquart, Oslejsek u. Teubert, 2016; Riedinger, Pinquart u. Teubert, 2017). Carr, Pinquart und Haun (2020) stellen eine umfassendere historische und aktuelle Übersicht der empirischen Evidenz systemischer Psychotherapie bei Kindern, Jugendlichen und Erwachsenen zur Verfügung; zudem wird selbige durch Tabelle 12 illustriert:

Tabelle 12: Übersicht der empirischen Evidenz Systemischer Therapie (IQWiG, 2017, S. 7)

Störungsbereich	Anzahl Studien mit verwertbaren Daten	Vergleich Systemische Therapie versus andere Psychotherapie	Vergleich Systemische Therapie versus Beratung und Informationsvermittlung	Vergleich Systemische Therapie versus keine Zusatzbehandlung
Angststörungen und Zwangsstörungen	4	Anhaltspunkt für einen geringeren Nutzen	Anhaltspunkt für einen Nutzen	Hinweis auf einen Nutzen
Demenz	1	–	–	↔
depressive Störungen	6	Anhaltspunkt für einen Nutzen	Anhaltspunkt für einen Nutzen	Anhaltspunkt für einen Nutzen
Essstörungen	3	Anhaltspunkt für einen Nutzen bei Patientinnen	Anhaltspunkt für einen Nutzen bei Patientinnen	–
gemischte Störungen	1	Anhaltspunkt für einen Nutzen bei Patientinnen	–	–
körperliche Erkrankungen	9	Anhaltspunkt für einen Nutzen	–	Anhaltspunkt für einen Nutzen
Persönlichkeitsstörungen	1	↔	–	–
Schizophrenie und affektive psychotische Störungen	5	–	↔	Hinweis auf einen Nutzen
Substanzkonsumstörungen	6	↔	Anhaltspunkt für einen Nutzen	↔

↔ Es wurde kein Anhaltspunkt für einen Nutzen, Schaden oder einen geringeren Nutzen der Systemischen Therapie festgestellt.
– Es wurden keine verwertbaren Daten berichtet.

14

Reflexiver Rahmen von Evidenzbasierung: Zu beachten ist dabei, dass das Attribut »evidenzbasiert« keineswegs einheitlich verwendet wird. Es entstammt eigentlich dem Konzept der »evidenzbasierten Medizin (EbM)« einer Forschergruppe um den kanadischen Mediziner David Sackett (Sackett, Rosenberg, Gray, Haynes u. Richardson, 1996; Sackett, Straus u. Richardson, 2000) mit folgender Grundidee: Da Praktiker:innen – und nicht einmal einzelne Forscher:innen – die ungeheure Fülle an Literatur zu klinischen Studien überblicken und in ihrer Aussagekraft und Güte kritisch bewerten können, war das gute Anliegen dieser Gruppe, professionalisierte Hilfestellung durch wissenschaftlich gesicherte Informationen in Form von Übersichten und Bewertungshilfen zur Verfügung zu stellen. Damit wären diese dann besser in der Lage, den aktuellen Stand der Forschung in einem bestimmten Fachgebiet mit ihrer heilkundlichen Erfahrung und der individuellen Patientenperspektive so zusammenzuführen, dass den jeweiligen Patient:innen die beste Behandlung angeboten werden kann.

Nach Sackett werden folgende Evidenzklassen unterschieden:

- Klasse Ia: Metaanalyse auf der Basis methodisch hochwertiger RCT,
- Klasse Ib: ausreichend große, methodisch hochwertige RCT,
- Klasse IIa: gut angelegte (hochwertige), jedoch nicht RCT,
- Klasse IIb: gut angelegte, quasi-experimentelle Studie,
- Klasse III: gut angelegte (methodisch hochwertiger), nicht-experimentelle deskriptive Studien wie etwa Vergleichsstudien, Korrelationsstudien oder Fall-Kontroll-Studien,
- Klasse IV: Berichte der Expert:innenausschüsse oder -meinungen beziehungsweise klinische Erfahrung (Meinungen und Überzeugungen) anerkannter Autoritäten; beschreibende Studien,
- Klasse V: Fallserie oder eine oder mehrere Expertenmeinungen.

Trotz eindringlicher Warnungen von Sackett selbst und seiner Gruppe wurde EbM inzwischen fast missbräuchlich in eine Art Instrument zur Selektion und Maßregelung umfunktioniert (Kriz, 2014d). So werden unter dem Begriff »evidenzbasierte Gesundheitsversorgung« die Prinzipien der EbM auf immer mehr Entscheidungen zur Steuerung des Gesundheitssystems angewandt; dieser Trend gilt auch für die psychotherapeutische Gesundheitsversorgung (vgl. Fydrich u. Schneider, 2007). Noch gravierender aber ist, dass die obigen »Evidenzklassen«, die immerhin noch Informationen aus unterschiedlichen Studiendesigns berücksichtigen, durch eine fast ausschließliche Fokussierung auf RCT-Studien ersetzt wurden. Bei diesen RCT-Studien geht es allein um die Wirksamkeit von abgegrenzten Einzelfaktoren, bezogen auf abgegrenzte Symptome, günstigerweise unter streng kontrollierten Laborbedingungen (also allein Klasse I). Der inzwischen übliche Quasi-Etikettenschwindel, »evidenzbasiert« irrtümlich oder missbräuchlich allein auf RCT-Studien zu reduzieren, hat im Kontext der Gesundheitsversorgungsforschung eine methodische Monokultur ganz erheblich vorangetrieben, denn es gelten faktisch nur noch Belege, die mit experimentellen Designs erbracht wurden.

Kritik an aktuellen Auffassungen von Evidenzbasierung: Aktuell plädiert etwa der Schweizer Psychoanalytiker Peter Schneider (2020) gegen diese »wissenschaftsphilosophische Verdummung« und für »wissenschaftliche Artenvielfalt« und bezieht sich auf die Wissenschaftssoziologie, die seit Jahrzehnten nachweist, »dass ›wissenschaftliche Fakten‹ nicht exakt sind, sondern von der Dateninterpretation der involvierten Wissenschaftlerinnen, ihrem kollektiven ›Denkstil‹ und weltanschaulichen Präferenzen geprägt werden. Der im Labor erhärteten ›Evidenz‹ haftet oft etwas Zufälliges an. Sie wird dort ›konstruiert‹« (Hafner, 2021). Schon der Frankfurter Philosoph Theodor W. Adorno kritisierte: »Es soll streng wissenschaftlich zugehen; je grösser der Humbug, desto sorgfältiger die Versuchsanordnung. Die Wichtigtuerei wissenschaftlicher Kontrolle wird ad absurdum geführt, wo es nichts zu kontrollieren gibt« (Adorno, 1951, S. 146).

Empirische Evidenz bezieht sich im systemischen Forschungsverständnis aber nicht nur auf Metaanalysen und RCT-Studien (Klasse I), sondern umfasst die gesamte Breite der EbM-Hierarchiestufen, ganz im Sinne eines der EbM-Väter David Sackett, für den evidenzbasierte Medizin die Integration individueller klinischer Expertise mit der am besten verfügbaren externen Evidenz aus systematischer Forschung bedeutet (Sackett et al., 1996). In diesem Zusammenhang kann eine ganze Palette quantitativer und qualitativer Methoden (Koller, Lorenz u. Abel, 2006; Greenlagh u. Taylor, 1997) sowie nomothetischer und ideografischer Ansätze zur Erforschung psychotherapeutischer Prozesse, Effekte und Kontexte zum Tragen kommen: Klinische Expertise kann etwa mittels qualitativer Fallstudien und Kasuistiken dokumentiert werden, Psychotherapieprozesse in Form quantitativer Zeitreihenstudien und Effekte auch mittels unkontrollierten Prä-Post-Designs. Kontexte von Psychotherapie können forscherisch in den Blick genommen werden, indem mikro- und markosoziologische Zusammenhänge (z. B. organisationale Einbettungen oder professionssoziologische Dimensionen systemischer Psychotherapie) untersucht werden (vgl. auch Ochs, 2009; Ochs u. Schweitzer, 2010). Ein solches umfassenderes Verständnis empirischer Evidenz erfordert allerdings, dass Reichweite, Stellenwert und Bedeutung von Studien mit unterschiedlicher methodischer und methodologischer Basis eingeschätzt werden, etwa hinsichtlich ihrer Güte (Reliabilität, interne und externe Validität, Objektivität). Die Erforschung der Systemischen Therapie macht sich sowohl qualitative als auch quantitative Methoden zunutze sowie eine ganze Reihe weiterer erkenntnistheoretischer, methodologischer und methodischer Perspektiven (siehe konkreter Sprenkle u. Piercy, 2005; Ochs u. Schweitzer, 2012; Ochs, Borcsa u. Schweitzer, 2020; Ochs, 2013; Schweitzer u. Ochs, 2014).

14.2 Forscherische Diversität, quantitative versus qualitative Herangehensweise

Multi-, inter- und transdisziplinäres Diskursfeld systemischer Forschung: Was systemische (Psychotherapie-)Forschung ist, sein sollte und kann, darüber wurde und wird im systemischen Feld intensiv diskutiert und gestritten (Schweitzer u. Ochs, 2012). Dies hängt damit zusammen, dass der systemische Ansatz sich in einem multi-, inter- und transdisziplinären Diskursfeld (weiter-)entwickelt (hat), mit teils unterschiedlichen erkenntnistheoretischen Herangehensweisen, theoretischen Setzungen sowie damit zusammenhängenden Forschungsmethoden und -methodologien (Ochs, 2013). Systemische Forschung bedeutet »in vielen Fällen, einen multiperspektivischen, multidisziplinären und multimethodalen Zugang zu wählen« (Schiepek, 2010, S. 62). Hiervon zeugt etwa die Tradition der systemischen Forschungstagungen, die bis 2017 an der Universitätsklinik Heidelberg durchgeführt wurden und aus denen zwei systemische Forschungshandbücher hervorgingen – mit sehr diversen Beiträgen hinsichtlich etwa erkenntnistheoretischer Grundlagen, angemessener Forschungsmethodiken und -methodologien sowie in den Blick zu nehmenden Gegenstandsbereichen systemischer Forschung (Ochs u. Schweitzer, 2012; Ochs et al., 2020).

Komplexe Systeme und Psychotherapieforschung: Die Kritik, dass »große Teile gegenwärtiger Psychotherapieforschung noch im Weltbild des 19. Jahrhunderts verhaftet sind« (Kriz, 1996, S. 163), wird unter einer systemtheoretischen Perspektive möglicherweise nochmals nachvollziehbarer. Die der Systemischen Therapie für ihre sozialrechtliche Anerkennung – und somit für ihren Beitrag zur von der Solidargemeinschaft finanzierten ambulanten Gesundheitsversorgung psychisch erkrankter Menschen – in Deutschland quasi alternativlos aufgezwungene Beweismethodik, die auf linearer Statistik, isolierbaren Faktoren und Ursache-Wirkungs-Zusammenhängen beruht, steht in krassem Gegensatz zur Erkenntnis, dass Entwicklungen und Veränderungen im Bereich des Lebendigen in der Regel nichtlinear, sondern im Zusammenwirken von rückkoppelnden Vernetzungen verlaufen (vgl. Kriz, 2014d, 2021). Hildenbrand (1998) fordert daher, dass gegenstandsangemessene systemische Forschung stärker qualitativ ausgerichtet sein müsse, da quantitativ-statistische Methoden nicht gut mit systemischen Grundannahmen vereinbar erscheinen (▸ Kapitel 3.1.1 und 3.1.2). Ähnlich argumentiert Schiepek (2020), der allerdings methodologisch eher auf hochfrequente quantitative Zeitreihenanalysen setzt (▸ Kapitel 9.5.2). Andererseits plädiert von Sydow (2015) dafür, dass systemische Forschung sich dezidiert als Teil des evidenzbasierten Mainstreams akademischer Psychotherapieforschung weiter etablieren soll und muss – und dies am besten mittels inferenzstatistischer RCT-Studien.

Zur wünschenswerten forscherischen Diversität in der Systemischen Therapie gehört daher, quantitative und qualitative Forschung nicht gegeneinander auszuspielen, sondern deren jeweilige Stärken zusammenzufügen (und Schwächen zu vermeiden) – wie dies etwa Mixed-Methods-Ansätze versuchen zu realisieren (z. B. Bartholomew u. Lockard; 2018; Ochs, 2009, 2012b).

Quantitative Forschung: Zu beachten ist, dass Quantitäten, das heißt Zahlen, vor allem dort ins Spiel kommen, wo bei einer großen Informationsmenge (»Daten«) der Umweg über eine Abbildung der empirischen auf eine numerische Struktur gewählt werden muss. Dieser Vorgang heißt »messen« (Kriz u. Lisch, 1988). Der Vorteil, mit Zahlen zu operieren, liegt in einer algorithmisierbaren und per Computer automatisierbaren Informationsreduktion mittels mathematisch-statistischer Prozeduren, oder – bei Einzelphänomenen – in einer höheren Präzision im Erfassen von Eigenschaften und Unterschieden (z. B. quantitative Zeitreihenanalysen; vgl. Schiepek, 2012, 2020).

Zusammen mit der Quantifizierung haben sich bestimmte forschungslogische Vorgehensweisen eingebürgert (die meist faktisch, aber nicht notwendig logisch, damit verbunden sind). Hierzu gehört, die erhobenen Daten als Stichprobe aus einer Grundgesamtheit aufzufassen und dann von den konkreten Beobachtungen mittels inferenzstatistischer Modelle eine Beziehung zu allgemeingültigen Aussagen herzustellen. Ebenso typisch ist die statistisch-modellhafte Perspektive, beobachtete Eigenschaften (gegebenenfalls repräsentiert durch Messgrößen) als mit »Fehlern« behaftete Realisationen von (numerisch-statistisch!) »wahren« Parametern anzusehen. Dies und vieles andere lässt sich für die Psychotherapieforschung kritisieren, da nicht nur aus konstruktivistischer Sicht fragwürdig erscheint, ob die konkrete »Depression«, die einem Mensch diagnostisch zugeordnet wird, sinnvoll als »Realisation« aus der »Grundgesamtheit« aller »Depressionen« angesehen werden kann (Kriz, 2014d).

Zunehmend wird auch gemessen, um den Anschluss an bestimmte Auswertungsmodelle zu erhalten. Quantifizierung wird damit oft ein Wert für sich zugesprochen, was sich z. B. an Konzepten wie Qualitätssicherung und Qualitätskontrolle zeigt, wo die Erfassung von Qualität fast ausschließlich auf quantitative, numerische Aspekte hinausläuft. Dies ignoriert aber den fundamentalen philosophischen und begrifflichen Unterschied zwischen Qualität und Quantität – siehe unten (weshalb Qualitätssicherung, die so gehandhabt wird, der begriffliche Charakter einer Art terminologischen Nebelbombe zugesprochen werden muss).

Qualitative Forschung: Während im quantitativen Ansatz Eindeutigkeit, Operationalisierbarkeit, Algorithmisierbarkeit, Planbarkeit, Reduktion und Übersichtlichkeit typisch sind (was je nach Intention jeweils als Vor- oder Nachteil gesehen werden kann), kommen beim qualitativen Ansatz eher Vieldeutigkeit (Polysemantik beziehungsweise -valenz), Kategorienoffenheit, Interpretation, Exploration, Veränderbarkeit im Forschungsprozess und Komplexität der miteinander vernetzten Aspekte zum Tragen. Für das große Spektrum an Vorgehensweisen aus dem qualitativen Forschungsparadigma, das sich sowohl bezüglich Datenerhebungsmethoden (etwa unterschiedliche Interviewformen, von un- bis hochstrukturiert, Gruppendiskussionen, Notizen teilnehmender Beobachtungen, Tagebücher, Text-, Audio- und Videodokumente, Artefakte, künstlerische Ausdrucksformen) sowie Datenauswertungsmethoden (unterschiedliche Verfahren, die mittels Interpretation und/oder Zusammenfassung Sinnstrukturen im Datenmaterial identifizieren beziehungsweise rekonstruieren) realisiert, gibt es Legionen an deutschsprachigen und internationalen Lehrbüchern und Übersichtsartikeln (z. B. McLeod, 2011; Mey u. Mruck, 2010; Levitt, 2015).

Verfechter:innen quantitativer Ansätze führen dazu oft ins Feld, dass eine qualitative Vorgehensweise nur ein erster, explorativer Schritt sei. Sobald man aber mehr Kenntnisse über den Gegenstand und damit klarere und genauere Kategorien habe, damit mehr Möglichkeiten zur Messung etc., sei der »Fortschritt« zur Quantifizierung möglich. Dies ist für manche Beispiele der Forschungsentwicklung durchaus korrekt; dennoch übersieht eine solche Argumentation den fundamentalen Unterschied zwischen der Perspektive der ersten Person, der *Innerlichkeit,* gegenüber der Perspektive der dritten Person, der *Äußerlichkeit.* Phänomene von erlebter Störung und Stagnation sowie deren Überwindung im therapeutischen Prozess in einen Sinnzusammenhang zu stellen und verständlich zu machen, ist etwas anderes, als Kategorien zu zählen und zu messen – selbst dann, wenn es Kategorien von Sinnbeschreibungen sind. Es geht daher nicht nur um von außen beobachtbare Verhaltensweisen, sondern genauso um innere Beschreibungen der Beziehungen von Patient:innen zur Welt, zu anderen Menschen und zu sich selbst. Wenn sinnlos und ausweglos erscheinende Lebenssituationen mit Sinn und neuen Sichtweisen von Handlungsmöglichkeiten für therapeutischen Fortschritt bedeutsam sind, so ist es wichtig, diese Lebenszusammenhänge biografisch und sozial nachzuzeichnen und die Veränderungen beziehungsweise scheinbaren Stagnationen rekonstruktiv zu analysieren. Hierzu ist idiografische Forschung zentral. Zudem muss ein quantitatives Vorgehen nicht notwendigerweise hypothesenüberprüfend sein, auch empirische Exploration kann quantitativ realisiert werden.

Mixed-Methods-Ansätze und sozial-konstruktionistische Forschung: Beide, quantitative und qualitative Forschung haben – je nach Fragestellung, Forschungsinteresse und Erklärungsperspektive – ihre unterschiedlichen Stärken und Schwächen und daher ihre jeweils eigene Berechtigung. Wobei nichts dagegen, sehr viel aber dafür spricht, in umfassenderen Untersuchungen beide Perspektiven zu berücksichtigen. So kann etwa die sozial-konstruktionistische Forschungsperspektive der stimmigen Annäherung an einen Forschungsgegenstand, wie Psychotherapie, mittels der Verschränkung vielfältiger Akteurs- und Methodensichtweisen verwirklicht werden. Multiperspektivität lässt sich mit ein und derselben Methode erreichen, etwa indem ich alle Mitglieder einer Familie eines Patienten mit Morbus Crohn mit demselben familiendiagnostischen Interviewleitfaden, oder alle Mitglieder eines Teams einer kinderpsychiatrischen Tagesgruppe mit einem bestimmten Fragebogen, beispielsweise einem Burn-out-Inventar, befrage. Auf der anderen Seite kann ich etwa die Perspektive eines Mannes auf die Brustkrebserkrankung seiner Frau mit verschiedenen Untersuchungsinstrumenten multimethodisch erfassen, etwa mittels eines Fragebogens, eines narrativen Interviews oder mithilfe einer Fokusgruppe für Angehörige von Betroffenen. Letztlich kann natürlich sowohl multiperspektivisch als auch multimethodal vorgegangen werden. Ein Beispiel hierfür wären etwa eigene Untersuchungen im Rahmen des Projekts »Chronifizierungsprävention primärer Kopfschmerzen im Kindes- und Jugendalter«, wo wir die Zufriedenheit in der Partnerschaft der Eltern von Kindern, die unter Kopfschmerzen litten (»Kopfschmerzkinder«), und von Kindern, die dies nicht taten (»Non-Kopfschmerzkinder«), miteinander verglichen. Hierzu befragten wir sowohl die Väter als auch die Mütter im Rahmen von familiendiagnostischen Interviews sowie per Fragebogen (Ochs et al., 2004, 2005). Die Vielfalt an Forschungsansätzen, die im Kontext der Erforschung einer Paartherapie zum Tragen kommen kann, wird exemplarisch veranschaulicht in Rober und Borsca (2016), wo verschiedene vor allem qualitative Forschungsperspektiven (wie objektive Hermeneutik, semantische Analyse von Polaritäten oder Diskursanalyse) realisiert werden. Ein weiteres instruktives Beispiel eines ideografischen Mixed-Methods-Vorgehens im Rahmen einer Paartherapie ist zudem bei Nyman-Salonen et al. (2020) zu finden, wo unterschiedliche Datenquellen wie Videoaufzeichnungen, Therapietranskripte sowie elektrodermale Aktivität miteinander in Bezug gesetzt werden.

14.3 Zwei erkenntnistheoretische Standbeine: Konstruktivismus und Systemtheorien

Dieser (nur beispielhaft angedeuteten) Diversität versucht sich das Modell der beiden erkenntnistheoretischen Säulen (Konstruktivismus und Systemtheorie; ▸ Kapitel 2 und 3) systemischer Praxis und Forschung anzunähern (Ochs, 2020a).

14.3.1 Die soziologische Systemtheorie in der Forschung

Soziologische Systemtheorie als Supertheorie: Baecker (2012) bezeichnet die soziologische Systemtheorie als eine Supertheorie, die neben der Verwendung ansatzübergreifender Konzepte (wie Rückkopplung oder Selbstorganisation) spezifische Begriffe bereitstellt (wie etwa »black box«, Selbstreferenz, Kommunikation und, vielleicht am wichtigsten, der Umwelt), die in der Lage sind, theoretische Zugänge zu (Forschungs-)Gegenständen und empirischen Daten beliebiger Art neu zu ordnen. Ein solcher Gegenstand kann auch Psychotherapie sein.

Polykontexturalität und Kontexturanalyse: Vogd betont hingegen, dass »die Luhmannsche Systemtheorie weder ein Glasperlenspiel noch ein Grenzgang zwischen Philosophie und Soziologie [ist]. Ihre Abstraktionen machen nur Sinn, wenn Systeme als empirische Gegenstände begriffen werden, die zwar als relationale Gebilde nicht sichtbar und greifbar sind, sehr wohl aber als prinzipiell rekonstruierbar zu verstehen sind« (Vogd, 2007, S. 295). Zur empirischen Beforschung solcher relationaler Gebilde, konzeptualisiert als »Polykontexturalität« (Vogd, 2013), entwickelte er die qualitative Forschungsmethodologie der Kontexturanalyse (Jansen, von Schlippe u. Vogd, 2015), die auch Anwendung findet im Kontext qualitativer Psychotherapieforschung (Vogd, 2014; Jansen, Fleißt u. Vogd, 2020). Die Polykontexturalitätstheorie (Günther, 1978) stellt einen Versuch dar, die aristotelische Logik um Aspekte wie Kontextabhängigkeit, Subjektivität, Paradoxien sowie mehrwertige Logik zu erweitern.

Erforschung organisationaler Kontexte von Psychotherapie: Ein weiteres empirisches Anwendungsfeld der soziologischen Systemtheorie ist Organisationsforschung (z. B. Muraitis u. von Schlippe, 2012; Tuckermann, 2013). Dies erscheint insofern nicht verwunderlich, als Niklas Luhmann auf Grundlage seiner Berufserfahrungen von 1954 bis 1962 als Verwaltungsbeamter seine ersten theoretischen Untersuchungen zu Funktionen und Formen formaler Organisation tätigte (Luhmann, 1964). Organisationsforschung ist für Psychotherapie relevant, weil diese immer (auch in der ambulanten Versorgung) in organisationalen Kontexten stattfindet. Kontextorientierung stellt eine wesentliche Perspektive Systemischer Therapie dar – mittels systemtheoretisch informierter Organisationsforschung besteht die Möglichkeit, Kontextorientierung empirisch auf Systemische Therapie selbst anzuwenden. Tatsächlich gibt es einige Beispiele für systemtheoretisch informierte Organisationsforschung in heilkundlichen Zusammenhängen (z. B. Schweitzer, Nicolai u. Hirschenberger, 2005; Knudsen u. Vogd, 2017; Baecker, 2017). Darüber hinaus werden in der soziologischen Systemtheorie Professionen selbst als soziale Teilsysteme der Gesellschaft verstanden (Kurtz, 2019) und auch der psychotherapeutische Berufsstand professionssoziologisch empirisch und theoretisch in den Blick genommen (Thom u. Ochs, 2013; Flick, 2020).

14.3.2 Die synergetische Systemtheorie in der Forschung

Im Kontext der synergetischen Systemtheorie beziehungsweise der Theorie dynamischer Systeme existiert eine Vielzahl von Perspektiven und Ansätzen, diese für Psychotherapieforschung nutzbar zu machen. In Deutschland wurden hierfür Ende der 1980er/Anfang der 1990er Jahre Grundlagen gelegt durch die Arbeiten einiger klinischer Psycholog:innen (z. B. Tschacher, Schiepek u. Brunner 1992; Schiepek u. Tschacher, 1997; Kriz, 2012). Aktuellere Perspektiven und Ansätze sind etwa:

- Barbosa, Sousa, Cavadas Monanha, Pinto-Gouveia und Salgado (2021) beschreiben auf Basis der Theorie dynamischer Systeme empirisch das depressionsassoziierte Muster von Oszillieren zwischen Immersion und Distanz.
- Sowohl Gelo und Salvatore (2016) als auch Hayes und Andrews (2020) entwerfen ein Forschungsprogramm zur Untersuchung von Veränderungsprozessen in Psychotherapie auf Basis der Theorie dynamischer Systeme.
- Tschacher, Ramseyer und Pfamatter (2020) erforschen die verkörperte Synchronisation von Psychotherapeut:in-Patient:in-Interaktionen videoanalytisch auf der Mikroebene und konzeptualisieren diese Prozesse mittels der Theorie dynamischer Systeme.
- Schiepek entfaltet mit seiner Arbeitsgruppe zahlreiche klinisch-therapeutische Aspekte der Synergetik. Besonders bedeutsam ist sein »Synergetisches Navigationssystem (SNS)«, ein Real-Time-Monitoring von Therapieverläufen (Haken u. Schiepek, 2010; Strunk u. Schiepek, 2014; Viol, Schöller u. Aichhorn, 2020; ▸ Kapitel 9.5.1).
- Stanton und Welsh (2012) machen einen konkreten sechsphasigen forschungsmethodologischen Vorschlag zur Nutzbarmachung der Theorien dynamischer Systeme in der Paar- und Familienpsychologie: »1. identify collective variable of interest, 2. characterize the behavioral attractor states, 3. describe dynamic trajectories of the collective variable, 4. identify points of transition, 5. recognize control parameters, 6. manipulate control parame-

ters to experimentally generate phase transitions; wobei »collective variable« definiert wird als »an observable phenomenon that captures the interrelatedness of diverse systemic elements« (Lunkenheimer u. Dishion, 2009, S. 290).

14.3.3 Konstruktivismus/Konstruktionismus in der Forschung

Vereinbarkeit empirischer Forschung mit Konstruktivismus: Ein immer wieder anzutreffendes Vorurteil (z. B. Boghossian, 2010) im Zusammenhang mit Konstruktivismus bezüglich Forschung lautet, dass der Konstruktivismus die Existenz einer Realität unabhängig vom Beobachter verneine und dass von daher Forschung vor dem Hintergrund einer konstruktivistischen Erkenntnistheorie keinen Sinn mache. Dazu im Widerspruch stehen aber Werke über konstruktivistisches Forschen, in denen konkrete Beispiele solcher Forschung vorgestellt werden (z. B. Moser, 2011; Holstein u. Gubrium, 2007). Tatsächlich verneinen aber die meisten konstruktivistischen Strömungen die Existenz einer Realität nicht (vgl. für den sozialen Konstrukionismus: McNamee, 2020) – sie postulieren jedoch, dass Menschen »nur« mittels ihrer Erkenntniswerkzeuge (neurobiologische Ausstattung, Wahrnehmungskanäle, Kognitionen, Relationalität) modellhafte Vorstellungen über diese hyperkomplexe Realität herstellen und niemals wissen können, wie diese sich tatsächlich gestaltet (▸ Kapitel 2). Sämtliche konstruktivistische Strömungen würden jedoch die Positionen eines naiven Realismus zurückweisen – dies tun allerdings ebenso viele weitere wissenschaftstheoretische Positionen (z. B. auch der kritische Realismus oder Rationalismus).

Forschung und radikaler Konstruktivismus: Protagonist:innen des radikalen Konstruktivismus, wie Ernst von Glasersfeld, verwenden den prozessualen Begriff »knowing« anstelle des statischeren Nomens »knowledge«, um das Vorläufige, Hergestellte und Dynamische empirischer Wissensproduktion zu betonen. Scholl spricht von einem durch den radikalen Konstruktivismus inspirierten und informierten »Process-oriented Approach in Empirical Research«: »However, a strictly process-oriented perspective provided by Radical Constructivism forces the empirical researcher to reconsider the value of the outcome of empirical research […] and to look for condensation, concentration, and coherence of single empirical results (in methodological terms: reliability)« (Scholl, 2011, S. 31).

Forschung und sozialer Konstruktionismus: Bedeutsamer für aktuelle systemische Therapietheoriebildung und auch für systemische (Psychotherapie-) Forschung ist hingegen der soziale/relationale Konstruktionismus (z. B. Holstein u. Gubrium, 2007). Sozial-konstruktionistische Forschungsperspektiven wurden von dem Begründer Kenneth Gergen selbst entfaltet, etwa mittels qualitativer Ansätze (Gergen, Josselson u. Freeman, 2015), wie »evokativer Ethnografie« (Gergen u. Gergen, 2018) oder»performative inquiry« (Gergen u. Gergen, 2012). Gergen wendet das erkenntnistheoretische Basiskalkül, dass Wirklichkeit durch soziale Kommunikation und Interaktion hergestellt wird, auch auf Forschungsproduktion an: Dementsprechend werden die in allen Forschungsprozessen stattfindenden sprachlichen und sozial koordinierenden Aspekte in den Mittelpunkt der Empirie gestellt und untersucht, wie diese zur Konstruktion des Forschungsgegenstands beitragen. Das Forschungsprogramm des sozialen Konstruktionismus könnte entsprechend dem Titel einer Publikation von Gergen (2014) folgendermaßen bezeichnet werden: »From Mirroring to World-Making: Research as Future Forming«. Was ein solches Forschungsprogramm für Datenerhebung und Forschungsdesign bedeuten kann, versuchen sowohl Gergen selbst als auch empirische Forschungsprojekte innerhalb des Promotionsprogramms des von Kenneth Gergen gegründeten TAOS-Instituts[2] in verschiedenen Publikationen zu veranschaulichen (z. B. Picart u. Gergen, 2004; Hornová, 2021; Mudry, Nepustil u. Ness, 2019).

Selbstreflexive Aspekte im Forschungsprozess: McNamee und Hosking (2012) entwerfen ein relational-konstruktionistisches Forschungsprogramm, wobei deutlich wird, dass hierbei etwa narrative, diskursanalytische und ethnografische Forschungsmethoden zum Tragen kommen (vgl. auch Burck, 2005; Tseliou, 2020). Zudem wird das autoethnografische, selbstreflexive Moment der Forscher:innen im Forschungsprozess betont, etwa mittels reflexiver Fragen (ähnlich Ochs, 2012a mit dem »Forschungsauftragskarussell«, angelehnt an das supervisorische/intervisorische Reflexionsmodell des »Auftragskarussells«; von Schlippe u. Kriz, 1996), wie z. B. (McNamee u. Hosking, 2012, S. 18 ff.):

- »If you are to be considered a legitimate researcher, what requirements must you meet? Could there be other requirements that others acknowledge?
- What are your own expectations for legitimate research? Could there be others?
- In what ways does thinking about yourself as a researcher demand you ask different questions and engage in different practices in your work?
- In your own inquiry, what are your main concepts (ontology)?
- How do you or can you know about them (epistemology)?
- How do you check quality of your knowledge claims (methodology)?
- How do you persuade others that your knowledge is true? What lends authority to your inquiry and the ›product‹ of that inquiry (analysis)?
- In what contexts are you most likely to use the discourse of science to defend, justify, or persuade?«

2 https://www.taosinstitute.net/education/taos-phd-program

Autoethnografie und Practitioner Research: Erwähnenswert im Rahmen konstruktivistisch-systemischer Forschung im Allgemeinen und sozial-/relationalkonstruktionistischer Forschung im Besonderen ist noch Autoethnografie, also das systematische, methodisch und methodologisch gesteuerte sowie transparente Einbeziehen der (sozio-biografischen) Perspektive des Erlebens und Beurteilens der Forscher:innen selbst innerhalb des Forschungsprozesses. Denn unabhängig davon, wie radikal, relational oder gemäßigt ausgerichtet die erkenntnistheoretisch-konstruktivistische Grundlage des Forschungsvorhabens auch sein mag – klar ist, dass die Forscher:innen den Gegenstand ihrer Erkenntnis immer mitkonstruieren. Deshalb kann es aus dieser Sicht sinnvoll sein, dieses Mitkonstruieren ins forscherische Kalkül miteinzubeziehen (Beispiele für systemisch informierte autoethnografische Forschungsperspektiven sind: Simon, 2013; Deslypere u. Rober, 2020; Helps, 2017). Dieses autoethnografische »Ins-forscherische-Kalkül-Ziehen« der Untersucher:innen selbst ist gerade für systemische Praxis attraktiv, da sich diese vor allem auch jenseits universitärer und forschungsbezogener Kontexte sehr erfolgreich entwickelt hat (Schweitzer u. Ochs, 2012); dementsprechend entfaltet hier Practitioner Research, innerhalb der psychotherapeutische Praktiker:innen ihre eigene Praxis selbst empirisch in den Blick nehmen, forscherische Potenziale (z. B. McNamee u. Hosking, 2012; Simon u. Chard, 2014; Ochs, Hornová u. Goll-Kopka, 2020).

14.4 Into the Future: Pluralism, Diversity and Sophistication!

Aufgrund der sozialrechtlichen Anerkennung Systemischer Therapie 2018 und der gesetzlichen Verankerung von Verfahrensvielfalt im neuen Gesetz zur Reform der Psychotherapieausbildung 2019 besteht die Notwendigkeit, dass systemische Forschung stärker in die Psychotherapeut:innen-Ausbildung integriert wird. Hierbei kann ein Kapiteltitel von Sprenkle und Piercy (2005) ganz im Sinne der hier angedeuteten Überlegungen als Motto dienen: »Pluralism, Diversity and Sophistication in Family Therapy Research«!

Fragen zu Kapitel 14

1. Was sind Vor- und Nachteile qualitativer Forschungsperspektiven in der Psychotherapieforschung?

2. Inwiefern eignen sich qualitative Forschungsperspektiven für sozialkonstruktionistisch informierte Forschung?

3. Was sind mögliche Herausforderungen, die sich für empirische Forschung aus dem Konstruktivismus ergeben?

4. Was meint Medikalisierung von Psychotherapieforschung?

5. Welche Forschungsperspektiven können sich aus der Theorie dynamischer Systeme ergeben?

6. Welche selbstreflektierenden Fragen ergeben sich für die Forscher:innen aus einer sozial/relational-konstruktionistischen Forschungsperspektive?

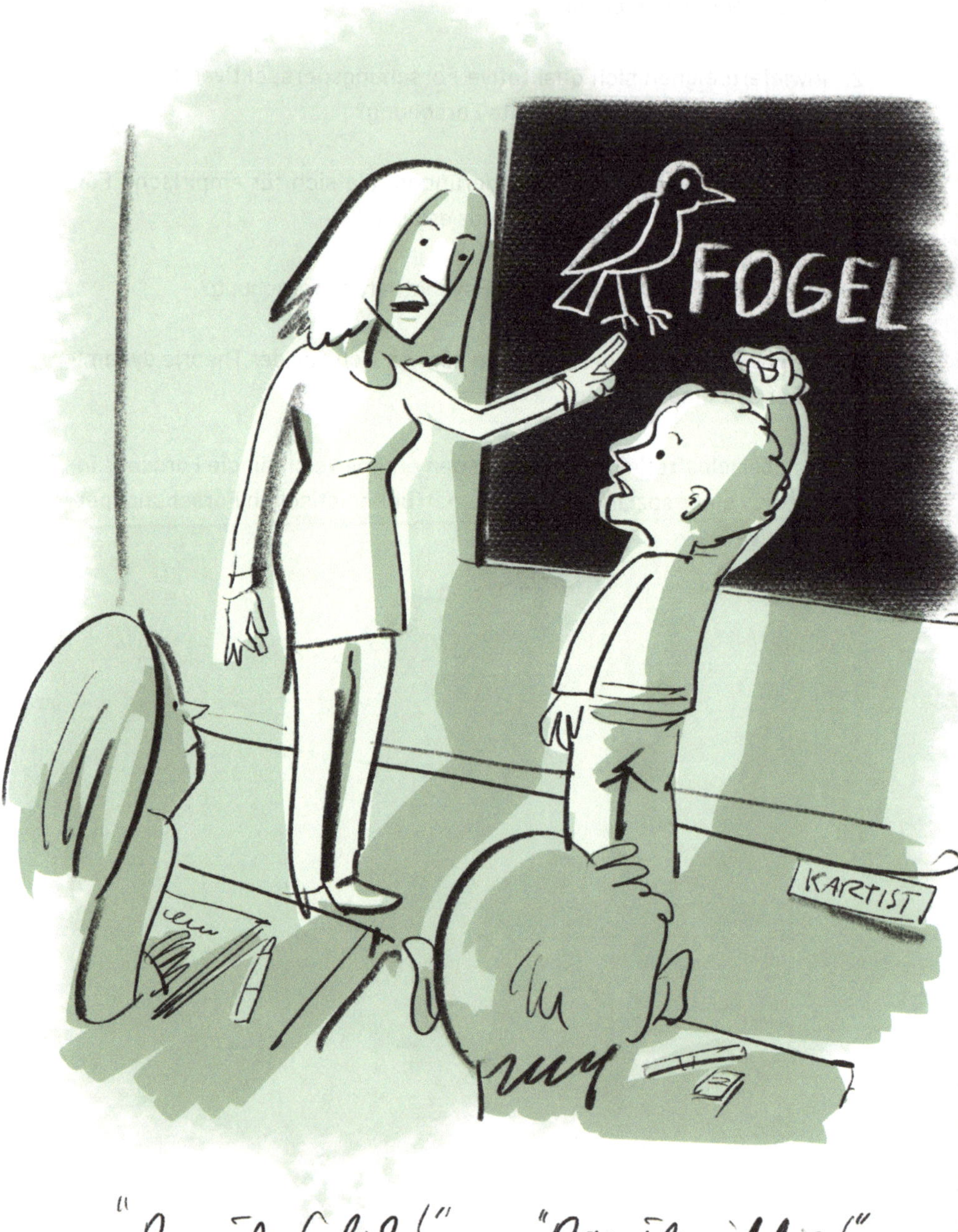

„Das ist falsch!" „Das ist richtig!"

15 Ideen für die Vorbereitung auf die schriftliche und mündliche Approbationsprüfung

Christina Hunger-Schoppe und Reinert Hanswille

Dieses Kapitel liefert Ideen für die Vorbereitung auf die schriftliche und mündliche Approbationsprüfung und führt aus, was in der Prüfung auf Sie, liebe:r Leser:in, zukommt.

15.1 Grundhaltung: Lösungs- und Problemorientierung

Lernen gelingt am besten mit Zuversicht, einer guten Strategie, Freude und Spaß, in Bewegung und gemeinsam mit anderen. Dabei ist es aus unserer Sicht gut, den Anfang vom Ende zu denken, und wir möchten uns gleich zu Beginn mit Ihnen auf eine Zeitreise in Ihre Zukunft nach der Approbationsprüfung begeben. Dabei ist uns bewusst: Lernen für Prüfungen birgt viele Probleme und Hindernisse. Wie Sie sich diesen stellen beziehungsweise diese durch Antizipation aktiv umgehen können, um vom Problem zur Lösung zu gelangen, damit befasst sich unser Kapitel.

15.2 Zeitreise: Wozu nutzt eine Prüfung?

Zeitreisen ermöglichen uns, Visionen zu entwickeln, zu imaginieren und damit das, worauf wir in der Zukunft unseres Lebens schauen, schon jetzt zu leben: z. B. eine erfolgreich absolvierte Prüfung, die freudige Konnotation richtig beantworteter Fragen in der Prüfung und die anschließende Feier mit Kolleg:innen, Freund:innen und der Familie. Die Wunderfrage (▸ Kapitel 13.1.6) macht dies besonders deutlich. Sie ermöglicht, Annäherungsziele und attraktive Zukunftsszenarien zu entwickeln und somit intrinsisch motiviert Hürden auf dem Weg der Zielerreichung zu nehmen. Gleichfalls machen Visionen deutlich, wozu Anstrengungen auf sich genommen werden und dass auch weniger erfreuliche Tätigkeiten nicht nur als notwendiges Übel, sondern bedeutsame Meilensteine erlebt werden können: z. B. die Etablierung der eigenen Praxis, ob in einer Klinik oder im Rahmen eines Kassensitzes, und das positive Gefühl, Menschen als (Teil von) sozialen Systemen auf der Suche nach und bei der Realisierung von passenderen Gestaltungsmöglichkeiten ihres Miteinanders sowie in Interaktion mit den sie umgebenden Umwelten erfolgreich begleitet und unterstützt zu haben. Daher lassen Sie uns doch, bevor wir anfangen, das Ende schon mal erleben.

Gönnen Sie sich zehn Minuten oder vielleicht auch einen längeren Spaziergang und tauchen Sie ein in das Wozu Ihrer Ausbildung mit dem Ziel der Approbation als Psychotherapeut:in: Wir treffen Sie nach heutigem Datum in fünf, sieben oder zehn Jahren und erleben Sie in Ihrer gut etablierten Praxis, in der Klinik oder an einem anderen Ort: Was ist das Schönste, von dem Sie uns berichten, was Sie uns zeigen und miterleben lassen? Wo arbeiten Sie? Und mit wem? Wie arbeiten Sie? Und mit wem? Welche Erfolge feiern Sie mit Ihren Patient:innen, Kolleg:innen, Vorgesetzten? Welche Schwierigkeiten haben Sie erfolgreich gemeistert, und wer sowie was war dabei hilfreich? Was ist Ihnen nicht gelungen, und wer oder was hat Ihnen geholfen, auch mit Misserfolgen umzugehen und daraus Wertvolles zu lernen? Und mal so ganz ehrlich: Schreiben Sie sich doch schon jetzt einmal selbst Ihre Urkunde für all das. Was lesen Sie auf Ihrer Urkunde? Welche Symbole fallen Ihnen noch ein, die Ihren Erfolg und das Wozu dieser Prüfung(svorbereitung) versinnbildlichen?

15.3 Zuversicht

Auf den Internetseiten des IMPP (Institut für medizinische und pharmazeutische Prüfungsfragen) sind die Ergebnisse aller Prüfungen für Psychologische Psychotherapeut:innen sowie Kinder- und Jugendlichenpsychotherapeut:innen seit 2002 veröffentlicht. Ein Blick in die Ergebnisberichte lohnt sich: Bestehen ist viel wahrscheinlicher als Durchfallen!

Schriftliche Prüfung: Von Beginn an lag die Erfolgsquote im Mittel aller Jahrgänge für die Prüfungsteilnehmenden in psychologischer Psychotherapie bei circa 98 % und in Kinder- und Jugendlichenpsychotherapie bei circa 94 %. Das heißt umgekehrt: Die Misserfolgsquote liegt für die Prüfungsteilnehmenden in psychologischer Psychotherapie bei circa 2 % und in Kinder- und Jugendlichenpsychotherapie bei circa 6 %.

Mündliche Prüfung: Von Beginn an lag die Erfolgsquote im Mittel aller Jahrgänge für die Prüfungsteilnehmenden in psychologischer Psychotherapie und in Kinder- und Jugendlichenpsychotherapie bei circa 99 %. Das heißt umgekehrt: Die aggregierte Misserfolgsquote liegt bei circa 1 %.

15.4 Effektives und zustandsabhängiges Lernen

Sowohl in der schriftlichen als auch mündlichen Prüfungsvorbereitung ist es ratsam, sich mit der Struktur sowie dem Kontext, den Aufgabenformaten sowie Fragestellungen und ihrer Beantwortung beziehungsweise Diskussion gut vertraut zu machen. Es gilt auch hier: Übung macht (häufig) einen Meister ebenso wie eine Meisterin! Ebenso ist es von Vorteil, die zukünftige Prüfungssituation möglichst früh in die Gegenwart zu holen. *Zustands- sowie kontextabhängiges Lernen* (»state-dependent-learning«; Radulovic, Jovasevic u. Meyer, 2017) nutzt das Phänomen, dass unter einem bestimmten Zustand (z. B. nüchtern) sowie Kontext (z. B. simulierte Prüfungssituation an ruhigem, minimalistisch eingerichtetem Arbeitsort) aufgenommene Informationen im gleichen Zustand besser als in einem anderen Zustand (z. B. nach Kokaineinnahme) sowie Kontext (z. B. simulierte Prüfungssituation auf dem Sofa) reproduziert werden. Kurz gesagt: Wenn Sie in der Prüfungsvorbereitung auf dem Sofa liegend Kokain schnupfen, dann sollten Sie das auch passend vor der Prüfung tun – wobei Sie es schwerer haben werden, das Sofa mit in die Prüfung zu nehmen. Daher raten wir Ihnen, die Prüfungssituation möglichst »real« herzustellen. Wenn z. B. die schriftliche Prüfung um 14 Uhr beginnt und zwei Stunden dauert, erscheint es empfehlenswert, in der Prüfungssituation möglichst häufig eine intensive Lerneinheit (z. B. das Ankreuzen von vergangenen IMPP-Prüfungsaufgaben) um genau diese Uhrzeit und für genau diese Dauer einzurichten. Ebenso erscheint es gewinnbringend, die mündliche Prüfung in Rollenspielen in ihrer Prüfungsgruppe so zu proben, dass Sie mit der Kurzvorstellung Ihrer praktischen Fälle und der Diskussion seitens der Prüfungskommission vertraut werden. Zustands- sowie kontextabhängiges Lernen ermöglicht Ihnen, die ohnehin große Wahrscheinlichkeit Ihres Prüfungsbestehens ebenso wie die Wahrscheinlichkeit einer guten Note zu erhöhen, ganz ohne große Umgewöhnung von der Prüfungsvorbereitung in die Prüfungsrealität.

15.5 Schriftliche Prüfung(svorbereitung): Vom Problem zur Fähigkeit

Im Folgenden gehen wir auf aus unserer Sicht wichtige Aspekte in der Vorbereitung für die schriftliche Prüfung ein.

15.5.1 Lerne, wie das IMPP zu denken

Das IMPP hat die Aufgabe, in schriftlicher Form das Wissen der Prüfungsteilnehmenden zu erfassen. Inhalte der Aufgaben orientieren sich an den Gegenstandskatalogen für Psychologische Psychotherapeut:innen beziehungsweise Kinder- und Jugendlichenpsychotherapeut:innen. Diese eröffnen ein Eldorado an Schlagwörtern. Die Lust am Abenteuer ist eine richtig gute, weil auf ein attraktives Ziel hinweisende und damit positive Grundhaltung in der Prüfungsvorbereitung. Die Idee, sich alle Inhalte der im Gegenstandskatalog erscheinenden Schlagwörter für die Prüfung umfassend anzueignen, stellt jedoch, kurz gesagt, eine Überforderung dar. Daher ist es strategisch und im Sinne der eigenen Selbstfürsorge wichtig, das Prüfungsformat des IMPP zu verstehen.

15.5.2 Format und Bewertung

Die schriftliche Prüfung wird für Psychologische Psychotherapeut:innen sowie für Kinder- und Jugendlichenpsychotherapeut:innen gemeinsam durchgeführt. Sie besteht aus achtzig Aufgaben, in der Regel mit siebzig Multiple-Choice-Aufgaben und zehn offenen Aufgabenformaten. Die Prüfung dauert zwei Stunden, das heißt 120 Minuten, ohne Pause. Somit stehen zur Beantwortung jeder Aufgabe im Mittel 1½ Minuten zur Verfügung. Nur für jede vollständig (!) richtig gelöste Aufgabe wird ein Punkt vergeben, das heißt, nur wenn alle richtigen Antworten, und auch nicht mehr oder weniger bei Mehrfachauswahlaufgaben, und nur eine richtige Antwort bei Einfachauswahlaufgaben, angekreuzt wurde. Für jede falsch oder nur zum Teil richtig beantwortete Aufgabe gibt es null Punkte. Eine Prüfung gilt als erfolgreich, wenn mindestens 60 % der Aufgaben, das heißt konkret 48 Aufgaben, richtig gelöst wurden und damit die Prüfung mit »ausreichend« bestanden wurde. Besonders dabei ist, dass Aufgaben, die sich seitens des IMPP im Nachhinein der Prüfung als fehlerhaft herausstellen, aus der Wertung eliminiert werden, sich somit die Anzahl korrekt beantworteter Aufgaben reduziert, jedoch eine richtige Beantwortung dieser Aufgaben dennoch gezählt wird. In der Regel werden je Prüfungsdurchgang bis zu zwei Fragen eliminiert.

Freitextaufgaben: Bei diesem Aufgabenformat verfassen Sie die *Antwort als Freitext in Druckbuchstaben.* Dazu dienen Ihnen Kastenformate als Antwortbereich. Meist wird ein Begriff beziehungsweise Stichwort (Fachbegriff) gesucht. Sie sollten auf die Rechtschreibung und gute Lesbarkeit achten. Auch wenn Sie unsicher sind, schreiben Sie auf jeden Fall Ihre Antwort auf. Vollständige Sätze oder gar ein erläuternder Text sind grundsätzlich nicht vorgesehen.

Multiple-Choice-Aufgaben: Bei diesem Aufgabenformat werden, je nach Aufgabentyp, aus einer vorgegebenen Anzahl an Antworten eine oder mehrere ausgewählt. Dabei gilt stets, dass nur unter den angegebenen Antwortmöglichkeiten eine Auswahl getroffen werden kann. Diesem Aufgabenformat ist somit inhärent, dass gegenüber konkurrierenden Antwortalternativen die bestmögliche oder zutreffendste Antwort (Bestantwort) zu wählen ist.

Mehrfachauswahlaufgaben (k aus n): Auf eine Frage folgen mehrere Antworten, die alphabetisch durchnummeriert gekennzeichnet sind. Aus dieser Liste mit *n*, das heißt mindestens fünf Antwortoptionen, sind *k*, das heißt mehrere Antworten, auszuwählen. Die gewählten Antworten müssen die Aufgabe bestmöglich beantworten. Die Anzahl der richtig zu wählenden Antworten ist angegeben. Werden a) die falschen oder eine der zu wählenden Antworten falsch oder b) weniger oder mehr Antworten ausgewählt, gilt die Aufgabe als falsch beantwortet.

Einfachauswahlaufgaben: Auf eine Frage folgen fünf Antworten, die mit a) bis e) gekennzeichnet sind. Aus dieser Liste mit fünf Antwortoptionen ist *eine Antwort* bestmöglich zutreffend. Wird mehr als eine, keine oder eine nichtzutreffende Antwort ausgewählt, gilt die Aufgabe als falsch beantwortet. Insbesondere bei diesem Format ist auf Verneinungen zu achten. Meist sind die Verneinungen im Fettdruck oder unterstrichen (z. B. »Welche der folgenden Interventionen werden **nicht** der Systemischen Therapie zugerechnet?«) Das heißt, gerade hier lohnt sich ein besonders *achtsames Lesen* der Aufgabenstellung.

Aufgabenfolgen: Bei diesem Aufgabenformat sind zwei oder mehrere Einzelaufgaben durch Bezug auf einen gemeinsamen Fall miteinander verbunden. Der Fall wird mit einer Überschrift und einer Fallvignette eingeleitet, z. B. »55-jährige sorgenvolle Patientin«. In einer Aufgabenfolge können die Einzelaufgaben verschiedene Aufgabenformate haben. *Alle Aufgabenformate sind denkbar.* Es ist ratsam, die Einzelaufgaben in der vorgegebenen Reihenfolge zu bearbeiten. Dabei ist daran zu denken, dass jede einzelne Aufgabe der Aufgabenreihenfolge auch einzeln zu beantworten ist. Wenn Sie also die erste Aufgabe einer Aufgabenfolge nicht beantworten können, gehen Sie dennoch weiter mit der zweiten Aufgabe der Aufgabenfolge.

Tipps für die schriftliche Prüfung

- Beißen Sie sich nicht an einer Frage fest: Pro Aufgabe haben Sie im Mittel anderthalb Minuten!
- Lesen Sie die Aufgaben sorgfältig, vor allem Fragen mit einer Verneinung, bei den kurzen Fallvignetten und den Mehrfachauswahlaufgaben.
- Achten Sie genau auf das Aufgabenformat, vor allem im Unterschied zwischen Mehrfach- und Einfachauswahlaufgaben!
- Achten Sie auf Verneinungen!
- Formulierungen können Hinweise auf richtige Lösungen geben: »Immer«, »nie«, »stets«, »grundsätzlich« etc. weisen meist auf eine inkorrekte Antwort hin!
- Beantworten Sie jede Frage, auch wenn Sie die Lösung nicht wissen. Raten Sie, es könnte sein, dass Sie richtig raten oder Ihre Intuition Sie zur richtigen Antwort führt.
- Spätestens zehn Minuten vor Ende der Prüfungszeit sollten Sie mit der Übertragung der Lösungen auf den Antwortbeleg beginnen!

15.5.3 Auswertung

Die Auswertung erfolgt unter Aufsicht der Landesprüfungsämter (LPA) beziehungsweise in den nach Landesrecht zuständigen Stellen des IMPP. Die Auswertung geschieht elektronisch, mit anschließenden Plausibilitätsprüfungen. Die Ergebnisse der Auswertung liefert das IMPP. Sie werden den Prüfungsteilnehmenden individuell durch das zuständige Landesprüfungsamt mitgeteilt. Etwa zeitgleich stellt das IMPP ausgewählte Ergebnisübersichten im Internet zur Verfügung. Dabei erhalten die Prüfungsteilnehmenden zuerst nur den Hinweis, ob die mündliche Prüfung bestanden wurde, und später, nach der mündlichen Prüfung mit Überreichung der Approbationsurkunde, auch die Note.

Notengrenzen (bei Anerkennung aller achtzig Aufgaben)

1 = sehr gut	72 bis 79
2 = gut	64 bis 71
3 = befriedigend	56 bis 63
4 = ausreichend	48 bis 55
5 = mangelhaft	44 bis 47
6 = ungenügend	0 bis 43

15.5.4 Allgemeine Vorbereitung für die schriftliche Prüfung

Realitätsnahe Prüfungsszenarien: Ein wesentlicher Teil der Prüfungsvorbereitung sollte darin bestehen, alte Klausuren in einem möglichst realen Prüfungskontext zu bearbeiten. Die Prüfungstermine, den Ort sowie die Uhrzeit erhalten Sie bei Ihrem LPA. In den vergangenen Jahren begann die Prüfung stets um 14 Uhr und dauerte 120 Minuten. Es ist daher gut, sich darauf zu trainieren, um diese Uhrzeit wach zu sein und nicht in den Mittagsschlaf zu verfallen. Die Prüfungen finden zumeist in großen, ruhigen Räumen statt. Die Tische sind bis auf das Aufgabenheft und die von Ihnen mitgebrachten Utensilien leer. Darauf können Sie trainieren! Nutzen Sie die Mittagszeit und suchen Sie sich zu 14 Uhr einen leeren Tisch, z. B. in einer Bibliothek oder zu Hause, nachdem Sie die Kinder, den Ehemann oder Ihre auch noch so netten WG-Mitbewohner:innen fortgeschickt haben. Stellen Sie sich eine kleine Tasche mit Utensilien zusammen, die Sie so auch später mit zur Prüfung nehmen. Sie brauchen einen Bleistift und einen Radiergummi, auch wenn diese häufig – aber nicht immer – vom LPA zur Verfügung gestellt werden. Während der Prüfung dürfen Sie essen und trinken. Schauen Sie, womit Sie sich in der Prüfungszeit inklusive der Zeiten zuvor (z. B. bei Anfahrt, Wartezeit) verwöhnen möchten. Wir benutzen an dieser Stelle absichtlich das Wort »verwöhnen«: z. B. Wasser und/oder auch leckere Limonade, die Sie sich an anderen Tagen nicht gönnen; haferreiche Müsliriegel und vielleicht auch Glücksmarienkäfer aus Schokolade; eine Banane oder Traubenzucker und vielleicht auch die fruchtigen Gummibärchen, die Sie sich sonst nur zu besonderen (Geburts-)Tagen gönnen. Und zu guter Letzt: Magisches Denken zeigt Wirkung (Leibowitz, Hardebeck, Goyer u. Crum, 2019; Pini u. Vilella, 2019)! Insofern sind auch Talismane mit ihren zugeschriebenen zauberkräftigen und Glück bringenden Eigenschaften ebenso willkommen wie Mitgebsel Ihnen bedeutsamer Personen, inklusive des Steifteddys Ihres Sohnes oder des letzten Lebkuchenherzens Ihrer Partnerin oder Ihres Partners, den beziehungsweise das er oder sie Ihnen womöglich am Prüfungsmorgen gefüllt mit besten (Herzens-)Wünschen mit auf den Weg geben will. Fragen Sie doch gleich danach! Dann können Sie die Zeit der Prüfungsvorbereitung auch gleich im Umgang mit den interessierten Blicken anderer nutzen, wenn Sie bei der einen oder anderen nicht spontan zu beantwortenden Aufgabe überlegen, was wohl der Steifteddy oder das Lebkuchenherz antworten würde.

Zur Prüfungsvorbereitung finden Sie in diesem Buch am Ende eines jeden Kapitels Fragen. Sie sind teilweise im IMPP-Format, so wie sie auch bei der Prüfung sein werden, andere sind eher Anregungen zum Nachdenken und eigenen Überprüfen, was beim Lesen hängen geblieben ist. Beide Formate können Sie auch bei Ihrer Vorbereitung auf die schriftliche Prüfung nutzen. Wenn Sie einen Text gelesen haben, versuchen Sie eine Frage zu formulieren und diese dann zu beantworten, das hilft, den Inhalt des erarbeiteten Stoffes tiefer zu verstehen und zu durchdringen.

Literaturhilfen: Die Idee, *nicht* (und hier üben wir direkt den Umgang mit Negationen) mit allgemeinen Lehrbüchern und Primärliteratur zu lernen, wurde bereits in der Auseinandersetzung mit den vielzähligen Schlagwörtern des Gegenstandskatalogs thematisiert. Hilfreich erscheinen aus unserer Sicht vor allem aber folgende Quellen:

- Alte Klausuren zu bearbeiten hilft, den Lernstoff zu festigen. Außerdem ist es möglich, ein Gespür zu bekommen, welche bedeutsamen Prüfungsthemen in den vergangenen Jahren vom IMPP gesetzt wurden.
- Zu empfehlen ist das PiAPortal der Deutschen Psychotherapeutenvereinigung (DPTV). In Blöcken von je zwanzig Fragen können Sie Originalprüfungsfragen des IMPP beantworten, die Auswertung erfolgt automatisch nach jedem Block. Das E-Learning beinhaltet die kompletten IMPP-Prüfungen ab Frühjahr 2014, sowohl für PP als auch KJP. Für die Nutzung müssen Sie allerdings ein Mitglied in der DPTV kennen oder selbst eines sein.
- Effiziente Lernhilfen bestehen in Repetitorien und Crashkursen (Kandale u. Rugenstein, 2021).
- Hilfreich ist ein grundlegendes Wissen über das Psychotherapeutengesetz, die Psychotherapierichtlinie und Psychotherapievereinbarung, das Patientenrechtegesetz und die Musterberufsordnung sowie die Internationale Klassifikation psychischer Störungen (ICD-10/11).
- Typische Prüfungsthemen der vergangenen Jahre beziehen sich vor allem auf folgende Aspekte:
  - methodische Grundlagen,
  - Medizinethik und Berufsrecht,
  - medizinische Grundlagen, vor allem Nervensystem und neuropsychologische Grundlagen,
  - pharmakologische Grundlagen,
  - Statistik,
  - Diagnostik nach ICD,
  - Modelle, Diagnostik und Behandlungstheorie in den Richtlinienverfahren und den wissenschaftlich anerkannten Verfahren und Methoden.
- Lesen allein ist eine recht einseitige Lernmethode. Es gibt viele hilfreiche Lernvideos, Podcasts etc.:
  - Medizin-Lexikon (www.gesundheit.de/lexika/medizin-lexikon)
  - DocCheck – das Medizinlexikon zum Medmachen (https://flexikon.doccheck.com/de/Spezial:Mainpage)

  - Wikipedia (www.wikipedia.de)
  - YouTube (www.youtube.com)
- Antworten Sie immer, auch wenn Sie keine Ahnung haben! Raten heißt, eine Chance zu ergreifen! Implizites Wissen (Intuition) hilft! (Dąbrowska, 2014; Lee, 2018).

15.6 Mündliche Prüfung(svorbereitung): Vom Problem zur Fähigkeit

Im Folgenden möchten wir auf aus unserer Sicht wichtige Aspekte in der Vorbereitung auf die mündliche Prüfung eingehen.

15.6.1 Lerne, wie die Prüfer:innen zu denken

Die Prüfungskommission hat die Aufgabe, in mündlicher Form zu prüfen, ob Sie über das für die Tätigkeit als Psychologische:r Psychotherapeut:in erforderliche Wissen und Können verfügen, und wie Sie in der Lage sind, Ihre erworbenen Kenntnisse, Fähigkeiten und Fertigkeiten in der beruflichen Praxis anzuwenden. Erneut eröffnet sich ein Eldorado an Themengebieten, die im Prinzip alle Inhalte therapeutischer Tätigkeiten inklusive ihrer institutionellen Rahmenbedingungen widerspiegeln. Und erneut ist die Metapher der Abenteuerlust hilfreich, um strategisch eine Orientierung zu entwickeln, welche Aspekte mit höherer Wahrscheinlichkeit als andere von den Prüfer:innen angesprochen werden. Abermals geht es auch hier darum, das Prüfungsformat der mündlichen Prüfung zu verstehen. Dabei ist die gängige Prüfungsform die Reflexion der von den zu Prüfenden eingebrachten Fällen im offenen Gespräch. Das heißt wiederum, es findet eine Konzentration auf die Aspekte als mögliche Prüfungsinhalte statt, die in den Fallberichten dargestellt werden.

Die mündliche Prüfung findet im jeweiligen Vertiefungsgebiet statt. Ort ist in der Regel die Ausbildungsstätte. Die Prüfungskommission setzt sich aus zwei Prüfer:innen der Ausbildungsstätte und zwei externen Prüfer:innen zusammen, von denen mindestens eine Person eine Ärztin oder ein Arzt mit einer entsprechenden Qualifizierung sein muss. Das zuständige LPA kann zur Prüfung Beobachter:innen entsenden (siehe Ausbildungs- und Prüfungsverordnung für KJP oder PP § 9), was aber selten vorkommt.

15.6.2 Format und Bewertungen

Die mündliche Prüfung wird für Psychologische Psychotherapeut:innen und Kinder- und Jugendlichenpsychotherapeut:innen jeweils getrennt und durch eine vierköpfige Prüfungskommission durchgeführt. Sie besteht aus zwei Abschnitten: In der Einzelprüfung sind zwei Falldarstellungen einzureichen, die durch die Ausbildungsstätte zuvor als Prüfungsfall angenommen wurden. Die Art und Weise der Dokumentation wird in der Regel durch das Institut festgelegt. Die eingereichten Prüfungsfälle werden aus den mindestens sechs Falldarstellungen ausgewählt, die während der praktischen Ausbildung erstellt wurden. In der Regel ist einer der eingereichten Prüfungsfälle Gegenstand der mündlichen Einzelprüfung. Sie dauert dreißig Minuten und dient der Diskussion dieses Prüfungsfalls.

Die Gruppenprüfung umfasst 120 Minuten bei vier Prüflingen, das heißt dreißig Minuten je Prüfling. Die Dauer der Prüfungszeit reduziert sich entsprechend der Anzahl der Prüflinge, also bei drei Prüflingen auf neunzig Minuten. Die mündliche Prüfung befasst sich unter besonderer Berücksichtigung des psychotherapeutischen Verfahrens, das Gegenstand der vertieften Ausbildung ist, mit folgenden Inhalten:

1. Ätiologie, Pathogenese und Aufrechterhaltung psychischer Störungen (Störungsmodelle),
2. theoretische Grundlagen und empirische Befunde zu wissenschaftlich anerkannten Psychotherapieverfahren und -methoden (Behandlungsverfahren und -methoden),
3. Kriterien der generellen sowie differenziellen Indikation und Behandlungsevaluation (Qualitätsprüfung),
4. Theorie und Praxis der therapeutischen Beziehung.

Die Themen der Gruppenprüfung werden in der Regel zwischen dem Institut und den Prüflingen abgesprochen. In vielen Instituten ist die Gruppenprüfung ein kollegialer Austausch zu den ausgewählten Themen.

15.6.3 Auswertung

Sowohl die Einzel- als auch Gruppenprüfung wird von jedem Mitglied der Prüfungskommission benotet. Daraus bildet die oder der Prüfungsvorsitzende die Note für den jeweiligen Abschnitt sowie aus den Noten beider Abschnitte die Prüfungsnote für den mündlichen Prüfungsteil. Die mündliche Prüfung ist bestanden, wenn jeder Abschnitt mindestens mit »ausreichend« bewertet und die Prüfungsnote beider Abschnitte damit insgesamt ebenfalls mindestens »ausreichend« ist.

15.6.4 Allgemeine Vorbereitung

Realitätsnahe Prüfungsszenarien. Ein wesentlicher Teil der Prüfungsvorbereitung sollte darin bestehen, den eigenen Fall gut zu reflektieren und sich kritisch mit der eigenen Falldarstellung auseinanderzusetzen. Es können Brüche oder Passagen enthalten sein, die nicht gut liefen. Wenn Sie diese gut reflektieren und kritisch diskutieren können, sorgt das für eine lebhafte und erfreuliche Stimmung in der Prüfung. Die meisten Prüfer:innen langweilt es und macht es skeptisch, wenn sie glatt geschliffene »Wunderheilungen« in den Falldarstellungen lesen, bei denen sie schnell den Eindruck gewinnen: »So verliefen die Sitzungen bestimmt nicht.«

In der Gruppenprüfung können Falldarstellungen diskutiert werden oder ausgewählte Fragestellungen im Vertiefungsgebiet. Diese dürfen von den Prüfer:innen oder den Teilnehmenden vorgeschlagen werden.

Sollten in der Gruppenprüfung Falldarstellungen diskutiert werden, ist es sinnvoll, die Fälle der anderen zu Prüfenden zu reflektieren und auf mögliche Fragen seitens der Prüfungskommission hin zu bearbeiten.

Viele Ausbildungsstätten lösen die Gruppenprüfung von den Falldarstellungen der Prüflinge und geben Themen vor oder lassen die Prüflinge ihre Themen für die Prüfung auswählen. Auch in diesem Fall lohnt es sich, sich gemeinsam mit den anderen Prüflingen vorzubereiten und gemeinsam die Themen zu diskutieren. Proben Sie das Prüfungsgespräch aber nicht zu intensiv, denn dann geht die Spontanität und Lebendigkeit schnell verloren.

Tipps für die mündliche Prüfung

- Machen Sie sich schlau über Ihre Prüfer:innen!
- Tauschen Sie sich in Ihrer Prüfungsgruppe aus!
- Trainieren Sie die Prüfungssituation!
- Seien Sie ein:e gute und entspannte Falldarsteller:in!
- Seien Sie aber auch kritisch mit Ihren eigenen Falldarstellungen: Suchen Sie sich ein oder zwei Dinge, die Sie im Nachhinein anders gemacht hätten.
- Seien Sie sich selbst und Ihrer Kompetenzen bewusst – und treten Sie auch so auf!
- Und denken Sie dennoch daran: In der Prüfungssituation haben vor allem die Prüfenden Recht!

15.7 Gute Zukunft: Und wofür das alles?

Und wofür machen Sie das alles? Erinnern Sie sich noch an Ihre Zukunftsgestaltung aus der obigen Zeitreise? Genau dafür! Und die Approbationsurkunde ist auf Ihrem Weg dabei ein honoriger Zwischenschritt! Wir wünschen Ihnen dafür alles Gute und viel Erfolg!

15.8 Praktische Informationen

IMPP:

- Gegenstandskataloge: https://www.impp.de/pruefungen/allgemein/gegenstandskataloge.html
- Praktische Hinweise: https://www.impp.de/pruefungen/allgemein/praktische-hinweise.html

Ansprechpartner:innen in den Bundesländern: Bei Fragen rund um die Prüfung und möglichen Unklarheiten kontaktieren Sie Ihr Aus- beziehungsweise Weiterbildungsinstitut und/oder den:die Ansprechpartner:in in den LPAs der Bundesländer.

Dank

Dank des Herausgebers
Mein besonderer Dank als Herausgeber dieses Bandes geht an die lieben Kolleg:innen, die sich als Autor:innen für das Entstehen und die Qualität der einzelnen Beiträge eingesetzt haben – und das weit über das übliche Maß hinaus. In zahlreichen Konferenzen haben wir diskutiert und abgewogen, welche Inhalte wie in diesem Buch Platz finden sollten und wie ein komprimierter Überblick über die Systemische Therapie entstehen kann, ohne dabei bedeutsame Konzepte zu vernachlässigen. Gegenseitiges Korrekturlesen, Anregungen geben, Formulierungsvorschläge, Literaturhinweise und weitere Hilfestellungen haben das Schreiben zu einem kooperativen Ereignis werden lassen. Für diese intensive Zusammenarbeit und »Weiterbildung« ein ganz herzliches Danke!

Dank des Autor:innenteams
Wir möchten uns an dieser Stelle bei all den Kolleg:innen bedanken, die sich in den vergangenen dreißig Jahren für die Verbreitung der Systemischen Therapie an Hochschulen und in vielen Handlungsfeldern eingesetzt und für die berufspolitische Verankerung engagiert haben.

Außerdem gilt unser Dank den vielen Kolleg:innen und Lehrer:innen, bei denen wir selbst Systemische Therapie gelernt und erfahren haben.

Aber auch an alle Aus- und Weiterbildungsteilnehmenden und Studierenden, die sich mit uns gemeinsam auf den Weg gemacht haben, Systemische Therapie zu entdecken und weiterzuentwickeln, zu lehren und zu lernen, was Systemische Therapie sein kann, diese kritisch zu diskutieren und zu hinterfragen, richtet sich unser Dank.

Nicht zuletzt bedanken wir uns bei Vandenhoeck & Ruprecht und besonders Günter Presting und seinen Kolleginnen, die uns bei der Entstehung des Buches angeregt, unterstützt und begleitet haben.

Literatur

Aarts, M. (2002). Marte Meo. Ein Handbuch. Eindhoven: Aarts Productions.

Aas, B., Schiepek, G. (2014). Das Synergetische Navigationssystem (SNS). In I. Sammet, G. Dammann, G. Schiepek (Hrsg.), Der psychotherapeutische Prozess. Forschung für die Praxis (S. 55–66). Stuttgart: Kohlhammer.

Aderhold, V., Alanen, Y., Hess, G., Hohn, P. (Hrsg.) (2003). Psychotherapie der Psychosen. Integrative Behandlungsansätze aus Skandinavien. Gießen: Psychosozial-Verlag.

Aderhold, V., Greve, N. (2010). Bedürfnisangepasste Behandlungen und offene Dialoge. PiD – Psychotherapie im Dialog, 11 (3), 258–261.

Adorno, T. W. (1951). Minima Moralia. Reflexionen aus dem beschädigten Leben. Frankfurt a. M.: Suhrkamp.

Aguilar-Raab, C., Grevenstein, D., Gotthardt, L., Jarczok, M. N., Hunger, C., Ditzen, B., Schweitzer, J. (2017). Changing me, changing us: Relationship quality and collective efficacy as major outcomes in systemic couple therapy. Family Process, 57 (2), 342–358. DOI: 10.1111/famp.12302

Ahn, H. N., Wampold, B. E. (2001). Where oh where are the specific ingredients? A meta-analysis of component studies in counseling and psychotherapy. Journal of Counseling Psychology, 48 (3), 251–257.

Aktionsbündnis Seelische Gesundheit (2010). Konzeption und Umsetzung von Interventionen zur Entstigmatisierung seelischer Erkrankungen: Empfehlungen und Ergebnisse aus Forschung und Praxis. Berlin: Aktionsbündnis Seelische Gesundheit.

Alanen, Y. O. (2003). Entwicklungsprojekte in der Bewährung: Evaluation und Erfahrungs-/Therapieberichte. In V. Aderhold, Y. Alanen, G. Hess, P. Hohn (Hrsg.), Psychotherapie der Psychosen – Integrative Behandlungsansätze aus Skandinavien (S. 64–142). Gießen: Psychosozial-Verlag.

Altmeyer, S., Kröger, F., McDaniel, S. (2002). Systemische Familienmedizin. In M. Wirsching, P. Scheib (Hrsg.), Paar- und Familientherapie (S. 297–321). Berlin/Heidelberg: Springer.

Andersen, T. (Hrsg.) (1990). Das Reflektierende Team. Dialoge und Dialoge über die Dialoge. Dortmund: verlag modernes lernen.

Anderson, H., Goolishian, H. A. (1988). Human systems as linguistic systems: Preliminary and evolving ideas about the implications for clinical theory. Family Process, 27 (4), 371–393. DOI: 10.1111/j.1545-5300.1988.00371.x

Anderson, H., Goolishian, H. (1992). Der Klient ist Experte: Ein therapeutischer Ansatz des Nicht-Wissens. Zeitschrift für Systemische Therapie, 10 (3), 176–189.

Antons, K., Stützle-Hebel, M. (Hrsg.) (2015). Feldkräfte im Hier und Jetzt. Antworten von Lewins Feldtheorie auf aktuelle Fragstellungen in Führung, Beratung und Therapie. Heidelberg: Carl-Auer-Verlag.

APA – American Psychiatric Association (2013). Diagnostic and statistical manual of mental disorders (5th ed.). Washington, DC: APA.

Arnold, S., Joraschky, P., Cierpka, A. (2008). Skulpturverfahren. In M. Cierpka (Hrsg.), Handbuch der Familiendiagnostik (S. 305–333). Heidelberg: Springer.

Asen, E. (1992). Tagesklinik für ganze Familien. TW Neurologie Psychiatrie, 6, 492–499.
Asen, E. (2013). Was bedeutet Depression aus systemischer Sicht? PiD – Psychotherapie im Dialog, 14 (3), 30–33.
Asen, E., Dawson, N., McHugh, B. (2001). Multi Family Therapie: The Marlborough model and its wider applications. London/New York: Karnac.
Asen, E., Fonagy, P. (2010). Mentalisierungsbasierte Familientherapie. PiD – Psychotherapie im Dialog, 11 (3), 239–244.
Asen, E., Fonagy, F. (2014). Mentalisierungsbasierte therapeutische Interventionen für Familien. Familiendynamik, 39 (3), 234–249.
Asen, E., Fonagy, P. (2020). Mentalization in systemic therapy and its empirical evidence. In M. Ochs, M. Borcsa, J. Schweitzer (Eds.), Systemic research in individual, couple, and family therapy and counseling (pp. 207–222). Cham: Springer International.
Asen, E., Scholz, M. (Hrsg.) (2012). Praxis der Multifamilientherapie (2. Aufl.). Heidelberg: Carl-Auer-Verlag.
Asen, E., Scholz, M. (Hrsg.) (2017). Handbuch der Multifamilientherapie. Heidelberg: Carl-Auer-Verlag.
Asen, E., Scholz, M. (Hrsg.) (2019). Praxis der Multifamilientherapie (4. Aufl.). Heidelberg: Carl-Auer-Verlag.
Asen, E., Weinblatt, U. (2018). Mentalisierungsbasierte Therapie mit Familien (MBT-F). In K. von Sydow, U. Borst (Hrsg.), Systemische Therapie in der Praxis (S. 891–902). Weinheim: Beltz.
Averbeck, B., Hermans, B. E. (2008). Vom Wagnis der Kooperation zwischen Jugendhilfe und Kinder- und Jugendpsychiatrie. Zeitschrift für Systemische Therapie und Beratung, 26 (3), 187–193.
AWMF – Arbeitsgemeinschaft der Wissenschaftlichen Medizinischen Fachgesellschaften (2015). S3-Leitlinie – Screening, Diagnose und Behandlung von alkoholbezogenen Störungen. https://www.awmf.org/awmf-online-das-portal-der-wissenschaftlichen-medizin/awmf-aktuell.html (Zugriff am 29.10.2021).
Baecker, D. (1994). Soziale Hilfe als Funktionssystem der Gesellschaft. Zeitschrift für Soziologie, 23 (2), 93–110.
Baecker, D. (2012). Die Texte der Systemtheorie. In M. Ochs, J. Schweitzer (Hrsg.), Handbuch Forschung für Systemiker (S. 153–186). Göttingen: Vandenhoeck & Ruprecht.
Baecker, D. (2017). Polykontexturalität und Management im Krankenhaus: Kooperation und Integration aus systemtheoretischer Sicht. In A. Brandhorst, H. Hildebrandt, E.-W. Luthe (Hrsg.), Kooperation und Integration. Das unvollendete Projekt des Gesundheitssystems (S. 95–120). Wiesbaden: Springer VS.
Bakhtin, M. M. (1981). The dialogical imagination. Four essays. Austin: The University of Texas Press.
Bakhtin, M. M. (1984). Problems of Dostoevsky's poetics. Minnesota: University of Minnesota Press.
Bakhtin, M. M. (1986). The problem of speech genres. In C. Emerson, M. Holquist (Eds.), Speech genres and other late essays (pp. 103–131). Austin: The University of Texas Press.
Bandler, R., Grinder, J., Satir, V. (1976). Changing with families. Palo Alto: Science and Behavior Books.
Barbosa, E., Sousa, M., Cavadas Montanha, C., Pinto-Gouveia, J., Salgado, J. (2021). Flexibility between immersion and distancing: A dynamic pattern with effect on depressive symptoms. Psychotherapy Research, 31 (4), 493–506.
Bartholomew, T. T., Lockard, A. J. (2018). Mixed methods in psychotherapy research: A review of method(ology) integration in psychotherapy science. Journal of Clinical Psychology, 74 (10), 1687–1709.
Bateman, A. W., Fonagy, P. (2008). Psychotherapie der Borderline-Persönlichkeitsstörung. Ein mentalisierungsgestütztes Behandlungskonzept. Gießen: Psychosozial-Verlag.
Bateson, G. (1985). Ökologie des Geistes. Frankfurt a. M.: Suhrkamp.
Bateson, G., Jackson, D., Haley, J., Weakland, J. (1956). Towards a theory of schizophrenia. Behavioral Science, 1 (4), 251–265.

Batnitzky, L. (2000). Idolatry and representation: The philosophy of Franz Rosenzweig reconsidered. Princeton: Princeton University Press.

Bauer, J. (2006). Warum ich fühle was du fühlst. Intuitive Kommunikation und das Geheimnis der Spiegelneurone. München: Heyne-Verlag.

Bauer, P., Weinhardt, M. (2020). Therapeutic-factor-oriented skill-building in systemic counselling: Productively conjoining attitude and method. In M. Ochs, M. Borcsa, J. Schweitzer (Eds.), Systemic research in individual, couple, and family therapy and counseling (pp. 401–414). Cham: Springer International.

Baumann, S. (2018). Arbeit mit inneren Anteilen. In K. von Sydow, U. Borst (Hrsg.), Systemische Therapie in der Praxis (S. 278–290). Weinheim: Beltz.

Berg, I. K. (1995). Familien – Zusammenhalt(en). Dortmund: verlag modernes lernen.

Berger, P. L., Luckmann, T. (1970). Die gesellschaftliche Konstruktion der Wirklichkeit. Eine Theorie der Wissenssoziologie (2. Aufl.). Frankfurt a. M.: Fischer.

Berns, U. (2006). Psychotherapieausbildung im Licht empirischer Psychotherapieforschung. Psychotherapeut, 51, 26–34.

Bertalanffy, L. von (1968). General system theory. Foundations, development, applications. New York: George Brazilla.

Block, A. (2011). Der Begriff des Rahmens nach Erving Goffman. München: GRIN Verlag.

BMFSFJ – Bundesministerium für Familie, Senioren, Frauen und Jugend (2013). Stief- und Patchworkfamilien in Deutschland. https://www.bmfsfj.de/resource/blob/76242/1ab4cc12c386789b943fc7e12fdef6a1/monitor-familienforschung-ausgabe-31-data.pdf (Zugriff am 22.05.2021).

Bodenmann, G. (2008). Dyadisches Coping Inventar: Testmanual. [Dyadic coping inventory]. Bern: Huber.

Bodenmann, G. (2009). Depression und Partnerschaft. Hintergründe und Hilfen. Bern: Huber.

Boghossian, P. (2010). Fear of knowledge: Against relativism and constructivism. Oxford: Oxford University Press.

Böker, W., Brenner, H. D. (1983). Selbstheilungsversuche Schizophrener: psychopathologische Befunde und Folgerungen für Forschung und Therapie. Der Nervenarzt, 54, 578–589.

Borst, U. (2003). Diagnostik und Wissen in der psychiatrischen Klinik: Bis wohin nützlich, ab wann hinderlich? Familiendynamik, 28 (2), 201–218.

Borst, U. (2011). »Du sollst nicht mit mir reden, als würdest Du mich kennen«. Systeme, 25 (1), 5–22.

Borst, U. (2013). Systemische Therapie. Handwerk der Psychotherapie, Band 1. Tübingen: Psychotherapie-Verlag.

Borst, U. (2017). Niemand ist alleine persönlichkeitsgestört. Persönlichkeitsstörungen: Theorie und Therapie, 21 (3), 189–194.

Borst, U. (2018a). Auftrags- und Zielklärung. In K. von Sydow, U. Borst (Hrsg.), Systemische Therapie in der Praxis (S. 115–122). Weinheim: Beltz.

Borst, U. (2018b). Depressionen. In K. von Sydow, U. Borst (Hrsg.), Systemische Therapie in der Praxis (S. 433–446). Weinheim: Beltz.

Borst, U. (2018c). Grundhaltung und Rahmung. In K. von Sydow, U. Borst (Hrsg.), Systemische Therapie in der Praxis (S. 70–83). Weinheim: Beltz.

Borst, U. (2019). Leben mit einem depressiven Partner. Ein Ratgeber für Angehörige. Düsseldorf: Patmos Verlag.

Borst, U. (2020a). Leben mit depressivem Partner. Kerbe – Forum für soziale Psychiatrie, 38 (3), 20–22.

Borst, U. (2020b). Systemische Therapietheorie und Fallkonzeption. Familiendynamik, 45 (2), 96–106. DOI: 10.21706/fd-45-2-96

Borst, U. (in Vorb.). Psychotische Störungen/Schizophrenie. In B. E. Hermans, A. Beermann (Hrsg.), Lehrbuch Systemische Psychotherapie für Studium und Weiterbildung. Berlin: Springer.

Borst, U., Aderhold, V. (2018a). Arbeit mit komplexen Helfersystemen. In K. von Sydow, U. Borst (Hrsg.), Systemische Therapie in der Praxis (S. 394–408). Weinheim: Beltz.

Borst, U., Aderhold, V. (2018b). Psychotische Störungen. In K. von Sydow, U. Borst (Hrsg.), Systemische Therapie in der Praxis (S. 494–507). Weinheim: Beltz.

Boszormenyi-Nagy, I., Framo, J. (Eds.) (1965). Intensive family therapy: Theoretical and practical aspects. New York: Harper & Row.

Boszormenyi-Nagy, I., Framo, J. L. (Hrsg.) (1975). Familientherapie. Theorie und Praxis. Reinbek bei Hamburg: Rowohlt.

Borszomenyi-Nagy, I., Spark, G. M. (1981). Unsichtbare Bindungen. Die Dynamik familiärer Systeme. Stuttgart: Klett-Cotta.

Boscolo, L. (1994). Die Zeiten der Zeit. Heidelberg: Carl-Auer-Verlag.

Brähler, E., Brähler, C. (1993). Paardiagnostik mit dem Gießen-Test: Handbuch. Bern: Huber.

Bräutigam, B., Müller, M. (2014). Aufsuchende Hilfen. In T. Levold, M. Wirsching (Hrsg.), Systemische Therapie und Beratung – das große Lehrbuch (S. 435–439). Heidelberg: Carl-Auer-Verlag.

Bressan, P., Dal Martello, M. F. (2002). Talis pater, talis filius: Perceived resemblance and the belief in genetic relatedness. Psychological Science, 13, 213–218.

Bronfenbrenner, U. (1981). Die Ökologie der menschlichen Entwicklung. Natürliche und geplante Experimente. Stuttgart: Klett-Cotta.

Buchholz, M. B. (1988). Der Aufbau des therapeutischen Systems. Psychoanalytische und systemische Aspekte des Beginns von Familientherapien. Praxis der Kinderpsychologie und Kinderpsychiatrie, 37 (2), 48–58.

Buchholz, M. B. (1998). Sprachliche Interaktion und Diagnose. System Familie, 11 (2), 47–59.

Buchholz, M. B. (2017). Obduktion der Objektivität. Familiendynamik, 42 (4), 2–11.

Buchholz, M. B. (2018). Medizinalisierung schadet professioneller Psychotherapie. Was tun nach DSM-5, Neurohype und RCT-Dominanz? Familiendynamik, 43 (4), 290–302.

Buchholz, M. B. (2021). Qualitative Forschung: Vertiefung in die Oberfläche. In M. Wendisch (Hrsg.), Kritische Psychotherapie. Interdisziplinäre Analysen einer leidenden Gesellschaft (S. 231–243). Göttingen: Hogrefe.

Burck, C. (2005). Comparing qualitative research methodologies for systemic research: The use of grounded theory, discourse analysis and narrative analysis. Journal of Family Therapy, 27, 237–262.

Buttner, P., Gahleitner, S. B., Hochuli Freund, U., Röh, D. (2018). Handbuch Soziale Diagnostik. Perspektiven und Konzepte für die Soziale Arbeit. Freiburg: Lambertus.

Butzlaff, R. L., Hooley, J. M. (1998). Expressed emotion and psychiatric relapse. Archives of General Psychiatry, 55 (6), 547–552. DOI: 10.1001/archpsyc.55.6.547

Carr, A. (2014a). The evidence-base for family therapy and systemic interventions for child-focused problems. Journal of Family Therapy, 36, 107–157.

Carr, A. (2014b). The evidence-base for couple therapy, family therapy and systemic interventions for adult-focused problems. Journal of Family Therapy, 36, 158–194.

Carr, A., Pinquart, M., Haun. M. W. (2020). Research-informed practice of systemic therapy. In M. Ochs, M. Borcsa, J. Schweitzer (Eds.), Systemic research in individual, couple, and family therapy and counseling (pp. 319–348). Cham: Springer International.

Carter, B., McGoldrick, M. (Eds.) (1988). The changing family life cycle: A framework for family therapy (2nd ed.). Cincinnati: Gardner Press.

Caspar, F. (2000). Fallkonzeption. In G. Stumm, A. Pritz (Hrsg.), Wörterbuch der Psychotherapie (S. 191–191). Wien: Springer.

Caspar, F., Belz, M. (2017). Motivorientierte Beziehungsgestaltung. In E.-L. Brakemeier, F. Jacobi (Hrsg.), Verhaltenstherapie in der Praxis (S. 54–65). Weinheim: Beltz.

Cassirer, E. (1923–1929/2010). Philosophie der symbolischen Formen. Hamburg: Meiner.

Cassirer, E. (1960). Was ist der Mensch? Versuch einer Philosophie der menschlichen Kultur. Stuttgart: Kohlhammer.

Castonguay, L. G., Hill, C. E. (Eds.) (2017). How and why are some therapists better than others? Understanding therapist effects. Washington, DC: APA.

Cecchin, G. (1988). Zum gegenwärtigen Stand von Hypothetisieren, Zirkularität und Neutralität – eine Einladung zur Neugier. Familiendynamik, 13 (3), 190–203.

Cecchin, G., Lane, G., Ray, W. A. (1993/2002). Respektlosigkeit. Eine Überlebensstrategie für Therapeuten (3. Aufl.). Heidelberg: Carl-Auer-Verlag.

Cierpka, M. (2008). Handbuch der Familiendiagnostik. Berlin: Springer.

Cierpka, M., Frevert, G. (1994). Die Familienbögen [FB]: Ein Inventar zur Einschätzung von Familienfunktionen. Göttingen: Hogrefe.

Cierpka, M., Frevert, G., Strack, M. (1996). Das Familienbogen-PC-Programm. Göttingen: Hogrefe.

Ciompi, L. (1982). Affektlogik. Über die Struktur der Psyche und ihre Entwicklung. Ein Beitrag zur Schizophrenieforschung. Stuttgart: Klett-Cotta.

Ciompi, L. (1997). Die emotionalen Grundlagen des Denkens. Entwurf einer fraktalen Affektlogik. Göttingen: Vandenhoeck & Ruprecht.

Clement, U. (2004). Systemische Sexualtherapie. Stuttgart: Klett-Cotta.

Conen, M.-L. (2002). Wo keine Hoffnung ist, muss man sie erfinden. Aufsuchende Familientherapie. Heidelberg: Carl-Auer-Verlag.

Crane, R., Christenson, J. D. (2012). A summary report of the cost-effectiveness of the profession and practice of marriage and family therapy. Contemporary Family Therapy, 34, 204–219. DOI: 10.1007/s10591-012-9187-5

Crone, I. (2018). Das vorige Jetzt: Familienrekonstruktion in der Praxis. Heidelberg: Carl-Auer-Verlag.

Dąbrowska, E. (2014). Implicit lexical knowledge. Linguistics, 52 (1), 205–223. DOI: 10.1515/ling-2013-0060

De Jong, P., Berg, I. K. (2010). Lösungen (er)finden. Das Werkstattbuch der Lösungsorientierten Kurztherapie. Dortmund: verlag modernes lernen.

Deutsches Ärzteblatt (2009). Gutachten zur wissenschaftlichen Anerkennung der Systemischen Therapie. Deutsches Ärzteblatt, 106 (5), 208–211.

DeRubeis, R. J., Brotman, M. A., Gibbons, C. J. (2005). A conceptual and methodological analysis of the nonspecifics argument. Clinical Psychology: Science and Practice, 12 (2), 174–183. DOI: 10.1093/clipsy.bpi022

Deslypere, E., Rober, P. (2020). Family secrecy – a challenge for researchers. In M. Ochs, M. Borcsa, J. Schweitzer (Eds.), Systemic research in individual, couple, and family therapy and counseling (pp. 191–206). Cham: Springer International.

DGSF – Deutsche Gesellschaft für Systemische Therapie, Beratung und Familientherapie (o. J.). Qualitätskriterien der DSGF zur Praxis der Aufsuchenden Familientherapie. https://www.dgsf.org/zertifizierung/qualitaetskriterien (Zugriff am 28.05.2021).

Diamond, G. S. (2018). Bindungsbasierte Familientherapie (Attachment-Based Family Therapy, ABFT). In K. von Sydow, U. Borst (Hrsg.), Systemische Therapie in der Praxis (S. 843–849). Weinheim: Beltz.

Diamond, G. S., Diamond, G. M., Levy, S. A. (2014). Attachment-based family therapy for depressed adolescents. Washington, DC: American Psychological Association Press.

Diamond, G. S., Levy, S. (2010). Bindungsorientierte Familientherapie für depressive Jugendliche. PiD – Psychotherapie im Dialog, 11 (3), 244–249.

Dilling, H., Mombour, W., Schmidt, M. H. (2015). Internationale Klassifikation psychischer Störungen: ICD-10 Kapitel V (F) – Klinisch–diagnostische Leitlinien (10. Aufl.). Göttingen: Hogrefe.

Dilts, R. B. (1993). Die Veränderung von Glaubenssystemen. Paderborn: Junfermann.

Dinkel, A., Balck, F. (2006). Psychometrische Analyse der deutschen Dyadic Adjustment Scale. Zeitschrift für Psychologie mit Zeitschrift für angewandte Psychologie und Sprache & Kognition, 214 (1), 1–9. DOI: 10.1026/0044-3409.214.1.1

Downing, G., Wortmann-Fleischer, S., Einsiedel, R. von, Jordan, W., Reck, C. (2014). Video intervention therapy with parents with a psychiatric disturbance. In K. Brandt, B. Perrry, S. Seligmann, E. Tronick (Eds.), Infant and early childhood mental health: Core conepts and clinical practice (pp. 261–280). Washington, DC: APA.

Dschuang Dsï (1972). Das wahre Buch vom südlichen Blütenland. Düsseldorf/Köln: Eugen Diedrichs Verlag

Eder, L. (2007). Psyche, Soma und Familie. Theorie und Praxis einer systemischen Psychosomatik. Stuttgart: Kohlhammer.

Eder, L. (2018). Psychosomatik. In K. von Sydow, U. Borst (Hrsg.), Systemische Therapie in der Praxis (S. 508–515). Weinheim: Beltz.

Eells, T. D. (2010). Handbook of psychotherapy case formulation (2nd ed.). New York: Guilford Press.

Eells, T. D. (2015). Psychotherapy case formulation. Washington, DC: APA.

Egger, J. W. (2017). Theorie und Praxis der biopsychosozialen Medizin. Körper-Seele-Einheit und sprechende Medizin. Wien: Facultas.

Eigen, M., Winkler, R. (1975). Das Spiel – Naturgesetze steuern den Zufall. München: Piper.

Eigenherr, R., Rhiner, B., Schmid, M., Schramm, E. (2016). Störungen des Sozialverhaltens bei Jugendlichen. Göttingen: Hogrefe.

Elkjaer, H., Kristensen, E., Mortensen, E. L., Poulsen, S., Lau, M. (2014). Analytic versus systemic group therapy for women with a history of child sexual abuse. 1-year follow-up of a randomized controlled trial. Psychology and Psychotherapy, 87 (2), 191–208.

Emlein, G. (2012). Sinn. In J. V. Wirth, H. Kleve (Hrsg.), Lexikon des systemischen Arbeitens. Grundbegriffe der systemischen Praxis, Methodik und Theorie (S. 372–374). Heidelberg: Carl-Auer-Verlag.

Emrich, H. M. (1989). Drei-Komponenten-Modell einer Systemtheorie der Psychose: Störung der Wahrnehmung stereoskopischer Invertbilder als Indikator einer funktionellen Gleichgewichtsstörung. In W. Böker, H. D. Brenner (Hrsg.), Schizophrenie als systemische Störung (S. 75–80). Bern: Huber.

Engel, G. L. (1977). The need for a new medical model: A challenge for biomedicine. Science, 196, 129–136.

Erickson, M. E., Rossi, L. R. (2016). Hypnotherapie. Aufbau – Beispiele – Forschung (13. Aufl.). Stuttgart: Klett-Cotta.

Erikson, E. H. (1973). Identität und Lebenszyklus. Drei Aufsätze. Frankfurt a. M.: Suhrkamp.

Eysenck, H. J. (1952). The effects of psychotherapy: An evaluation. Journal of Consulting Psychology, 16 (5), 319–324.

Falkai, P., Wittchen, H.-U. (2015). Diagnostisches und Statistisches Manual psychischer Störungen DSM-5. Göttingen: Hogrefe.

Fals-Stewart, W., O'Farrell, T. J., Birchler, G. R. (2004). Behavioral couples therapy for substance abuse: Rationale, methods, and findings. Science & Practice Perspectives, 2, 30–41.

Feldman, R. (2015). Mutual influences between child emotion regulation and parent-child reciprocity support development across the first 10 years of life: Implications for developmental psychopathology. Development and Psychopathology, 27, 1007–1023.

Fichter, M. M., Herpertz, S. (2008). Psychotherapie bei anorektischen und bulimischen Essstörungen. In S. Herpertz, F. Caspar, C. Mundt (Hrsg.), Störungsorientierte Psychotherapie (S. 523–540). München: Urban & Fischer.

Filipp, S.-H., Aymanns, P. (2018). Kritische Lebensereignisse und Lebenskrisen. Stuttgart: Kohlhammer.

Finzen, A. (2013). Stigma psychische Krankheit – Zum Umgang mit Vorurteilen, Schuldzuweisungen und Diskriminierungen. Köln: Psychiatrie Verlag.

Fivaz-Depeursinge, E., Corboz-Warnery, A. (2001). Das primäre Dreieck. Vater, Mutter und Kind aus entwicklungstheoretisch-systemischer Sicht. Heidelberg: Carl-Auer-Systeme.

Flammer, A. (2009). Entwicklungstheorien. Psychologische Theorien der menschlichen Entwicklung (4. Aufl.). Bern: Huber.

Fleck, L. (1935/1979). Genesis and development of a scientific fact. Chicago: University of Chicago Press.

Flick, S. (2020). Theorizing medical psychotherapy: Therapeutic practice between professionalisation and deprofessionalisation. European Journal of Social Theory, 24 (2). DOI: 10.1177/1368431020960556

Foerster, H. von (1985). Sicht und Einsicht. Versuche zu einer operativen Erkenntnistheorie. Wiesbaden: Vieweg.

Foerster, H. von (1988). Abbau und Aufbau. In F. Simon (Hrsg.), Lebende Systeme. Wirklichkeitskonstruktionen in der Systemischen Therapie (S. 19–33). Berlin: Springer.

Foerster, H. von (1993). Wissen und Gewissen. Versuch einer Brücke. Frankfurt a. M.: Suhrkamp.

Foerster, H. von, Ollrogge, B. (2008). KybernEthik. Berlin: Merve Verlag.

Fonagy, P., Gergely, G., Jurist, E. L., Target, M. (2002). Affektregulierung, Mentalisierung und die Entwicklung des Selbst. Stuttgart: Klett-Cotta.

Fonagy, P., Steele, M., Steele, H., Moran, G. S., Higgitt, A. C. (1991). The capacity for understanding mental states: The reflective self in parent and child and its significance for security of attachment. Infant Mental Health Journal, 12 (3), 201–218. DOI: 10.1002/1097-0355(199123)12:3

Foran, H. M., Whisman, M. A., Beach, S. R. H. (2015). Intimate partner relationship distress in the DSM-5. Family Process, 54 (1), 48–63.

Fraenkel, P. (2011). Die Therapeutische Palette. Ein Leitfaden für die Methodenauswahl in der integrativen Paartherapie. Familiendynamik, 36 (1), 52–69.

Frances, A. (2013). Normal: Gegen die Inflation psychiatrischer Diagnosen. Köln: DuMont Buchverlag.

Frank, J. D. (1961/1966). Persuasion and healing: A comparative study of psychotherapy. Baltimore: Johns Hopkins University Press.

Frank, J. D., Frank, J. B. (1991). Persuasion and healing: A comparative study of psychotherapy (3rd ed.). Baltimore: Johns Hopkins University Press.

Frevert, G., Cierpka, M., Joraschky, P. (2008). Familiäre Lebenszyklen. In M. Cierpka (Hrsg)., Handbuch der Familiendiagnostik (3. Aufl., S. 171–198). Heidelberg: Springer.

Fromm-Reichmann, F. (1948). Notes on the development of schizophrenia by psychoanalytic psychotherapy. Psychiatry, 11, 267–277.

Fuchs, T. (2000). Leib, Raum, Person. Entwurf einer phänomenologischen Anthropologie. Stuttgart: Klett-Cotta.

Fuchs, T. (2010). Phenomenology and psychopathology. In S. Gallagher, D. Schmicking (Eds.), Handbook of phenomenology and the cognitive sciences (pp. 547–573). Dordrecht: Springer.

Fuchs, T. (2015). Wege aus dem Ego-Tunnel. Zur gegenwärtigen Bedeutung der Phänomenologie. Deutsche Zeitschrift für Philosophie, 63, 801–823.

Fuhr, K., Meisner, C., Broch, A., Cyrny, B., Hinkel, J., Jaberg, J., Petrasch, M., Schweizer, C., Stiegler, A., Zeep, C., Batra, A. (2021). Efficacy of hypnotherapy compared to cognitive behavioral therapy for mild to moderate depression: Results of a randomized controlled rater-blind clinical trial. Journal of Affective Disorders, 286, 166–173.

Fuhse, J. A. (2005). Theorien des politischen Systems: David Easton und Niklas Luhmann. Eine Einführung. Wiesbaden: Verlag für Sozialwissenschaften.

Fürstenau, U., Rhiner, B. (2010). Multisystemische Therapie. PiD – Psychotherapie im Dialog, 11 (3), 222–225.

Fydrich, T. (2018). Evidenzbasierung in der Psychotherapie. Familiendynamik, 43 (4), 268–279.

Fydrich, T., Schneider, W. (2007). Evidenzbasierte Psychotherapie. Psychotherapeut, 52 (1), 55–68.

Gadenne, V. (2018). Wahrheit und Viabilität. Warum Ernst von Glasersfeld Karl Popper missverstanden hat. Familiendynamik, 43 (1), 42–49.

Gammer, C. (2018). Videounterstützte Interventionen in der Systemischen Therapie. In K. von Sydow, U. Borst (Hrsg.), Systemische Therapie in der Beratung (S. 319–326). Weinheim: Beltz.

Ganter, A., Liddle, H. (2018). Multidimensionale Familientherapie (MDFT). In K. von Sydow, U. Borst (Hrsg.), Systemische Therapie in der Praxis (S. 856–861). Weinheim: Beltz.
G-BA – Gemeinsamer Bundesausschuss (2020). Beschluss des Gemeinsamen Bundesausschusses über eine Änderung der Richtlinie über die Durchführung der Psychotherapie (Psychotherapie-Richtlinie). Systemische Therapie bei Erwachsenen. Fassung vom 23.1.2020. https://www.g-ba.de/downloads/39-261-4028/2019-11-22_PT-RL_Systemische-Therapie-Erwachsene_BAnz.pdf (Zugriff am 22.05.2021).
G-BA – Gemeinsamer Bundesausschuss (2021). Psychotherapierichtlinie vom 18.2.2021 https://www.g-ba.de/downloads/62-492-2400/PT-RL_2020-11-20_iK-2021-02-18.pdf (Zugriff am 22.05.2021).
Gehring, T. M. (1998). Familiensystemtest (FAST) (2. Aufl.). Göttingen: Hogrefe.
Gelo, O. C. G., Salvatore, S. (2016). A dynamic systems approach to psychotherapy: A meta-theoretical framework for explaining psychotherapy change processes. Journal of Counseling Psychology, 63 (4), 379–395.
Gergen, K. J. (2011). Relational being: Beyond self and community. Oxford: Oxford University Press.
Gergen, K. J. (2014). From mirroring to world-making: Research as future forming. Journal for the Theory of Social Behaviour, 45 (3), 287–310. DOI: 10.1111/jtsb.12075
Gergen, K. J., Gergen, M. M. (2018). Doing things with words: Toward evocative ethnography. Qualitative Research in Psychology, 15 (2–3), 272–286. DOI: 10.1080/14780887.2018.1430004
Gergen, K. J., Josselson, R., Freeman, M. (2015). The promises of qualitative inquiry. American Psychologist, 70 (1), 1–9.
Gergen, M. M., Gergen, K. J. (2012). Playing with purpose: Adventures in performative social science. New York: Routledge.
Glasersfeld, E. von (1985). Konstruktion der Wirklichkeit und des Begriffs der Objektivität. In H. Gumin, A. Mohler (Hrsg.), Einführung in den Konstruktivismus (S. 9–39). München: Oldenbourg.
Glaserfeld, E. von (1994). Piagets konstruktivistisches Modell: Wissen und Lernen. In G. Rusch, S. J. Schmidt (Hrsg.), Piaget und der radikale Konstruktivismus (S. 16–42). Frankfurt a. M.: Suhrkamp.
Glasersfeld, E. von (1996). Radikaler Konstruktivismus. Ideen, Ergebnisse, Probleme. Frankfurt a. M.: Suhrkamp.
Glasersfeld, E. von (1997). Wege des Wissens: Konstruktivistische Erkundungen durch unser Denken. Heidelberg: Carl-Auer-Verlag.
Gleick, J. (1988). Chaos, die Ordnung des Universums. Vorstoß in Grenzbereiche der modernen Physik. München: Droemer Knaur.
Goffman, E. (1980). Rahmen-Analyse. Ein Versuch über die Organisation von Alltagserfahrungen. Frankfurt a. M.: Suhrkamp.
Goldberg, S. B., Rousmaniere, T., Miller, S. D., Whipple, J., Nielsen, S. L., Hoyt, W. T., Wampold, B. E. (2016). Do psychotherapists improve with time and experience? A longitudinal analysis of outcomes in a clinical setting. Journal of Counseling Psychology, 63 (1), 1–11.
Goldsmith, J. (2012). Rupture-repair events in couple therapy: An exploration of the prevalence of sudden drops in couple therapy alliance, and their impacts on therapy progress. Miami: Unveröffentlichte Dissertation, Miami University.
Goolishian, H. A., Anderson, H. (1987). Language systems and therapy. An evolving idea. Psychotherapy, 24, 529–538.
Goolishian, H. A., Anderson, H. (1997). Menschliche Systeme. In L. Reiter, E. J. Brunner, S. Reiter-Theil (Hrsg.), Von der Familientherapie zur systemischen Perspektive (2. Aufl., S. 253–287). Heidelberg: Springer.
Grawe, K. (1995). Grundriß einer Allgemeinen Psychotherapie. Psychotherapeut, 40, 130–145.
Grawe, K. (1998). Psychologische Therapie. Göttingen: Hogrefe.

Grawe, K. (1999). Gründe und Vorschläge für eine Allgemeine Psychotherapie. Psychotherapeut, 44, 350–359.

Grawe, K. (2004). Neuropsychotherapie. Göttingen: Hogrefe.

Grawe, K., Caspar, F., Ambühl, H. (1990). Die Berner Therapievergleichsstudie: Wirkungsvergleich und differentielle Indikation. Zeitschrift für Klinische Psychologie, 19 (4), 338–361.

Grawe, K., Donati, R., Bernauer, F. (1994). Psychotherapie im Wandel. Von der Konfession zur Profession. Göttingen: Hogrefe.

Greenberg, L. S. (2006). Emotionsfokussierte Therapie. Tübingen: DGVT-Verlag.

Greenhalgh, T., Taylor, R. (1997). Papers that go beyond numbers (qualitative research). British Medical Journal, 315 (7110), 740–743.

Greve, W., Thomsen, T. (2019). Entwicklungspsychologie. Eine Einführung in die Erklärung menschlicher Entwicklung. Wiesbaden: Springer.

Groos, K. (1923). Das Seelenleben des Kindes. Ausgewählte Vorlesungen. Berlin: Reuther und Richard.

Grossmann, K. E., Grossmann, K. (2008). Die psychische Sicherheit in Bindungsbeziehungen: Basis für psychologische Anpassungsfähigkeit. Familiendynamik, 33 (3), 231–259.

Grossmann, K. P. (2005). Die Selbstwirksamkeit von Klienten. Ein Wirkverständnis systemischer Therapien. Heidelberg: Carl-Auer-Verlag.

Grossmann, K. P. (2018). Systemische Einzeltherapie. In K. von Sydow, U. Borst (Hrsg.), Systemische Therapie in der Praxis (S. 348–357). Weinheim: Beltz.

Günther, G. (1978). Idee und Grundriß einer nicht-Aristotelischen Logik: Die Idee und ihre philosophischen Voraussetzungen. Hamburg: Meiner.

Hacking, I. (1999). The social construction of what? London: Harvard University Press.

Hacking, I. (2006). Kinds of people: Moving targets. London: British Academy.

Hafner, U. (2021). Alles ganz wissenschaftlich: Die Lügen der Verschwörungstheoretiker offenbaren die Wahrheit des Wissenschaftsbetriebs. Neue Zürcher Zeitung, 08.02.2021. https://www.nzz.ch/feuilleton/verschwoerungstheorien-fast-so-wie-die-wissenschaft-ld.1599611 (Zugriff am 21.07.2021).

Hagl, M. (2017). Klinische Hypnose: Interventionsforschung im Jahr 2017. Interner Bericht der MEG.

Hahlweg, K. (2016). Fragebogen zur Partnerschaftsdiagnostik. Göttingen: Hogrefe.

Haken, H., Schiepek, G. (2010). Synergethik in der Psychologie. Selbstorganisation verstehen und gestalten (2. Aufl.). Göttingen: Hogrefe.

Haken, H. (1983). Synergetics. Heidelberg: Springer.

Haken, H. (1984). Erfolgsgeheimnisse der Natur. Synergetik: Die Lehre vom Zusammenwirken. Frankfurt a. M.: Ullstein.

Haken, H. (1990). Synergetik: Eine Einführung (3. Aufl.). Berlin: Springer.

Haken, H., Haken-Krell, M. (1992). Erfolgsgeheimnisse der Wahrnehmung. Synergetik als Schlüssel zum Gehirn. Stuttgart: DVA.

Haken, H., Schiepek, G. (2010). Synergetik in der Psychologie. Selbstorganisation verstehen und gestalten. Göttingen: Hogrefe.

Hannan, C., Lambert, M. J., Harmon, C., Nielsen, S. L., Smart, D. W., Shimokawa, K., Sutton, S. W. (2005). A lab test and algorithms for identifying clients at risk for treatment failure. Journal of Clinical Psychology: In Session, 61, 155–163.

Hanswille, R. (2015a). Aufgaben zwischen den Sitzungen. In R. Hanswille (Hrsg.), Handbuch systemische Kinder- und Jugendlichenpsychotherapie (S. 409–416). Göttingen: Vandenhoeck & Ruprecht.

Hanswille, R. (2015b). Systemisches Fragen. In R. Hanswille (Hrsg.), Handbuch systemische Kinder- und Jugendlichenpsychotherapie (S. 365–371). Göttingen: Vandenhoeck & Ruprecht.

Hanswille R. (2015c). Systemische Hypothesen. In R. Hanswille (Hrsg.), Handbuch systemische Kinder- und Jugendlichenpsychotherapie (S. 60–70). Göttingen: Vandenhoeck & Ruprecht.

Hanswille, R. (2018). Die Approbationsausbildung und -prüfung. In K. von Sydow, U. Borst (Hrsg.), Systemische Therapie in der Praxis (S. 920–928). Weinheim: Beltz.

Hanswille, R. (2020a). Wie viel Störungswissen ist nötig in den unterschiedlichen Aus- und Weiterbildungsformaten im Verfahren Systemische Therapie? Ein Plädoyer für Unterschiede, die einen Unterschied machen. In T. Kuhnert, M. Berg (Hrsg.), Systemische Therapie jenseits des Heilauftrags. Systemtherapeutische Perspektiven in der Sozialen Arbeit und verwandten Kontexten (S. 313–344). Göttingen: Vandenhoeck & Ruprecht.

Hanswille, R. (2020b). Unterschiede befruchten die »systemische Welt«. In T. Kuhnert, M. Berg (Hrsg.), Systemische Therapie jenseits des Heilauftrags. Systemtherapeutische Perspektiven in der Sozialen Arbeit und verwandten Kontexten (S. 363–380). Göttingen: Vandenhoeck & Ruprecht.

Hanswille, R., Kissenbeck, A. (2014). Systemische Traumatherapie. Konzepte und Methoden für die Praxis. Heidelberg: Carl-Auer-Verlag.

Havighurst, R. J. (1948/1972). Developmental tasks and education (3rd ed.). New York: McKay.

Hawellek, C. (2012). Entwicklungsperspektiven öffnen. Grundlagen beobachtungsgeleiteter Beratung nach der Marte-Meo-Methode. Göttingen: Vandenhoeck & Ruprecht.

Hayes, A. M., Andrews, L. A. (2020). A complex systems approach to the study of change in psychotherapy. BMC Medicine, 18 (1). DOI: 10.1186/s12916-020-01662-2

Hazelrigg, M., Cooper, H., Borduin, C. (1987). Evaluating the effectiveness of family therapies: An integrative review and analysis. Psychological Bulletin, 101, 428–442.

Heekerens, H. P. (2002). Die funktionale Familientherapie. In S. Sulz, H. P. Heekerens (Hrsg.), Familien in Therapie. Grundlagen und Anwendung kognitiv-behavioraler Familientherapie (S. 159–184). München: CIP-Medien.

Heekerens, H. P. (2006). Die Funktionale Familientherapie: Ein klinisches Behandlungsmodell. Psychotherapie in Psychiatrie, Psychotherapeutischer Medizin und Klinischer Psychologie, 11 (1), 16–24.

Heekerens, H. P. (2008a). Effektivität aufsuchender Familien-fokussierter Interventionen. Praxis der Kinderpsychologie und Kinderpsychiatrie, 57 (3), 130–146.

Heekerens, H. P. (2008b). Funktion, Krankheitsgewinn und Passung – Variationen eines therapeutischen Themas. Psychotherapie in Psychiatrie, Psychotherapeutischer Medizin und Klinischer Psychologie, 13 (2), 147–154.

Hegel, G. W. F. (1807/2017). Phänomenologie des Geistes (14. Aufl.). Frankfurt a. M.: Suhrkamp.

Heintel, P. (2012). Eigenzeit von Mensch und Organisation – Grenzen der Beschleunigung. In U. Borst, B. Hildenbrand (Hrsg.), Zeit essen Seele auf. Der Faktor Zeit in Therapie und Beratung (S. 204–220). Heidelberg: Carl-Auer-Verlag.

Helps, S. (2017). Remember who you belong to. A story of multiple and temporary belongings. In S. L. Pensoneau-Conway, T. E. Adams, D. M. Bolen (Eds.), Doing autoethnography (pp. 139–147). Cham: Springer Nature.

Hermans, B. E. (2015). Unterschiedliche Settings der systemischen Kinder- und Jugendlichenpsychotherapie. In R. Hanswille (Hrsg.), Handbuch systemische Kinder- und Jugendlichenpsychotherapie (S. 70–97). Göttingen: Vandenhoeck & Ruprecht.

Hermans, B. E.(2018). Hausaufgaben und »intersession tasks«. In K. von Sydow, U. Borst (Hrsg.), Systemische Therapie in der Praxis (S. 238–243). Weinheim: Beltz.

Hermans, H. (2001). The Dialogical Self: Toward a Theory of Personal and Cultural Positioning. Culture & Psychology, 7 (3), 243–281.

Herpertz, S., Caspar, F., Lieb, K. (Hrsg.) (2017). Psychotherapie. Funktions- und störungsorientiertes Vorgehen. München: Elsevier.

Herpertz, S., Caspar, F., Mundt, C. (Hrsg.) (2008). Störungsorientierte Psychotherapie. München: Urban und Fischer.

Herwig-Lempp, J. (2007). Ressourcen im Umfeld: Die VIP-Karte. In B. Michel-Schwartze (Hrsg.), Methodenbuch Soziale Arbeit. Basiswissen für die Praxis (S. 207–226). Wiesbaden: VS Verlag.

Hess, T., Starke, C. (2018). Patchworkfamilien. In K. von Sydow, U. Borst (Hrsg.), Systemische Therapie in der Praxis (S. 679–691). Weinheim: Beltz.

Hildenbrand, B. (1998). Qualitative Forschung in der systemischen Therapie. System Familie, 11, 112–119.

Hildenbrand, B. (2005). Fallrekonstruktive Familienforschung (2. Aufl.). Wiesbaden: VS Verlag für Sozialwissenschaften.

Hildenbrand, B. (2007). Einführung in die Genogrammarbeit. Heidelberg: Carl-Auer-Systeme.

Hildenbrand, B., Funcke, D. (2009). Unkonventionelle Familien in Beratung und Therapie. Heidelberg: Carl-Auer-Verlag.

Hinz, A., Stöbel-Richter, Y., Brähler, E. (2001). Der Partnerschaftsfragebogen (PFB). Normierung und soziodemographische Einflussgrößen auf die Partnerschaftsqualität. Diagnostica, 47 (3), 132–141. DOI: 10.1026//0012-1924.47.3.132

Hoffmann, L. (1996). Therapeutische Konversationen. Von Macht und Einflussnahme zur Zusammenarbeit in der Therapie. Die Entwicklung systemischer Praxis. Dortmund: verlag modernes lernen.

Hofmann, S. G., Barlow, D. H. (2014). Evidence-based psychological interventions and the common factors approach: The beginnings of a rapprochement? Psychotherapy, 51 (4), 510–513.

Hoffman Hennessy, L. (1992). Für eine reflexive Kultur der Familientherapie. In J. Schweitzer, A. Retzer, H.-R. Fischer (Hrsg.), Systemische Praxis und Postmoderne (S. 16–38). Frankfurt a. M.: Suhrkamp.

Holstein, J. A., Gubrium, J. F. (Eds.) (2007). Handbook of constructionist research. New York: Guilford.

Holzberg, O., Seifert, A. (2018). Emotionsfokussierte Paartherapie (EFT). In K. von Sydow, U. Borst (Hrsg.), Systemische Therapie und Beratung (S. 784–789). Weinheim: Beltz.

Hopf, R. B., Lock, J., Le Grange, D. (2018). Familienbasierte Therapie für Jugendliche mit Essstörungen (Family-Based Treatment for Adolescent Eating Disorder, FBT). In K. von Sydow, U. Borst (Hrsg.), Systemische Therapie in der Praxis (S. 850–855). Weinheim: Beltz.

Hornová, L. (2021). Dialogical co-therapy. Australian and New Zealand Journal of Family Therapy, 41 (4), 325–341.

Hosking, D. M. (2011). Telling tales of relations: Appreciating relational constructionism. Organization Studies, 32 (1), 47–65.

Howes, O. D., McCutcheon, R., Owen, M. J., Murray, R. (2017). The role of genes, stress and dopamine in the development of schizophrenia. Biological Psychiatry, 81 (1), 9–20.

Hunger, C. (2018). Das Drei-Ebenen-Modell der Familien- und Systemdiagnostik: Überblick und Erhebungsverfahren. Psychotherapeut, 63 (5), 381–392.

Hunger, C. (2021). Systemische Therapie. Stuttgart: Kohlhammer.

Hunger, C., Bornhäuser, A., Link, L., Geigges, J., Voss, A., Weinhold, J., Schweitzer, J. (2017). The Experience in Personal Social Systems Questionnaire (EXIS.pers). Development and psychometric properties. Family Process, 56 (1), 154–170. DOI: 10.1111/famp.12205

Hunger, C., Geigges, J., Schweitzer, J. (2019). Soziale Netzwerkdiagnostik (SozNet-D): Die Erfassung und praktische Arbeit mit strukturellen und funktionalen Aspekten sozialer Beziehungen. In A. Eickhorst, A. Röhrbein (Hrsg.), Systemische Methoden in der Familienberatung und -therapie. Was passt in unterschiedlichen Lebensphasen und Kontexten? (S. 269–280). Göttingen: Vandenhoeck & Ruprecht.

Hunger, C., Schweitzer, J. (2014). EXIS. Erleben in Sozialen Systemen. In C. Kemper, M. Zenger, E. Brähler (Hrsg.), Psychologische und sozialwissenschaftliche Kurzskalen: Standardisierte Erhebungsinstrumente für Wissenschaft und Praxis (S. 76–83). Berlin: Medizinisch-Wissenschaftliche Verlagsgesellschaft.

Hulpke-Wette, M., Paul, T. (2010). Aufmerksamkeitsdefizit-Hyperaktivitäts-Störung. Arterielle Hypertonie bei ADHS im Kindes- und Jugendalter. Monatsschrift Kinderheilkunde, 158 (5), 489–492. DOI: 10.1007/s00112-010-2219-z

Hüther, G. (2006). Die Macht der inneren Bilder. Wie Visionen das Gehirn, den Menschen und die Welt verändern (3. Aufl.). Göttingen: Vandenhoeck & Ruprecht.

Hüther, G. (2012). Biologie der Angst. Wie aus Stress Gefühle werden. Göttingen: Vandenhoeck & Ruprecht.

Hutter, C., Schwehm, H. (2009). J. L. Morenos Werk in Schlüsselbegriffen. Wiesbaden: VS Verlag für Sozialwissenschaften.

IMPP – Institut für medizinische und pharmazeutische Prüfungsfragen (2009). Musteraufgaben für die schriftlichen Prüfungen nach dem Psychotherapeutengesetz. Mainz: IMPP.

IQWiG – Institut für Qualität und Wirtschaftlichkeit im Gesundheitswesen (2017). Systemische Therapie bei Erwachsenen als Psychotherapieverfahren. IQWIG-Berichte Nr. 513. https://www.iqwig.de/download/n14-02_abschlussbericht_systemische-therapie-bei-erwachsenen_v1-0.pdf?rev=186740 (Zugriff am 22.05.2021).

Jansen, T. (2014). Zweiwertigkeit und Mehrwertigkeit. Zeitschrift für Theoretische Soziologie, 3 (1), 20–42.

Jansen, T., Feißt, M., Vogd, W. (2020). »Logische Kondensation«. Zur Interpretation von Mehrdeutigkeit in der Kontexturanalyse am Beispiel eines schizophrenen Patienten in der forensischen Psychiatrie. Forum Qualitative Sozialforschung, 21 (3), Art. 13.

Jansen, T., Schlippe, A. von, Vogd, W. (2015). Kontexturanalyse – ein Vorschlag für rekonstruktive Sozialforschung in organisationalen Zusammenhängen. Forum Qualitative Sozialforschung, 16 (1), Art. 4.

Jaumann, A. (2020). Methoden, Interventionsansätze, Techniken und Settings der Systemischen Therapie im Abschlussbericht des Instituts für Qualität und Wirtschaftlichkeit im Gesundheitswesen. Hamburg: Unveröffentlichte Masterarbeit, Medicalschool Hamburg.

Jellouschek, H. (2018). Paartherapie. In K. von Sydow, U. Borst (Hrsg.), Systemische Therapie in der Praxis (S. 358–368). Weinheim: Beltz.

Joerchel, A. C. (2011). Locating the dialogical self within a cultural sphere. In M. Märtsin, B. Wagoner, E.-L. Aveling, I. Kadianaki, L. Whittaker (Eds.), Dialogicality in focus: Challenges to theory, method and application (pp. 19–31). Hauppauge, New York: Nova Science Publishers.

Johnson, S. M. (2009). Praxis der Emotionsfokussierten Paartherapie. Paderborn: Junfermann.

Jones, E., Asen, E. (2002). Wenn Paare leiden. Wege aus der Depressionsfalle. Dortmund. Borgmann.

Kamlah, W., Lorenzen, P. (1973). Logische Propädeutik. Vorschule des vernünftigen Redens (2., verb. u. erw. Aufl.). Mannheim: Bibliographisches Institut.

Kandale, M., Rugenstein, K. (2016). Das Repetitorium. Lehr- und Lernbuch für die schriftlichen Abschlussprüfungen zum Psychologischen Psychotherapeuten und zum Kinder- und Jugendlichenpsychotherapeuten (2. Aufl.). Berlin: DPV.

Kannicht, A., Schmid, B. (2015). Einführung in systemische Konzepte der Selbststeuerung. Heidelberg: Carl-Auer-Verlag.

Kaufmann, R. (1990). Die Familienrekonstruktion. Erfahrungen, Materialien, Modelle. Heidelberg: Asanger.

Keaveny, E., Midgley, N., Asen, E., Bevington, D., Fearon, P., Fonagy, P., Jennings-Hobbs, R., Wood, S. (2012). Minding the family mind: The devolopment and initial evalution of mentalization-based treatmentfor families. In N. Midgley, I. Vrauva (Eds.), Minding the child. Mentalization-based interventions with children, young people and their familys (pp. 98–112). New York: Routledge.

Kelly, G. A. (1955). The psychology of personal constructs (Vol. I, II). New York: Norton.

Kennedy, D. (2020). Paths in utopia: School as holding environment for the dialogical self. Journal of Constructivist Psychology. DOI: 10.1080/10720537.2020.1848668

Kessler, R., Sonnega, A., Bromet, E., Hughes, M., Nelson, C. (1995). Posttraumatic stress disorder in the National Comorbidity Survey. Archives of General Psychiatry, 52, 1048–1060.

Klann, N., Hahlweg, K., Limbird, C., Snyder, D. (2006). Einschätzung von Partnerschaft und Familie. Deutsche Form des Marital Satisfaction Inventory – Revised (MSI-R) von Douglas K. Snyder. Göttingen: Hogrefe.

Kleinplatz, P. J. (2012). Sex Therapy. Innovations and alternatives. New York: Routledge.

Kliem, S., Job, A.-K., Kröger, C., Bodenmann, G., Stöbel-Richter, Y., Hahlweg, K., Brähler, E. (2012). Entwicklung und Normierung einer Kurzform des Partnerschaftsfragebogens (PFB-K) an einer repräsentativen deutschen Stichprobe. Zeitschrift für Klinische Psychologie und Psychotherapie: Forschung und Praxis, 41 (2), 81–89. DOI: 10.1026/1616-3443/a000135

Kliem, S., Kröger, C., Stöbel-Richter, Y., Hahlweg, K., Brähler, E. (2012). Die faktorielle Struktur des Partnerschaftsfragebogens. Zeitschrift für Klinische Psychologie und Psychotherapie: Forschung und Praxis, 41 (2), 109–113. DOI: 10.1026/1616-3443/a000138

Knekt, P., Lindfors, O., Härkänen, T., Välikoski, M., Virtala, E., Laaksonen, M. A., Marttunen, M., Kaipainen, M., Renlund, C. (2008). Randomized trial on the effectiveness of long- and short-term psychodyamic psychotherapy and solution-focused therapy on psychiatric symptoms during a 3-year follow-up. Psychological Medicine, 38 (5), 689–703.

Knudsen, M., Vogd, W. (2017). Systems theory and the sociology of health and illness. Observing Healthcare. London: Routledge.

Kolk, B. van der (2015). Verkörperter Schrecken: Traumaspuren in Gehirn, Geist und Körper und wie man sie heilen kann. Lichtenau: Probst.

Koller, M., Lorenz, W., Abel, U. (2006). Randomisierte Studien: Notwendig, aber nicht ausreichend. MMW – Fortschritte der Medizin, 148 (49/50), 51. DOI: 10.1007/BF03364884

Kuhn, T. S. (1970). The structure of scientific revolutions (2[ed.]). Chicago: University of Chicago Press.

Kupfer, D. J., First, M. B., Regier, D. A. (2002). A research agenda for DSM-5. Washington, DC: APA.

König, O., Schattenhofer, K. (2012). Einführung in die Gruppendynamik. Heidelberg: Carl-Auer-Verlag.

Könning, J., Szczepanski, R., Schlippe, A. von (Hrsg.) (1994). Betreuung asthmakranker Kinder im sozialen Kontext. Die Bewältigung einer chronischen Krankheit als Herausforderung für Kind, Familie und interdisziplinäres Team. Stuttgart: Enke.

Korittko, A., Pleyer, K. H. (2016). Traumatischer Stress in der Familie. Systemtherapeutische Lösungswege. Göttingen: Vandenhoeck & Ruprecht.

Kornberger, M. W. (2017a). Ein systemtheoretisch fundiertes bio-psycho-soziales Erklärungsmodell zur Entstehung von Wahn und Halluzinationen. Systeme, 31, 123–150.

Kornberger, M. W. (2017b). Die Anwendung der Theorie dynamischer Systeme im klinischen Bereich. Ein kritischer Überblick. Kontext – Zeitschrift für systemische Therapie und Familientherapie, 48 (4), 338–352.

Korzybski, A. (1933/1994). Science and sanity: An introduction to non-aristotelian systems and general semantics (5th ed.). New York: Institute of General Semantics.

Kraus, B. (2017). Plädoyer für den Relationalen Konstruktivismus und eine Relationale Soziale Arbeit. Forum sozial, 1, 29–35.

Krause, R., Mertens, J. (2008). Beziehungsregulation in alltäglichen und psychotherapeutischen Situationen und ihr Stellenwert für Praxis und Theorie der Psychotherapie. In M. Hermer, B. Röhrle (Hrsg.), Handbuch der therapeutischen Beziehung. Band 1: Allgemeiner Teil (S. 343–378). Tübingen: DGVT-Verlag.

Kriz, J. (1992). Chaos und Struktur. München/Berlin: Quintessenz.

Kriz, J. (1994). Psychisch-kommunikative Prozesse als Umgebungsbedingungen für Asthma bronchiale. Eine systemische Sichtweise der Interaktion sozialer, psychischer und körperlicher Prozessdynamik. In J. Könning, R. Szczepanski, A. von Schlippe (Hrsg.), Betreuung asthmakranker Kinder im sozialen Kontext (S. 179–198). Stuttgart: Enke.

Kriz, J. (1995). Über die Macht der Sprache. In C. Schmidt-Lellek, B. Heimannsberg (Hrsg.), Macht und Machtmißbrauch in der Psychotherapie (S. 43–63). Köln: Edition Humanistische Psychologie.

Kriz, J. (1996). Zum Verhältnis von Forschung und Praxis in der Psychotherapie. Psychotherapie Forum, 4, 163–168.

Kriz, J. (1997). Psychisch kommunikative Prozesse als Umgebungsbedingungen für Asthma bronchiale. Eine systemische Sichtweise der Interaktion sozialer, psychischer und körperlicher Prozessdynamik. In J. Könning, R. Szczepanski, A. von Schlippe (Hrsg.), Betreuung asthmakranker Kinder im sozialen Kontext (2., überarb. u. erw. Aufl., S. 213–231). Stuttgart: Enke.

Kriz, J. (2005). Systemtheorie und Psychosomatik. In A. von Schlippe, S. Theiling (Hrsg.), Niemand ist allein krank. Osnabrücker Lesebuch zu chronischen Krankheiten im Kindes- und Jugendalter (S. 97–119). Lengerich: Pabst.

Kriz, J. (2007). Wie lässt sich die Wirksamkeit von Verfahren X wissenschaftlich begründen? Versuch der Präzisierung einer methodologischen Hintergrunds-Kontroverse. Psychotherapeutenjournal, 6, 258–261.

Kriz, J. (2008a). Gestalttheorie und Systemtheorie. In H. Metz-Goeckel (Hrsg.), Gestalttheorie aktuell. Handbuch zur Gestalttheorie (Bd. 1, S. 39–70). Wien: Krammer.

Kriz, J. (2008b). Kontextwirkungen in der Psychotherapie. In M. Hermer, B. Röhrle (Hrsg.), Handbuch der therapeutischen Beziehung (S. 1271–1290). Tübingen: dgvt-Verlag.

Kriz, J. (2012). Systemisch-psychologische Grundlagenforschung. In M. Ochs, J. Schweitzer (Hrsg.), Handbuch Forschung für Systemiker (S. 137–152). Göttingen: Vandenhoeck & Ruprecht.

Kriz, J. (2014a). Einladung zu einer Begegnung. Morenos Werk aus der Sicht der Personzentrierten Systemtheorie. Zeitschrift für Psychodrama Soziometrie, 13 (1. Suppl.), 121–135.

Kriz, J. (2014b). Grundkonzepte der Psychotherapie (7., überarb. u. erw. Aufl.). Weinheim: Beltz.

Kriz, J. (2014c). Medikalisierung versus psychosoziale Perspektive. In T. Levold, M. Wirsching (Hrsg.), Systemische Therapie und Beratung – das große Lehrbuch (S. 20–24). Heidelberg: Carl-Auer-Verlag.

Kriz, J. (2014d). Wie evident ist Evidenzbasierung? Über ein gutes Konzept – und seine missbräuchliche Verwendung. In S. Sulz (Hrsg.), Psychotherapie ist mehr als Wissenschaft (S. 154–185). München: CIP-Medien.

Kriz, J. (2017). Subjekt und Lebenswelt. Personzentrierte Systemtheorie für Psychotherapie, Beratung und Coaching. Göttingen: Vandenhoeck & Ruprecht.

Kriz, J. (2018). Rückkehr zum wissenschaftlichen Diskurs? Kommentar zum Beitrag von Thomas Fydrich. Familiendynamik, 43 (4), 280–285.

Kriz, J. (2021). Evidenzbasierte Medikalisierung: Folgen der methodischen Monokultur. In M. Wendisch (Hrsg.), Kritische Psychotherapie (S. 201–216). Göttingen: Hogrefe.

Kriz, J., Lisch, R. (1988). Methodenlexikon für Mediziner, Psychologen, Soziologen. München/Heidelberg: Psychologie Verlags Union.

Kriz, J., Simon, F. (2019). Der Streit ums Nadelöhr. Körper, Psyche, Soziales, Kultur – Wohin schauen systemische Berater? (Herausgegeben von M. Ohler). Heidelberg: Carl-Auer-Verlag.

Kriz, J., Tschacher, W. (2013). Systemtheorie als Strukturwissenschaft: Vermittlerin zwischen Praxis und Forschung. Familiendynamik, 38 (2), 12–21.

Kumbier, D. (2018). Systemische Therapie mit der inneren Familie. In K. von Sydow, U. Borst (Hrsg.), Systemische Therapie in der Praxis (S. 817–822). Weinheim: Beltz.

Kurtz, T. (2019). Systemtheorie der Professionen. In C. Schnell, M. Pfadenhauer, (Hrsg.), Handbuch Professionssoziologie (S. 1–21). Wiesbaden: Springer VS. DOI: 10.1007/978-3-658-13154-8_2-1

Ladwig, I., Rief, W., Nestoriuc, Y. (2014). Welche Risiken und Nebenwirkungen hat Psychotherapie – Entwicklung des Inventars zur Erfassung Negativer Effekte von Psychotherapie (INEP). Verhaltenstherapie, 24 (4), 252–263.

Lakoff, G., Johnson, M. (1998). Leben in Metaphern. Konstruktion und Gebrauch von Sprachbildern. Heidelberg: Carl-Auer-Verlag.

Lambert, M. J. (2013). The efficacy and effectiveness of psychotherapy. In M. J. Lambert (Ed.), Handbook of psychotherapy and behavior change (6th ed., pp. 169–218). New York: John Wiley & Sons.

Lambert, M. J., Kleinstäuber, M. (2016). Wenn sich Menschen ändern – Veränderungsprozesse in der Psychotherapie und ihre Beziehung zu spezifischen Therapietechniken und allgemeinen Wirkfaktoren. Verhaltenstherapie, 26 (1), 32–39.

Lange, S. (2018). Kommentar zum Beitrag »Evidenzbasierung in der Psychotherapie« von Thomas Fydrich. Familiendynamik, 43 (4), 286–289.

Laqueur, P. (1969). Multiple family therapy in an state hospital. Hospital and Community Psychiatry, 20, 13–20.

Laqueur, P., La Burt, H. A., Morong, E. (1964). Multiple family therapy. Further developments. Current Psychiatric Therapies, 4, 150–154.

Lee, C. J. (2018). The test taker's fallacy: How students guess answers on multiple-choice tests. Journal of Behavioral Decision Making, 32 (2), 140–151. DOI: 10.1002/bdm.2101

Leff, J., Vernals, S., Brewin, C. R., Wolff, G., Alexander, B., Asen, E., Dayson, D., Jones, E., Chisholm, D., Everlitt, B. (2000). The London depression intervention trial. Randomised controlled trial of antidepressants v. couple therapy in the treatment and maintenance of people with depression living with a partner: clinical outcome and costs. British Journal of Psychiatry, 177 (2), 95–100.

Leibowitz, K. A., Hardebeck, E. J., Goyer, J. P., Crum, A. J. (2019). The role of patient beliefs in open-label placebo effects. Health Psychology, 38 (7), 613–622. DOI: 10.1037/hea0000751, 10.1037/hea0000751.supp

Leichsenring, F., Steinert, C., Ioannidis, J. (2019). Toward a paradigm shift in treatment and research of mental disorders. Psychological Medicine, 49, 1–7. DOI: 10.1017/S0033291719002265

Lemmens, G. M., Eisler, I., Buysse, A., Heene, E., Demyttenaere, K. (2009). The effects on mood of adjunctive single-family and multi-family group therapy in the treatment of hospitalized patients with major depression. A 15-month follow-up study. Psychotherapy and Psychosomatics, 78 (2), 98–105.

Lenz, A. (2005). Kinder psychisch kranker Eltern. Göttingen: Hogrefe.

Lenz, A. (2007). Interventionen bei Kindern psychisch kranker Eltern. Grundlagen, Diagnostik und therapeutische Maßnahmen. Göttingen: Hogrefe.

Levavi, I. (2010). Improvement in systemic intra-familial variables by non-violent resistance treatment for parents of children and adolescents with behavioral problems. Tel Aviv: unpublished thesis, Tel-Aviv University.

Levitt, H. M. (2015). Qualitative psychotherapy research: the journey so far and future directions. Psychotherapy, 52 (1), 31–37.

Levold, T. (2014). Kommunikation und Beobachtung: Die Kybernetik 2. Ordnung. In T. Levold, M. Wirsching (Hrsg.), Systemische Therapie und Beratung – das große Lehrbuch (S. 53–58). Heidelberg: Carl-Auer-Verlag.

Levold, T. (2019). Hören 1. und 2. Ordnung. Warum Zuhören mehr ist als Wissen, was gesagt worden ist. Kontext – Zeitschrift für systemische Therapie und Familientherapie, 50 (1), 26–44.

Levold, T. (2020). Systemische Therapie für unterschiedliche Kontexte und Systeme – ein transdisziplinärer, multiprofessioneller und kompetenzorientierter Ausblick. In T. Kuhnert, M. Berg (Hrsg.), Systemische Therapie jenseits des Heilauftrags. Systemtherapeutische Perspektiven in der Sozialen Arbeit und verwandten Kontexten (S. 344–362). Göttingen: Vandenhoeck & Ruprecht.

Levold, T. (2021). Diagnostik als soziale Konstruktion. Kontext – Zeitschrift für systemische Perspektiven, 52 (2), 105–126.

Levold, T., Lieb, H. (2017). Für welche Probleme sind Diagnosen eigentlich eine Lösung? Tom Levold und Hans Lieb im Gespräch mit Uwe Britten. Göttingen: Vandenhoeck & Ruprecht.

Levold, T., Loth, W., Schlippe, A. von, Schweitzer, J. (2011). Systemische Therapie und das »störungsspezifische Wissen«. Ein Streitgespräch. Kontext – Zeitschrift für systemische Therapie und Familientherapie, 42 (2), 164–179.

Levold, T., Wirsching, M. (Hrsg.) (2014). Systemische Therapie und Beratung – das große Lehrbuch. Heidelberg: Carl-Auer-Verlag.
Levy, D. (1943). Maternal overprotection. New York: Columbia University.
Lewis, M. D. (2000). The promise of dynamic systems approaches for an integrated account of human development. Child Development, 71 (1), 36–43.
Lieb, H. (2013). Störungsspezifische Systemtherapie. Konzepte und Lösungen. Heidelberg: Carl-Auer-Verlag.
Lieb, H. (2014). Störungsspezifische Systemtherapie. Konzepte und Behandlung. Heidelberg: Carl-Auer-Verlag.
Lieb, H. (2019). Auf den Punkt gebracht: Individualität und Verallgemeinerung in der Fallkonzeption. In M. Rufer, C. Flückiger (Hrsg.), Essentials der Psychotherapie. Praxis und Forschung im Diskurs. Bern: Hogrefe.
Lieb, H. (2020). Krisen: Merkmale, Varianten, Bewältigung. PiD – Psychotherapie im Dialog, 21 (1), 25–32.
Linden, M., Strauß, B. (Hrsg.) (2018). Risiken und Nebenwirkungen von Psychotherapie (2. Aufl.). Berlin: Wissenschaftlich Medizinische Verlagsgesellschaft.
Lindner, R. (2015). Zeitlinienarbeit. In R. Hanswille (Hrsg.), Handbuch systemische Kinder- und Jugendlichenpsychotherapie (S. 426–433). Göttingen: Vandenhoeck & Ruprecht.
Lock, J., Le Grange, D. (2013). Treatment manual for Annoreia nervosa: A family-based approach. New York: Guilford.
Lock, J., Le Grange, D., Agras, S. W., Moye, A., Bryson, S. W., Jo, B. (2010). Randomized clinical trial comparing family-based treatment with adolescent-focused individual therapy for adolescents with anorexia nervosa. Archives of General Psychiatry, 67, 1025–1032.
Lock, A., Strong, T. (2010). Social constructionism: Sources and stirrings in theory and practice. Cambridge: Cambridge University Press.
Loftus, E. (1997). Creating false memories. Scientific American, 277, 70–75.
Ludewig, K. (1987). 10 + 1 Leitsätze bzw. Leitfragen. Grundzüge einer systemisch begründeten klinischen Theorie im psychosozialen Bereich. Zeitschrift für systemische Therapie, 5, 178–191.
Ludewig, K. (2002). »Junge Menschen lügen nicht, Erwachsene dagegen sehr«. Über den Umgang mit Selbstverständlichkeiten und Besonderheiten in der Therapie mit Jugendlichen. In W. Rotthaus (Hrsg.), Systemische Kinder- und Jugendlichenpsychotherapie (S. 162–184). Heidelberg: Carl-Auer-Verlag.
Ludewig, K., Pflieger, K., Wilken, U., Jakobskötter, G. (1983). Entwicklung eines Verfahrens zur Darstellung von Familienbeziehungen: Das Familienbrett. Familiendynamik, 8 (3), 235–251.
Ludewig, K., Wilken, U. (Hrsg.) (2000). Das Familienbrett. Ein Verfahren für die Forschung und Praxis mit Familien und anderen sozialen Systemen. Göttingen: Hogrefe.
Luhmann, N. (1964). Funktionen und Folgen formaler Organisation. Berlin: Duncker & Humblot.
Luhmann, N. (1977). Interpenetration – Zum Verhältnis personaler und sozialer Systeme. Zeitschrift für Soziologie, 6 (1), 62–76.
Luhmann, N. (1984). Soziale Systeme. Grundriß einer allgemeinen Theorie. Frankfurt a. M.: Suhrkamp.
Luhmann, N. (2002). Die Religion der Gesellschaft. Frankfurt a. M.: Suhrkamp.
Lunkenheimer, E. S., Dishion, T. J. (2009). Developmental psychopathology: Maladaptive and adaptive attractors in children's close relationships. In S. J. Guastello, M. Koopmans, D. Pincus (Eds.), Chaos and complexity in psychology: The theory of nonlinear dynamical systems (pp. 282–306). Cambridge: Cambridge University Press.
Lüscher, K. (2012). Familie heute: Mannigfaltige Praxis und Ambivalenz. Familiendynamik, 37 (3), 212–223.
Luthman, S. G., Kirschenbaum, M. (1977). Familiensysteme: Wachstum und Störungen. Einführung in die Familientherapie. München: Pfeiffer.

Maercker, A., Forstmeier, S., Wagner, B., Glaesmer, H., Brähler, E. (2008). Posttraumatische Belastungsstörungen in Deutschland. Ergebnisse einer gesamtdeutschen epidemiologischen Untersuchung. Der Nervenarzt, 79 (5), 577–586.

Mahoney, M. J. (2003). Constructive psychotherapy. A practical guide. New York: Guilford.

Mahoney, M. J., Granvold, D. K. (2005). Constructivism and psychotherapy. World Psychiatry, 4 (2), 74–77.

Marková, I. (2000). Amédée or how to get rid of it: Social representations from a dialogical perspective. Culture & Psychology, 6 (4), 419–460.

Märtens, M. M. (2002). Nebenwirkungen und Risiken in der Systemischen Therapie. In M. Märtens, H. Petzold (Hrsg.), Therapieschäden. Risiken und Nebenwirkungen von Psychotherapie (S. 216–245). Mainz: Grünewald.

Masten, A. S. (2012). Resilience in children. Vintage rutter and beyond. In A. M. Slater, P. C. Quinn (Eds.), Developmental psychology. Revisiting the classic studies (pp. 204–221). London: Sage Publications.

Maturana, H. (1982). Erkennen. Die Organisation und Verkörperung von Wirklichkeit. Ausgewählte Arbeiten zur biologischen Epistemologie. Braunschweig: Vieweg.

Maturana, H., Varela, F. (1987). Der Baum der Erkenntnis. Die biologischen Wurzeln menschlichen Erkennens. Wien: Scherz.

May, G., Mruck, K. (Hrsg.) (2010). Handbuch Qualitative Forschung in der Psychologie. Wiesbaden: VS Verlag für Sozialwissenschaften.

McGoldrick, M. (2003). Wieder heimkommen. Auf Spurensuche in Familiengeschichten. Heidelberg: Carl-Auer-Systeme.

McGoldrick, M., Gerson, R. (2005). Genogramme in der Familienberatung (2. Aufl.). Bern: Huber.

McGoldrick, M., Giordano, J., Petri, S. (2009). Genogramme in der Familienberatung (3. Aufl.). Bern: Huber.

McLeod, J. (2011). Qualitative research in counselling and psychotherapy. London: Sage.

McNamee, S. (2017). Relationale Forschung – Praxis verändern. Familiendynamik, 42 (3), 240–245.

McNamee, S. (2020). Relational research (trans)forming practices. In M. Ochs, M. Borcsa, J. Schweitzer (Eds.), Systemic research in individual, couple, and family therapy and counseling (pp. 115–124). Cham: Springer International.

McNamee, S., Hosking, D. M. (2012). Research and social change: A relational constructionist approach. London: Routledge.

Meiss, O. (2016). Hypnosystemische Therapie bei Depression und Burnout. Heidelberg: Carl-Auer-Verlag.

Meixner, J., Müller, K. (2004). Angewandter Konstruktivismus. Ein Handbuch für die Bildungspraxis in Schule und Beruf. Aachen: Shaker.

Metz-Göckel, H. (Hrsg.) (2008). Gestalttheorie aktuell. Handbuch zur Gestalttheorie. Bd. 1. Wien: Krammer.

Metzinger, T. (2009). Der Ego-Tunnel. Eine neue Philosophie des Selbst: Von der Hirnforschung zur Bewusstseinsethik. Berlin: Berlin-Verlag.

Midgley, N., Besser, S. J., Fearon, P., Wyatt, S., Byford, S., Wellsted, D. (2019). The Herts and Minds study: Feasibility of a randomised controlled trial of Mentalization-Based Treatment versus usual care to support the wellbeing of children in foster care. BMC Psychiatry, 19. DOI: 10.1186/s12888-019-2196-2

Miller, I. W., Keitner, G. I., Ryan, C. E., Uebelacker, L. A., Johnson, S. L., Solomon, D. A. (2008). Family treatment for bipolar disorder. Family impairment by treatment interactions. Journal of Clinical Psychiatry, 69 (5), 732–740.

Miller, S. (2015). Warum die meisten Therapeuten nur durchschnittlich sind (und was wir dagegen tun können). Tony Rousmaniere im Gespräch mit Scott Miller. Familiendynamik, 40 (2), 160–167.

Mills, J. C., Crowley, R. J. (2006). Therapeutische Metaphern für Kinder und das Kind in uns. Heidelberg: Carl-Auer-Verlag.
Minuchin, S. (1977). Familie und Familientherapie. Theorie und Praxis struktureller Familientherapie. Freiburg: Lambertus.
Minuchin, S., Fishman, H. (1983). Praxis der strukturellen Familientherapie. Freiburg: Lambertus.
Moos, R. H. (1979). Messung und Wirkung sozialer Settings. In H. Walter, R. Oerter (Hrsg.), Ökologie und Entwicklung: Mensch-Umwelt-Modelle in entwicklungspsychologischer Sicht (S. 172–184). Heidelberg: Carl-Auer-Verlag.
Moos, R. H., Moos, B. S. (1981). Family environment scale. Manual. Palo Alto: Consulting Psychologists Press.
Moreno, J. L. (1959). Gruppenpsychotherapie und Psychodrama. Stuttgart: Thieme.
Morin, E. (1974). Das Rätsel des Humanen. Grundfragen einer neuen Anthropologie. München/Zürich: Piper.
Morin, E. (1981). Method. Towards a study of humankind. Vol. 1: The nature of nature. New York: Peter Lang.
Morin, E. (2010). Die Methode. Die Natur der Natur. Wien/Berlin: Turin Kant Verlag.
Moritz, S., Fieker, M., Hottenrott, B., Seeralan, T., Cludius, B., Kolbeck, K., Gallinat, J., Nestoriuc, Y. (2015). No pain, no gain? Adverse effects of psychotherapy in obsessive-compulsive disorder and its relationship to treatment gains. Journal of Obsessive-Compulsive and Related Disorders, 5, 61–66.
Morson, G. S., Emerson, C. (1990). Mikhail Bakhtin: Creation of a prosaics. Stanford: Stanford University Press.
Moser, S. (Hrsg.) (2011). Konstruktivistisch forschen: Methodologie, Methoden, Beispiele (2. Aufl.). Heidelberg: Springer.
Mudry, T., Nepustil, P., Ness, O. (2019). The relational essence of natural recovery: Natural recovery as relational practice. International Journal of Mental Health and Addiction, 17 (2), 191–205.
Mulder, R., Murray, G., Rucklidge, J. (2017). Common versus specific factors in psychotherapy: Opening the black box. Lancet Psychiatry, 4 (12), 953–962.
Muraitis, A., Schlippe, A. von (2012). Fragen lernen – worauf achtet eine empirisch-systemische Organisationsforschung? In M. Ochs, J. Schweitzer (Hrsg.), Handbuch Forschung für Systemiker (S. 89–103). Göttingen: Vandenhoeck & Ruprecht.
Myers, D. G. (2008). Psychologie (2. Aufl.). Heidelberg: Springer.
Nemetschek, P. (2011). Systemische Familientherapie mit Kindern, Jugendlichen und Eltern. Lebensfluss-Modell und analoge Methoden (2., verb. Aufl.). Stuttgart: Klett-Cotta.
Nestoriuc, C., Rief, W. (2018). Nebenwirkungen in der Verhaltenstherapie. In M. Linden, B. Strauß (Hrsg.), Risiken und Nebenwirkungen von Psychotherapie (2. Aufl., S. 59–68). Berlin: Wissenschaftlich Medizinische Verlagsgesellschaft.
Nicolai, L. (2018). Zeitlinienarbeit. In K. von Sydow, U. Borst (Hrsg.), Systemische Therapie in der Praxis (S. 245–253). Weinheim: Beltz.
Nodop, S., Strauß, B. (2013). Mangelnde Eignung bei angehenden Psychotherapeuten: Kriterien und Umgangsmöglichkeiten aus Sicht der Institutsleiter. Psychotherapeut, 58 (5), 446–454. DOI: 10.1007/s00278-013-1001-9
Norcross, J. C. (2011). Psychotherapy relationships that work (2nd ed.). Oxford: Oxford University Press.
Nowotny, H. (1993). Eigenzeit. Entstehung und Strukturierung eines Zeitgefühls. Frankfurt a. M.: Suhrkamp.
Nyman-Salonen, P., Vall, B., Laitila, A., Borcsa, M., Penttonen, M., Tourunen, A., Kykyri, V.-L., Kaartinen, J., Tsatsihivili, V., Seikkula, J. (2020). Significant moments in a couple therapy session: Towards the integration of different modalities of analysis. In M. Ochs, M. Borcsa,

J. Schweitzer (Eds.), Systemic research in individual, couple, and family therapy and counseling (pp. 55–73). Cham: Springer International.

Ochs, M. (2009). Methodenvielfalt in der Psychotherapieforschung. Psychotherapeutenjournal, 9 (2), 120–126.

Ochs, M. (2012a). Ein kleiner »Leitfaden« für die Durchführung systemischer Forschungsvorhaben (nicht nur) für Praktiker. In M. Ochs, J. Schweitzer (Hrsg.), Handbuch Forschung für Systemiker (S. 423–448). Göttingen: Vandenhoeck & Ruprecht.

Ochs, M. (2012b). Systemisch forschen per Methodenvielfalt: Konzeptuelle Überlegungen und Anwendungsbeispiele. In M. Ochs, J. Schweitzer (Hrsg.), Handbuch Forschung für Systemiker (S. 395–422). Göttingen: Vandenhoeck & Ruprecht.

Ochs, M. (2013). Pluralität und Diversi(vi)tät systemischer Forschung. Familiendynamik, 38 (1), 4–11.

Ochs, M. (2015) Systemisches Arbeiten im Kontext alternativer Familienformen. In R. Hanswille (Hrsg.), Handbuch systemische Kinder- und Jugendlichenpsychotherapie (S. 169–198). Göttingen: Vandenhoeck & Ruprecht.

Ochs, M. (2020a). Die erkenntnistheoretischen Säulen und praxeologischen Grundorientierungen systemischen Arbeitens. In P. Bauer, M. Weinhardt (Hrsg.), Systemische Kompetenzen entwickeln: Grundlagen, Lernprozesse und Didaktik (S. 134–157). Göttingen: Vandenhoeck & Ruprecht.

Ochs, M. (2020b). Fließende Übergänge: Zu Gemeinsamkeiten und Unterschieden zwischen Beratung, Systemischer Therapie und Psychotherapie – oder wie man sich die Zähne ausbeißen kann und zu guter Letzt beim Zen landet. In T. Kuhnert, M. Berg (Hrsg.), Systemische Therapie jenseits des Heilauftrags. Systemtherapeutische Perspektiven in der Sozialen Arbeit und verwandten Kontexten (S. 29–60). Göttingen: Vandenhoeck & Ruprecht.

Ochs, M., Benedikt, G., Franck, G., Seemann, H., Verres, R., Schweitzer, J. (2004). Primäre Kopfschmerzen bei Kindern und Jugendlichen: Zufriedenheit der Eltern mit ihrer Paarbeziehung. Monatsschrift Kinderheilkunde, 152 (5), 543–550.

Ochs, M., Borcsa, M., Schweitzer, J. (Hrsg.) (2020). Systemic research in individual, couple, and family therapy and counseling. Cham: Springer International.

Ochs, M., Hornová, L., Goll-Kopka, A. (2020). Systemic practitioner research: Some (epistemological) considerations and examples. In M. Ochs, M. Borcsa, J. Schweitzer (Eds.), Systemic research in individual, couple, and family therapy and counseling (pp. 165–19). Cham: Springer International.

Ochs, M., Orban, R., Crone, I., Lingnau-Carduck, A., Mengel, M., Herchenhan, M. (2017). Netzwerke Frühe Hilfen systemisch verstehen und koordinieren: Qualifizierungsmodul. Bundesinitiative Frühe Hilfen. Köln: BZgA.

Ochs, M., Pfautsch, B., Schweitzer, J., Aderhold, V., Borst, U., Cubellis, L. (2020). Systemic family work in the context of severe mental illnesses: Three evidence-based approaches. In K. S. Wampler (Ed.), The handbook of systemic family therapy (pp. 297–324). New York: Wiley.

Ochs, M., Schlippe, A. von, Schweitzer-Rothers, J. (1997). Evaluationsforschung zur systemischen Paar- und Familientherapie: Methodik, Ergebnisse und Kritik von Sekundäranalysen. Familiendynamik, 22 (1), 34–63.

Ochs, M., Schweitzer, J. (2010). Systemische Forschung. In K. Bock, I. Miethe, B. Ritter (Hrsg.), Handbuch qualitative Methoden in der sozialen Arbeit (S. 163–173). Berlin: Budrich.

Ochs, M., Schweitzer, J. (Hrsg.) (2012). Handbuch Forschung für Systemiker. Göttingen: Vandenhoeck & Ruprecht.

Ochs, M., Schweitzer, J. (2021). Netzwerke und Netzwerktherapien. In B. Strauß, M. Linden, M. Galliker, J. Schweitzer (Hrsg.), Ideengeschichte der Psychotherapieverfahren: Theorien, Konzepte und Methoden (S. 370–376). Stuttgart: Kohlhammer.

Ochs, M., Seemann, H., Franck, G., Wredenhagen, N., Verres, R., Schweitzer, J. (2005). Primary headache in children and adolescents: Therapy outcome and changes in family interaction patterns. Families, Systems & Health, 23 (1), 30–53.

Ochs, M., Thom, J. (2014). Psychotherapie(-forschung) in postpolitischen Zeiten. In J. Zwack, E. Nicolai (Hrsg.), Systemische Streifzüge: Herausforderungen in Therapie und Beratung (S. 212–245). Göttingen: Vandenhoeck & Ruprecht.

Okiishi, J., Lambert, M. J., Nielsen, S. L., Ogles, B. M. (2003). Waiting for supershrink: An empirical analysis of therapist effects. Clinical Psychology and Psychotherapy, 10, 361–373.

Ollefs, B., Schlippe, A. von, Omer, H., Kriz, J. (2009). Jugendliche mit externalem Problemverhalten. Effekte von Elterncoaching. Familiendynamik, 34 (3), 256–265.

Olson, D. H. (1990). Clinical rating scale for the Circumplex Model (rev. ed.). St Paul/MN: Family Social Science, University of Minnesota.

Olson, D. H., Portner, J., Lavee, Y. (1985). FACES III – Family adaptability and cohesion evaluation scales. St Paul/MN: University of Minnesota.

Olson, D. H., Sprenkle, D. H., Russell, C. S. (1979). Circumplex model of marital and family systems: I. Cohesion and adaptability dimensions, family types, and clinical applications. Family Process, 18 (1), 3–28.

Omer, H., Schlippe, A. von (2004). Autorität durch Beziehung. Die Praxis des gewaltlosen Widerstands in der Erziehung. Göttingen: Vandenhoeck & Ruprecht.

Orlinsky, D. E., Rønnestad, M. H. (2005). How therapists develop. Washington, DC: APA.

Orlinsky, D. E., Rønnestad, M. H., Willutzki, U. (2004). Fifty years of psychotherapy process-outcome research: Continuity and change. In M. J. Lambert (Ed.), Bergin and Garfield's handbook of psychotherapy and behavior change (5th ed., pp. 307–389). New York: Wiley.

Owen, J., Wampold, B. E., Kopta, M., Rousmaniere, T., Miller, S. D. (2016). As good as it gets? Therapy outcomes of trainees over time. Journal of Counseling Psychology, 63 (1), 12–19.

Pantucek-Eisenbacher, P. (2019). Soziale Diagnostik: Verfahren für die Praxis Sozialer Arbeit. Göttingen: Vandenhoeck & Ruprecht.

Pelzer, K. (2018). Eltern bleiben bei Trennung und Scheidung. In K. von Sydow, U. Borst (Hrsg.), Systemische Therapie in der Praxis (S. 672–678). Weinheim: Beltz.

Perlmutter, R. A. (1996). A familiy approach to psychiatric disorders. Washington, DC: American Psychiatric Press.

Perone, S. (2017). Applications of dynamic systems theory to cognition and development: New frontiers. Advances in Child Development and Behavior, 52, 43–80.

Pfammatter, M., Junghan, U. M., Tschacher, W. (2012). Allgemeine Wirkfaktoren der Psychotherapie: Konzepte, Widersprüche und eine Synthese. Psychotherapie, 17 (1), 17–31.

Pfammatter, W., Tschacher, W. (2012). Wirkfaktoren der Psychotherapie – eine Übersicht und Standortbestimmung. Zeitschrift für Psychologie und Psychiatrie, 60 (1), 67–76.

Pfammatter, W., Tschacher, W. (2016). Klassen allgemeiner Wirkfaktoren der Psychotherapie und ihr Zusammenhang mit Therapietechniken. Zeitschrift für Klinische Psychologie und Psychotherapie, 16 (1), 1–13.

Pfautsch, B., Ochs, M. (2021). Unerwünschte Nebenwirkungen und negative Effekte in systemischer Beratung und Therapie. Fulda: Unveröffentlichter Forschungsbericht der Hochschule Fulda.

Piaget, J. (1974). Abriss der genetischen Epistemologie. Stuttgart: Klett-Cotta.

Piaget, J. (1985). Meine Theorie der geistigen Entwicklung. Frankfurt a. M.: Fischer.

Picart, C. J. S., Gergen, K. (2004). Dharma dancing: Ballroom dancing and the relational order. Qualitative Inquiry, 10 (6), 836–868.

Pini, L. A., Vilella, A. (2019). Placebo effect between evidence and myths: How to distinguish true from fake news. Rivista Sperimentale di Freniatria: La Rivista della Salute Mentale, 143 (1), 131–146. DOI: 10.3280/RSF2019-001009

Pinquart, M., Oslejsek, B., Teubert, D. (2014). Efficacy of systemic therapy on adults with mental disorders: A meta-analysis. Psychotherapy Research, 26 (2), 241–257. DOI: 10.1080/10503307.2014.935830

Pinquart, M., Oslejsek, B., Teubert, D. (2016). Efficacy of systemic therapy on adults with mental disorders: A meta-analysis. Psychotherapy Research, 26 (2), 241–257. DOI:10.1080/1050 3307.2014.935830

Pinsof, W. M. (2018). Integrative Systemische Therapie. In K. von Sydow, U. Borst (Hrsg.), Systemische Therapie in der Praxis (S. 963–975). Weinheim: Beltz.

Pinsof, W., Wynne, L. (Eds.) (1995). Family therapy effectiveness: Current research and theory. Special issue on research of the Journal of Marital and Family Therapy, 21 (4). Alexandria: The American Association for Marriage and Family Therapy.

Poppe, C. (2008). Störungsorientierte Psychotherapie bei Zwangsstörungen. In S. Herpertz, F. Caspar, C. Mundt (Hrsg.), Störungsorientierte Psychotherapie (S. 321–350). München: Urban und Fischer.

Porges, S. (2010). Die Polyvagal-Theorie. Neurophysiologische Grundlagen der Therapie. Emotionen, Bindung, Kommunikation und ihre Entstehung. Paderborn: Junfermann.

Pörksen, B. (2001). Die Gewissheit der Ungewissheit: Gespräche zum Konstruktivismus. Heidelberg: Carl-Auer-Verlag.

Porter, S., Birt, A. R., Yuille, J. C., Lehman, D. R. (2000). Negotiating false memories: interviewer and rememberer characteristics relate to memory distortion. Psychological Science, 11, 507–510.

Pote, H., Stratton, P., Cottrell, D., Shapiro, D., Boston, P. (2003). Systemic family therapy can be manualized: Research process and findings. Journal of Family Therapy, 25, 236–262.

Powers, M. B., Vedel, E., Emmelkamp, P. M. G. (2008). Behavioral couples therapy (BCT) for alcohol and drug use disorders: A meta-analysis. Clinical Psychology Review, 28 (6), 952–962.

Preß, H., Gmelch, M. (2014). Die »therapeutische Haltung« – Vorschlag eines Arbeitsbegriffs und einer klientenorientierten Variante. Psychotherapeutenjournal, 13 (4), 358–366.

Prigogine, I., Stengers, I. (1981). Dialog mit der Natur. Neue Wege naturwissenschaftlichen Denkens. München: Piper.

Quensel, S. (2018). Irre, Anstalt, Therapie. Der Psychiatrie-Komplex. Wiesbaden: Springer VS.

Radulovic, J., Jovasevic, V., Meyer, M. A. (2017). Neurobiological mechanisms of state-dependent learning. Current Opinion in Neurobiology, 45, 92–98. DOI: 10.1016/j.conb.2017.05.013

Reddemann, L. (2004). Psychodynamisch imaginative Traumatherapie PITT – das Manual. Stuttgart: Klett-Cotta.

Reddemann, L. (2018). Kriegskinder und Kriegsenkel in der Psychotherapie: Folgen der NS-Zeit und des Zweiten Weltkriegs erkennen und bearbeiten. Eine Annäherung. Stuttgart: Klett-Cotta.

Reich, G. (1990). Psychoanalytische und systemische Familientherapie. In A. Massing (Hrsg.), Psychoanalytische Wege der Familientherapie (S. 97–143). Berlin: Springer.

Reich, G., Stasch, M., Walter, C., Cierpka, M. (Hrsg.) (2022). Handbuch der Familiendiagnostik. Heidelberg: Springer.

Reich, K. (1998). Die Ordnung der Blicke. Perspektiven eines interaktionistischen Konstruktivismus. Band 1: Beobachtung und die Unschärfen der Erkenntnis. Band 2: Beziehungen und Lebenswelt. Neuwied: Luchterhand.

Reiners, B. (2013). Kinderorientierte Familientherapie. Göttingen: Vandenhoeck & Ruprecht.

Reiners, B. (2015). Kinderorientierte Familientherapie. In R. Hanswille (Hrsg.), Handbuch systemische Kinder- und Jugendlichenpsychotherapie (S. 472–483). Göttingen: Vandenhoeck & Ruprecht.

Reiss, D., Emde, R. N. (2003). Why relationship disorders were not included in the DSM-IV. In K. A. Phillips, M. B. First, H. A. Pincus (Eds.), Advancing DSM: Dilemmas in psychiatric diagnosis (pp. 191–223). Washington, DC: APA.

Reiter, L. (1997). Zur Rolle der Angehörigen in der Therapie depressiver Patienten. In L. Reiter, E. J. Brunner, S. Reiter-Theil (Hrsg.), Von der Familientherapie zur systemischen Perspektive (S. 105–120). Berlin: Springer.

Reiter, L., Brunner, E. J., Reiter-Theil, S. (Hrsg.) (1997). Von der Familientherapie zur systemischen Perspektive (2. Aufl.). Heidelberg: Springer.

Remschmidt, H., Mattejat, F. (1999). Familien-Identifikations-Test (FIT). Göttingen: Hogrefe.

Resch, F., Parzer, P., Brunner, R. M., Haffner, J., Koch, E., Oelkers-Ax, R., Schuch, B., Strehlow, U. (1999). Entwicklungspsychopathologie des Kindes- und Jugendalters (2. Aufl.). Weinheim: Beltz.

Rettenbach, R., Christ, C. (2016). Psychotherapie-Prüfung: Das Aufgabenheft: Fragensammlung mit Antworten. Stuttgart: Schattauer.

Retzer, A. (Hrsg.) (1991). Die Behandlung psychotischen Verhaltens. Heidelberg: Carl-Auer-Verlag.

Retzer, A. (1998). Die Methode der Neutralität in der systemischen Psychotherapie: Definition – Methode – Ethik. Psychotherapie Forum, 6 (1), 5–7.

Retzer, A. (2002). Passagen – systemische Erkundungen. Stuttgart: Klett-Cotta.

Retzer, A. (2008) Systemische Psychotherapie: theoretische Grundlagen, klinische Anwendungsprinzipien. In H. J. Möller, G. Laux, H. P. Kapfhammer (Hrsg.), Psychiatrie und Psychotherapie, Band 1: Allgemeine Psychiatrie (3., vollst. neu bearb. und aktual. Aufl., S. 815–840). Heidelberg: Springer.

Retzlaff, R. (2008). Spiel-Räume – Lehrbuch der systemischen Therapie mit Kindern und Jugendlichen. Stuttgart: Klett-Cotta.

Retzlaff, R. (2014). Integrative systemische Therapiemodelle. In T. Levold, M. Wirsching (Hrsg.), Systemische Therapie und Beratung – das große Lehrbuch (S. 90–95). Heidelberg: Carl-Auer-Verlag.

Retzlaff, R., Sydow, K. von, Beher, S., Haun, M. W., Schweitzer, J. (2013). The efficacy of systemic therapy for internalizing and other disorders of childhood and adolescence: A systematic review of 38 randomized trials. Family Process, 52 (4), 619–652.

Rhiner, B. (2018). Multisystemische Therapie (MST). In K. von Sydow, U. Borst (Hrsg.), Systemische Therapie in der Praxis (S. 862–873). Weinheim: Beltz.

Richter, H.-E. (1963). Eltern, Kind und Neurose. Reinbek bei Hamburg: Rowohlt.

Riediger, V., Pinquart, M., Teubert, D. (2017). Effects of systemic therapy on mental health of children and adolescents: A meta-analysis. Journal of Clinical Child & Adolescent Psychology, 46 (6), 880–894.

Rief, W. (2019). Von der verfahrensorientierten zur kompetenzorientierten Psychotherapie-Qualifikation. Psychotherapeutenjournal, 18 (3), 261–269.

Rober, P. (2017). In therapy together: Family therapy as a dialogue. London: Palgrave.

Rober, P., Borcsa, M. (Eds.) (2016). Research perspectives in couple therapy. Cham: Springer International.

Roberts, J. (1993). Den Rahmen abstecken: Definition, Funktion und Typologie von Ritualen. In E. Imber-Black, J. Roberts, R. A. Whiting (Hrsg.), Rituale: Rituale in Familien und Familientherapie (S. 16–72). Heidelberg: Carl-Auer-Verlag.

Röhrbein, A. (2019). Und das ist noch nicht alles. Systemische Biografiearbeit. Heidelberg: Carl-Auer-Verlag.

Rossouw, T., Fonagy, P. (2012). Mentalization-based treatment for self-harm in adolescents. A randomized controlled trial. Journal of the American Academy of Child an Adolescent Psychiatry, 51 (12), 1304–1313.

Rotthaus, W. (2015). Externalisieren. In R. Hanswille (Hrsg.), Handbuch systemische Kinder- und Jugendlichenpsychotherapie (S. 402–409). Göttingen: Vandenhoeck & Ruprecht.

Rotthaus, W. (2017). Wozu erziehen? Entwurf einer systemischen Erziehung. Heidelberg: Carl-Auer-Verlag.

Rotthaus, W., Hanswille, R. (2015). Vom Anlass über das Ziel zum Auftrag. In R. Hanswille (Hrsg.), Handbuch systemische Kinder- und Jugendlichenpsychotherapie (S. 31–37). Göttingen: Vandenhoeck & Ruprecht.

Ruf, G. D. (2012). Systemische Psychiatrie. Ein ressourcenorientiertes Lehrbuch (2. Aufl.). Stuttgart: Klett-Cotta.

Rufer, M. (2012). Erfasse komplex, handle einfach. Systemische Psychotherapie als Praxis der Selbstorganisation – ein Lernbuch. Göttingen: Vandenhoeck & Ruprecht.

Rufer, M. (2018). Veränderungen des Settings als Intervention. In K. von Sydow, U. Borst (Hrsg.), Systemische Therapie in der Praxis (S. 420–428). Weinheim: Beltz.

Rufer, M., Schiepek, G. (2014). Therapie als Förderung von Selbstorganisationsprozessen: Ein Beitrag zu einem integrativen Leitbild systemischer Psychotherapie. Familiendynamik, 39 (4), 326–335.

Sackett, D. L., Rosenberg, W. M., Gray, J. A., Haynes, R. B., Richardson, W. S. (1996). Evidence based medicine: What it is and what it isn't. British Medical Journal, 312 (7023), 71–72.

Sackett, D. L., Straus, S. E., Richardson, W. S. (2000). Evidence-based medicine: How to practice and teach EbM. Edinburgh: Churchill Livingstone.

Sarno, J. E. (1981). Etiology of neck and back pain: An autonomic myoneuralgia? The Journal of Nervous and Mental Diseases, 169 (1), 55–59.

Sasse, S. (2010). Michail Bachtin zur Einführung. Hamburg: Junius.

Satir, V. (1975). Selbstwert und Kommunikation. Familientherapie für Berater und zur Selbsthilfe. München: Pfeiffer.

Satir, V. (1988). Meine vielen Gesichter. Wer bin ich wirklich?. München: Kösel.

Satir, V. (1995). Das Satir-Modell. Familientherapie und ihre Erweiterung. Paderborn: Junfermann.

Satir, V., Baldwin, M. (1990). Familientherapie in Aktion. Die Konzepte von Virginia Satir in Theorie und Praxis (2. Aufl.). Paderborn: Junfermann.

Scheib, P., Wirsching, M. (2004). Paar- und Familientherapie. Leitlinien Psychosomatische Medizin und Psychotherapie. Stuttgart: Schattauer.

Schiepek, G. (Hrsg.) (1987). Systeme erkennen Systeme. Individuelle, soziale und methodische Diagnostik. München/Weinheim: Psychologie-Verlags-Union.

Schiepek, G. (1999). Die Grundlagen der systemischen Therapie. Theorie – Praxis – Forschung. Göttingen: Vandenhoeck & Ruprecht.

Schiepek, G. (2010). Systemische Forschung. Eine Positionsbestimmung. Familiendynamik, 35 (1), 60–70.

Schiepek, G. (2012). Systemische Forschung – ein Methodenüberblick. In M. Ochs, J. Schweitzer (Hrsg.), Handbuch Forschung für Systemiker (S. 33–70). Göttingen: Vandenhoeck & Ruprecht.

Schiepek, G. (2019). Kein Klient ist »der Fall« von irgendwas – Das Spannungsfeld von individueller Fallkonzeption, Prozesssteuerung und Verallgemeinerung. In M. Rufer, C. Flückiger (Hrsg.), Essentials der Psychotherapie (S. 83–95). Bern: Hogrefe.

Schiepek, G. (2020). Contributions of systemic research to the development of psychotherapy. In M. Ochs, M. Borcsa, J. Schweitzer (Eds.), Systemic research in individual, couple, and family therapy and counseling (pp. 11–38). Cham: Springer International.

Schiepek, G., Eckert, H., Kravanja, B. (2013). Grundlagen systemischer Therapie. Göttingen: Hogrefe.

Schiepek, G., Tschacher, W. (1997). Selbstorganisation in Psychologie und Psychiatrie. Braunschweig: Vieweg.

Schimank, U. (1998). Die Komplexität der polykontexturalen Gesellschaft. In H. W. Ahlemeyer, R. Königswieser (Hrsg.), Komplexität managen. Strategien, Konzepte, Fallbeispiele (S. 285–294). Frankfurt a. M.: Gabler.

Schimpf, M., Börsch, B., Stahl, H., Ebel, P. (2006). Systemische Gruppentherapie. In H. Molter, J. Hargens (Hrsg.), Ich-du-wir und wer sonst noch dazu gehört. Systemisches Arbeiten mit und in Gruppen (S. 87–116). Dortmund: Borgmann.

Schindler, H. (2014). Die Arbeit mit der Zeitlinie (Timeline). In T. Levold, M. Wirsching (Hrsg.), Systemische Therapie und Beratung – das große Lehrbuch (S. 246–250). Heidelberg: Carl-Auer-Verlag.

Schleiffer, R. (2012). Das System der Abweichungen: Eine systemtheoretische Neubegründung der Psychopathologie. Heidelberg: Carl-Auer-Verlag.

Schleiffer, R. (2013). Verhaltensstörungen: Sinn und Funktion. Heidelberg: Carl-Auer-Verlag.

Schleiffer, R. (2018). Dissoziales Handeln von Kindern und Jugendlichen. Heidelberg: Carl-Auer-Verlag.

Schlicksbier-Hepp, M. M. (2007). Teufelspakt? Lehrbuch der systemischen Therapie und Beratung II – Das störungsspezifische Wissen. Bücher Neuvorstellung 2007. Systemagazin – Online-Journal für systemische Entwicklungen. https://www.systemagazin.de/buecher/neuvorstellungen/2007/02/schweitzer_schlippe_lehrbuch_2.php (Zugriff am 19.07.2021).

Schlieter, K. (2009). Annäherung an Luhmann: Der Antihumanist. taz, 15.06.2009.
Schlippe, A. von (2006). Das »Auftragskarussell« oder auch »Münchhausens Zopf«. In S. Fliegel, A. Kämmerer (Hrsg.), Psychotherapeutische Schätze. 101 bewährte Übungen und Methoden für die Praxis (S. 30–36). Tübingen: dgvt.
Schlippe, A. von (2014). Das Auftragskarussell: Ein Instrument der Klärung eigener Erwartungen. In T. Levold, M. Wirsching (Hrsg.), Systemische Therapie und Beratung – das große Lehrbuch (S. 223–227). Heidelberg: Carl-Auer-Verlag.
Schlippe, A. von, Kriz, J. (1996). Das »Auftragskarussell«. Eine Möglichkeit der Selbstsupervision in systemischer Therapie und Beratung. System Familie, 9 (3), 106–110.
Schlippe, A. von, Schweitzer, J. (2012). Lehrbuch der systemischen Therapie und Beratung I: Das Grundlagenwissen. Göttingen: Vandenhoeck & Ruprecht.
Schlippe, A. von, Schweitzer, J. (2019). Gewusst wie, gewusst warum: Die Logik systemischer Interventionen. Göttingen: Vandenhoeck & Ruprecht.
Schmid, W. (2013). Dem Leben Sinn geben. Von der Lebenskunst im Umgang mit Anderen und der Welt. Berlin: Suhrkamp.
Schmidt, G. (2002). Kompetente jugendliche Kunden und Familien als kotherapeutische Helfersysteme – das Hardberg-Modell einer stationären systemisch-hypnotherapeutischen Jugendlichen-Psychosomatik. In W. Rotthaus (Hrsg.), Systemische Kinder- und Jugendlichenpsychotherapie (S. 313–358). Heidelberg: Carl-Auer-Systeme.
Schmidt, G. (2004). Liebesaffären zwischen Problem und Lösung. Hypnosystemische Arbeit in schwierigen Kontexten. Heidelberg: Carl-Auer-Verlag.
Schmidt, G. (2005). Einführung in die hypnosystemische Therapie und Beratung. Heidelberg: Carl-Auer-Verlag.
Schmidt, G. (2011). Berater als »Realitätenkellner« und Beratung als koevolutionäres Konstruktionsritual für zieldienliche Netzwerkaktivierungen – Einige hypnosystemische Implikationen. In W. Leeb, B. Trenkle, M. Weckenmann (Hrsg.), Der Realitätenkellner: Hypnosystemische Konzepte in Beratung, Coaching und Supervision (S. 18–34). Heidelberg: Carl-Auer-Verlag.
Schmidt, G. (2014). Hypnosystemische Ansätze. In T. Levold, M. Wirsching (Hrsg.), Systemische Therapie und Beratung – das große Lehrbuch (S. 78–81). Heidelberg: Carl-Auer-Verlag.
Schmidt, S., Ochs, M. (2021). Systemische Therapie im Versorgungssystem – Innovationen und Herausforderungen. PiD – Psychotherapie im Dialog, 22, 1–5.
Schmidt-Atzert, L., Amelang, M. (2012). Psychologische Diagnostik. Heidelberg: Springer.
Schmit, E. L., Schmit, M. K., Lenz, L. A. (2016). Meta-analysis of solution-focused brief therapy for treating symptoms of internalizing disorder. Counseling Outcome Research and Evaluation, 7 (1), 21–39.
Schmitt, A., Malchow, B., Keeser, D., Falkai, P., Hasan, A. (2015). Neurobiologie der Schizophrenie. Aktuelle Befunde von der Struktur zu den Molekülen. Der Nervenarzt, 86 (3), 324–331.
Schneewind, K. A. (1987). Die Familienklimaskalen (FKS). In M. Cierpka (Hrsg.), Handbuch der Familiendiagnostik (S. 232–255). Berlin et al.: Springer.
Schneewind, K. A. (2002). Die Paarklimaskalen (PKS). In D. Richter, E. Brähler, J. Ernst (Hrsg.), Diagnostische Verfahren für Beratung und Therapie von Paaren und Familien (S. 284–287). Göttingen: Hogrefe.
Schneewind, K. A. (2010). Familienpsychologie (3. Aufl.). Stuttgart: Kohlhammer.
Schneider, P. (2020). Follow the science? Plädoyer gegen die wissenschaftsphilosophische Verdummung und für die wissenschaftliche Artenvielfalt. Berlin: Tiamat.
Schnell, R., Hill, P. B., Esser, E. (1999). Methoden der empirischen Sozialforschung (6. Aufl.). München: Oldenbourg.
Scholl, A. (2011). How a process-oriented approach in radical constructivism affects empirical research. Constructivist Foundations, 7 (1), 29–31.

Schulz von Thun, F. (1981). Miteinander reden: 1. Störungen und Klärungen. Reinbek bei Hamburg: Rowohlt.
Schwartz, C. R. (1997). Systemische Therapie mit der inneren Familie. Stuttgart: Pfeiffer bei Klett-Cotta.
Schweitzer, J. (2008). Die unendliche und die endliche Psychose. Über Chronizitätskonzepte in der psychiatrischen Ideengeschichte. Kerbe – Forum für Sozialpsychiatrie, 26 (1), 4–7.
Schweitzer, J., Beher, S., Sydow, K. von, Retzlaff, R. (2007). Systemische Therapie/Familientherapie. Psychotherapeutenjournal, 1, 4–19.
Schweitzer, J., Nicolai, E., Hirschenberger, N. (2005). Wenn Krankenhäuser Stimmen hören. Lernprozesse in psychiatrischen Organisationen. Göttingen: Vandenhoeck & Ruprecht.
Schweitzer, J., Ochs, M. (2008). Systemisch-Konstruktivistische Diagnostik. Vom Verfeinern des Möglichkeitssinns. In M. Cierpka (Hrsg.), Handbuch der Familiendiagnostik (S. 137–151). Heidelberg: Springer.
Schweitzer, J., Ochs, M. (2014). »Systemisch forschen«: Erkenntnistheoretische Fragen und forschungspraktische Leitlinien. In T. Levold, M. Wirsching (Hrsg.), Systemische Therapie und Beratung – das große Lehrbuch (S. 537–543). Heidelberg: Carl-Auer-Verlag.
Schweitzer, J., Schlippe, A. von (2006). Lehrbuch der systemischen Therapie und Beratung II. Das störungsspezifische Wissen. Göttingen: Vandenhoeck & Ruprecht.
Schwing, R. (2014). Therapeutische Beziehung und Strukturierung des Erstinterviews. In T. Levold, M. Wirsching (Hrsg.), Systemische Therapie und Beratung – das große Lehrbuch (S. 156–166). Heidelberg: Carl-Auer-Verlag.
Schwing, R., Fryszer, A. (2006). Systemisches Handwerk. Werkzeug für die Praxis. Göttingen: Vandenhoeck & Ruprecht.
Schwing, R., Fryszer, A. (2013). Systemische Beratung und Familientherapie – kurz, bündig, alltagstauglich. Göttingen: Vandenhoeck & Ruprecht.
Seikkula, J. (2011). Becoming dialogical: Psychotherapy or a way of life? The Australian and New Zealand Journal of Family Therapy, 32 (3), 179–193.
Seikkula, J., Alakare, B. (2007). Offene Dialoge. In P. Lehmann, P. Stastny (Hrsg.), Statt Psychiatrie 2 (S. 234–249). Berlin: Antipsychiatrieverlag.
Seikkula, J., Alakare, B. (2015). Bedürfnisorientierter Ansatz und Offener Dialog. Von der Mobilisation familiärer Entwicklungsprozesse in der Therapie psychotischer Störungen. Psychotherapie im Dialog, 16 (3), 28–33.
Seikkula, J., Arnkil, T. E. (2007). Dialoge im Netzwerk. Neue Beratungskonzepte für die psychosoziale Praxis. Neumünster: Paranus Verlag.
Selvini Palazzoli, M., Boscolo, L., Cecchin, G., Prata, G. (1981). Hypothetisieren, Zirkularität, Neutralität. Drei Richtlinien für den Leiter der Sitzung. Familiendynamik, 6 (2), 123–139.
Selvini Palazzoli, M., Boscolo, L., Cecchin, G., Prata, G. (1993). Paradoxon und Gegenparadoxon. Ein neues Therapiemodell für die Familie mit schizophrener Störung (8. Aufl.). Stuttgart: Klett-Cotta.
Senf, W. (2020). Krisenphasen im Verlauf des Lebens. PiD – Psychotherapie im Dialog, 21 (1), 17–24.
Sexton, T. L., Alexander, J. F. (2000). Functional family therapy. https://www.ncjrs.gov/pdffiles1/ojjdp/184743.pdf (Zugriff am 24.05.2021).
Sexton, T. L., Alexander, J. F. (2003). Functional family therapy: A mature clinical model for working with at-risk adolescents and their families. In T. L. Sexton, G. R. Weeks, M. S. Robbins (Eds.), Handbook of family therapy. The science and practice of working with families and couples (pp. 323–350). New York/Hove: Brunner-Routledge.
Sexton, T. L., Alexander, J. F., Mease, A. L. (2004). Levels of evidence for the models and mechanisms of therapeutic change in family and couple therpy. In M. J. Lambert (Ed.), Bergin and Garfield's Handbook of Psychotherapy and Behavior Change (5th ed., pp. 590–646). New York: Wiley.
Shadish, W. R., Montgomery, L. M., Wilson, P., Wilson, M. R., Bright, I., Okwumabua, T. (1993). Effects of family and marital psychotherapies: A meta-analysis. Journal of Consulting and Clinical Psychology, 61 (6), 992–1002.

Shazer, S. de (1992). Das Spiel mit Unterschieden. Wie therapeutische Lösungen lösen. Heidelberg: Carl-Auer-Verlag.

Shazer, S. de (2002). Der Dreh. Überraschende Wendungen und Lösungen in der Kurzzeittherapie (7. Aufl.). Heidelberg: Carl-Auer-Verlag.

Shazer, S. de, Dolan, Y. (2007). Mehr als ein Wunder. Lösungsfokussierte Kurztherapie heute. Heidelberg: Carl-Auer-Verlag.

Shotter, J. (2008). Dialogism and polyphony in organizing theorizing in organization studies: Action guiding anticipations and the continuous creation of novelty. Organization Studies, 29 (4), 501–524.

Shotter, J. (2011). Getting it: Withness-thinking and the dialogical in practice. The Hampton Press Communication Series. New York: Hampton Press.

Sidor, A., Cierpka, M. (2016). Der Familienbogen (FB-K) – Eine Kurzversion des Allgemeinen Familienbogens, seine Reliabilität und Validität. Praxis der Kinderpsychologie und Kinderpsychiatrie, 65 (1), 40–56. DOI: 10.13109/prkk.2016.65.1.40

Sieder, R. (2010). Nach der Liebe die Trennung der Eltern: Alte Schwierigkeiten, neue Chancen. Familiendynamik, 35 (4), 348–359.

Simon, F. B. (1995). Die andere Seite der Gesundheit. Ansätze einer systemischen Krankheits- und Therapietheorie. Heidelberg: Carl-Auer-Verlag.

Simon, F. B. (2007). Einführung in die systemische Organisationstheorie. Heidelberg: Carl-Auer-Verlag.

Simon, F. B. (2012). Die andere Seite der Gesundheit. Ansätze einer systemischen Krankheits- und Therapietheorie (3., überarb. u. korr. Aufl.). Heidelberg: Carl-Auer-Verlag.

Simon, F. B. (2013a). Einführung in Systemtheorie und Konstruktivismus. Heidelberg: Carl-Auer-Verlag.

Simon, F. B. (2013b). Wenn rechts links ist und links rechts. Paradoxiemanagement in Familie, Wirtschaft und Politik. Heidelberg: Carl-Auer-Verlag.

Simon, F. B. (2018). Formen zur Koppelung von Organismus, Psyche und sozialen Systemen. Heidelberg: Carl-Auer-Verlag.

Simon, F. B., Clement, U., Stierlin, H. (2004). Die Sprache der Familientherapie. Ein Vokabular. Kritischer Überblick und Integration systemtherapeutischer Begriffe, Konzepte und Methoden (6. Aufl.). Stuttgart: Klett-Cotta.

Simon, F. B., Retzer, A. (1998). »Therapeutische Schnittmuster« – Ein Projekt. Familiendynamik, 23 (2), 197–215.

Simon, F. B., Weber, G., Stierlin, H., Retzer, A., Schmidt, G. (1989). Schizoaffektive Muster: Eine systemische Beschreibung. Familiendynamik, 14 (3), 190–213.

Simon, G. (2013). Relational ethnography: Writing and reading in research relationships. Forum Qualitative Social Research, 14 (1). DOI: 10.17169/fqs-14.1.1735

Simon, G., Chard, A. (Eds.) (2014). Systemic inquiry. Innovations in reflexive practice research. Farnhill: Everything is Connected Press.

Sloterdijk, P. (1998). Sphären I: Blasen. Frankfurt a. M.: Suhrkamp.

Smith, M. L., Glass, G. V. (1977). Meta-analysis of psychotherapy outcome studies. American Psychologist, 32 (9), 752–760.

Soltvedt, M. (2005). BOF – Barnorienterad familjeterapi. Falun: Mareld.

Spanier, G. B. (1976). Measuring dyadic adjustment: New scales for assessing the quality of marriage and similar dyads. Journal of Marriage and the Family, 38 (1), 15–28. DOI: 10.2307/350547

Spohr, B., Gantner, A. (2010). Multidimensionale Familientherapie. Eine Verbindung von Familien- und Suchttherapie für Jugendliche mit Substanzstörungen und Verhaltensauffälligkeiten. PiD – Psychotherapie im Dialog, 11 (3), 254–257.

Spohr, B., Gantner, A., Bobbink, J. A., Liddle, H. A. (2011). Multidimensionale Familientherapie. Jugendliche bei Drogenmissbrauch und Verhaltensproblemen wirksam behandeln. Göttingen: Vandenhoeck & Ruprecht.

Sprenkle, D. H. (Ed.) (2012). Special issue on research of the Journal of Marital and Family Therapy, 38 (1). Alexandria, VA: The American Association for Marriage and Family Therapy.
Sprenkle, D. H., Piercy, F. P. (Eds.) (2005). Research methods in family therapy. New York: Guilford.
Sprenkle, D. H., Piercy, F. P. (2005). Pluralism, diversity and sophistication in family therapy research. In D. H. Sprenkle, F. P. Piercy (Eds.), Research methods in family therapy (pp. 3–18). New York: Guilford.
Stanton, M., Welsh, R. (2012). Systemic thinking in couple and family psychology research and practice. Couple and Family Psychology: Research and Practice, 1 (1), 14–30.
Stasch, M., Cierpka, M. (2006). Beziehungsdiagnostik mit der GARF-Skala: Ein Plädoyer für die interpersonelle Perspektive nicht nur in der Mehrpersonen-Psychotherapie. Psychotherapie, 11 (1), 56–63.
Stierlin, H. (1971). Das Tun des Einen ist das Tun des Anderen. Frankfurt a. M.: Suhrkamp.
Stierlin, H. (1982a). Delegation und Familie. Frankfurt a. M.: Suhrkamp.
Stierlin, H. (1982b). Dynamische Familientherapie. In R. Bastine, P. Fiedler, K. Grawe, S. Schmidtchen, G. Sommer (Hrsg.), Grundbegriffe der Psychotherapie (S. 98–103). Weinheim: edition psychologie.
Stierlin, H. (1997). Zum aktuellen Stand der systemischen Therapie. Familiendynamik, 22 (4), 348–362.
Stierlin, H. (2001). Delegation und Familie. Beiträge zum Heidelberger familiendynamischen Konzept (8. Aufl.). Frankfurt a. M.: Suhrkamp.
Stratton, P. (2016). The evidence base of family therapy and systemic practice. Warrington, Cheshire: Association for Family Therapy, UK.
Stratton, P., Hanks, H. (2018). Das Leeds-Manual für Systemische Familientherapie. In K. von Sydow, U. Borst (Hrsg.), Systemische Therapie in der Praxis (S. 790–798). Weinheim: Beltz.
Strauss, B. (2018). Risiken und Nebenwirkungen. In K. von Sydow, U. Borst (Hrsg.), Systemische Therapie in der Praxis (S. 912–919). Weinheim: Beltz.
Strunk, G., Schiepek, G. (2014). Therapeutisches Chaos: Eine Einführung in die Welt der Chaostheorie und der Komplexitätswissenschaften: Realistische Einblicke in die Komplexität menschlichen Verhaltens. Göttingen: Hogrefe.
Sydow, K. von (2008). Bindungstheorie und systemische Therapie. Familiendynamik, 33 (3), 260–273.
Sydow, K. von (2012). Evaluationsforschung zur Wirksamkeit systemischer Psychotherapie. In M. Ochs, J. Schweitzer (Hrsg.), Handbuch Forschung für Systemiker (S. 105–122). Göttingen: Vandenhoeck & Ruprecht.
Sydow, K. von (2015). Systemische Therapie. München: Ernst-Reinhardt-Verlag.
Sydow, K. von (2017). Bindung und Partnerbeziehung. In B. Strauß, H. Schauenburg (Hrsg.), Bindung in Psychologie und Medizin: Grundlagen, Klinik und Forschung – Ein Handbuch (S. 87–100). Stuttgart: Kohlhammer.
Sydow, K. von (2018a). Indikationen und Kontraindikationen. In K. von Sydow, U. Borst (Hrsg.), Systemische Therapie in der Praxis (S. 134–141). Weinheim: Beltz.
Sydow, K. von (2018b). Sexuelle Störungen und Probleme. In K. von Sydow, U. Borst (Hrsg.). Systemische Therapie in der Praxis (S. 516–528). Weinheim: Beltz.
Sydow, K. von (2018c). Skulptur und Aufstellung. In K. von Sydow, U. Borst (Hrsg.), Systemische Therapie in der Praxis (S. 217–225). Weinheim: Beltz.
Sydow, K. von (2018d). Was ist Systemische Therapie? In K. von Sydow, U. Borst (Hrsg.), Systemische Therapie in der Praxis (S. 47–69). Weinheim: Beltz.
Sydow, K. von, Beher, S., Retzlaff, R., Schweitzer, J. (2007). Die Wirksamkeit der Systemischen Therapie/Familientherapie. Göttingen: Hogrefe.
Sydow, K. von, Beher, S., Schweitzer, J., Retzlaff, R. (2010). The efficacy of systemic therapy with adult patients: A meta-content analysis of 38 randomized controlled trials. Family Process, 49 (4), 457–485.
Sydow, K. von, Borst, U. (2018). Systemische Therapie in der Praxis. Weinheim: Beltz.

Sydow, K. von, Retzlaff, R., Beher, S., Haun, M. W., Schweitzer, J. (2013). The efficacy of systemic therapy for childhood and adolescent externalizing disorders: A systematic review of 47 RCT. Family Process, 52 (4), 576–618.

Tacke, V. (2013). Systeme und Netzwerke – oder: Was man an sozialen Netzwerken zu sehen bekommt, wenn man sie systemtheoretisch beschreibt. In J. Fischer, T. Kosellek (Hrsg.), Netzwerke und Soziale Arbeit. Theorien, Methoden, Anwendungen (S. 143–162). Weinheim/Basel: Beltz Juventa.

Ternes, B. (2011). Niklas Luhmann. Systemtheoretiker und Poet zivilklinischer Theorie. In S. Moebius, D. Quadflieg (Hrsg.), Kultur. Theorien der Gegenwart (S. 657–670). Wiesbaden: Verlag für Sozialwissenschaften.

Thom, J., Ochs, M. (2013). Der Typus des postmodernen Professionellen – ein Porträt Psychologischer PsychotherapeutInnen. Psychotherapeutenjournal, 12 (4), 381–387.

Tilden, T. (2020). The idiographic voice in a nomothetic world: Why client feedback is essential in our professional knowledge. In M. Ochs, M. Borcsa, J. Schweitzer (Eds.), Systemic Research in Individual, Couple, and Family Therapy and Counseling (pp. 385–399). Cham: Springer International.

Tilden, T., Wampold, B. E. (Eds.) (2017). Routine outcome monitoring in couple and family therapy. The empirically informed therapist. Cham: Springer International.

Tomm, K. (1987). Interventive interviewing: Part I. Strategizing as a fourth guideline for the therapist. Family Process, 26 (1), 3–13.

Tomm, K. (2001). Die Fragen des Beobachters. Schritte zu einer Kybernetik zweiter Ordnung in der systemischen Therapie (3. Aufl.). Heidelberg: Carl-Auer-Verlag.

Tracey, T. J., Wampold, B. E., Lichtenberg, J. W., Goodyear, R. K. (2014). Expertise in psychotherapy. An elusive goal? Americal Psychologist, 69 (3), 218–229.

Tschacher, W., Junghan, U. (2009). Psychopathology. In S. J. Guastello, M. Koopmanns, D. Pincus (Eds.), Chaos and complexity in psychology (pp. 307–334). Cambridge: Cambridge University Press.

Tschacher, W., Ramseyer, F., Pfammatter, M. (2020). The social present in psychotherapy: Duration of nowness in therapeutic interaction. In M. Ochs, M. Borcsa, J. Schweitzer (Eds.), Systemic research in individual, couple, and family therapy and counseling (pp. 39–54). Cham: Springer International.

Tschacher, W., Schiepek, G., Brunner, E. J. (Eds.) (1992). Self-organization and clinical psychology. Berlin et al.: Springer.

Tseliou, E. (2020). Discourse analysis and systemic family therapy research: The methodological contribution of discursive psychology. In M. Ochs, M. Borcsa, J. Schweitzer (Eds.), Systemic research in individual, couple, and family therapy and counseling (pp. 125–142). Cham: Springer International.

Tuckermann, H. (2013). Einführung in die systemische Organisationsforschung. Heidelberg: Carl-Auer-Verlag.

Uexküll, J. von (1909/1980). Umwelt und Innenwelt der Tiere. Berlin: Springer.

Uexküll, T. von (1963). Grundfragen der psychosomatischen Medizin. Reinbek bei Hamburg: Rowohlt.

Unterholzer, C. C. (2018). Externalisieren von Problemen. In K. von Sydow, U. Borst, (Hrsg.), Systemische Therapie in der Praxis (S. 302–308). Weinheim: Beltz.

Van Lawick, J., Visser, M. (2017). Kinder aus der Klemme. Interventionen für Familien in hochkonflikthaften Trennungen. Heidelberg: Carl-Auer-Verlag.

Van Maanen, J. (2011). Tales of the field: On writing ethnography (2nd ed.). Chicago: University of Chicago Press.

Varela, F. J. (1990). Kognitionswissenschaft – Kognitionstechnik. Frankfurt a. M.: Suhrkamp.

Vaughn, C. E., Leff, J. P. (1976). The measurement of expressed emotion in the families of psychiatric patients. British Journal of Clinical Psychology, 15 (2), 157–165.

Viol, K., Schöller, H., Aichhorn, W. (Hrsg.) (2020). Selbstorganisation – ein Paradigma für die Humanwissenschaften. Wiesbaden: Springer.

Visser, M., Van Lawick, J., Stith, S. M., Spencer, C. (2020). Violence in families: Systemic practice and research. In M. Ochs, M. Borcsa, J. Schweitzer (Eds.), Systemic research in individual, couple, and family therapy and counseling (pp. 299–315). Cham: Springer International.

Vitevitch, M. S. (2003). Change deafness: The inability to detect changes between two voices. Journal of Experimental Psychology: Human Perception and Performance, 29 (3), 333–342.

Vogd, W. (2007). Empirie oder Theorie? Systemtheoretische Forschung jenseits einer vermeintlichen Alternative. Soziale Welt, 58 (3), 295–321.

Vogd, W. (2013). Polykontextualität: Die Erforschung komplexer systemischer Zusammenhänge in Theorie und Praxis. Familiendynamik, 38 (1), 32–41.

Vogd, W. (2014). Problematische Selbstverhältnisse und Vermittlung. Qualitative Therapieforschung als Rekonstruktion der Reflexionsverhältnisse. Kontext – Zeitschrift für systemische Therapie und Familientherapie, 45 (1), 7–22.

Voigt, D. (2021). Ängste, Panik, Sorgen. Reihe: Störungen systemisch behandeln. Heidelberg: Carl-Auer-Verlag.

Waddington, C. H. (1957). The strategy of the genes: A discussion of some aspects of theoretical biology. London: George Allen & Unwin.

Wagner, E. (2020). Praxisbuch Systemische Therapie: Vom Fallverständnis zum wirksamen psychotherapeutischen Handeln in klinischen Kontexten. Stuttgart: Klett-Cotta.

Wagner, E., Russinger, U. (2016). Emotionsbasierte systemische Therapie. Intrapsychische Prozesse verstehen und behandeln. Stuttgart: Klett-Cotta.

Walper, S., Lux, U., Witte, S. (2018). Sozialbeziehungen zur Herkunftsfamilie. In A. Lohaus (Hrsg.), Entwicklungspsychologie des Jugendalters (S. 113–137). Berlin/Heidelberg: Springer.

Walsh, F. (2016). Strengthening family resilience (3rd ed.). New York: Guilford Press.

Walter, H., Eickhorst, A. (Hrsg.) (2012). Das Väter-Handbuch: Theorie, Forschung, Praxis. Gießen: Psychosozial-Verlag.

Walter, J. L., Peller, J. E. (1999). Lösungs-orientierte Kurztherapie. Ein Lehr- und Lernbuch (4. Aufl.). Dortmund: verlag modernes lernen.

Wampold, B. E., Imel, Z. E. (2015). The great psychotherapy debate: The evidence for what makes psychotherapy work. New York: Routledge.

Wampold, B. E., Imel, Z. E., Flückiger, C. (2018). Die Psychotherapie-Debatte. Was Psychotherapie wirksam macht. Göttingen: Hogrefe.

Wampold, B. E., Mondin, G. W., Moody, M., Stich, F., Benson, K., Ahn, H. N. (1997). A meta-analysis of outcome studies comparing bona fide psychotherapies: Empiricially, »all must have prizes«. Psychological Bulletin, 122 (3), 203–215.

Wason, P. C. (1960). On the failure to eliminate hypotheses in a conceptual task. Quarterly Journal of Experimental Psychology, 12 (3), 129–140.

Wassermann, A. von (1923). Die Syphilis. Heidelberg: Springer.

Watkins, J. G., Watkins, H. (2003). Ego-States, Theorie und Therapie. Ein Handbuch. Heidelberg: Carl-Auer-Verlag.

Watzlawick, P., Beavin, J. H., Jackson, D. D. (1967). Pragmatics of human communication. New York: Norton & Company.

Watzlawick, P., Beavin, J. H., Jackson, D. D. (1969/2011). Menschliche Kommunikation. Formen, Störungen, Paradoxien (12. Aufl.). Bern: Huber.

Watzlawick, P., Weakland, J. H., Fisch, R. (1974). Lösungen: Zur Theorie und Praxis menschlichen Wandels. Bern: Huber.

Weber, G., Retzer, A. (1991). Praxis der systemischen Therapie psychotischen Verhaltens. In A. Retzer (Hrsg.), Die Behandlung psychotischen Verhaltens (S. 214–257). Heidelberg: Carl-Auer-Verlag.

Weinblatt, U. (2018). Elterliche Präsenz – Nonviolent Resistance (NVR) Elterncoaching. In K. von Sydow, U. Borst (Hrsg.), Systemische Therapie in der Praxis (S. 880–891). Weinheim: Beltz.

Weinblatt, U., Omer, H. (2008). Nonviolent resistance: A treatment for parents of children with acute behavior problems. Journal of Marital and Family Therapy, 34 (1), 75–92.

Weiss, T., Haertel-Weiss, G. (1995). Familientherapie ohne Familie. Kurztherapie mit Einzelpatienten. München: Piper.

Welter-Enderlin, R., Hildenbrand, B. (2004). Systemische Therapie als Begegnung. Stuttgart: Klett-Cotta.

Werner, E., Smith, R. S. (1992). Overcoming the odds. High risk children from birth to adulthood. Ithaca/London: Cornell University Press.

Whitaker, C. A., Keith, D. V. (1981). Symbolic-experiential family therapy. In A. S. Gurman, D. P. Kniskem (Eds.), Handbook of family therapy (pp. 187–225). New York: Routledge.

White, M. (1988). The externalizing of the problem and the re-authoring of lives and relationships. Dulwich Center Newsletter, 3–21.

White, M. (2010). Landkarten der narrativen Therapie. Heidelberg: Carl-Auer-Verlag.

White, M., Epston, D. (1990/2006). Die Zähmung der Monster. Der narrative Ansatz in der Familientherapie (5. Aufl.). Heidelberg: Carl-Auer-Verlag.

WHO – Word Health Organization (2015). International statistical classification of diseases and related health problems (tenth revision). Geneva, Switzerland: WHO Press.

Wille, A. (1982). Der Familienskulptur-Test. Praxis der Kinderpsychologie und Kinderpsychiatrie, 31 (4), 150–154.

Willems, H. (1997). Rahmen und Habitus. Zum theoretischen und methodischen Ansatz Erving Goffmans – Vergleiche, Anschlüsse und Anwendungen. Frankfurt a. M.: Suhrkamp.

Willi, J. (1975). Die Zweierbeziehung. Reinbek bei Hamburg: Rowohlt.

Willi, J. (2007). Wendepunkte im Lebenslauf. Persönliche Entwicklungen unter veränderten Umständen. Die ökologische Sicht der Psychotherapie. Stuttgart: Klett-Cotta.

Willutzki, U., Reinke-Kappenstein, B., Hermer, M. (2013). Ohne Heiler geht es nicht. Bedeutung von Psychotherapeuten für Therapieprozess und -ergebnis. Psychotherapeut, 58 (5), 427–437. DOI: 10.1007/s00278-013-1003-7 IF: 0.78

Wilms, N. (2018). Systemische Gruppentherapie. In K. von Sydow, U. Borst (Hrsg.), Systemische Therapie in der Praxis (S. 380–384). Weinheim: Beltz.

Wilson, T. D. (2002). Strangers to ourselves: Discovering the adaptive unconscious. Harvard: Harvard University Press.

Wimmer, R. (2007). Die Gruppe – ein eigenständiger Grundtypus sozialer Systembildung? Ein Plädoyer für die Wiederaufnahme einer alten Kontroverse. In J. Aderhold, O. Kranz (Hrsg.), Intention und Funktion. Zur Vermittlung von sozialer Situation und Systemkontext (S. 270–289). Wiesbaden: Verlag für Sozialwissenschaften.

Yalom, I. D. (2010). Theorie und Praxis der Gruppenpsychotherapie. Ein Lehrbuch. Stuttgart: Pfeiffer bei Klett-Cotta.

Ziegenhain, U., Schöllhorn, A., Künster, A., Hofer, A., König, C., Fegert, J. (2010). Guter Start ins Kinderleben. Chancen und Stolpersteine interdisziplinärer Kooperation und Vernetzung im Bereich Früher Hilfen und im Kinderschutz. Ulm: Klinik für Kinder- und Jugendpsychiatrie/Psychotherapie, Universitätsklinikum.

Zobel, M. (2006). Kinder aus alkoholbelasteten Familien. Entwicklungsrisiken und -chancen. Göttingen: Hogrefe.

Zwaan, M. de, Zeeck, A. (2017). Essstörungen und Adipositas. In S. Herpertz, F. Caspar, K. Lieb (Hrsg.), Psychotherapie. Funktions- und störungsorientiertes Vorgehen (S. 455–472). München: Elsevier.

Die Autor:innen

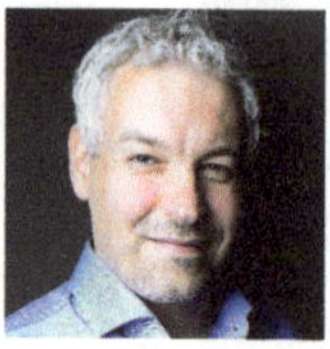

Sebastian Baumann, Diplom-Psychologe, Systemischer Therapeut (SG/DGSF), Lehrender für Systemische Therapie (DGSF), klinische Hypnose (M.E.G.), Systemischer Supervisor (SG), Sexualtherapeut, ist seit 2015 Vorstandsbeauftragter Psychotherapie der Systemischen Gesellschaft. Er ist in eigener Privatpraxis für Einzel-, Paar- und Familientherapie in Mannheim tätig; www.loesungsraum.de. Als Dozent lehrt er an mehreren universitären und privaten psychotherapeutischen Ausbildungsinstituten.

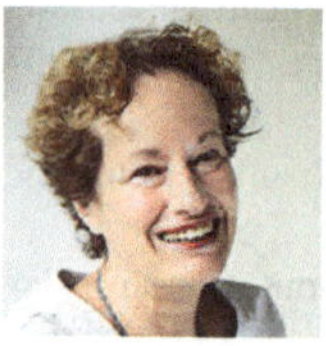

Ulrike Borst, Dr. rer. nat., Diplom-Psychologin, eidgenössisch anerkannte Psychotherapeutin (CH), übergangsapprobierte psychologische Psychotherapeutin (D), Lehrtherapeutin und Lehrende Supervisorin (SG), hat eine eigene Praxis in Zürich und Konstanz. Von 1989 bis 2007 war sie zunächst als Stationspsychologin, später in Oberarztfunktion und als Leiterin Qualitätsmanagement, zuletzt als Leiterin Unternehmensentwicklung in den Psychiatrischen Diensten Thurgau (Schweiz) tätig. Von 2006 bis 2019 war sie außerdem Leiterin des Ausbildungsinstituts für Systemische Therapie und Beratung Meilen/Zürich. Von 2013 bis 2020 hatte sie das Amt der ersten Vorsitzenden der Systemischen Gesellschaft (SG) inne. Sie ist Mitherausgeberin der Fachzeitschrift »Familiendynamik«.

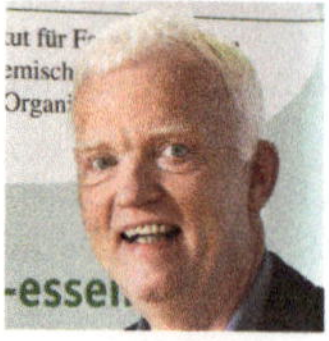

Reinert Hanswille, Diplom-Pädagoge, Kinder- und Jugendlichenpsychotherapeut (Verhaltenstherapie und Zusatztitel Systemische Therapie), Systemischer Therapeut und Lehrender für Systemische Therapie (DGSF, SG), war bis Ende 2020 langjähriger Institutsleiter am ifs – Institut für Systemische Therapie, Supervision und Organisationsentwicklung in Essen und Ausbildungsleiter für Systemische Therapie in der ersten Psychotherapieausbildung im Vertiefungsgebiet Systemische Therapie. Er ist Weiterbildungsberechtigter der Kammer NRW für

Systemische Therapie und Sachverständiger beim IMPP – Institut für medizinische und pharmazeutische Prüfungsfragen. Als Dozent, Selbsterfahrungsleiter und Supervisor ist er für unterschiedliche Ausbildungsstätten im Vertiefungsgebiet Systemische Therapie tätig.

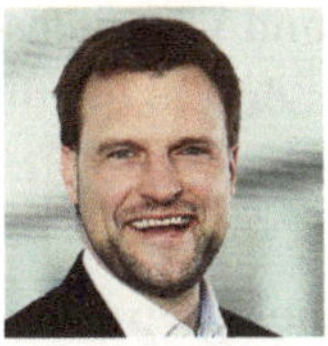

Björn Enno Hermans, Prof. Dr. rer. medic., Diplom-Psychologe, ist hauptberuflich an der MSH Medical School Hamburg und beim Caritasverband Essen sowie freiberuflich als systemischer Therapeut, Coach und Dozent tätig. Zudem arbeitet er als Lehrtherapeut am ifs –Institut für Systemische Therapie, Supervision und Organisationsentwicklung in Essen und am HISA – Hafencity Institut für Systemische Ausbildung in Hamburg. Von 2013 bis 2019 war Hermans erster Vorsitzender der Deutschen Gesellschaft für Systemische Therapie, Beratung und Familientherapie (DGSF) und ist seit 2010 und aktuell weiterhin berufspolitisch im Auftrag der DGSF tätig.

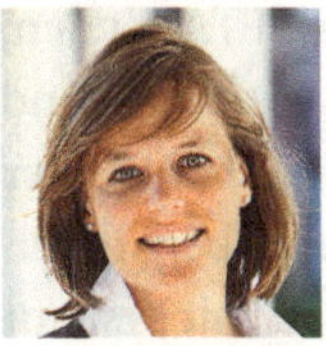

Christina Hunger-Schoppe, Prof. Dr., M. Sc., Diplom-Psychologin, psychologische Psychotherapeutin (Verhaltenstherapie, Systemische Therapie), Lehrtherapeutin für Systemische Therapie (SG, DGSF) und Verhaltenstherapie, Systemische Therapeutin (DGSF, SG) und Supervisorin, ist Professorin für klinische Psychologie und Psychotherapie sowie Ambulanzleiterin am Zentrum für Psychische Gesundheit und Psychotherapie (ZPP) der Universität Witten/Herdecke. Sie ist Vorstandsmitglied der Systemischen Gesellschaft (SG), Mitglied im Wissenschaftlichen Beirat Psychotherapie (WBP) und Mitherausgeberin der Fachzeitschrift »Familiendynamik«.

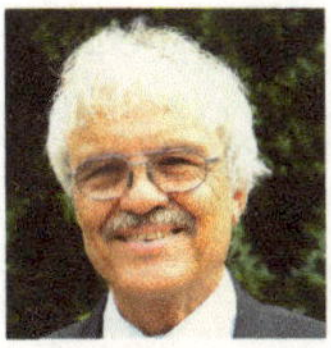

Jürgen Kriz, Prof. Dr. phil., Emeritus für Psychotherapie und klinische Psychologie (Universität Osnabrück), hatte zuvor auch Professuren in Statistik, Forschungsmethoden und Wissenschaftstheorie inne. Er ist approbierter Psychotherapeut, Ehrenmitglied mehrerer psychotherapeutischer Fachgesellschaften, Mitglied zahlreicher Beiräte von Instituten und Zeitschriften und hatte Gastprofessuren in Wien, Zürich, Berlin, Riga, Moskau und den USA. Er ist Autor von circa 350 Fachpublikationen zu klinisch-therapeutischen und methodisch-statistischen Fragen und vertritt mit der »Personzentrierten Systemtheorie« einen ganzheitlichen Ansatz. Auszeichnungen unter anderem: 2004 Viktor-Frankl-Preis der Stadt Wien, 2014 AGHPT-Award, 2016 Ehrenpreis der GwG, 2019 Egnér-Preis, 2020 Bundesverdienstkreuz am Bande.

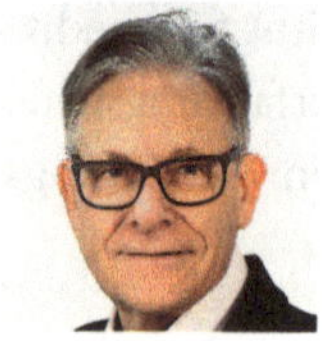

Hans Lieb, Dr., psychologischer Psychotherapeut und Supervisor (ST und VT), Ausbildung in Verhaltenstherapie, Systemtherapie, Gesprächstherapie und NLP. Viele Jahre in der stationären Therapie tätig (Sucht, Psychosomatik), seit 1992 in eigener psychotherapeutischer Praxis. Er ist Dozent, Supervisor und Selbsterfahrungsleiter in der Ausbildung von System- und Verhaltenstherapeuten (IFW Weinheim, IFKV Bad Dürkheim und als Gastdozent in etlichen anderen systemischen und verhaltenstherapeutischen Instituten).

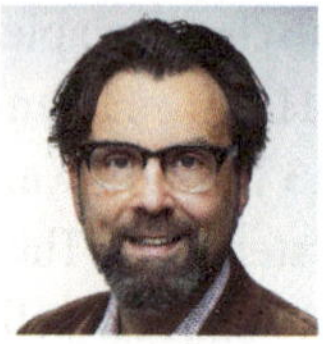

Matthias Ochs, Prof. Dr. sc. hum., Diplom-Psychologe, psychologischer Psychotherapeut (ST), Systemischer Familientherapeut (DGSF/SG), Lehrender Systemische Therapie (DGSF), ist Professor für Psychologie und Beratung am Fachbereich Sozialwesen der Hochschule Fulda und professorales Mitglied am Promotionszentrum Soziale Arbeit der staatlichen hessischen Hochschulen für Angewandte Wissenschaften. Er ist im Vorstand der DGSF, im General Board EFTA und Chair des Research Committee der EFTA. Zudem arbeitet er als Familientherapeut und Supervisor sowie als Aus-, Fort- und Weiterbildner. Gemeinsam mit Jochen Schweitzer führte er 2014 und 2017 internationale systemische Forschungskongresse am Uniklinikum Heidelberg durch. Matthias Ochs wurde 1998 von der SG und 2005 von der DGSF mit systemischen Forschungspreisen ausgezeichnet.

Stichwortregister

Abkürzungsverzeichnis

ABFT	Attachement-Based Family Therapy
ADHS	Aufmerksamkeitsdefizit-/Hyperaktivitätsstörung
AFT	Aufsuchende Familientherapie
APA	American Psychological Association
ASD	Allgemeiner Sozialer Dienst
AV	abhängige Variable
AWMF	Arbeitsgemeinschaft der Wissenschaftlichen Medizinischen Fachgesellschaften e. V.
BCT	Behavioral Couple Therapy for Alcohol and Drug Abuse
BFTC	Brief Solution Focused Therapie
DAS, DAS-K	Dyadic Adjustment Scale
DCI	Dyadisches Coping Inventar
DGSF	Deutsche Gesellschaft für Systemische Therapie, Beratung und Familientherapie
DSM	Diagnostic and Statistical Manual of Mental Disorders
DPTV	Deutsche Psychotherapeutenvereinigung
EbM	Evidenzbasierte Medizin
EFT	Emotionsfokussierte Therapie
EFFT	Emotionsfokussierte Paar- und Familientherapie
EPF	Einschätzung von Partnerschaft und Familie
EST	Ego-State-Therapie
EVOS	Evaluation of Social Systems
EXIS	Erleben in sozialen Systemen Fragebogen
FACES	Family Adaptability and Cohesion Evaluation Scales
FAM	Familienaktivierungsmanagement
FAST	Familiensystemtest
FB	Familienbogen
FB-S	Selbstbeurteilungsbogen
FBT	Familienbasierte Therapie für Jugendliche mit Essstörungen

FB-Z	Zweierbeziehungsbogen
FFT	Funktionale Familientherapie
FIT	Familien-Identifikations-Test
FiM	Familie im Mittelpunkt
FKS, FKS-K	Familienklimaskalen
FST	Familienskulptur-Test
GARF	Global Assessment of Relationship Functioning Scale
G-BA	Gemeinsamer Bundesausschuss
GK-KJP	Gegenstandskatalog Kinder- und Jugendlichenpsychotherapeut
GK-PP	Gegenstandskatalog Psychologischer Psychotherapeut
GKV	Gesetzliche Krankenversicherung
GT-Paar	Gießen-Test – Paardiagnostik
HFA	Healthy-Families-America-Programm
HSP	Hawaii's-Healthy-Start-Programm
ICD	International Classification of Diseases
ICF	International Classification of Functioning, Disability and Health
IFS	Internal Family Systems
IKV	individuelle kognitive Verhaltenstherapie
IMPP	Institut für medizinische und pharmazeutische Prüfungsfragen
INEP	Inventar zur Erfassung negativer Effekte von Psychotherapien
IQWiG	Institut für Qualität und Wirtschaftlichkeit im Gesundheitswesen
KJP	Kinder- und Jugendlichenpsychotherapeut
KOF	Kinderorientierte Familientherapie
LFTRC	Leeds Family Therapy and Research Center
LPA	Landesprüfungsamt
MAFT	Maudsley Approach Therapy
MBFT	Mentalisierungsbasierte Familientherapie
MBT	Mentalisierungsbasierte Einzeltherapie
MDFT	Multidimensionale Familientherapie
MFT	Multifamilientherapie
MRI	Mental Research Institute
MST	Multisystemische Therapie
MST-CAN	Multisystemic Therapy for Child Abuse and Neglect
MST-SA	Multisystemic Therapy for Substance Abuse

NFP	Nurse-Family-Partnership-Program
NLP	Neurolinguistisches Programmieren
NREPP	National Registry of Evidence-based Programs and Practices
NVL	Nationale Versorgungsleitlinie
PA	Psychoanalyse
PFB, PFB-K	Partnerschaftsfragebogen
PKS, PKS-K	Paarklimaskalen
PP	Psychologischer Psychotherapeut
PsychThG	Psychotherapeutengesetz
PT	Psychotherapie
RCT	Randomized Controlled Trial
RelK	Relationaler Konstruktionismus
RK	Radikaler Konstruktivismus
RINEPS	Netzwerk zu Risiken und Nebenwirkungen der Psychotherapie
ROM	Routine Outcome Monitoring
SG	Systemische Gesellschaft
SGB	Sozialgesetzbuch
SK	Sozialer Konstruktionismus
SNS	Synergetisches Navigationssystem
ST	Systemische Therapie
TP	Tiefenpsychologisch fundierte Psychotherapie
UV	unabhängige Variable
VIT	Video-Interventions-Therapie
VT	Verhaltenstherapie
WBP	Wissenschaftlicher Beirat Psychotherapie
WHO	World Health Organization

Link und Code für das Download-Material

www.vandenhoeck-ruprecht-verlage.com/basiswissen-systemische-therapie

Code: b2xEqb48